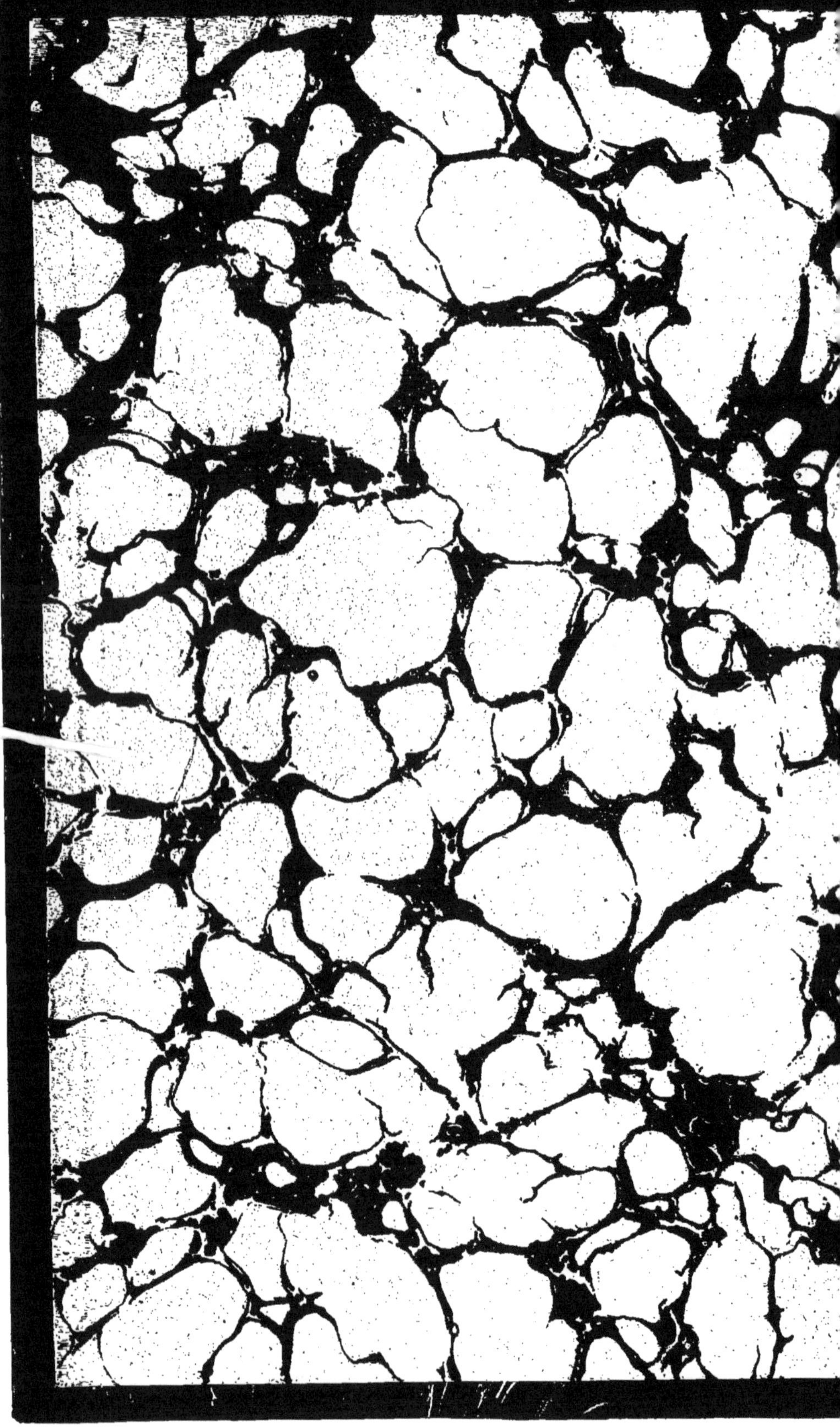

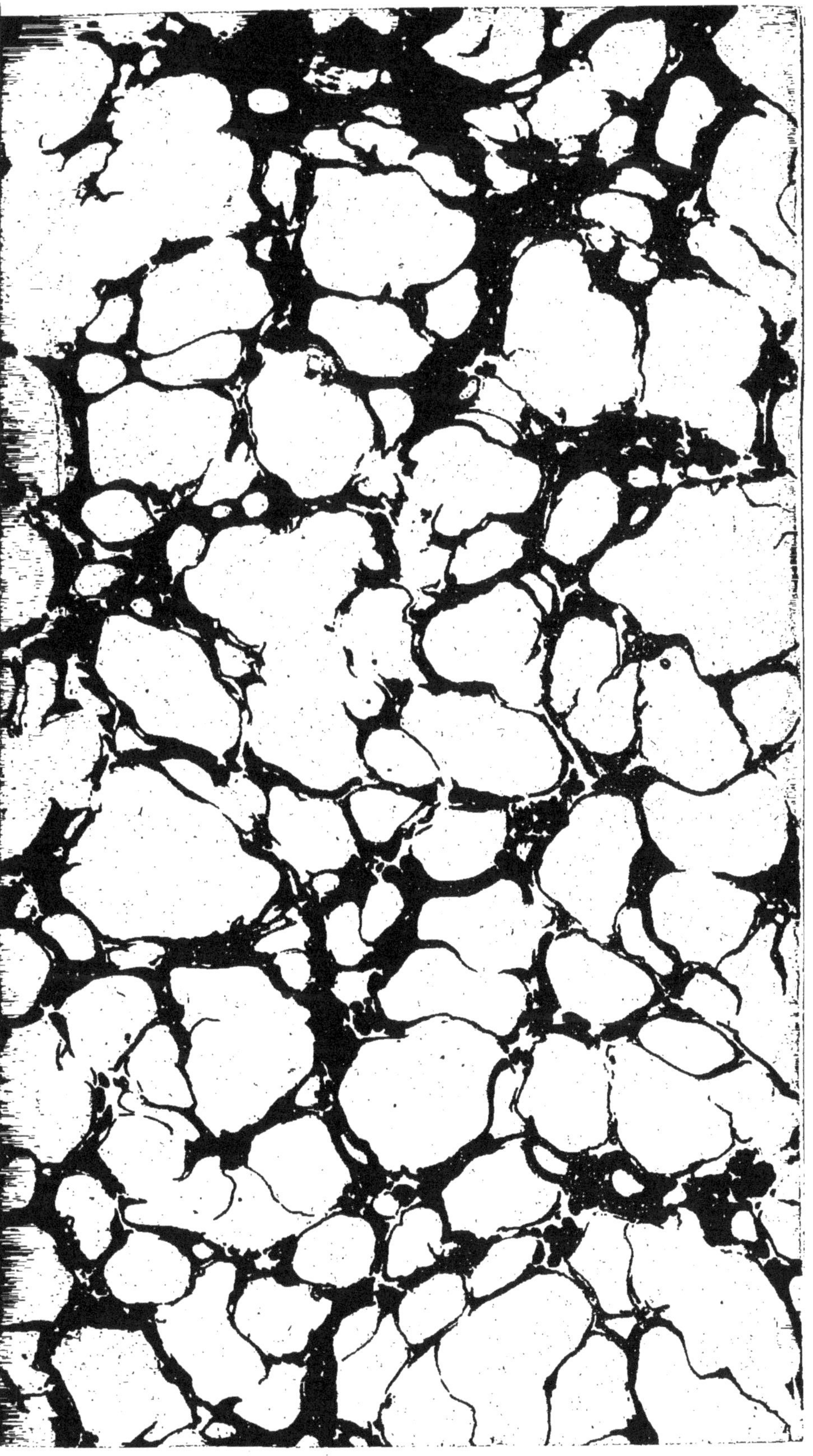

HYGIÈNE INDUSTRIELLE ET COLONIALE

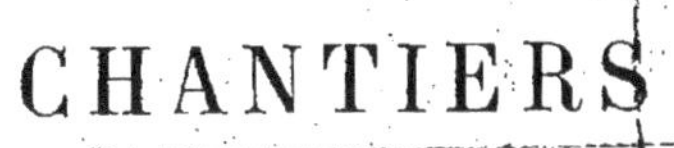

CHANTIERS DE TERRASSEMENTS EN PAYS PALUDÉEN

PAR

Le Dr Ad. NICOLAS
Médecin de 1re classe de la marine, en retraite,
Officier de la Légion d'honneur, Officier de l'Instruction publique, etc.
Médecin consultant à La Bourboule.

GÉOGRAPHIE MALARIENNE. — SYNTHÈSE DES FIÈVRES PALUSTRES.
RÉSISTANCE ETHNIQUE. — ACCLIMATEMENT.
HYGIÈNE DU TERRASSIER. — CAMPEMENTS INDUSTRIELS.
ASSAINISSEMENT DES MARÉCAGES.

PARIS
G. MASSON. ÉDITEUR
LIBRAIRE DE L'ACADÉMIE DE MÉDECINE
120, Boulevard Saint-Germain, en face de l'École de Médecine

1889

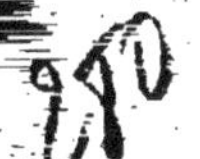

CHANTIERS

DE

TERRASSEMENTS

EN PAYS PALUDÉEN

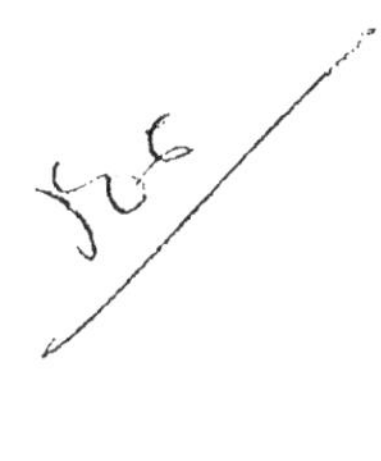

DU MÊME AUTEUR

De la maladie du sommeil. — *Gazette hebd. de méd. et de chir.*, 1861.

Des cicatrices du tatouage chez les nègres. — *Archives de méd. navale*, 1869.

Empoisonnement par le laudanum chez un enfant de trois semaines. — Emploi de la respiration artificielle par la manœuvre des bras. Guérison. — Avec M. Demory : *Communication* à la Soc. de méd. pratique. — *France médicale*, 1880.

De la fatigue. — *Comm.* à la Soc. de méd pratique. — *Journal de médecine de Paris*, 1883.

Sur les analogies et les différences qui existent entre la maladie du sommeil et le *nelavan*. — *Comm.* à l'Académie des sciences, en réponse à une note du docteur Talmy. — *Comptes rendus*, 1886, 1er semestre.

Nelavan et Sommose. — *Revue médicale*, 1880.

Le scorbut de l'expédition anglaise au pole nord. — *Gazette hebdomadaire*, 1877.

Un cas d'asthme infantile. — *Communication* à la Soc. d'hydrologie — *Journal de thérapeutique*, 1876.

Note sur un cas de béribéri observé à Paris. — *Comm.* à la Soc. médico-pratique. — *Journal de médecine de Paris*, 1884.

La lèpre en 1885. — *Journal d'hygiène*, 1885.

La Bourboule. — *Guide aux eaux minérales*, de Macé, 1879.

La Bourboule actuelle. — In-18. 2e édition, 1888.

Des causes de l'infection palustre à Pola (Istrie). — *Arch. de méd. navale*, 1869.

L'épidémie de Maurice (1866-1868). — *Archives de médecine navale*, 1870.

Enquête sur la fièvre jaune de Cuba. — *Journal d'hygiène*, 1880.

Les morphinisés du Michigan. — *Journal d'hygiène*, 1880.

L'hygiène dans l'Isthme de Panama. — *Comm.* à l'Académie de médecine. — *Bulletin de l'Académie*, mai 1886.

Accidents d'empoisonnement par des conserves de bœuf altérées. — *Archives de médecine navale*, 1867.

De la désinfection par les absorbants. — *Archives de médecine navale*. 1869.

Les progrès de l'hygiène. — *Rapports sur l'Exposition de* 1878. Lacroix, 1878-79.

Guide hygiénique et médical du voyageur dans l'Afrique centrale. — *En collaboration avec* Lacaze et Signol. 2e édition, in-18. Publié par la Société de médecine pratique, 1885.

Migrations hygiéniques. — *Journal d'hygiène*, 1879.

Le brouillard. — *Journal d'hygiène*, avril et décembre 1881.

Le Foehn au Groenland. — *Journal d'hygiène*, 1883.

Les oasis du Sahara. — *Journal d'hygiène*, 1884.

Sur la transformation des tourbillons aériens dans les tempêtes. — *Comm. à l'Acad. des sciences.* — *Comptes rendus*, 1885, 2e semestre.

Considérations sur la coordination des mouvements d'ensemble. — *Thèses de Paris*, 1872.

L'Attitude de l'homme au point de vue de l'équilibre, du travail et de l'expression. — In-8, 1882.

La valeur sémiotique de l'écriture. — *Gazette des hôpitaux*, 1878.

L'Automatisme dans les actes volontaires. — *Comm. à la Société d'anthropologie*. 3 mai 1883. — *Mémoires de la Société*, 1888.

Notice sur les Fuégiens. — *Comm. à la Société d'anthropologie. Bulletin*, 1881.

Vocabulaire de la langue fiote (dialectes de Loango, Cabinda et Bas-Congo). — *Archives du ministère de la marine*, 1861.

Sur la langue *vei* et la race *kruman*. — *Bulletin de la Soc. d'anthropologie de Paris*, 1877.

Le syllabaire *vei*. — *La Nature*, 1882.

Du service médical dans les débarquements d'équipage de la flotte. — *Archives de médecine navale*, 1865.

Du régime des matelots. — *Archives de médecine navale*, 1869-1870.

Publications sur l'organisation de la médecine navale, 1864. — 1871. — 1883.

L'eau potable dans les chantiers de Panama. — *Comm. à l'Acad. de médecine*, 5 avril 1887.

Chroniques scientifiques et médicales de la *Liberté*, 1873-1883.

496-88. Corbeil. Imprimerie Crété.

HYGIÈNE INDUSTRIELLE ET COLONIALE

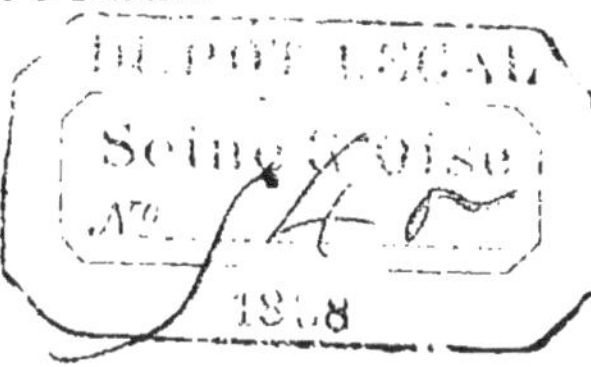

CHANTIERS
DE
TERRASSEMENTS
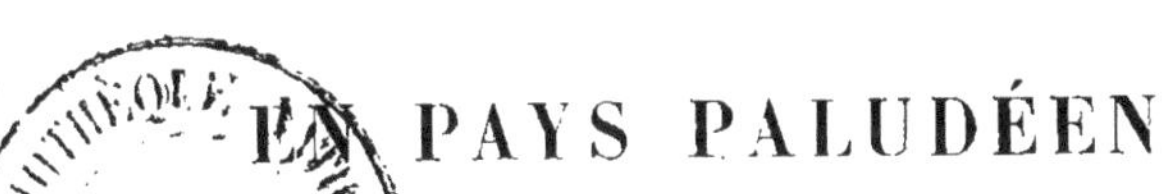

EN PAYS PALUDÉEN

PAR

Le Dr Ad. NICOLAS
Médecin de 1re classe de la marine, en retraite,
Officier de la Légion d'honneur, Officier de l'Instruction publique, etc.
Médecin consultant à La Bourboule.

GÉOGRAPHIE MALARIENNE. — SYNTHÈSE DES FIÈVRES PALUSTRES.
RÉSISTANCE ETHNIQUE. — ACCLIMATEMENT.
HYGIÈNE DU TERRASSIER. — CAMPEMENTS INDUSTRIELS.
ASSAINISSEMENT DES MARÉCAGES.

Saunav bigal Kolunama dustodik.

PARIS
G. MASSON, ÉDITEUR
LIBRAIRE DE L'ACADÉMIE DE MÉDECINE
120, Boulevard Saint-Germain, en face de l'École de Médecine

1889

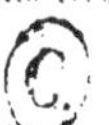

A

M. Th. VILLARD

INTRODUCTION

Chargé, il y a deux ans, par son directeur M. Th. Villard de l'organisation du service sanitaire de l'une des grandes entreprises du canal de Panama, je me suis trouvé, après les avoir perdues de vue pendant plusieurs années, aux prises avec les questions les plus délicates de l'hygiène dans l'un des pays paludéens les plus insalubres, et muni de toutes les ressources désirables pour résoudre chacun des problèmes qui s'y rattachent. Je n'ai pas besoin de dire que je ne crois pas les avoir résolus ; mais j'ai pensé être utile à ceux qui s'en occupent en leur offrant ici, non pas un exposé doctrinal de ces problèmes et des solutions qu'on en a proposées ; mais modestement le résumé de mes recherches.

Depuis quelques années, l'industrie attaque hardiment les continents de la zone torride et s'y trouve directement aux prises avec le paludisme qui, jusqu'à ce jour, y règne en maître. Le plus souvent elle a subi cette hostilité mortelle sans même tenter une lutte qu'elle jugeait trop disproportionnée : elle enterrait les morts, rapatriait et remplaçait les épuisés, sans trop calculer ce que lui coûtait ce renouvellement incessant de personnel. C'était là cependant une cause d'échec pour une foule d'entreprises, qui sont aujourd'hui ajournées, au préjudice du progrès social, jusqu'à l'époque plus ou moins prochaine où l'hygiène aura résolu le problème capital de l'assainissement des contrées paludéennes ou de la prophylaxie malarienne.

Le percement du canal de Panama a posé ce problème dans toute son ampleur. Cette entreprise synthétise, en effet, toutes les autres. Sans doute, l'industrie rencontre le paludisme ailleurs que sur la zone torride. Il y a quelques années que le ministre Sadi Carnot posait déjà à l'Académie de médecine (C^1) et à la Société de médecine publique de Paris (C^2—D), les questions qui font le sujet de ce livre ; si j'y ai visé plus souvent les pays chauds, c'est que la malaria y sévit sous ses formes les plus brutales ; qu'il y faudra toujours compter avec elle ; et, d'autre part, ce livre est surtout le résumé de notre pratique à Panama. Depuis que j'ai été chargé de ce service, je me suis trouvé en rapports fréquents avec des ingénieurs, des industriels, des financiers de diverses entreprises et consulté par eux au sujet de terrassements analogues, projetés dans ces continents tropicaux qui tentent aujourd'hui l'exploitation à des titres divers. J'ai mieux compris que je ne l'avais fait auparavant le rôle que doit jouer l'hygiène dans ce genre de travaux ; et comme, d'autre part, les recherches que j'ai dû faire en vue de nos chantiers du canal de Panama m'ont obligé souvent à envisager le problème d'une manière très générale, j'ai songé à utiliser ces recherches, sans autre prétention que de vulgariser le sujet plutôt pour le public extra-médical, heureux, d'ailleurs, si mes confrères y prennent quelque intérêt.

A un autre point de vue, le sujet est tout d'actualité, en ce qu'il se rattache à la question de la colonisation, dont plusieurs nations, comme la nôtre, se préoccupent davantage depuis quelques années et qui a suggéré à mes confrères Bordier (*B*[1]), Orgeas (*O*), Nielly (*NL*[2]), Treille (*TR*), des travaux récents dont le succès a démontré l'opportunité. On se heurte, au canal de Panama, à la plupart des problèmes qu'elle embrasse; car, si le but de l'entreprise n'est pas de coloniser, ses ouvriers et ses agents n'en sont pas moins de véritables colons; et ses établissements sont les futures colonies de l'Isthme. On y travaille, il est vrai, au jour le jour, satisfait quand on a terminé sans trop de péril la tâche journalière; mais ce travail hâtif et coûteux place les entreprises dans les conditions les plus pénibles de la colonisation, en même temps qu'il les oblige à résoudre largement, promptement et résolument, toutes les questions d'hygiène auxquelles est subordonnée la réussite de ce terrassement colossal. On peut dire que la Compagnie du canal de Panama, sous la direction de M. Charles de Lesseps, n'a reculé devant aucune des exigences de l'hygiène; qu'elle lui a donné large satisfaction sur tous les points qui lui étaient signalés, et j'aurai bien des fois l'occasion de le reconnaître aux différents chapitres de ce livre.

Quoi que l'on pense des causes des migrations humaines dans le passé, et de l'influence dans l'avenir, des entreprises de colonisation sur l'accroissement tant désiré de la population française, il est certain que l'industrie donne des ailes au commerce ; qu'en facilitant l'exploitation et la culture du sol, le transport et l'échange, elle rend, à la fois, accessibles et attrayantes les contrées lointaines; y crée par sa seule présence des centres de population ; et civilise en colonisant.

Assurément, les conquêtes de l'industrie dans le steppe, dans le désert, dans la forêt vierge, ne s'effectuent pas sans péril ; mais il en a été ainsi de tout temps ; et, si l'on s'en plaint aujourd'hui davantage, c'est qu'on attribue plus de valeur à la vie humaine ; et qu'au lieu d'esclaves, nos travaux actuels emploient des hommes libres. On dit qu'au point de vue du rendement, la liberté du travailleur est avantageuse; je n'irai pas jusque-là ; mais il ne me déplaît pas que l'industrie ait à le ménager ; que le progrès social ait enrayé le gaspillage de vies humaines qui déshonorait les sociétés anciennes, comme la guerre scientifique déshonore les sociétés contemporaines ; et surtout il ne me déplaît pas que ces conditions nouvelles du travail aient stimulé l'hygiène et hâté son évolution.

Et, si les batailles industrielles contre la malaria ou l'insolation sont parfois si périlleuses, elles sont encore moins meurtrières que les batailles militaires : celles, par exemple, qui, sous Metz, en 1870, coûtaient, pour une lutte de soixante-douze heures, 60 350 hommes aux belligérants. A cet égard, nos batailles industrielles sont encore loin de compte ; et la mortalité malarienne féconde la terre, tandis que la mortalité militaire la stérilise.

C'est à quoi je songeais, un soir, à Colon, où, dans la chaloupe à vapeur de la Compagnie, je passais « à poupe » du *Washington*, pour saluer de plus près mes compagnons du *Medway* et Ferdinand de Lesseps, qui retournaient en France. Dans les adieux bruyants de la colonie de terrassiers restés sur le rivage, j'entendais retentir l'*Ave Cæsar* des gladiateurs; et, de fait, l'épidémie, — respectant cet homme extraordinaire, que je venais de voir braver avec tant de crânerie, à quatre-vingt-un ans, un climat de plomb, sous lequel fléchissent les plus courageux, — l'épidémie, dis-je, commençait deux jours après son départ. Il ne fallait pas que M. de Lesseps vît de trop près ces choses. Les hommes n'ont rien fondé de grand sur leur planète, sans mêler quelques ossements aux matériaux des fondations; mais quand la postérité pèsera dans sa balance les gloires pacifiques de ce temps et ses gloires militaires, à qui reprochera-t-on les vies humaines si souvent encore sacrifiées follement? Est-ce au terrassier aventureux qui ouvre le monde à la civilisation? Ou bien au diplomate cuirassé, qui, tapi comme un fauve dans ses casemates, n'aura jamais creusé la terre que pour renforcer les citadelles, ces entraves du progrès, et dont les rêves de gloire se bornent à ajouter quelques arpents au lopin des aïeux?

Il importe, en tout cas, que l'hygiène s'interpose pour atténuer les pertes d'hommes. Elle le peut. Quand on envisage les causes de mortalité sous les tropiques, on se prend à en douter; cependant l'hygiène dispose de moyens sûrs contre l'insalubrité tropicale, moyens qui ont été expérimentés sous toutes les latitudes et toujours avec succès; ils sont simples, et si leur application est impossible dès aujourd'hui sur une aussi grande échelle, il n'est pas douteux qu'ils seront appliqués par nos descendants, qui sauront mieux que nous évaluer la valeur économique de la vie du travailleur et qui la protégeront en conséquence; qui bénéficieront des progrès accomplis à pas lents par notre génération; et pour qui nos campements industriels, assainis sur un rayon, il est vrai, peu étendu, seront autant d'oasis dans le désert insalubre, autant d'étapes sur lesquelles la civilisation s'appuiera pour féconder le steppe et peupler la forêt marécageuse. Tel est l'objectif que nous ne devrions jamais perdre de vue; et que, pour ma part, je ne cesserai de rappeler. Toute conquête de l'hygiène profite à la salubrité; aucun de ses préceptes n'est indifférent dans le présent comme l'avenir, pour la colonie qui se fonde, comme pour l'entreprise industrielle qui s'établit; c'est au début même de l'établissement qu'il est surtout important de ne pas les négliger; car la maladie et la mort créent des foyers morbides où le paludisme trouve de puissants auxiliaires dans les contrées torrides, outre qu'elles sont décourageantes et que le découragement paralyse l'énergie.

Il faut donc, lorsque l'on tente un établissement industriel dans une contrée suspecte, que l'hygiène forme l'avant-garde; il faut tout d'abord rechercher les causes et le point de départ de l'insalubrité, et compter les travaux d'hygiène, parmi ceux de première nécessité; d'autant mieux que, loin de contrarier les mesures de premier établissement, certains d'entre eux, comme les travaux de desséchement, par exemple, en sont connexes; et que d'autres, au contraire, deviendront impossibles ou, sûrement, bien plus coûteux, une fois le campement organisé.

De même, c'est par l'exposé des conditions générales et locales de l'insalubrité dans un campement de travailleurs en pays paludéen que débutera notre étude. J'étudierai :

Dans une première partie, les conditions dans lesquelles apparaît et se maintient la malaria sur la surface du globe.

Dans la seconde, sa genèse dans le sol et dans l'organisme humain, ses formes, sa parenté, son traitement prophylactique et curatif.

Dans la troisième, le terrassier dans ses conditions de résistance et d'adaptation; je rechercherai celles qui assurent un bon recrutement, j'exposerai enfin les préceptes de l'hygiène privée dans le campement.

Dans une quatrième et dernière partie, nous devrons nous placer dans l'hypothèse d'une ville ou tout au moins d'un village à fonder en pays malarien, avec les garanties que peut fournir l'hygiène au moment où nous sommes. On sait que ce n'était plus une hypothèse dans les terrassements de l'Isthme de Panama. Nous étudierons ainsi : 1° l'établissement du campement; 2° son assainissement; — et je me propose d'envisager d'une manière très générale la question de l'assainissement des pays marécageux, qui s'opère surtout par des travaux de terrassement et rentre ainsi complètement dans mon sujet; par conséquent nous aurons à traiter en détail : du déboisement, du desséchement, des irrigations, du drainage, des plantations et cultures, des travaux d'assainissement préventif; 3° l'installation hygiénique des habitations qui composent le campement; 4° l'établissement de l'ambulance ; 5° la vidange; 6° la désinfection dans tous les cas où elle est applicable; 7° les sépultures; 8° la police et l'administration sanitaires.

Enfin j'ai réuni dans un appendice certains détails de pratique concernant : 1° la visite médicale des ouvriers qui se présentent au recrutement; 2° les analyses d'eau potable dans les campements; 3° les soins d'urgence sur le chantier en cas d'accident ou d'indisposition grave; 4° les documents administratifs à fournir par le service médical.

Sur beaucoup de points, j'avais à traiter un sujet neuf dans sa spécialisation, et je me suis efforcé de rester sur le terrain de la pratique, dans un livre qui ne pouvait avoir aucune prétention doctrinale, bien que j'aie eu à y discuter des doctrines toutes les fois qu'il s'agissait de fixer la pratique.

LIVRE PREMIER

LE PAYS PALUDÉEN

CHAPITRE PREMIER

LA MALARIA AUX PAYS FROIDS.

I

Le pays paludéen est presque illimité. La malaria sévit, pour ainsi dire, sur toute la surface du globe. Maladie locale, elle trouve dans la plupart des localités les conditions favorables à son développement; et, des foyers innombrables où elle se cantonne avec des allures d'endémie, émanent, de temps à autre, des bouffées épidémiques, dans lesquelles le « miasme » transformé par l'organisme humain, sous des influences météoriques indéterminées, acquiert la nocivité du contage.

Elle est à peu près inconnue dans les régions polaires : Romanowski (*RO*), dans l'île Sitka (Amérique russe), n'en a vu que trois cas en cinq ans; Finsen (*FI*), en Islande, quatre cas en dix ans ; Etzel (*E*) ne la signale pas dans sa statistique du Groenland; les Feroë, Terre-Neuve en sont exemptes, aussi bien que l'Amérique anglaise au nord de l'Ontario ; à Christiania, on relève 1 décès paludéen pour 10000 malades; mais la Suède comme la Finlande sont des pays malariens ; et la fièvre intermittente monte au nord jusqu'au fond du golfe de Bothnie (*ltn* : 66), où l'on peut fixer sa limite septentrionale sur notre globe.

Sa limite méridionale est bien plus rapprochée de l'équateur. Sans parler de la Patagonie et des Terres magellaniques, elle est absolument rare au Chili, même dans l'intérieur (*RH*), aussi bien qu'à Buenos-Ayres où la fièvre intermittente ne donne pas plus de deux à trois entrées par an, dans les principaux hôpitaux (*AB*); et même dans le Rio Grande do Sul (*DN*), où elle est insignifiante. Certains auteurs fixent au trentième degré de latitude sud cette limite méridionale, que je fixerais plus volontiers à Valdivia (*lts :* 40) sur la côte ouest et à Montevideo (*lts :* 35) sur la côte est.

Dans l'océan Pacifique, il ne paraît pas qu'il existe de fièvres intermittentes en Nouvelle-Zélande, non plus qu'en Tasmanie, malgré leurs nombreux marécages (*M*). Bourse (*BS*) fait remonter leur limite septentrionale en Australie jusqu'aux environs du cap York (*lts :* 10); et si l'on ne peut plus nier leur existence aux Nouvelles-Hébrides, aux îles Vanikoro, Salomon, Nouvelle-Guinée, il ne paraît pas douteux que les Fidji (Messer) ou tout au moins la Nouvelle-Calédonie (Lacroix) en sont indemnes, comme d'ailleurs toute la Polynésie, depuis Taïti (Gallerand, Aze, Chassaniol, Guyot), malgré l'assertion contraire de Wilson, jusqu'aux Sandwich, aux Samoa et aux Tonga, où cependant Ellis les a signalées en 1836 (*MH*).

En Afrique, on considère comme indemne la Colonie du Cap; on en disait autant jadis des îles Mascareignes, dont la salubrité antérieure m'étonnait, lorsque j'ai résumé (N^1) les documents de l'enquête sur l'épidémie de 1866, et qui ont été cruellement éprouvées depuis cette époque ; en tous cas, l'on n'en est plus à vanter l'immunité du littoral africain au sud du cap Lopez ; et Mahé n'a pas eu de peine à réfuter de pareilles assertions, s'il s'est souvenu des rudes épidémies de l'estuaire du Congo, où nous nous sommes succédé vers 1859-1860 ; je doute que le paludisme respecte toujours la ligne du cap Frio (*lts :* 28) à la baie Santa-Luccia (*lts :* 30) tracée par Bartle Frère (*BF*) comme limite du paludisme dans la zone tempérée australe, mais il est certain que le sud de l'Afrique, comme le sud de l'Amérique, forme un contraste frappant avec le nord, aux alentours du tropique. « Toute la région au nord du lac Ngami, ai-je dit ailleurs (N^2) et tout le pays limitrophe du désert de Kalahari jusqu'à Kuruman est d'une salubrité remarquable. Livingstone le présente comme un vaste sanatorium, malgré des températures de 35 degrés centigrades, qui ne sont pas débilitantes. Il n'en est pas de même de la vallée du Zambèse au delà du 15e parallèle. Serpa-Pinto la déclare inhabitable. Les naturels du Bihé, qui résistent, dit-il, dans tous les pays, meurent des fièvres du Zambèse, au delà de la plaine de la Gnenga. C'est le « pays des mille marais ». Cette insalubrité paraît localisée ; car Gray comme Livingstone, représente comme très salubres les abords du lac Ngami, situé, il est vrai, plus au sud, et même toute la contrée entre le Ngami et Pretoria. Le bassin du Bas-Zambèse où les altitudes sont en général, inférieures à trois cents mètres, en aval des chutes Victoria se trouve dans les conditions du littoral, même aux chutes Victoria (*alt.* 760 m.). Oates eut son personnel indigène malade de la fièvre. Ce point est l'un des plus fréquemment visités : Holub y était en 1876 ; Mohr en 1870 ; Baines et Chapmann en juin et avril 1862 ; Livingstone en novembre et août 1860 ; Baldwin en 1860, etc. Suivant Holub, la vallée du Zambèse, à l'exception d'une petite portion, convient parfaitement aux Européens. »

En résumé, c'est entre le tropique du Capricorne et le cercle polaire arctique en Europe, une ligne oblique de New-Arkhangel (*ltn :* 57) à Ottawa ou Kingston sur le Saint-Laurent (*ltn :* 46), dans le nouveau monde, qu'évolue le paludisme, avec une intensité variable, à la surface de notre globe.

II

En deçà de ces limites, l'intensité décroît de l'équateur aux pôles; et, quelle que soit la région, elle est en raison inverse de l'altitude. Elle se règle sur les conditions météorologiques du climat; sur la configuration géographique de la contrée ; sur la densité de la population ; sur l'orographie et l'hydrographie de la région et des régions voisines; sur la nature et l'état du sol; sur le genre d'exploitation; sur le degré de culture ; et elle est surtout influencée par la végétation, suivant qu'elle est chétive ou vigoureuse, rare ou abondante, méthodique ou sauvage.

Les maxima d'intensité sont irrégulièrement répartis sur le globe. Les principaux sont :

Dans l'Afrique centrale : 1° la portion du Soudan égyptien : Bahr-el-Ghasal, Lado, Province équatoriale, où le Nil blanc a sa source; 2° la vallée du Bas-Niger et les côtes de la Guinée septentrionale, Sierra-Leone, golfe de Benin et de Biafra, côte d'Ivoire, côte d'Or, côte des Esclaves; 3° la portion du plateau central, où les lacs de Bengueolo, de Moero, de Ki-Kondja, etc., donnent naissance au Congo et à ses affluents ou y déversent leur trop plein; 4° la vallée du Haut-Zambèse; 5° à l'est, la région qui sépare Zanzibar du lac Tanganyika; 6° les côtes de Madagascar, Mayotte, Nossi-Bé, etc.

En Amérique, le bassin de l'Orénoque et du Magdalena; la Guyane, le littoral du golfe du Mexique et de la mer des Caraïbes, l'isthme de Panama.

En Asie, la Mésopotamie, le delta du Gange, la Cochinchine.

Ces foyers sont compris, on le voit, entre le 10e degré de latitude nord et le 20e de latitude sud. J'ai fait remarquer (*N*3), sans que l'on doive y attacher autrement d'importance, que la zone circonscrite entre 8 et 12 degrés de latitude nord était particulièrement soumise aux influences malariennes, en raison de la permanence et de la gravité des manifestations plus ou moins complexes du paludisme et de leur prépondérance dans la constitution médicale en toute saison. On conçoit bien, d'ailleurs, que ces manifestations sont d'autant plus appréciables que les régions dont il s'agit sont plus peuplées ; mais, bien qu'elles soient nulles quand la population manque, le paludisme ne s'éteint pas dans ces conditions, comme on pourrait le croire ; c'est toujours le feu qui couve sous la cendre et qui se rallumera tout à coup en présence d'une immigration nouvelle. Il se peut que l'aliment qu'on lui apporte alors accroisse la vigueur du microbe, si tant est qu'un microbe soit la cause originelle de cet empoisonnement miasmatique ; mais le microbe subsiste en l'absence de toute immigration, de toute importation de la pâture humaine, que d'aucuns lui jugent indispensables.

Certaines régions lui sont inhospitalières : montagne, désert ou steppe ; et, bien qu'entourées de foyers paludéens et enveloppées par les miasmes qui en émanent, demeurent indemnes du paludisme. L'immunité dont jouit l'Amérique au sud du tropique du Capricorne est étonnante. Sans doute, il a fallu en rabattre des assertions trop absolues des anciens auteurs. Valparaiso, depuis 1851 ; Montévideo en 1849-1850 ; les vallées du Parana et de ses affluents : Paraguay, Uraguay, etc., pendant la guerre de 1868 et 1869, ont vu à diverses reprises apparaître, même sous ses formes les plus graves, l'endémie redoutable des régions tropicales. Mais on ne saurait méconnaître la valeur des témoignages de Saurel, Petit, Dupont, Martin de Moussy, Sonnet, Mantegazza, Lombard (de Genève), Mahé, qui attestent cette immunité, les uns d'après leur observation personnelle, les autres pour avoir compulsé de nombreux documents se rapportant à la question. Bompland, qui a séjourné dix-huit ans à San Borja, n'a vu que deux cas de fièvre intermittente. Petit, qui a séjourné quatre ans dans le Rio de la Plata (*PT*) n'en a pas observé un seul cas à bord des navires de guerre et du commerce; Dupont (*DP*), déclare ces fièvres inconnues à Montévideo; Saurel (*SL*) considère comme accidentelles les fièvres observées à Montévideo en 1849 et 1850; les cas observés par Rengger (*RG*), à Asuncion, capitale du Paraguay, pendant la saison d'automne (mars, avril, mai) paraissent avoir été plus graves; Martin de Moussy (*MY*), les représente comme généralement bénignes dans les provinces de Tucuman, Salta, Jujuy, où elles seraient cantonnées, et qui sont situées presque sous le tropique; Sonnet (*SN*), n'a vu que quatre cas de fièvre intermittente pendant cinq ans, à Buenos-Ayres, qui reçoit par an cinq cents malades; il confirme les assertions de Martin de Moussy, au sujet de Tucuman, Salta et Jujuy, tandis qu'au midi de Tucuman, les provinces de San-Juan, San-Luis et Mendoza, seraient indemnes; Mantegazza (*MZ*) confirme le fait pour cette dernière province; si bien que malgré les faits observés par Bourel-Roncière (*BR*²) et d'autres médecins sur le Parana et l'Uruguay au-dessous du 32ᵉ degré de latitude sud, que ne dépassaient pas les canonnières, on peut affirmer, avec Lombard, que sauf les exceptions mentionnées plus haut, les côtes orientales et méridionales de l'Amérique du Sud, les deux grandes capitales de Montévideo et Buenos-Ayres, ainsi que les régions centrales, depuis le 27ᵉ ou le 28ᵉ degré de latitude méridionale, *sont complète-*

ment à l'abri de l'influence malarienne ». Sur la côte occidentale, elle est presque nulle, avons-nous dit; toutefois, on ne saurait rigoureusement faire remonter sa limite méridionale de ce côté plus haut que Valdivia, vers 40 degrés sud.

Quelque étrange que puisse paraître une telle immunité, on ne peut se refuser à l'admettre, à moins de substituer l'autorité d'une critique à distance à celle d'observateurs affirmant *de visu*.

CHAPITRE II

LA CHALEUR SÈCHE AU DÉSERT.

I

Bien qu'on n'observe pas d'affections paludéennes dans les régions circumpolaires, il semblerait qu'en réalité aucune température n'est exclusive de la malaria; car tandis qu'on en conteste l'existence sur les hauts plateaux de la Bolivie, du Pérou et de l'Équateur, où l'on trouve des villes populeuses au delà de 4 000 mètres, et le printemps perpétuel sous la ligne, on l'a constatée à la Nouvelle-Arkangel par 57 degrés de latitude nord; « il est certain qu'elle a désolé l'embouchure et le bassin inférieur de l'Orégon (forts Vancouver et Victoria, par 45 et 46° de latitude nord); elle y ravage aussi bien les indigènes que les soldats de l'Union (Gairdner, Simpson) » (*M, p.* 259) elle est fréquente à Chicago (*ltn:* 42), à Kingston, du Canada (*ltn:* 44), à Halifax, de la Nouvelle-Écosse (*ltn:* 45) toutes contrées dont on connaît les basses températures; en Sibérie, elle remonte à l'ouest jusqu'à Omsk et Tobolsk; à l'est jusqu'à Ochotsk (*ltn :* 59) et Iakousk (*ltn :* 62). Il est à croire qu'on la retrouverait jusqu'au cercle polaire, puisqu'on l'a observée en Europe jusqu'au fond du golfe de Bothnie, qui en est peu éloigné.

D'autre part, on connaît des contrées torrides où la malaria ne sévit que dans des conditions particulières.

Le désert sablonneux et plus ou moins inhabité est représenté en Afrique par le Sahara et le Kalahari, qui en sont l'expression la plus nette ; en Asie par des fragments discontinus : dans l'Arabie, la Perse, le Béloutchistan et au voisinage de l'Aral ; dans l'empire chinois par le Chamo ou Gobi. En Amérique, il est moins inhospitalier, mais il occupe encore une grande étendue du Far-West, aux États-Unis ; et, dans l'Amérique du Sud, l'*Arenal* chilien de l'Atacama, et une grande partie du Grand-Chaco.

Partout il confine au steppe qui l'enclave et s'y insinue par places, tour à tour envahissant ou envahi ; et parfois même, comme en Australie, la même région devient steppe ou Sahara, suivant la saison (*FE*).

Où la vie s'éteint, le paludisme ne saurait se manifester ; on peut se convaincre, en de certaines régions, que l'immunité du steppe et du désert n'est qu'apparente : le miasme endormi s'y réveille en toute occasion ; ailleurs cependant cette immunité est réelle.

La situation de ces régions désertiques, l'intermittence de leur insalubrité malarienne, doivent nous engager à les étudier de près, si peu connues qu'elles soient pour la plupart ; et l'absence de végétation et d'eau dans les déserts de sable isole utilement, pour l'étude climatologique, l'un des facteurs les plus importants du paludisme : la *chaleur*.

On sait qu'elle est intense aux saharas africains, et sans rapport direct avec la latitude : Ghadamès (*ltn* : 30, *alt* : 391) a des moyennes mensuelles de 32 degrés, en juillet et en août ; Tuggurt (*ltn* : 33) a des maxima de 50 et 51 degrés ; à Murzuk (*ltn* : 26) on a compté jusqu'à 56 degrés ; Barth notait 40 degrés comme la plus basse température du désert au mois de juin 1855 ; et Duveyrier aurait relevé jusqu'à 68°,7 à l'ombre, chez les Touaregs.

A ces températures excessives correspondent des écarts

nycthéméraux considérables et habituels, qui sont la ca-caractéristique climatologique de ces régions. A El-Goléah (*ltn :* 31 — *alt :* 402), Flatters (*FL*) a obtenu des écarts nycthéméraux de 26°,8 : entre 20 et 25 degrés, notés à 2 heures du soir et 2°,8 au-dessous de zéro, notés pendant la nuit ; à Hassi-Inifel, on avait 28 à 30 degrés d'écart : entre 24 ou 5 au-dessous de zéro ; au voisinage du tropique, il trouve encore 5 ou 10 degrés au lever du soleil, près de 30 à 1 heure du soir ; 8 au-dessous de zéro dans la nuit ; soit 28 à 33 d'écart nycthéméral. G. Rolland (*RL*) a même parlé d'écarts de 100 degrés, ce que je considère comme une erreur d'impression ; mais on peut accepter 13 à 15 degrés comme l'écart nycthéméral moyen du désert libyque (*RF*). A Ghadamès l'écart nycthéméral d'été est de 21 à 23 degrés, l'écart annuel absolu étant de 55, d'après Rohlfs. Je renvoie, pour plus de détails, à notre *Guide* (*N*[2], *p*. 47).

Il importe d'insister sur ces conditions météorologiques, eu égard à la salubrité reconnue du désert africain, quand on est hors de portée de l'influence des oasis ; car il devient évident de la sorte :

1° Que la chaleur excessive n'est pas insalubre par elle-même ;

2° Que des écarts nycthéméraux considérables et réguliers, dans ces contrées, sont également inoffensifs.

II

On peut en dire autant de *l'état électrique* de l'air, qui est très accusé au Sahara, où l'électricité correspondante des corps vivants se révèle par des effets tangibles. « Au désert africain, au Sahara, comme au Kalahari, les poils de l'homme et des animaux se redressent et crépitent sous la brosse ou l'étrille, dans certaines journées de grande chaleur sèche, et même pendant certaines nuits chaudes, où les étincelles deviennent visibles dans ces décharges entre les poils voisins, dont les extrémités, lorsqu'ils sont au repos, apparaissent surmontées d'aigrettes ou de gerbes lumineuses.

« Cette électricité est positive, comme celle des couches atmosphériques, qui se montrent, comme on sait, d'autant plus électrisées positivement que l'on s'éloigne davantage de la surface du sol.

« L'état électrique ne se manifeste plus lorsque le sol devient humide ou qu'il tombe la plus petite pluie. Au contraire, il reparaît dans les pluies d'orage, où la terre, qui est d'habitude à l'état neutre, paraît de nouveau chargée d'électricité positive » (N^3).

Il y a lieu de se demander quelle est l'influence sur les phénomènes de la vie de ces modifications de l'état électrique du sol et du corps vivant. On l'ignore ; mais ce que l'on sait du moins, « c'est que l'état électrique, au Sahara, coïncide avec une tonicité plutôt exaltée du système musculaire ; tandis que l'état orageux du ciel coïncide, pendant que l'orage se prépare, avec l'énervement, se traduisant, chez les névropathes, par tous les signes de l'irritabilité nerveuse, qui disparaissent lorsque la chute de la pluie annonce le rétablissement de l'équilibre dans les régions supérieures, et, sans doute, égalise la répartition de l'électricité entre l'atmosphère et le sol, en servant de conducteur de l'une à l'autre.

« Quelle que soit la cause qui accumule l'électricité dans les nuées orageuses et qui fait varier le potentiel entre deux nuages voisins, il n'est pas difficile de concevoir que les ruptures d'équilibre dans l'air déterminent dans le corps humain une sorte d'inquiétude, résultant d'impressions inconscientes du système cutané, d'un désordre momentané de l'innervation, peut-être de troubles dans la circulation. Toujours est-il que ces phénomènes sont indépendants de la peur, comme on peut s'en assurer chez de jeunes enfants exceptionnellement impressionnables à l'orage, et chez qui cette inquiétude nerveuse peut se manifester avant qu'ils aient la notion du tonnerre, alors seulement que l'orage se prépare » (*N*[3]).

Pour apprécier l'influence de l'électricité atmosphérique sur le corps humain, et la dégager de l'action malarienne dans certaines régions, il faudrait que la physique eût d'abord fixé nos idées sur l'état véritable du sol et de l'atmosphère dans les conditions qui font varier les modifications de l'état électrique appréciable de l'atmosphère. « L'on n'a pas défini l'état électrique des couches aériennes chargées de cette humidité stagnante, qui a fait de l'isthme de Panama, par exemple, un véritable « pot-aux-noirs » continental ; et ce n'est que par induction que l'on peut attribuer à un état électrique particulier du corps l'énervement qui s'y observe, comme dans la traversée du « pot-aux-noirs » de l'Atlantique, bien que cet énervement soit en tous points analogue à celui qui précède les orages et qui est dû, à n'en pas douter, à l'accumulation, au voisinage du sol, de quantités anormales d'électricité atmosphérique.

« Sans nul doute cet énervement joue un grand rôle dans l'imminence morbide particulière à ce climat : il prépare le corps à la fièvre; mais il ne suffirait pas à la produire; la preuve, c'est qu'elle n'éclate pas dans la traversée du « pot-aux-noirs » atlantique; et la grande quantité d'électricité dans l'atmosphère est moins insalubre que son inégale répartition, puisque nous voyons un état électrique exagéré coïncider, au Sahara, avec une tonicité plus grande de l'organisme » (*N*[3]).

III

Ce même parallèle nous démontrerait encore que la *pluie* tombant dans les journées chaudes et plus ou moins énervantes des pays chauds ne suffit pas par elle-même à engendrer dans l'organisme, dans l'air ou même dans le sol sablonneux — pourvu qu'elle soit immédiatement absorbée, — les conditions nécessaires à l'éclosion des germes malariens quels qu'ils soient.

On sait qu'il pleut fort peu dans les régions sahariennes; mais le Sahara « se distingue moins encore par l'absence de pluies que par leur inégale répartition dans le cours de plusieurs années consécutives. Il peut s'écouler, dans certaines régions, plusieurs années sans qu'il tombe, pour ainsi dire, une goutte de pluie. Chez les Touaregs, Duveyrier apprit qu'il n'était tombé aucune pluie sérieuse dans la contrée depuis neuf ans; il n'est pas rare de voir succéder à des sécheresses de six et neuf années des périodes inverses de un à trois ans, pendant lesquelles il pleut en toute saison.

« Beaucoup de cours d'eau sont à sec de mémoire d'homme. « On dit avoir vu couler l'oued Mzab, l'oued « Mia, etc., mais personne, même dans la génération pré- « cédente, n'a vu couler l'oued Igharghar » (Flatters). Au plateau de Tademaït, les ouadis très encaissés *coulent*, en moyenne, tous les trois ans. De ce plateau partent vingt ravines d'ouadis taris.

« Barth a eu de la pluie, de manière à gêner sa marche, les 4 et 5 septembre, entre 19 et 18 de latitude nord, dans le Kelowi, qui fait partie du pays d'Asben. Les cartes de Stiehler indiquent à ce niveau la limite nord des pluies tropicales. La saison pluvieuse finit, pour Barth, par une violente tempête du 6 au 7 octobre. Elle avait duré un mois. Cette dernière pluie avait inondé le sol, et des torrents roulaient de toutes parts » (N^2).

Rohlfs, dans ses traversées du désert, n'a eu que des pluies insignifiantes, bien que les pluies du désert ne soient pas aussi absolument nulles qu'on le croit.

En tous cas, elles n'influent en rien sur la salubrité et n'engendrent la malaria que lorsqu'elles suffisent à entretenir pendant quelque temps l'humidité des *ouadis* intermittents.

A Massuah (*ta :* 35; *tga :* 43, 45,50), comme dans beaucoup de localités du littoral de la mer Rouge, les conditions hygrométriques ont changé. Les pluies d'hiver sont très abondantes. L'humidité de l'air est énorme. Il en est de même à la surface de la mer Rouge. Il est vrai que, dans ce bassin de la mer Rouge, encadré de montagnes de quelque élévation, l'humidité de l'air ne dépasse pas un certain niveau atmosphérique; toutefois, l'on peut constater, à la surface de la mer, une couche d'air d'une centaine de mètres qui est saturée d'humidité; l'hygromètre y indiquait, pendant tout le voyage de Rohlfs, une humidité relative de 98 degrés, cependant on n'en a pas conscience; on voit rarement se former des nuages et plus rarement encore du brouillard à la surface de la mer Rouge, bien qu'on y vive dans un milieu relativement humide. Cette humidité devient particulièrement désagréable quand la température s'élève; et les régions les plus chaudes de l'intérieur du Sahara ne donnent qu'une faible idée de la chaleur de la mer Rouge, où, même en hiver, on ressent une température d'étuve qui, dès le matin, n'est jamais au-dessous de 28 degrés.

Cette stagnation de l'humidité dans l'air produit des effets analogues à la stagnation à la surface du sol; du moins, la salubrité des régions sahariennes cesse en Nubie et dans les contrées basses de l'Abyssinie qui bordent la mer Rouge, et le paludisme s'y manifeste avec intensité; mais il y aura lieu de distinguer la part d'influence qui revient dans son étiologie aux brouillards maritimes plus ou moins visibles et aux émanations marécageuses qui s'y mélangent au voisinage des eaux stagnantes. Il est aisé de constater, dans les régions sablonneuses où nous sommes, que l'insalubrité malarienne est en raison de cette stagnation.

On connaît le régime particulier des cours d'eau dans le désert de sable. Les vallées sahariennes, souvent profondes et accidentées, n'ont plus de l'eau que le souvenir, perpétué dans la mémoire des indigènes par le nom de *oued* et *ouadi* qu'on leur a laissé. Dans les régions sahariennes, les dénominations qui rappellent l'eau sont aussi communes que l'eau elle-même est rare. Le peu de pluie qui tombe sur les hauts plateaux glisse rapidement sur le sol dur et poli de ces *hamadas* formés d'un calcaire coquiller compacte, et elle est vite absorbée par le sable siliceux ou calcaire des dunes et des ravins qui les sillonnent pour aller alimenter la nappe souterraine plus ou moins profonde qui remplit presque partout les dépressions du terrain crétacé formant le sous-sol du Sahara, au-dessous des alluvions quaternaires de limon ou de sable. Partout où la nappe affleure dans les dépressions naturelles des *sebkhas* ou *chotts*, partout où elle est ramenée à la surface par la capillarité, par les puits naturels ou artésiens, la végétation renaissante réjouit l'œil du voyageur, qui s'y désaltère et s'y repose à l'ombre des palmiers de l'oasis; mais l'insalubrité malarienne y apparaît avec elle, d'autant plus intense que l'eau de la sebkha, du puits naturel ou du puits artésien, est plus chargée de sels et plus abondante, et la malaria rayonne autour de l'oasis lorsqu'elle s'y répand dans les crues saisonnières, pour cesser aussitôt que le sol s'est de nouveau desséché sous la croûte saline qu'elle laisse après elle.

C'est sur les rives et dans le lit même des cours d'eau intermittents du Sahara que l'on pourrait étudier avec le plus de chances de succès la genèse de la malaria. En effet, beaucoup de ces *oueds* ou *ouadis* qui se perdent dans le sable, aux alentours du lac Tchad, ou en Nubie, où l'eau tombée sur les montagnes de l'Abyssinie alimente ainsi des affluents passagers du Nil-Bleu et de l'Atbara, comme l'eau du Darfour alimente ceux du Bahr-el-Arab, l'une des sources du Nil-Blanc; plusieurs *chotts* ou *sebkhas*, où l'eau afflue par capillarité sous les mêmes influences et avec les mêmes alternatives, sont très pauvres en végétation; et c'est là que l'on peut le plus nettement apprécier la part qu'il faut attribuer, dans l'insalubrité malarienne, aux plantes même chétives du steppe, aux confins du désert comme aux alentours de l'oasis. Les descriptions que nous ont laissées les explorateurs sont insuffisantes pour fixer complètement les idées sur ce point; mais nous en savons assez déjà pour nous convaincre que la stagnation de l'eau est nécessaire pour engendrer la malaria, et que ni la chaleur sèche du désert, ni les oscillations thermiques d'une grande amplitude, mais régulières, dans les conditions de calme et de sécheresse qui caractérisent l'atmosphère dans ces régions, ni l'état électrique prononcé de cette atmosphère chaude et sèche, ni les pluies d'orage, si le sol absorbe promptement l'eau tombée, ne déterminent par eux-mêmes la fièvre intermittente.

Voyons maintenant quelles sont les conditions hygiéniques dans le steppe où la végétation apparaît progressivement sur les confins des sables et dans l'oasis, où le marécage se circonscrit au sein du désert salubre.

CHAPITRE III

LE STEPPE ET L'OASIS.[1]

Les caractères géographiques et géologiques du Sahara se retrouvent plus ou moins : en Afrique, au Kalahari, qui est le Sahara du Sud; en Asie, dans les déserts de l'Arabie, de la Syrie, du Turkestan, de la Perse; en Amérique, dans le désert du Chaco; peut-être en Australie; mais partout, sauf en Arabie, le steppe se distingue moins nettement des sables, et nulle part, sauf dans le désert transcaspien, le plus mouvementé tous, il ne s'est laissé aussi complètement envahir ou étouffer par eux.

I

Au Kalahari, les pluies ont diminué de mémoire d'homme; les naturels du Namaqua et du Damara sont unanimes dans leurs regrets du temps passé : au siècle dernier, les pluies, d'après eux, étaient du double plus copieuses. Tout prouve, dit Anderson, que la contrée du nord de l'Orange avait autrefois plus d'eau qu'aujourd'hui. Ailleurs on pourrait attribuer ces modifications au déboisement; ici ce n'est pas le cas. Livingstone a pour ainsi dire, assisté à un dessèchement progressif de la vallée du Koleberg. La pluie diminua progressivement pendant trois années consécutives; c'est à peine s'il tomba dix pouces d'eau en deux ans (N^2).

Toutefois, les pluies au Kalahari sont plus abondantes qu'au Sahara; l'espace qui s'étend depuis la rivière d'Orange jusqu'au lac Ngami a reçu le nom de désert, dit Livingstone, simplement parce qu'on n'y trouve pas d'eau courante et que l'eau de source y est rare; mais il n'en renferme pas moins une végétation abondante et de nombreux habitants; l'herbe y couvre le sol qui produit une grande variété de plantes, et l'on y rencontre de vastes fourrés composés non seulement d'arbustes et de broussailles, mais encore de grands arbres. C'est une plaine immense, remarquablement unie, coupée en différents endroits par le lit desséché d'anciennes rivières et parcourue en tous sens par de prodigieux troupeaux d'antilopes dont l'organisme exige peu ou point d'eau. Le sol est composé d'un sable doux, légèrement coloré, c'est-à-dire de silice à l'état de pureté. On trouve, dans les anciens lits des rivières desséchées, beaucoup de terrains d'alluvions qui, durcis par le soleil, forment de grands réservoirs où l'eau de pluie se conserve pendant plusieurs mois de l'année. Non seulement cette vaste région du Kalahari nourrit une multitude d'animaux de toute espèce, mais encore elle fournit quelque chose au commerce du monde et elle est devenue l'asile de maintes tribus fugitives (*LV*).

Les conditions hygiéniques sont donc différentes au Kalahari et au Sahara; l'intermittence de la sécheresse fait que les habitants ou les nomades moins prévoyants y meurent encore plus souvent de soif; quant à la salubrité, la plupart des voyageurs sont unanimes à la reconnaître, comme nous l'avons vu précédemment, et les quelques dissidences ne sont pas de nature à nous éclairer sur le point particulier que nous examinons.

Toujours est-il que le steppe africain présente des conditions de salubrité très diverses. Il borde, au nord, tout le

Sahara extra-tropical et apparaît de nouveau dans le sud vers le 18e degré de latitude nord où il forme une bande qui s'étend à l'occident jusqu'à la rive droite du Sénégal et traverse toute l'Afrique, à cette latitude, avec des largeurs inégales, tangent au lac Tchad, jusqu'à la mer Rouge. Sauf une enclave entre la côte orientale et le lac Victoria, autour des hauteurs volcaniques de Kénia et de Kilimandjaro, cette zone de steppes se prolonge dans l'Afrique orientale entre les lacs et la côte, et dans l'Afrique méridionale dans le bassin du Zambèse et dans le Kalahari. Dans l'Afrique centrale et sur la côte occidentale entre les tropiques, la région des forêts et des cultures succède insensiblement au steppe ou à la savane, c'est-à-dire que la végétation y prend peu à peu son essor à mesure qu'on s'éloigne de la région des dunes où que l'eau se fixe sur le sol.

L'insalubrité varie en conséquence ; mais ces régions sont trop peu explorées pour nous renseigner. Il en est de même de l'Arabie, du Turkestan, de la Perse.

II

En Arabie, le désert occupe le centre de la contrée au nord et au sud, séparé en deux portions par les régions élevées, cultivées et fertiles du Nedjed et du Sammar que le bras désertique du Nefud oriental, borde à l'orient entre le Hasa le long du golfe Persique et le Kasîm du centre. Le steppe forme encore une ceinture au désert, le long de la mer Rouge, sur les confins de l'Hedjaz, de l'Asir, de l'Yémen ; le long du golfe d'Aden et de l'océan Indien, sur la plus grande partie de l'Hadramaout ; enfin le long du golfe Persique, sur les confins de l'Oman et de l'Asa.

Il ne paraît pas que la grande oasis centrale du Nedjed participe de l'insalubrité du littoral arabique ou persique ;

elle le doit à son altitude qui atteint 1000 mètres, au rideau protecteur que lui forment les chaînes littorales des montagnes hautes ou stériles suivant la région; à la ceinture protectrice des déserts ; enfin à l'inclinaison des vallées escarpées qui serpentent au milieu de cet « archipel de plateaux », suivant l'expression de Palgrave (*PG*). Le Le désert arabique n'est pas moins salubre que le désert africain, dont il présente, d'ailleurs, tous les caractères; mais le steppe n'est pas plus salubre que le steppe africain autant qu'il est permis d'en juger. Les lacs et les oasis du Kasîm, où l'eau atteint, l'hiver, un niveau élevé et se tarit tout à fait l'été, ne sont pas exemptés de malaria : les fièvres, dans toute la contrée, sont proportionnelles à l'abondance de l'eau. D'ailleurs, l'eau elle-même diminue progressivement dans le désert d'Arabie, ce qui n'empêche pas la végétation broussailleuse de se faire jour dans le terrible *nefud*, qui sous l'action des pluies très rares peut se couvrir instantanément de riches pâturages : « le *nefud* (septentrional) est le paradis du chameau » (*HB*).

III

Au nord de ces régions, le désert de Syrie se rattache au désert d'Arabie dont il a la physionomie et dont il possède, sans doute, la salubrité. Au contraire le bassin de l'Euphrate et du Tigre et surtout les bords du Chat-el-Arab sont comptés parmi les foyers malariens les plus insalubres du globe. Cette région est particulièrement intéressante au point de vue qui nous occupe; elle attend le chemin de fer qui lui rendrait peut-être sa splendeur perdue; en tous cas, nulle part n'est mieux démontrée l'influence du drainage et des cultures sur la salubrité et le rôle qu'ils peuvent jouer dans l'assainissement : les hygiénistes peuvent s'y instruire encore aujourd'hui aux ruines industrielles ou artistiques des grandes civilisations éteintes dont toute la contrée garde la trace ou le souvenir.

La *hamada* pierreuse qui succède aux sables des *nefuds* septentrionaux de l'Arabie borde l'horizon de la Palestine, du sud au nord jusqu'aux environs de Damas ; les *wadis* qui en dérivent, desséchés la plupart du temps, débouchent, vers le nord-est, dans la vallée de l'Euphrate; à l'ouest, dans la mer Morte, le Jourdain, le lac de Tibériade, alimentés surtout par les cours d'eau du Liban et de l'Anti-Liban; ou bien ils se perdent dans le steppe qui enveloppe la *hamada* et souvent la recouvre ; et d'où surgit, à la latitude du lac de Tibériade, le mont Hauran, centre d'un régime hydrographique distinct et dont les massifs montagneux atteignent jusqu'à 1 800 mètres.

C'est au delà de ces points qu'il faudrait connaître en détail les localités syriennes, entre Jérusalem, Damas, Alep, Alexandrette, Urfa, Diarbekr, Mosul, Bagdad, Bassorah. La flore des steppes s'entremêle aux rosiers, dans les jardins de Damas; le palmier du désert y fructifie à côté du chêne, du noyer, de l'olivier, du pommier d'Europe; des cultures plantureuses y prospèrent non loin de l'oasis chétive et misérable qui fut Palmyre; mais la fièvre a dépeuplé la vallée de l'Oronte (*TY*) aussi bien que celle de l'Euphrate; Bassorah a vu sa population réduite, en un siècle de 150000 habitants tandis que Korna, non loin d'elle, au confluent de l'Euphrate et du Tigre, doit à sa salubrité, au milieu d'une contrée éminemment malarienne d'être appelée « la ville du Paradis ». Nous voudrions être fixés sur les conditions locales qui font ainsi varier la salubrité dans des régions voisines; et qui l'ont fait varier depuis les temps historiques ou préhistoriques.

Là fut, on le sait, le berceau de cette civilisation puissante qui de Our et Larsam, sièges de l'ancienne monarchie chaldéenne, au voisinage de la mer, est remontée vers Babylone, entre les deux fleuves, puis vers Ninive, dans le Kurdistan montagneux, où elle s'est fusionnée avec celle de l'antique Bactriane, par l'entremise des Perses et des Mèdes. Comment ces nations populeuses ont-elles pu prospérer dans des contrées pareilles, si le paludisme les infectait alors comme aujourd'hui? On se fait la même question déjà dans la vallée du Nil, mais ici, plus que partout ailleurs, elle s'impose. Les deux régions ont plus d'une analogie, sans parler de l'analogie des civilisations. De même que le Nil dessine comme un ruban de verdure à travers le steppe fauve du Sahara libyque, de même la vallée des deux fleuves qui forment le Chat-el-Arab interrompt, à la façon d'une oasis, la monotonie du désert de Syrie; toutefois les steppes et les sables ne reparaissent au delà du Tigre, dans l'Iran, le Turkestan, la Mongolie, qu'à une altitude plus ou moins haute ; et le terrain se relève de bonne heure à l'orient du fleuve, tandis que la plaine du Sahara, qui, même, est souvent déprimée par place au-dessous du niveau de la mer, se continue jusqu'en Arabie, par-dessus la mer Rouge, au delà de la vallée du Nil. Mais c'est à l'eau abondante que les deux régions ont dû leur prospérité et qu'elles doivent encore leurs caractères ; si le Tigre et l'Euphrate n'ont pas été de la part des Assyriens, l'objet du même culte que le Nil en Egypte, du moins toutes les nations qui ont passé dans cette vallée des deux fleuves ont-elles affirmé cette importance de l'eau dans la contrée. « Connu des juifs sous le nom d'*Aram-Naharaim* ou « Syrie des deux rivières », des Grecs et des Romains sous celui de *Mésopotamie* ou « pays entre les rivières », et des Arabes sous celui de *Al-Jezireh* ou « l'île », ce pays a pris son nom des fleuves qui constituent son caractère le plus saillant, et auxquels il doit, en réalité, son existence même. Sans le Tigre et l'Euphrate avec leurs tributaires, la partie la plus septentrionale des basses terres de la Mésopotamie ne différerait à aucun égard du désert syro-arabe, qui lui est contigu. D'un côté l'eau fait complètement défaut, tandis que de l'autre elle abonde et imprègne partout la terre, dès que l'homme sait la diriger et l'aménager prudemment. Vers le sud, l'importance des rivières est plus grande encore, car on peut dire de la Mésopotamie méridionale, avec autant de vérité que de l'Egypte, que c'est une « terre acquise» ; que c'est « un don » des deux fleuves qui l'arrosent de chaque côté (Hérodote); elle a été formée, comme le Delta du Nil, par les dépôts que ces puissants cours d'eau ont accumulés pendant des siècles dans les eaux peu profondes d'un vaste golfe » (*RW*).

Et c'est à l'eau mal aménagée que le pays doit en grande partie sa déchéance. C'est le cas de Bassorah que nous citions plus haut : « En 1834, suivant M. Sicard (*SD*), à la suite d'un véritable cataclysme dû à la rupture des digues de l'Euphrate, en amont, et des inondations qui couvrirent tout le pays, les conditions d'insalubrité furent décuplées; les fièvres ravagèrent la contrée, la peste survint, 40 000 personnes succombèrent, la plupart des autres s'enfuirent, et aujourd'hui Bassorah n'est plus qu'une bourgade inhospitalière » (*LD*).

Il faut ajouter que la chaleur à Bassorah est excessive : « d'après Fontanier (*FT*) le thermomètre marque dans les jours chauds, jusqu'à 47°,5 ; l'air est absolument sec, c'est à peine si le matin règne, pendant un instant, quelque peu de fraîcheur ; mais de neuf heures à cinq heures du soir il serait périlleux de se hasarder en dehors des habitations » (*LD*).

C'est le lieu de remarquer combien, dans ces conditions

de chaleur et de sécheresse de l'air, la moindre modification dans les conditions topographiques et hygiéniques des localités a d'influence sur la salubrité relative. Si l'altitude ne préserve pas toujours, témoin Damas (*alt* : 696), c'est qu'elle ne garantit pas toujours l'écoulement méthodique et régulier des eaux ; s'il devient de plus en plus difficile de régulariser cet écoulement, à mesure que l'on se rapproche du delta du Chat-el-Arab, et, en général, de tous les estuaires du même genre, il est avéré que le relèvement d'une ancienne digue a suffit pour rétablir la salubrité de telle localité de cette région à un niveau satisfaisant, sinon pour l'assainir tout à fait ; si tout le littoral de la Syrie et de l'Asie Mineure est d'une insalubrité notoire, c'est que l'incurie des habitants est absolue : l'insouciance des musulmans est, à cet égard, légendaire.

Parmi les œuvres d'art des Babyloniens, les canaux et les travaux d'endiguement étaient l'objet d'un soin particulier. Les inondations dues à la fonte des neiges des hauts plateaux d'Arménie, d'où naissent le Tigre et l'Euphrate, et leurs principaux affluents, sont périodiques comme celles du Nil, mais moins régulières ; et, sans elles, beaucoup de localités de Mésopotamie ne seraient pas susceptibles d'irrigation. « C'est le débordement qui permet d'avoir partout, en temps utile, l'eau dont on a besoin, et d'en mettre en réserve, pour les mois de sécheresse, les quantités nécessaires ; mais ici, pour utiliser ce capital précieux, l'homme doit prendre plus de peine et se montrer plus industrieux encore qu'en Égypte. La crue de l'Euphrate et du Tigre n'est pas aussi lente et aussi régulière que celle du Nil ; le flot ne se répand pas aussi doucement sur le sol et n'y séjourne pas aussi longtemps ; enfin, lorsque ces eaux sont abandonnées à elles-mêmes, comme c'est aujourd'hui le cas, une grande partie s'en perd, et loin de rendre service à l'agriculture, va créer, sur de vastes espaces, de dangereux foyers d'infection » (*PP*).

Hérodote faisait déjà ressortir ces particularités : « En Assyrie, dit-il (I, 193), l'eau du fleuve nourrit la racine du grain et fait croître les moissons, non point, comme le Nil, en se répandant dans les campagnes, mais à force de bras, et par le moyen de machines à élever l'eau. » Les crues n'ont pas une longue durée. « Les fleuves, le Tigre surtout, commencent à croître en mars ; à la fin d'avril, quand le pays se couvre d'eau, la crue atteint en moyenne 6 à 7 mètres. L'Euphrate monte un peu plus lentement que le Tigre ; il n'arrive à son maximum qu'à la fin du mois de mai, et sa crue totale ne dépasse guère 4 mètres ; mais, grâce à l'absence ou au mauvais état des digues, il n'en quitte pas moins son lit pour répandre sur le sol une couche liquide presque immédiatement enlevée par l'évaporation, qui donne aux miasmes paludéens toute leur puissance d'action » (*LD*).

Dans de pareilles régions, comme dans les oasis, en général, il est toujours difficile de concilier les exigences antagonistes de la culture et de l'hygiène. Ces alternatives d'inondation et de sécheresse sont la raison d'être et, pour ainsi dire, la vie des oasis, où certaines sources ont un débit assez considérable pour que Schweinfurth (*SW*) les assimile à une rivière de première classe. Or, toute cette eau ne s'évapore pas au fur et à mesure de son émergence. Une grande partie se répand sur le sol et y forme dans certains points des mares, des étangs, des marais, où pullule une végétation perfide. L'été, quand la culture du riz absorbe toute l'eau produite, en irrigations effectuées sans méthode, il n'en reste plus assez pour alimenter ces réservoirs d'eau stagnante qui se dessèchent et reproduisent en plein désert les conditions des lagunes, d'où résulte cette insalubrité particulière qu'on a imputée au mélange des eaux douces et des eaux salées réduites à un certain degré de concentration. Aussi beaucoup d'oasis sont-elles dépeuplées par la fièvre paludéenne; la grande oasis de Khargeh garde le témoignage d'un passé plus prospère; les habitants de Ouargla ont la nuance jaune paille de ceux de Siut et Girgeh, attribuée justement à la fièvre intermittente qui y règne en permanence, surtout pendant la saison chaude.

Mais les travaux qui profitent à l'agriculture, dans ces contrées, profitent également à l'hygiène; et les fièvres malariennes, sinon comme nombre, au moins comme gravité, y diminuent en raison des cultures. « Les maîtres du pays, par leur prévoyance et par les précautions qu'ils prennent pour contenir et pour diriger le cours des deux fleuves, peuvent donc beaucoup pour rendre la contrée plus saine, plus fertile, plus capable de nourrir une population nombreuse, et lorsque cette région est entre les mains d'un propriétaire intelligent et économe de son bien, elle a, surtout dans le détail, sa grâce et sa beauté pittoresque. Quand les terres sont mises en valeur, quand l'Euphrate et le Tigre sont soigneusement endigués, de beaux bois de palmiers en décorent les rives et celles des canaux qui s'entrecroisent en tous sens à travers la plaine. Le regard s'arrête avec plaisir sur les panaches verdoyants qui surmontent les troncs élancés, sur les riches bouquets de larges feuilles parmi lesquelles jaunissent les tons ambrés des dattes mûrissantes. Sous cette ombre légère, les céréales, les plantes fourragères et les plantes d'agrément forment la trame variée d'un épais tapis de haute et somptueuse végétation. Ailleurs, autour des tertres sur lesquels sont construits les villages, ce sont des vergers, dont les senteurs se répandent au loin dans la campagne ; partout les fruits d'or brillent au milieu du feuillage sombre et luisant de l'oranger. Pour effacer ce charme, il n'est pas besoin des désastres et des ravages d'une longue suite de guerres ; il ne faut qu'un demi-siècle, un siècle tout au plus d'une mauvaise administration. Mettez à l'œuvre, l'un après l'autre, une vingtaine de pachas turcs, comme ceux qu'ont vus en fonction, à Mossoul et à Bagdad, les voyageurs contemporains ; ces gouverneurs et leurs subordonnés auront bientôt fait plus de mal que le passage et la rencontre de plusieurs armées. Il n'est pas d'action aussi redoutable, aussi sûrement meurtrière dans sa continuité funeste que celle d'une autorité paresseuse, ignorante et corrompue (*PP*). »

CHAPITRE IV

LES BAS NIVEAUX.

Il est vrai qu'il n'a pas toujours dépendu de l'homme de retenir dans ces contrées l'eau fertilisante qui lui échappait par un phénomène demeuré le plus souvent mystérieux. C'est ainsi qu'a disparu la rivière, alors importante, qui arrosait Palmyre; c'est ainsi que l'Oxus, aujourd'hui l'Amu-Daria, n'atteint plus la Caspienne, quoique les vestiges de son ancien lit soient encore apparents entre elle et le lac d'Aral, dans le désert de Kara-Kum ; c'est ainsi que se sont taris les affluents du Syr-Daria (ancien Yaxarte), dans le désert de Kysyl-Kum ; et ceux du lac Kara-Kul et du lac Balkasch dans les steppes septentrionaux du Turkestan russe, où le dessèchement des lacs et l'envahissement des sables sous la double influence de l'exhaussement du sol et des vents extraordinairement poudreux, menacent de stérilité définitive une surface de pays égale à l'Europe entière ; c'est ainsi que s'abaisse progressivement le niveau d'un grand nombre de mers ou de lacs intérieurs dans ces contrées : le lac d'Aral qui conserve encore cependant un niveau de 52 mètres suivant les uns, 8 mètres seulement suivant les autres, au-dessus du niveau du la mer ; la Caspienne dont le niveau est de 28 mètres au-dessous; le lac de Tibériade (*alt. négat. :* 194) ; la mer Morte (*alt. négat. :* 394) et, dans les déserts d'Afrique, les lacs d'Assal (*alt. négat.* : 174), de Medbad (*alt. négat.* : 61), près de la mer Rouge et du golfe d'Aden ; Siuah et autres dépressions analogues aux schotts tunisiens, au voisinage de la Méditerrannée.

Dans ces dépressions la salure de l'eau, progressivement concentrée, devient parfois assez considérable ; le Jourdain lui-même, qui coule à un niveau dépassant 350 mètres d'altitude négative, contient jusqu'à 875 milligrammes de résidu salin par litre ; et, tandis que l'eau du lac de Tibériade est presque douce, celle de la mer Morte, dont la composition varie singulièrement suivant le point où on la puise, présente une salure qui atteint 257 grammes pour 1000, même à une certaine distance des rivages, par suite aussi de l'apport incessant des sources minérales qui s'y mélangent (*LT*) et qui alimentent des cours d'eau plus ou moins importants, tels que l'Oronte (*TY*).

Ces basses régions doivent être rangées parmi les plus insalubres ; la salure de l'eau, dans toutes les oasis, active d'une manière évidente son pouvoir fertilisant des germes malariens ; et cette influence, que nous avons déjà signalée dans les oasis, se manifeste également au voisinage de ces lacs de bas niveau : Jéricho, dans la vallée du Jourdain, non loin de la mer Morte, est tellement malsaine, à son altitude négative de 256 mètres, que les voyageurs craignent d'y passer même un jour.

Les bords de la mer Caspienne, du lac d'Aral, le bassin du Syr-Daria, de l'Amu-Daria, de l'Ili, ne sont pas moins insalubres que la Mésopotamie et l'Irak-Arabi : la malaria gravit même les contreforts du Caucase, du Masendéran et de l'Hindou-Koh, jusqu'aux vallées d'Hissar et de Kunduz, dont l'insalubrité est légendaire, à ce point que l'on dit dans le pays : si tu veux mourir, pars pour le Kondouz, (Reclus). Il n'est pas douteux que le paludisme a joué un rôle dans le dépeuplement de l'Asie antérieure où les Ariens avaient fondé les premières monarchies de l'histoire, dont le souvenir s'était presque effacé et dont la grandeur se dégage peu à peu dans le lointain nuageux où nos savants contemporains recherchent si laborieusement les traditions des Eraniens et les vestiges longtemps perdu de leur vieille civilisation. Les Turcs ont, depuis, étouffé, dans les mêmes lieux, cette civilisation renaissante; mais voici que les Russes inaugurent, dans le désert de Khiva, au moment où j'écris ces lignes, le chemin de fer qui doit relier la Caspienne à Samarkand, à travers le désert : de Mikaïlow et Kysyl-Arvat, il atteint déjà l'Oxus à Tjardjui et doit rayonner de là vers Buchara et le Turkestan russe, où, peut-être, remontant l'Amu-Daria, rejoindre, quelque jour, à travers l'Afghanistan, la ligne du Pandjab, qui, de Delhi d'une part, et Multan d'autre part atteint déjà, par Lahore, les défilés de Cheiber après avoir franchi l'Indus, à la hauteur de Peschawar.

Et nous savons, depuis les récents travaux de Lessar, qu'il existe une autre route. Il s'en faut que la carrière de l'Himayala ou du Gulistan, à leur jonction, soit infranchissable. Le jour où, surmontant l'obstacle du désert si redoutable qui sépare les oasis de Khiva et Buchara du steppe entremêlé de pâturages émergeant des sables argileux aux alentours de Merv, on atteindrait la vallée de la Margab ou celle de l'Heri-Rut, et, entre elles, le fameux Badghis, «jardin de beauté, trône du printemps, trésor de délices, terre promise» des écrivains arabes, on verrait s'abaisser à 300 ou 350 mètres au plus au-dessus de la contrée, le Paropamisus, comme pour aplanir le terrain au rail qui reliera Hérat à Saint-Pétersbourg. Car nous savons « à jamais détruite la théorie qui élevait entre la Caspienne et les Indes..... une barrière infranchissable formée par le plateau même s'unissant à l'Indou-Koush. Il n'existe plus de plateau de l'Iran, dans le sens où on l'entendait jusque-là, qui s'oppose au grand plateau central asiatique et se rattache à l'Himayala et au Pamir par les massifs du Caboulistan » (*MI*).

CHAPITRE V

LES DÉSERTS DES HAUTS PLATEAUX.

I

L'intensité de la malaria diminue, même dans les régions torrides, à mesure que s'accroît l'altitude, en raison de l'abaissement correspondant de la température; toutefois l'altitude n'est une sauvegarde que dans de certaines conditions hydrologiques et géologiques; et, sur les hauts plateaux, comme dans les deltas des fleuves, la température influe bien plus encore sur la gravité des fièvres que sur leur fréquence. Dans les contrées que nous venons de quitter, elles respectent les hauteurs du Liban, de l'Anti-Liban, de l'Ansarieh, qui bordent cependant un littoral éminemment paludéen, mais sur le plateau de Damas, à l'altitude de 696 mètres, elles sont très fréquentes et souvent pernicieuses; ce qu'il faut attribuer à « une hygiène détestable et une situation dangereuse entre des marais et des canalisations d'arrosage mal conçues » (*LB*). On les retrouve dans toutes les hautes vallées mal drainées, au Liban comme au Caucase, et dans toutes les chaînes montagneuses d'Arménie, de Perse, d'Asie Mineure : à Césarée (*alt.* : 1 095); à Siwar (*alt.* : 1 250); sur tout le pourtour des steppes centraux d'Anatolie, à Iconium (*alt.* : 1 187), Ilgun (*alt.* : 1 190), Angora (*alt.* : 1 080); à Gorun, dans le Taurus (*alt.* : 1 460) ; à Erzeroum d'Arménie (*alt.* : 1 862) ; à Tabris sur les bords du lac d'Ourmiah (*alt.* : 1 600)...

La sécheresse est intermittente, au nord et surtout à l'est des steppes de l'Iran ; dans le nord-ouest et le sud, les vastes lacs plus ou moins concentrés de Van, Ourmiah, Sewanga, Neris, y emmagasinent, à une altitude moyenne de 1 500 mètres, les eaux des montagnes plus élevées qui forment une ceinture fermée à ce désert central ; mais dans l'est, sur les confins de l'Afghanistan et du Beloutchistan, comme au nord dans les steppes salins du Khorassan, les marais sont nombreux et vastes ; la végétation florissante de l'hiver y contraste avec la stérilité désertique de l'été ; et d'aucuns pensent, avec Rawlinson, que la prospérité antérieure de ces régions peut leur être rendue en même temps que la salubrité, si l'homme s'y décidait à régulariser et à utiliser les inondations périodiques, partout où elles se font sentir. La contrée, d'ailleurs, n'est pas partout soumise au même régime saisonnier ; la partie centrale, le désert du Lout, est entièrement privée d'eau, bien qu'entourée de montagnes qui ont en moyenne de 1 à 2 000 mètres de hauteur ; il n'est pas non plus suffisamment démontré que le centre de la Perse ait eu aux temps antiques une physionomie différente ; mais l'utilité d'un drainage méthodique n'est pas douteux, au moins pour le littoral du golfe Persique et du détroit d'Ormuz.

Si, franchissant les hauteurs salubres de l'Afghanistan et du Turkestan oriental, nous gagnons, par les célèbres défilés la plupart salubres également (*PTG*) du Pamir, les hauts plateaux désertiques de la Mongolie ou du Thibet, nous y retrouvons le paludisme sur les confins des plaines sablonneuses, à des altitudes de 4 à 7 000 pieds et au delà, à Kaschgar, à Yarkand, à Chokan ; n'est-ce pas aussi la malaria qui atrophie la race chétive, clair-semée le long du

Tarim, qui arrose ou draine plutôt les plaines fluviales (*UJ*) de la dépression centrale du Takla-Makan, Gobi ou Chamo antérieur que sépare du Gobi Mongol le pays du Kansou Chinois. Partout, dans ces déserts, règnent les conditions climatériques que nous connaissons déjà : lacs intérieurs où se concentrent les eaux qui descendent de la ceinture montagneuse du Thian-Schan, du Kuen-Lun, de l'Himalaya, ou des ramifications qui relient ces grands systèmes; steppes bordant le sol sablonneux dans l'ouest, caillouteux, dans l'est, où le contraste est saisissant (*RK*), à la frontière de Chine, entre les plateaux pierreux, arides, accidentés du désert, et le pays chinois sur lequel la vue plonge de la terrasse abrupte qui limite le Gobi et où s'étalent les vallées, les villes, les montagnes, l'eau; fleuves intermittents; oasis plus ou moins peuplées; en un mot, tous les caractères du pays paludéen, sauf toutefois que les écarts thermiques y ont une amplitude excessive et que les froids y sont d'une grande intensité. Aucun pays du monde n'est comparable à celui que nous parcourons, au point de vue des variations et des singularités du climat dans des régions voisines. Les vents brûlants du Sahara y alternent avec les vents glacés des steppes circumpolaires. Pendant que la canne à sucre et les palmiers sont en pleine culture sur les rives méridionales de la Caspienne, l'eau est gelée près des rives septentrionales. Le thermomètre a varié, en moyenne, dans différentes explorations : à Khiva, de 33 à *moins* de 22; à Kashgar, de 27 à *moins* 27; à Kuldjah de 25 à *moins* 9; aux environs du lac Kuku-noor l'écart nycthéméral a été en février de 13 à *moins* 20; dans le Gobi mongol l'écart annuel peut atteindre 75 degrés centigrades; de Pékin à Ourga le thermomètre s'est maintenu à 45 degrés en mai, dans le voyage de Prjévalski et marquait alternativement des chaleurs de 47 degrés, des froids de *moins* 20 degrés, dans le même trimestre de mars à mai. La pluie ou la sécheresse varient considérablement d'une vallée à l'autre, sous la même latitude, suivant la région, l'altitude, l'orientation, la culture. L'insalubrité malarienne varie en conséquence; c'est, presque partout, par la fièvre intermittente, plus ou moins grave ou pernicieuse, qu'elle s'y révèle exclusivement; car c'est elle qui résume aussi la morbidité; les vents, d'une part; le froid, d'autre part, y tempèrent l'action nocive des effluves lacustres; la dysenterie, par exemple, n'y est représentée que par la diarrhée des montagnes; et les habitants, souvent nomades, peuvent échapper à leur influence en émigrant de la plaine vers la montagne ou d'une vallée à l'autre. Pour compléter ces singularités climatériques, on voit des localités telles que Bokhara et Khiva, où la campagne, assainie par les irrigations méthodiques et les cultures, contraste avec la ville affligée d'une insalubrité exceptionnelle par le dédain de toutes précautions hygiéniques. Le même contraste existe dans les villes du Turkestan russe (*CP*) entre les villes et les campagnes. On dit que les travaux de cons truction entrepris en vue de substituer Marghellan à Khokand, comme capitale du Ferghana, ont aggravé l'insalubrité; il en sera toujours ainsi dans des contrées pareilles: l'assainissement lui-même est toujours périlleux; on ne remuerait pas impunément les boues, les immondices accumulées dans les bazars de Khiva ou de Khokand par une malpropreté séculaire; ce que l'on a de mieux à faire, en pareil cas, est, en effet, d'abandonner les villes ainsi contaminées; il faut savoir toutefois que si, toujours, l'*assainissement est insalubre*, s'il aggrave toujours pour un temps l'insalubrité, la situation hygiénique qui en résulte est, du moins, passagère et que la salubrité ultérieure est moins coûteuse à obtenir, si l'on sait et que l'on veuille prendre quelques précautions pendant l'assainissement.

II

Les ondulations du sol au Thibet ne sont pas favorables à l'éclosion de la malaria ; toutefois il ne faut pas généraliser cette immunité autant qu'on l'a fait ; les steppes deviennent, sans doute, là, comme ailleurs, insalubres, à mesure que l'on s'éloigne des hautes vallées himalayennes et que l'on se rapproche des dépressions de l'intérieur où l'eau s'accumule et se concentre. Ce que nous savons c'est que les hauts plateaux du Thibet, comme ceux du Turkestan, possèdent de grands centres de population, et que de belles races s'y développent dans l'air raréfié mais vivifiant de ces altitudes de 3 à 4 000 mètres de niveau moyen, entre 30 et 35 degrés de latitude nord : la zone des déserts de Perse, de Syrie, de Tripoli, d'Algérie, du Maroc. Les conditions sont, d'ailleurs, différentes, au nord et au sud de la chaîne du Kuen-Lun. Au nord, la latitude sauvegarde les populations clair-semées du Gobi, où les voyageurs (*PJ*) ne mentionnent pas de fièvres graves, même dans les oasis les plus méridionales. L'atmosphère poudreuse qui caractérise la contrée y est cependant surchargée de produits d'alluvions.

Au sud de la chaîne du Kuen-Lun, le pays s'accidente ; les dépressions lacustres plus ou moins marécageuses, disséminées çà et là dans les bas-niveaux, alimentent la végétation des prairies, qui s'entremêlent aux broussailles du steppe et masquent les sables, entre Lhassa et le Kukunor (*KR*).

Au delà du Lob-nor, entre le Kuen-Lun et l'Altaï, le désert s'accentue de plus en plus de l'ouest à l'est ; la population se raréfie comme les oasis ; et la végétation reste localisée aux rives du Tarim et du Lob-Nor (*CRY*).

Au sud-ouest, les affluents du Hoang-Ho ne suffisent pas à féconder les steppes broussailleux de l'Ordos ; les vents poudreux y stérilisent le sol ; et la mousson de Chine s'arrête aux contreforts méridionaux des montagnes qui bordent au sud le bassin du Fleuve-Bleu (*PN*).

III

Le plateau de l'Anahuac, au Mexique, est, au contraire, assez connu pour qu'on ait pu y étudier, de près, les conditions de salubrité relative du steppe, à cette altitude continue de 2 000 mètres, suivant que l'eau, courante ou stagnante, active ou non la végétation tropicale. Or, les régions de ce plateau où l'herbe rase verdit à peine le sol poudreux, sont considérées comme très salubres au point de vue du paludisme, qui se concentre dans les vallées, les ravins, les *barrancas*, lorsque les pluies de la saison chaude y alimentent une végétation, la plupart du temps, éphémère ; et aux abords des lacs intérieurs plus ou moins salés, qui sont assez nombreux sur le plateau. La chaleur y est d'ailleurs modérée ; la raréfaction de l'air y produit le contraste thermique ordinaire des hautes régions, entre la fraîcheur à l'ombre et la chaleur au soleil, qui peuvent déterminer en plein midi des écarts singuliers, en passant du trottoir sur la chaussée dans la même rue. Mais la régularité des conditions climatériques rend ces variations inoffensives ; la moyenne annuelle est basse : 15 à 18 degrés ; et la raréfaction de l'air n'est pas favorable à l'évolution des germes malariens : « Tous les médecins qui ont visité le plateau de l'Anahuac ont été frappés de la bénignité et de la rareté comparative des fièvres intermittentes, dans une région aussi abondante en lacs, en rivières et en marécages qui, partout ailleurs, sous un soleil brûlant, auraient dû développer des miasmes fébrigènes; et cependant les cas d'impaludisme sont très rares; on les observe quelquefois chez les nouveaux venus, mais ils cèdent promptement et se terminent rarement par la mort; il n'en résulte pourtant pas que la fièvre intermittente ne fasse pas de victimes sur le plateau de l'Anahuac, mais seulement qu'il existe une grande disproportion, entre la mortalité amenée par l'impaludisme dans les régions basses et sur les hauteurs » (*LB*).

IV

Le même contraste existe entre les terres basses et les plateaux du centre Amérique : de Guatemala, Salvador, Honduras, Nicaragua, Costa-Rica, qui sont considérés dans toute la région comme le sanatorium des impaludisés. J'ai eu, à diverses reprises, l'occasion d'exprimer mon opinion personnelle sur cette action salutaire des hauts plateaux du centre Amérique : « le plateau de Costa-Rica, malgré ses écarts thermiques, contraste avantageusement avec les forêts qui l'entourent, autant par son climat que par ses cultures. Il est fâcheux que son altitude en fasse un lieu de repos plutôt qu'un lieu de convalescence; l'atmosphère des hauts plateaux de cette zone (de 8 à 12° N.) n'est pas suffisamment restauratrice, si je puis dire; les paludéens y trouvent un répit; mais l'anémie paludéenne ne s'y répare pas. C'est ainsi, du moins, que j'ai compris l'utilisation du Costa-Rica en tant que sanatorium. Malgré l'imminence de la fièvre jaune, qu'il ne faut pas exagérer, Caracas vaudrait mieux à cet égard » (*N*[1]). Il ne faut pas, d'ailleurs, s'exagérer l'immunité de ces plateaux, à une altitude moyenne de 2 000 mètres, entre 18 et 8 degrés de latitude nord; les statistiques médicales y sont nulles; il n'y a pas de contrôle possible de la croyance, très générale, je dois le dire, en la salubrité absolue de San-José, Cartago et leurs alentours, dans le Costa-Rica; de l'intérieur du Honduras, où elle était encore affirmée récemment par J. Pargade (*PD*). Mais il est certain que, dans ces régions, qui comptent parmi les plus insalubres du globe, au point de vue du paludisme, lequel y résume toute la pathologie, une altitude même de 100 mètres est, dans une certaine mesure, préservatrice. C'est le cas encore de distinguer la gravité des fièvres et leur fréquence, l'uniformité ou la variété des types malariens : les fièvres intermittentes apparaissent partout où le sol végète au voisinage d'une eau stagnante; mais le type devient d'autant plus uniforme et la gravité d'autant moindre que la température s'abaisse. On s'en convainc sans peine en étudiant la malaria dans les zones tempérées.

V

On a signalé, dans les portions élevées de ces zones, des marais sans fièvre : par exemple autour de certains chotts du sud Oranais (*PMM*) à une altitude de 1 100 mètres; mais le contraire est toujours la règle. Sur les hauts plateaux d'Algérie (*alt.* : 1 200 à 1 300), les vents des steppes, pulvérulents, comme ceux du Thibet et du Gobi, « exercent sur le climat, sur la nature du sol et sur l'économie animale une influence pernicieuse » (*DR*), mal définie; toutefois les brusques changements de température n'y paraissent pas autrement malfaisants pour qui veut observer l'hygiène des intempéries.

S'il est une région du globe où les dispositions hydrographiques du sol appellent, pour ainsi dire, le paludisme, c'est bien la région qui borde le golfe de Bothnie à l'est et la Baltique à l'ouest; c'est-à-dire la Suède où les lacs occupent 8,2 p. 100 de la superficie totale; et surtout la Finlande, où lacs, marais et tourbières recouvrent le tiers du pays. Il est vrai que ces lacs communiquent avec la mer, pour la plupart, et que la température y est moins élevée que dans la basse Cochinchine ou le Soudan égyptien, où l'eau abonde également; mais si la Suède et la Finlande bénéficient de ce double avantage topographique ou climatérique, elles n'en subissent pas moins l'influence du paludisme dans une mesure qui nous fixe sur la part relative de la stagnation de l'eau, de la richesse de la végétation, de la chaleur, dans la pathogénie malarienne.

Nous retrouvons le steppe humide, en Hongrie, dans la vallée du Danube; et le steppe aride : en Espagne sur le plateau de Castille où est situé Madrid, à une altitude moyenne de 1 000 mètres; en France, sur notre plateau d'Auvergne; en Suisse, sur certains hauts plateaux du massif alpin, contrée presque vierge, d'ailleurs, de malaria, dont les manifestations ne sont nulle part aussi localisées. Bien que les flores diffèrent, l'aspect de ces plateaux rappelle absolument l'Anahuac; et, bien que la chaleur y soit moindre, le steppe hongrois représente un pays paludéen dans toute l'acception du mot. D'autre part, c'est à la température qu'il faut attribuer la différence de gravité entre les fièvres des deltas d'Europe et celle des deltas intertropicaux, de même qu'elle explique la salubrité relative, à latitude égale, du plateau d'Auvergne et des deltas du Danube et du Pô; ou mieux encore des régions du centre et des régions littorales en Espagne, en Italie et en Grèce. Mais les germes malariens acquièrent une activité très grande sur les hauts plateaux, aussi bien que dans la plaine, si la température est élevée et lorsque la forêt succède au steppe : témoin l'Afrique centrale, où l'on trouve à une altitude élevée des régions extrêmement insalubres telles que : les abords du lac Bengueolo (*alt :* 1 124, *lts :* 12°); la vallée du Haut-Zambèse (*alt :* 1 500 à 2 000, *lts :* 15°); le Manyema (*alt :* 2 000, *lts :* 5°). Il n'est pas inutile de rappeler ce fait aux thérapeutistes qui exaltent outre mesure l'immunité des hauts plateaux dans les maladies microbiennes : il est clair que les microbes, quels qu'ils soient, se trouveront en plus grande abondance dans l'atmosphère des villes aux bas niveaux que dans celle des villes d'une altitude considérable; en outre, ceux qui s'alimentent des exhalaisons et des déjections humaines seront plus rares encore dans l'air des hauts plateaux inhabités; mais l'air raréfié des hauteurs ne tue aucun microbe; et tous peuvent y éclore et s'y développer, s'il est vrai surtout que l'on doive généraliser le fait établi par M. Pasteur de la résistance aux plus basses températures de certains d'entre eux. Il en est ainsi certainement des microbes malariens qui peuvent se développer et devenir nuisibles pour tous les climats à des altitudes de 1 000 mètres et au delà, témoin l'Espagne dont « les provinces centrales n'en sont pas à l'abri, même le haut plateau de Castille, non plus que les montagnes des plaines de l'Estramadure sur le cours du Tage et dans la province du Badajoz » (*LB*). Toutefois, en dehors de certaines circonstances locales, telles que la présence de rizières, de routoirs où le chanvre qui macère établit le marais artificiel, l'énergie du miasme est moindre dans les steppes élevés d'Espagne ou d'Auvergne ; et il doit arriver, pour tous les microbes, ce que nous observons sur le plateau d'Auvergne pour l'érysipèle traumatique ou spontané, dont le peu de gravité, la délimitation prompte, la *superficialité*, si j'ose risquer ce néologisme, de l'inflammation érysipélateuse qui rampe dans l'épaisseur du derme, contrastent avec la fréquence, assez grande dans certaines localités de nos montagnes.

En résumé, l'altitude n'est pas exclusive du paludisme; son intensité s'y accroît en raison de la température; et l'apparition, — au milieu des steppes des hauts plateaux, — de l'oasis, de la rizière, de la forêt marécageuse, suffit à créer de toutes pièces la malaria, sur la montagne aussi bien qu'au désert, que la végétation soit spontanée ou développée artificiellement autour du puits artésien, ou altérée par les conditions particulières de la forêt vierge, de la rizière ou du routoir.

CHAPITRE VI

RÉGIONS LITTORALES.

Les germes paludéens, quels qu'ils soient, ont ceci de particulier que leur essor est borné; qu'ils se localisent dans un rayon restreint et ne s'émancipent guère au delà du marécage où ils ont pris naissance. Il serait utile de contrôler ce fait d'une manière rigoureuse; car il apporterait un élément précieux pour la solution du problème de l'assainissement. Il serait bon de bien définir, dans la localité malsaine où doit être établi le chantier, l'influence du vent, selon qu'il souffle de telle ou telle direction et qu'il est plus ou moins chargé d'humidité manifeste ou latente.

I

Il est d'observation banale, sur les rivages, que l'insalubrité malarienne augmente ou diminue selon que la brise vient de la mer ou de l'intérieur, et le vent le plus malsain est celui qui a balayé les marécages.

A Panama (*mg* : 97), les vents du sud ou plutôt du sud-est sont d'une insalubrité proverbiale, sans doute, parce qu'ils ont balayé tout le bassin tropical de l'Amazone et celui de l'Orénoque; j'ai attribué (*N*[4]) un rôle considérable au conflit des vents océaniques au niveau de l'isthme, où l'alizé du nord-est et celui du sud-est convergent sur un espace rétréci dans lequel les brumes abondantes qu'ils charrient sont concentrées encore par le concours des brises de mer, qui soufflent sur l'isthme de part et d'autre avec des intensités variables.

Les brouillards ne sont, il est vrai, que de l'humidité apparente et l'air limpide contient souvent plus de vapeur d'eau que l'air brumeux ; mais les brouillards de l'isthme sont, pour ainsi dire, perpétuels ; et ce que j'ai appelé le *marais aérien* de l'isthme constitue visiblement un milieu favorable au développement des germes malariens, d'autant que ces brumes permanentes s'élèvent peu et stationnent, comme accrochées au flanc des montagnes. L'un de nos médecins de l'isthme, le Dr Dalton, se déclarait dans son dernier rapport (février 1887) « plus convaincu que jamais que c'est le brouillard qui fait la hausse et la baisse de la santé, à Obispo, » l'un de nos campements du canal ; et ce ne sont pas les éléments constitutifs de l'eau, mais bien l'eau elle-même qui fournit aux germes paludéens les bonnes conditions d'habitat. Là, comme ailleurs, c'est de l'eau stagnante qu'il faut au microbe.

Sierra-Leone, sur la côte de Guinée (*ltn* : 8) est l'une des contrées les plus insalubres du globe : sur 89 personnes des deux sexes, expédiées par les missions protestantes de mars 1804 à août 1825, il en mourut 54 ; la plupart étaient dans la force de l'âge ; c'est une mortalité de 61 p. 100. Je ne crois pas qu'elle ait été dépassée nulle part pour une telle période. Le *sanatorium* établi sur les montagnes du voisinage, à l'altitude de 200 à 800 mètres a suffi, paraît-il, à protéger les troupes ; et l'emploi des indigènes pour le service militaire a diminué la mortalité ; mais l'insalubrité y est grande encore.

Elle paraît localisée toutefois à Freetown, suivant Horton (*HN*), qui l'attribue au régime des vents, la ville ne recevant pas la brise de mer pendant l'hivernage, entourée qu'elle est de tous les côtés par de hautes montagnes, dans les pires conditions du paludisme.

Nulle part on n'a déployé plus de courage persévérant pour braver la malaria; nulle part, on n'a plus dédaigné l'hygiène qui seule fournit des armes pour soutenir la lutte. Je renvoie à l'histoire de Sierra-Leone ceux qui ont blâmé ma franchise au retour de Panama, situé sous cette même latitude, où l'insalubrité brutale a désarçonné tant de vaillants, et où l'hygiène est loin d'être aussi impuissante que l'on est tenté de le croire.

Borius, qui a si bien étudié dans ses diverses publications et en particulier au sujet de Sierra-Leone (*BO*), le régime des vents sur le littoral atlantique africain, dit aussi que leur influence « domine la climatologie de la côte occidentale d'Afrique; » l'histoire de Freetown montre qu'il ne faut pas préjuger cette influence, d'après les conditions climatologiques générales, et que, pour la définir, il faut avoir étudié soigneusement la topographie locale qui modifie considérablement ces conditions. « Les propriétés des vents, dit Borius, proviennent toutes des régions sur lesquelles ils ont passé. A Sierra-Leone, les vents de nord-est sont loin d'avoir la sécheresse extrême qu'ils possèdent au Sénégal et sur les bords du Haut-Niger. Ces vents, dont Mungo-Park (qui, il ne faut pas l'oublier, était médecin), signalait l'influence très favorable sur l'état sanitaire des pays qu'il parcourait le premier, n'ont plus, sur la côte de Sierra-Leone, le pouvoir d'assainir et de dessécher les marécages. Ils portent leurs miasmes empestés aux villes si mal exposées de cette colonie. La ville de Freetown ne peut être, d'après son exposition, qui est des plus funestes, balayée que par les vents de terre venant de passer sur les nombreux marécages de la rive droite de la rivière de Sierra-Leone et par les vents assez rares du nord-ouest, qui ne soufflent de la mer que dans la saison sèche, la moins mauvaise. Les hautes montagnes qui couvrent la ville au sud et à l'ouest empêchent les brises du sud-ouest d'y arriver. L'atmosphère de la ville reste pendant la plus grande partie de l'hivernage dans un calme complet. Dans cette atmosphère s'élève lentement une buée épaisse due à l'évaporation des eaux versées sur le sol par d'abondantes pluies et de celles des marécages qui entourent cette ville, si malheureusement placée (*BO*). »

II

CLIMATS INSULAIRES.

Ce sont aussi les vents qui assainissent les climats insulaires; mais la salubrité des îles est également très variable suivant leur situation, leur isolement, leur étendue, leur orographie, la salubrité relative des continents voisins.

Quelle que soit leur étendue, les îles jouissent dans une large mesure du bénéfice de la ventilation puissante des brises de mer qui assainissent continuellement leur atmosphère. Quelle que soit l'orographie de leur sol, il en est peu aussi pour lesquelles les brises ne créent des conditions malariennes différentes aux localités *du vent*, c'est-à-dire à celles qui reçoivent directement la brise de mer et aux localités *sous-le-vent*, auxquelles ces brises n'arrivent qu'après avoir balayé le sol de l'île elle-même.

Dans l'archipel grec (*ltn* : 36 à 40), l'influence des vents varie beaucoup suivant les circonstances. Leur action nuisible « devient très sensible surtout après les accalmies, favorisant une grande condensation de miasme palustre, surtout auprès des marais de l'intérieur, tandis que près des lacs et des marais côtiers, cet effet est contrarié par les souffles locaux. Par un vent violent, les environs des foyers palustres qui, ordinairement sont fort atteints par la malaria, se délivrent des fièvres, tandis que sur les pentes, même élevées, des montagnes plus lointaines et situées dans la direction du vent, elles apparaissent alors épidémiquement (*lgp :* 12, 15, 37, 49). Ce phénomène, si on laisse de côté les cas où, entre les marais et les montagnes, il n'y a ni de nombreux villages, ni de nombreuses personnes qui travaillent, paraît tenir principalement à ce qu'un vent violent, en chassant des plaines le miasme, n'y laisse que des quantités insuffisantes à infecter d'une manière efficace des organismes habitués, jusqu'à un certain degré, à son influence; et que, d'autre part, sur les versants des montagnes, non seulement la marche des vents est souvent ralentie, mais aussi les organismes moins accoutumés sont infectés plus facilement. Il faut y ajouter que sur les montagnes l'état atmosphérique est beaucoup plus variable, ce qui rend plus fréquents les refroidissements qui favorisent, comme on sait, beaucoup la manifestation palustre, cela n'empêche que les vents chauds et humides demeurent les plus malsains, en raison de leur action énervante, ou parce que, grâce à leur intensité modérée, ils dispersent moins énergiquement les miasmes. Et, là aussi, les brises marines sont tour à tour assainissantes et malsaines pour les foyers malariens et leurs alentours, suivant leur direction de jour ou de nuit (*CS*).

Dans les contrées tropicales, ces conditions relatives sont des plus intéressantes à étudier pour l'établissement d'un campement ou d'un sanatorium ; et j'ai exprimé autrefois le regret que l'entreprise de Panama, ayant à établir un sanatorium pour le personnel du canal, ait choisi une île du Pacifique, plutôt qu'une île de l'Atlantique; et, dans l'île adoptée, le versant nord exposé aux émanations de l'isthme, plutôt que le versant sud exposé aux brises de mer.

Il me paraît à peu près démontré, à cet égard, que le littoral de l'Atlantique est plus salubre que le littoral du Pacifique; et les îles participent, sans nul doute, aux avantages de l'un comme aux inconvénients de l'autre, tout en conservant, dans une mesure quelconque, le bénéfice de ce qu'on appelle le climat insulaire.

Aux Antilles, comme au Mexique et en Colombie, le paludisme domine toute la pathologie; cependant la plupart des localités insulaires du golfe du Mexique et de la mer des Caraïbes sont encore des résidences délicieuses, dans les régions montagneuses, même à des altitudes modérées; et même sur le littoral, lorsque la fièvre jaune n'y apparaît pas, importée presque toujours des continents voisins. A cette limite l'intempérie commence à manifester de plus en plus son influence; et la dysenterie s'y transforme, de plus en plus, en diarrhée catharrale souvent cholériforme, ou, si je puis dire, en *diarrhée d'orage*.

C'est le cas à Cuba où, par contre, la fièvre jaune paraît être devenue endémique, au moins à la Havane, comme elle l'est sur le littoral mexicain; et peut-être à Haïti, s'il est vrai qu'elle y existait déjà lors du premier voyage de Colomb. Elle paraît toutefois localisée à Port-au-Prince, dans cette dernière île (Aubry) et ne se serait pas montrée à Cuba avant 1762 (Cornillac). Dans toute cette région l'assainissement méthodique est possible dans une large mesure; les sanatoria naturels y sont multipliés à plaisir dans des sites d'un pittoresque enchanteur; et si, comme je l'ai dit, ils n'y réparent pas l'anémie, du moins guérissent-ils la fièvre, quand on ne s'oublie pas à échanger le charme de la solitude contre les plaisirs d'une vie moitié sauvage et agréablement licencieuse, dans les villes du littoral, qui n'ont pas toutes l'aspect désolant de Campêche ou de Vera-Cruz.

A la Jamaïque, le contraste des hauteurs et de la plaine est démontré par la salubrité relative de New-Castle, sur les hauteurs (*mbssp* : en 1859, 29,1 ; en 1863 : 48) et de la plaine marécageuse (*mbssp* : en 1859, à Port-Royal : 443,5, en 1863 à Up-Park Camp : 547,6). La fièvre jaune s'y est montrée en 1860 et 1867 à une altitude de 1 220 mètres.

A la Trinidad, *msp* est de 61,6, pendant qu'elle est à la Jamaïque de 101,9 (*PK*).

Toutes ces îles sont visitées par la fièvre jaune.

Sur toute la côte de Guinée, de Sierra-Leone au cap Frio, et dans le golfe de Guinée en particulier, les barres, les lagunes, les estuaires entretiennent une insalubrité effroyable ; et à mesure que l'on se rapproche de l'équateur, le répit de la petite saison sèche n'existe plus. Dabou, sur la côte d'Ivoire, passe pour salubre ; mais cette salubrité, qui coïncide avec l'absence de marécages aux abords du campement et la profondeur de la lagune dont les rives sont à peine boueuses, cette salubrité, dis-je, n'est que relative : les deux tiers des soldats européens, à l'époque où l'on y tenait garnison, étaient habituellement malades (*BO*) des fièvres qui sévissent principalement lorsque soufflent les brises de terre qui ont traversé les forêts.

Plus au sud, l'insalubrité est moindre qu'au fond des golfes de Benin et de Biafra ; à une époque où les côtes de Guinée étaient très redoutées, j'ai connu le Gabon relativement salubre.

Les îles du golfe de Guinée sont aussi malsaines que le continent : à une altitude de 660 mètres, le sanatorium de

Fernando-Po a dû être abandonné. Il y a toutefois cette remarque à faire que, pour les îles, le voisinage de l'Atlantique, et la régularité des brises de mer rendent ces pays très habitables, en dehors des cas de maladie ; et la remarque a bien son importance ; car, dans d'autres localités de ces latitudes, l'énervement extrême, l'insomnie, le malaise sont permanents et la vie est difficile en toute saison. « Il existe sur toute la côte, dit Borius, une alternance quotidienne fort régulière entre les vents de mer et les vents de terre. Ces brises, dues à l'inégale rapidité avec laquelle s'échauffent et se refroidissent l'Océan et le continent, sont surtout marquées entre les deux saisons des pluies, mais elles existent toute l'année, malgré la prédominance des vents du sud-ouest qui l'emportent en durée et en énergie, à l'époque des pluies, où ils soufflent comme une véritable mousson. La brise de mer survient dans l'après-midi. Elle dure jusque vers huit ou neuf heures du soir. Vers dix heures du soir surviennent les brises de terre ; elles sont peu fortes et soufflent du nord-est au nord du golfe et du sud-est dans le voisinage du Gabon : ce sont les vents de la nuit ; ils cessent à neuf ou dix heures du matin. Dans les intervalles qui séparent la cessation et le commencement de ces deux vents opposés, il fait calme. La durée des calmes varie selon l'époque de l'année. Les vents du large sont plus énergiques que ceux de terre. Ces derniers font fréquemment place au calme peu après le coucher du soleil. »

Nulle part ne se fait mieux sentir l'influence des vents suivant la direction dans laquelle ils soufflent. « Venant de terre ils portent au large les vapeurs empestées des marécages. Ainsi à Lagos, à Grand-Bassam, à Wydha, des navires de guerre de notre flotte ont ressenti, à plus d'un mille de distance, l'influence de ces miasmes. Parfois ces vents sont non seulement malsains, mais portent au large une masse d'air blessant l'odorat. Pour les navires mouillés sur la côte, les vents de terre sont toujours les plus malsains. Pour les comptoirs européens comme pour les navires, les brises de mer sont ordinairement les plus salubres. Cependant la situation des localités peut modifier cet état de choses : ainsi les vents du large traversant, avant d'arriver aux lieux habités, des lagunes dont ils entraînent les effluves vers l'intérieur, peuvent être plus dangereux que les vents de terre. C'est ce qui arrive à Assinie, à Wydha, à Porto-Novo » (Borius). Au mois de janvier 1862, les vents de terre persistants furent la cause évidente d'une véritable épidémie de fièvre paludéenne du plus mauvais caractère, « aucun homme ne resta debout » (*id.*). Les partisans de la contagion malarienne par les insectes trouveraient un argument favorable dans cette remarque de Borius que, pendant cette épidémie, « une invasion d'une nuée de moustiques indiquait le passage de ces vents sur des régions boisées et marécageuses ».

Mais le paludisme peut naître sur place dans les îles comme sur le continent, quelle que soit leur étendue. Il règne en maître dans celles de la région orientale de l'Afrique, comme sur le littoral : dans certaines régions des Comores, des Mascareignes et de Madagascar, dont le roi Radama, répondant aux menaces d'invasion de son territoire : « J'ai à mon service le général *Tago* (la fièvre) » (*ME*). C'est ce général qui décima plus tard les prisonniers de la reine Ranavalona, conduits dans ce but à pas comptés, de la redoutable vallée de Béfourne au littoral. L'altitude n'est pas une sauvegarde absolue, même à la hauteur d'Antananarivo, capitale de la province d'Imérina, qui occupe le centre de l'île. La hauteur est de 1 200 à 1 300 mètres, mais la localité, bien que surélevée de quelques mètres au-dessus du terrain environnant, occupe en réalité le centre d'une dépression où l'on voit, à l'altitude de 1 240 mètres (*GD*), un lac alimenté par le drainage naturel des montagnes du centre de l'île qui dépassent 2 000 mètres en moyenne. Sur la côte orientale, le climat, à l'exception de points, serait cependant (*XG*) supportable grâce aux brises de mer ; la fièvre est, en tous cas, la seule maladie grave ; les accès pernicieux y sont très rares. La zone médiane du versant oriental, la plus riche au point de vue agricole, est aussi la plus malsaine ; la culture l'améliorerait ; l'élévation des terrains permettrait de régulariser l'écoulement des eaux. La zone supérieure peut être, en général, considérée comme salubre.

On a voulu pendant un temps distinguer aussi la « fièvre de Madagascar » ; ce sont là des distinctions funestes, à mes yeux du moins, parce qu'elles embarrassent les jeunes praticiens ; et tous nos efforts doivent tendre à simplifier la pathologie paludéenne et surtout ses indications.

La zone géographique où nous sommes, entre le tropique Sud et l'Équateur, est une région presque totalement insulaire lorsqu'on se dirige vers l'est, de Madagascar au Pérou.

Ce sont d'abord la Réunion et Maurice, où l'invasion du paludisme, généralement imputée au déboisement et à l'accroissement, dans la région du littoral, des terrains alluvionnaires (*ML*), s'en va progressant. Ces deux causes concourent au même effet. « Les fortes pluies d'hivernage, qui dépendent des mouvements périodiques de l'atmosphère, continuent, il est vrai à déverser des torrents d'eau sur les deux îles pendant les mois de novembre à mai ; mais ces pluies entraînent d'autant plus facilement les terres des pentes qu'elles sont de moins en moins retenues par les racines d'une vigoureuse végétation, et, par suite, la formation des terrains d'alluvions devient de jour en jour plus rapide et plus considérable à la fois... D'autre part, les pluies locales, c'est-à-dire celles qui proviennent de la condensation au contact des forêts des courants d'air chargés d'humidité, celles aussi qui se forment par évaporation sur un sol maintenu aussi humide : ces sortes de pluies, disons-nous, diminuent tous les jours, ou même ont complètement cessé. De là ces sécheresses qui, venant après les fortes pluies d'été, transforment les masses d'eau stagnante en marécages et donnent lieu, sur des terrains fraîchement remués, composés en grande partie d'épais dépôts d'humus, à une véritable fermentation putride » (*N*[1]).

Au reste, si les fièvres se sont aggravées dans ces deux îles, leur immunité antérieure n'était pas aussi absolue qu'on l'a bien voulu dire. Sonnerat écrivait de Maurice, en 1782 : « Cette île était autrefois très saine ; mais depuis qu'on a remué les terres, on y est sujet à la fièvre ; » et Duval portait à la même époque un jugement analogue sur Bourbon. Les recherches et les observations personnelles des auteurs que je cite (*ML*) ne laissent pas de doute à cet égard. J'ai dit que c'était aussi l'impression que j'ai retenue de mon enquête sur l'épidémie de 1866-1868.

Quoi qu'il en soit du caractère demeuré douteux des fièvres épidémiques de 1866-1868, où quelques-uns ont cru reconnaître la fièvre jaune, jamais on ne vit pareille léthalité. A Port-Louis les décès, en 1867, atteignirent la proportion de 274 p. 1000. Les Hindous furent un peu moins atteints ; mais ils alimentèrent sûrement l'épidémie, grâce aux conditions d'encombrement et de misère dans lesquelles vivait cette population d'immigrants.

En 1872, la mortalité à Maurice était tombée à 9 p. 100

(Bassignot). La mortalité militaire (*msg*) y est de 18,23; la morbidité (*mbsg*) de 18,16.

Les Seychelles, plus rapprochées de l'équateur, jouissent des bénéfices du climat insulaire; « bien que, dans la plupart des îles habitées, beaucoup d'endroits réunissent, en apparence, toutes les conditions propres à favoriser les exhalaisons qui engendrent la maladie, le paludisme n'existe pour ainsi dire pas (sauf peut-être à l'île *La Digue*); cette immunité, inappréciable, doit être attribuée à la constitution granitique et argileuse du sol, à la nature des eaux, à leur flore (où dominent de grands et gros arbres) et surtout à la riche végétation des sommets » (*ME*). Le Roy de Méricourt, qui les a visitées, donne les Seychelles comme le sanatorium de ces parages.

Les Maldives paraissent également salubres.

Aux Andamans, au contraire, la fièvre paludéenne est très commune (*MAN*).

Les îles de la Sonde sont réputées parmi les localités les plus malsaines, quoique l'hygiène y ait déjà diminué la mortalité paludéenne, à ce point que, d'après Van Leent, les chances de longévité à Batavia soient trois à quatre fois plus grandes qu'il y a cinquante ans. En 1730, elle s'élevait, paraît-il, à 1 décès sur 2,02 habitants! On a comblé les marécages sur lesquels était bâtie la vieille ville; et on en a construit une nouvelle loin des marais du littoral; en 1825, on comptait encore 1 décès sur 8,31 habitants, et en 1850, 1 sur 20. « La mortalité suit une proportion décroissante (dans les troupes), des Européens aux nègres et de ceux-ci aux Javanais, qui ont compté (de 1850 à 1854) la moitié moins de morts que les Européens », dont la mortalité était pendant cette période de 1 sur 12,10 dans les garnisons des côtes et 1 sur 20,44 dans celles de l'intérieur (*LB*).

En somme, « les fièvres paludéennes sont endémiques dans l'archipel Indien ; elles s'y rencontrent presque partout et il n'est pas rare de les voir sévir sous forme épidémique. Les lieux où elles règnent particulièrement sont : les côtes septentrionales et occidentales de Java, l'île d'Onrust, située en face de la côte nord de Java, vis-à-vis de la baie de Batavia ; les côtes de Bali, les côtes ouest et sud de Sumatra, notamment Singkel, la rade de Padang, la baie de Poeloe, près de Benkoele, sur la côte ouest, la baie de Lampong sur la côte sud de Sumatra ; les îles voisines du détroit de Banka, et celles qui sont situées dans le détroit même ; les côtes ouest de Bornéo ; la côte est des Célèbes ; les îles Moluques et surtout Amboine ; le littoral de la Nouvelle-Guinée (Merkusoord et Fort-du-Bus sont très mal famés sous ce rapport). Si dans d'autres localités les maladies d'origine palustre se montrent parfois, elles n'y revêtent pas la même gravité ; elles cèdent promptement à un traitement rationnel et les récidives sont rares. Dans cette catégorie, nous mentionnerons Macassar, sur la côte ouest, et Kema, sur les côtes nord-est de Célèbes ; puis l'île Ternate ; Bandsermasin à Bornéo ; les plaines qui bordent la rivière de Palembang sur la côte est de Sumatra, et les îles de l'archipel de Riouw-Lingga. Ces localités sont renommées pour l'immunité relative dont elles jouissent. Les fièvres paludéennes se montrent sous forme d'épidémie, le plus souvent pendant le changement de mousson ; plus fréquemment pendant la mousson d'ouest ou saison des pluies, que pendant la bonne saison. De 1840 à 1850, les fièvres ont régné à Java sur une très grande étendue ; elles avaient un caractère fort grave... Depuis qu'un tremblement de terre terrible a dévasté l'île d'Amboine en 1835, les fièvres ont souvent sévi avec intensité dans ces localités qui, avant cette catastrophe, étaient renommées par leur salubrité... Le choléra existe d'une manière permanente dans l'archipel Indien... La dysenterie est une des maladies les plus redoutables de ces parages... Un fait très remarquable, c'est qu'à Java, sur quelques plateaux situés à une hauteur considérable, la dysenterie sévit beaucoup plus que dans des lieux moins élevés... L'hépatite accompagne souvent la dysenterie (*VL*)... » Il faut tenir compte, dans ces régions, de l'instabilité du sol : sans parler des tremblements de terre, on peut constater, à Sumatra, par exemple (*ES*), un exhaussement progressif qui dessèche peu à peu certaines plaines marécageuses.

Les saisons présentent dans l'archipel Indien quelques particularités. « Sur les limites des vents de terre et de mer, dit Van Leent (*VL*), on trouve les vents alizés, qui, surtout à l'est (de l'archipel), soufflent avec une force telle qu'il ne peut plus être question de brises de terre proprement dites. Durant l'été méridional, le vent de nord-ouest règne dans l'archipel indien ; ce n'est que la continuation du nord-est, qui, au sud de la ligne, souffle du nord-ouest. Il y porte le nom de *mousson d'ouest*, *mousson des pluies*, *mousson mauvaise* (1). Durant l'été septentrional, le vent du sud-est y fait sentir son influence. C'est la *mousson d'est*, la *mousson sèche* ou *bonne*. Elle règne quand, dans les mers de l'hémisphère septentrional, la *mousson du sud-ouest* domine. Dans l'archipel Indien, la mousson d'ouest dure des mois de septembre ou octobre environ jusqu'au mois d'avril. Alors commence le renversement de mousson (holl. : *Kentering*, renouveau), saison marquée par des calmes, par des brises d'est légères et de courte durée, mais qui, peu à peu, deviennent plus fraîches, finissent

(1) Les moussons doivent être étudiées localement ; ce sont des phénomènes complexes sur lesquels on est loin d'avoir des données suffisamment précises (voir : *YM*).

par diminuer tout à fait, et soufflent enfin avec une certaine force. C'est la *mousson d'est*. Le « Kentering » de l'automne, qui a lieu dans les mois de septembre-octobre, s'annonce par un temps variable, et qui, de constamment beau, devient capricieux et changeant. Déjà des calmes interrompent la brise fraîche de l'est, mais ils ne sont que les avant-coureurs des bourrasques du nord-ouest ou de l'ouest. Ces bourrasques sont presque constamment accompagnées de tonnerre et de pluies. Le ciel se couvre de plus en plus, des masses de nuages obscurcissent l'horizon, et, à la fin, le vent d'ouest sort triomphant de la lutte contre son prédécesseur de l'est, et atteint la plus grande force au mois de novembre.

« La *mousson d'est* qui, en général, est la belle saison, la saison sèche pour les îles de l'archipel Indien, est au contraire la mauvaise saison, celle des pluies, pour les îles Moluques. C'est surtout à Amboine que, dans cette mousson, des pluies torrentielles inondent les terrains bas. La mousson d'ouest y constitue la saison sèche, la belle saison. »

Bornéo paraît moins malsain, au point de vue du paludisme, que Java et Sumatra ; aux Célèbes, les fièvres malariennes sont bénignes ; il n'en est pas de même des Moluques et d'Amboine, en particulier ; Timor a, au contraire, une réputation de salubrité bien méritée, et il en est de même de Rotti.

L'Océanie est devenue aujourd'hui le but de tentatives de colonisation, qui ont surtout pour objet les archipels voisins de l'Australie : Nouvelle-Guinée, Nouvelle-Bretagne, Nouvelle-Islande, îles Salomon, Nouvelles-Hébrides, Nouvelle-Calédonie, en un mot la Mélanésie.

D'après les documents compulsés par Féris (*FR*), « le climat de la Nouvelle-Guinée sera toujours un obstacle sérieux à la colonisation. Tout Européen qui aborde ces contrées ne tarde pas à être frappé par les atteintes du paludisme. Les missions hollandaises établies dans l'ouest et les missions anglo-australiennes du sud et de l'est ont été cruellement décimées. La moitié a été victime de la fièvre, et les autres traînent péniblement une malheureuse existence. Les catéchistes polynésiens ont été eux-mêmes éprouvés par les maladies, et, malgré leur origine, ils n'ont pas mieux résisté que les blancs. La partie la plus malsaine est le littoral méridional de l'île, qui n'est, pour ainsi dire, qu'un immense marécage. Le révérend Mac-Farlane, qui a habité plusieurs années la côte sud-est, écrit qu'il n'a pas rencontré une localité de la côte ou une île du détroit de Torres qui fût exempte de paludisme, sans en excepter le cap York ou le port Moresby. En revanche, sur le littoral nord, de même qu'au bord de la baie de Geelvink, on trouve des points où le climat est moins insalubre... Les marécages du fond du golfe de Mac-Cluer ont une très mauvaise réputation. Au rapport de J. Girard, parmi les observations faites sur l'insalubrité de la côte sud-est, on a constaté que *la brise de mer était constamment malsaine, tandis que le vent venant de l'intérieur était salubre en général.* »

Cette dernière assertion mériterait d'être contrôlée : le fait est nouveau. « L'influence nuisible des coraux morts qui forment la plupart des récifs bordant la côte en est probablement la cause, dit Féris. Car, ajoute-t-il, il a été reconnu, pour la Nouvelle-Calédonie, par exemple, où les coraux sont vivants, qu'il n'y a pas de fièvres, mais qu'elles existent dans les îles voisines où ils sont morts. »

La Nouvelle-Calédonie est un mauvais terme de comparaison, attendu que les fièvres sont rares au voisinage du Tropique sud où elle est située. En tout cas, elles paraissent inconnues à la Nouvelle-Calédonie, ainsi que nous l'avons vu précédemment.

Les Nouvelles-Hébrides sont aujourd'hui très discutées à cet égard. Les dernières opérations de notre marine dans cette île ont démontré combien elles sont malsaines; mais l'opinion que je me suis faite personnellement à la suite de quelques entretiens que j'ai pu avoir à ce sujet, c'est que la malaria aux Nouvelles-Hébrides tient à des conditions locales faciles à modifier et que leur situation au sud du 10e degré sud leur garantirait une salubrité parfaite dans des conditions nouvelles que l'hygiène peut aisément leur procurer. Je le dis sans prendre autrement parti dans les projets de colonisation que l'on veut y tenter. La nature du sol n'est pas partout la même. Comme dans beaucoup de ces archipels, certaines îles, telles que Tanna, sont volcaniques; d'autres, telles que Mallicolo, Sandwich, Erromango... (*RJ*) sont madréporiques, les dernières paraissent particulièrement insalubres.

Le Tropique du Capricorne partage en deux la grande île Australie; il faut donc s'attendre à y trouver des climats bien différents, si l'on remarque qu'elle occupe une étendue de 30 degrés en latitude (de 10°,3 à 39° S.). Il me paraît douteux que le steppe australien, avec ses intermittences si particulières d'extrême sécheresse et d'humidité fertilisante qui impriment des allures si singulières à ses nomades (*FE*); avec ses dépressions lacustres de 240 mètres (*GC*) sous le tropique, ses mines de sel de l'Australie occidentale saturant des lacs éphémères, ses cours d'eau, tortueux près des rivages occidentaux, intermittents dans le désert de l'intérieur; ses oasis accidentelles (*S—PA*), ses nombreux marécages, qui, en certains points, résistent à la pullulation envahissante des eucalyptus (*MM*)... soit aussi vierge qu'on le dit de paludisme. En tous cas, il faut l'admettre de la Nouvelle-Galles du sud et de la région désignée sous le nom d'Australie méridionale qui l'avoisine, ainsi que de la Tasmanie et de la Nouvelle-Zélande. « Les troupes anglaises (d'Australie) n'ont eu que les 2mes,3 de leur effectif (atteints de fièvre intermittente) sur une moyenne de dix années, parmi lesquelles il en est qui n'en ont pas présenté un seul cas ; trois autres années en ont compté moins de 1 millième ; et deux, moins de 2 millièmes ; le chiffre le plus élevé a été de 6mes,6 en 1861. La fièvre rémittente suit la même marche et ne dépasse pas les 2mes,6 en moyenne décennale.... Si nous rapprochons ces chiffres de ceux que nous avons observés aux Indes, où l'armée anglaise comptait les 401mes,5 de son effectif, à Madras, atteints par la fièvre intermittente et les 25mes,1 par la fièvre rémittente, ou encore les 325mes,9 et les 252mes,9 à Hong-Kong, ou même les 87mes,2 et les 6mes,2 au Japon,... le miasme paludéen peut être considéré comme excessivement rare en Australie » (*LB*). Les fièvres intermittentes et rémittentes ne sont même pas nommées dans le rapport du Dr Scott (*SC*) sur les maladies traitées à l'hôpital de Hobard-Town, au sud de la Tasmanie, de 1821 à 1831. En Nouvelle-Zélande, « la garnison anglaise n'a eu que les 3 millièmes de son effectif atteints de fièvres intermittentes ; il y a même eu deux années où l'on n'en a pas compté une seule... ; la fièvre rémittente n'a compté, en dix ans, que pour 0me,2, six années même n'en ont pas présenté un seul cas » (Lombard). Le pays est cependant marécageux et les inondations y sont fréquentes à la fonte des neiges, mais Auckland, la capitale, située vers le nord de l'île septentrionale par 36°,5 de latitude sud, n'a que 15°,1 de moyennes annuelles, avec 14 et 20 de moyenne des mois extrêmes : juillet et janvier. C'est donc un climat constant à température peu élevée et à faibles oscillations; janvier, le mois le plus chaud, ne dépasse pas 18 degrés, et juillet, le plus froid, ne descend pas au-dessous de 8. La mortalité militaire, *msg :* est en Nouvelle-Zélande de 16,84, la morbidité *mbsg :* 568. En Australie et Tasmanie, on a *msg :* 15,04 ; *mbsg :* 560.

Aux Fidji, nous remontons vers l'Équateur (19 à 15°,5); cependant la malaria y est inconnue, comme dans les archipels polynésiens qui commencent aux Tonga et aux Samoa, le plus merveilleux de ces archipels. Malgré sa tempér ature torride de 26°,6 de moyenne annuelle avec un écart annuel de 17°,8 minimum de l'hiver, à 32°,6 max. de l'été; soit 14°,8 ; malgré l'apparence marécageuse de son littoral alluvionnaire, Tahiti n'a pas de fièvres, ce que Nadeaud attribue à l'extrême perméabilité du sous-sol madréporique, et Bourru (*BU*) à la réunion de plusieurs conditions : « niveau constant de la nappe d'eau, perméabilité du sous-sol, et probablement, enfin, purification incessante de l'atmosphère par les grandes brises de l'océan qui balayent cette petite île perdue comme un point dans l'immensité du Pacifique. » La dysenterie y est rare, bénigne, et est une maladie de froid. Cependant on en a observé des épidémies, attribuées à l'encombrement, à l'infection par les matières fécales, dans des écoles ou sur des plantations. De 1846 à 1849, elle a représenté un sixième de la mortalité totale (Lombard).

En Micronésie, nous retrouvons la dysenterie aux Mariannes; et les fièvres malariennes y reparaissent. Il en est de même aux Carolines; mais, dans ces deux archipels, la malaria comme la dysenterie sont moins graves qu'aux Philippines, où elles reparaissent avec toutes les formes, sans que nous soyons fixés sur leur gravité ni sur leur fréquence réelles. Manille, quoique bâtie sur un terrain d'alluvions, n'est pas un pays paludéen, quoique les accès pernicieux chez les Européens n'y soient pas rares dans les mois de chaleur, en dehors de toute insolation. Au nord de Luçon, le port de Gual, dans le Pangasinan, passe, au contraire, pour très insalubre, ce que l'on attribue à ce que sa rade en fer à cheval est abritée de tous les vents de mer par des forêts vierges. On désigne dans ce pays sous le nom de fièvre de *cagayan* une fièvre climatique qui semble émaner également de forêts vierges du voisinage; mais la localité où on les observe surtout occupe le fond d'une vallée marécageuse. Dans les localités paludéennes des Philippines, les fièvres d'accès atteignent les indigènes comme les Européens.

Formose nous conduit en Asie. La pathologie y est la même que sur le littoral chinois; et, malgré son voisinage du tropique, les intempéries y jouent un rôle appréciable. A Tamsui, port de la côte nord-ouest, on a pu constater (*JH*) l'influence sur l'assainissement de la culture et des plantations de thé, dès que les relations avec les indigènes, assez féroces de l'île, ont permis le déboisement; et aussi l'influence des brises : les navires en rade redoutaient, du temps de l'insalubrité malarienne, les brises qui soufflent du sud pendant une grande partie de l'été; aujourd'hui ces vents seraient inoffensifs. Les abords de Kelung ne seraient pas (*SAL*) aussi malsains qu'on l'a dit : des Européens y vivent depuis plusieurs années en bonne santé.

Le littoral chinois ne manque pas d'exemples de ce genre. La salubrité de Hong-Kong, presque sous le tropique, s'améliore de jour en jour, grâce aux travaux multiples qui ont assaini la ville. Comme les cultures de Tamsui, les constructions de Hong-Kong ont d'abord déterminé des explosions malariennes plus ou moins intenses; mais Hong-Kong n'en sera pas moins, dans un avenir rapproché, la localité la plus salubre et comme le sanatorium de ces régions.

Puisque nous sommes en Chine, ajoutons, pour n'y pas revenir, que les fièvres malariennes prédominent sur le littoral et le long des fleuves jusque par delà la latitude de Pékin (*ltn :* 40). La Chine est, d'ailleurs, située presque tout entière au delà du tropique, qui passe à Canton. Les provinces du Yunnan, du Kwang-Si, du Kwang-tung peuvent seules être considérées géographiquement comme tropicales ; aussi les climats en Chine sont-ils des plus variés et remarquables, dans le nord surtout, par l'excessive amplitude de l'écart annuel. On y voit succéder les hivers de la Suède aux étés du Sénégal (*MOR*) sous l'influence du va-et-vient des moussons régulières (N.-E. en hiver; S.-O. en été) entre la mer et les steppes des hauts plateaux de Tar tarie, que l'hiver et l'été transforment alternativement en Sibérie ou Sahara ; où le froid et la chaleur sont toujours excessifs, de telle sorte qu'aucun équilibre n'est possible, dans l'atmosphère, entre la mer, à température relativement constante, et les montagnes.

Les fièvres malariennes n'y sont pas toujours en rapport avec l'humidité du sol, mais, sans doute, avec le plus ou moins de facilité d'écoulement des eaux. On y voit des contrastes singuliers entre les localités. Par exemple, au voisinage de Sanghaï (*ltn :* 32,15), elles passent (*JM*) pour être moins fréquentes sur la rive droite que sur la rive droite du Hwangho. Sur la rive droite du Yangtze, au moment où il atteint la frontière du Kiangsi, se trouve, au coude du fleuve, un lac marécageux très mal famé, dont le nom *P'ihan hsien* se traduit par « district fiévreux » ou, comme nous dirions, *nid à fièvres.* Nul doute que le coude du Hunnan, plus haut, en amont, ne soit aussi insalubre, bien que le marécage y soit canalisé. L'été de Tsungming n'a pas moins mauvaise réputation. A Kiukiang, en 1883 (*UN*), la population d'un faubourg marécageux présenta vingt cas de fièvre intermittente (dont un cas rémittent) pour 64 ou 68 individus.

Les fièvres de cette localité sévissent surtout au printemps et en automne, plus ou moins redoutables, suivant que l'asséchement éventuel des lieux inondés a lieu en temps chaud ou en temps froid (*JM*).

Elles attaquent, dans toute la contrée, les naturels à l'égal des Européens. Toutefois, on observe à cet égard des particularités curieuses que nous retrouverons souvent : des épidémies de fièvres malariennes apparaissent tout à coup dans une localité, sévissent avec plus ou moins d'intensité sur les résidents étrangers pendant qu'elles épargnent les indigènes, ou réciproquement (*HY*).

La salubrité diffère dans l'intérieur et sur les côtes, où l'humidité, dans les temps chauds, est excessive, et où la fièvre s'aggrave dans son type, plutôt continu et pernicieux; et dans ses conséquences : la cachexie semble, là, comme ailleurs, en raison de l'énervement que détermine l'humidité de l'air chaud.

Au sud de Sang-haï, malgré la régularité croissante de la température, ces conditions hygrométriques se prononcent davantage; et le climat devient prématurément tropical.

Nous n'avons pas de données suffisantes pour établir un parallèle entre les localités littorales et celles de l'intérieur au point de vue de la salubrité malarienne : mais il serait curieux de savoir dans quelle mesure l'aménagement si soigneux des eaux qui caractérise la Chine influe en quelque manière sur cette salubrité et si la malaria sévit avec la même rigueur dans les régions où la culture est méthodique et dans celles où les débordements des grands fleuves font du littoral entier un vaste estuaire. En tout cas, nous avons vu que Hong-Kong, localité intratropicale, s'est assainie méthodiquement, depuis l'occupation qui fut si funeste aux premiers colons; et que cette localité, où *mbssp* : 578,8 a dépassé celle du Bengale : 421,4; de Bombay : 426,6; de Madère : 147,5; de Ceylan : 136,6 (*LB*), serait à la veille de devenir la plus salubre de toute la région.

La dysenterie à Sanghaï donne : *mbd* = 26,4 chez les indigènes; la diarrhée souvent « prémonitoire » 40,9, *lgd* = 85 pour la dysenterie; 75,4 pour la diarrhée. A Fou-Tcheou, la diarrhée donne une morbidité relative de 361 pour 1,000 malades, et la dysenterie 76; la mortalité dysentérique *lgd* = 261. A Amoy, *mbd* = 16 pour la dysenterie; 173,6 pour la diarrhée. A Tche-Fou, *mbd* = 65 pour la dysenterie; 281,3 pour la diarrhée.

Au reste, les oscillations annuelles de la température sont : à Sanghaï 24,6; à Wuhu : 24,3; à Kiu-Kiang : 25,6; à Han-Kou : 25,6; à Itschang : 22,7; à Canton : 16,7 (*HK*).

En Corée, à Sérul (Han-jang), capitale (*lln* : 37) de l'Etat, sur un total de 7234 malades, la diarrhée figure pour 294, la dysenterie pour 160, l'hépatite pour 2; la malaria pour : fièvres intermittentes quotidiennes : 143; tierces : 140; quartes : 380; pernicieuses : 1; rémittentes : 14; hypertrophie de la rate : 60. La phtisie figure sur cette statistique pour 30 (*AL*).

Au Japon, la malaria paraît n'exister que dans les régions occidentales et méridionales. A Yokohama, les troupes anglaises ont eu, de 1864 à 1866, les 211mes,7 de leur effectif atteints de fièvres; de 1868 à 1870, après les travaux d'installation et la suppression des marécages, seulement les 2mes,9, c'est à ce point que l'amiral Jaurès voulait en faire le sanatorium de Shang-haï. Dans les îles du sud et même dans la partie de Niphon, au sud de Yédo, à Sikofi, à Kiousiou, l'insalubrité est notoire, bien qu'elle ne soit pas en rapport avec les terrains inondés. Le Japon est compris entre 30 et 45° de latitude ; à Hakokadé, dans l'île la plus septentrionale : Yéso, la température moyenne de janvier est 2°,5 au-dessous de zéro ; à Nagasaki, dans l'île la plus méridionale, Kiousiou, elle est de 6°,2. A Yédo, qui tient le milieu, dans Niphon, elle est de 4°,5. La moyenne de juillet et avril dépasse 20° à Hakokadé ; elle est, en avril, de 23°,5 à Yédo ; et de 28°,4 à Nagasaki.

L'influence de l'air marin, des brises de mer, des courants eux-mêmes sont à considérer aussi dans les grandes péninsules : Grèce, Malacca, Indoustan, Indo-Chine et surtout les isthmes, et nous aurons à compter avec elle dans les pays qui vont suivre où nous examinerons sous ses autres aspects la géographie malàrienne.

CHAPITRE VII

CLIMAT ET LATITUDE.

Le conflit de ces influences antagonistes ou solidaires, se manifeste de la façon la plus variée, quand on parcourt le globe en sens divers. Chargé l'année dernière, à la société de médecine pratique de Paris, d'un rapport sur la Cochinchine française, j'ai trouvé curieux d'étudier parallèlement toute la zone géographique de 8 à 12 degrés nord, où elle est comprise (N^3); on peut pousser plus loin ce parallèle, et voir comment varient les conditions malariennes, soit dans une portion limitée, comme celle-là, de la zone torride; soit dans une même circonscription politique telle que les États-Unis du nord-Amérique, où la topographie varie, où les influences climatériques sont très différentes suivant la région, et où les documents recueillis ont assez de précision; soit dans nos pays tempérés; soit sous l'équateur.

I

Dans la zone comprise entre 8 et 12 degrés de latitude nord, qui circonscrit la Basse-Cochinchine, les continents terrestres occupent une place relativement restreinte, et les recherches climatologiques pouvaient s'y localiser dans des régions relativement connues :

En Asie, c'est d'abord la Cochinchine française, avec

une parcelle de la Birmanie méridionale, et l'isthme étroit qui y relie la presqu'île de Malacca; puis la province de Madras au sud de l'Indoustan.

En Amérique, c'est l'isthme colombien étranglé entre ses deux mers avec une portion de la Colombie septentrionale et du Vénézuéla dans l'est, et les républiques de Nicaragua et de Costa-Rica dans l'ouest.

En Afrique, c'est le Soudan, sur la frontière du Sahara, avec le massif abyssinien à l'est, confinant au désert Nubique et à la mer Rouge; les sources du Nil et du Niger; Obock, le bassin du lac Tchad et le sud de la Sénégambie, le Futa Djallon et Sierra-Léone.

En Océanie, les continents ne sont représentés que par quelques îles peu explorées des Philippines, au nord de Mindanao; et par des archipels micronésiens également négligeables.

Suivant qu'on envisage telle ou telle portion de la zone on voit que l'insalubrité se règle, tantôt sur la chaleur, tantôt sur l'état hygromérique de l'air, tantôt sur l'humidité du sol. On y rencontre les conditions de terrain les plus diverses, localisées et groupées de la manière favorable pour la détermination de la part relative d'influence de chacun de ces facteurs climatériques.

En Cochinchine, c'est l'humidité à son summum; mais l'humidité relativement fraîche. Le sol, exclusivement alluvial, est, à la fois, inondé et drainé par des cours d'eau puissants, dont les uns, nés des plateaux du Thibet, s'éparpillent en réseau dans la plaine qu'ils fertilisent; et dont les autres semblent surgir des profondeurs du sol, comme des pores d'une éponge, pour former, sur un parcours de 80 ou 100 kilomètres, des fleuves navigables, canalisant les rizières et sujets à des marées qui atteignent 3 mètres. « Dans la saison sèche, toutes les rivières sont sans eau, ainsi que les points qui ne sont atteints que par les grandes marées de l'équinoxe. On foule alors un sol dur et raboteux, qui s'échauffe et se fendille fortement sous les rayons du soleil de février et de mars, et qui devient mou et fangeux dès les premières pluies. Quand la saison pluvieuse est bien établie, c'est un cloaque infect, où les hommes disparaîtraient presque entièrement et qui n'est praticable que pour les énormes buffles qui s'y vautrent à plaisir et retournent avec délices cette vase noire et nauséabonde. Les communications ne peuvent se faire qu'au moyen d'embarcations; car il ne reste en dehors des marais que quelques plateaux élevés d'une dizaine de mètres au-dessus des eaux; et même les pluies forment, sur ces éminences, des flaques tellement étendues qu'à une certaine époque, on y retrouve encore le marais » (*OM*). La moyenne annuelle d'eau tombée a été de 2970 millimètres pendant la période 1864-69.

Des conditions analogues se rencontrent en Sénégambie, en Guinée et surtout au cœur de l'Afrique, sur les confins du Sahara, dans cette province de Bahr-el-Ghazal, où Stanley s'en est allé au secours d'Emin-Bey. Les nombreux cours d'eau qui se rassemblent en éventail pour donner naissance au Nil-Blanc, transforment, dans la saison des pluies, la contrée en une vaste éponge, où les explorateurs ont décrit tour à tour des rivières ou des lacs, suivant qu'ils y trouvaient l'eau rare ou abondante. Ce point est également l'un des plus insalubres du globe; mais, géographiquement, il diffère de la Basse-Cochinchine en ce que celle-ci est balayée par les moussons, qui soufflent tour à tour du Pacifique ou de la mer des Indes; et que ses cours d'eau trouvent un débouché facile dans la mer de Chine ou le golfe de Siam, tandis que les rivières du Soudan égyptien n'ont d'autre débouché que la vallée tortueuse du Haut-Nil.

Obock fait-il réellement exception? « Obock, dit Aubry (*AY*), me paraît être dans d'excellentes conditions sanitaires ». Le fait serait à noter, vu les écueils madréporiques et sa plage alluviale (*FA*). « Il n'y a ni marécages, ni eaux stagnantes... ; après les grandes pluies, la plaine est quelquefois inondée ; mais... l'eau disparaît rapidement sans porter aucun préjudice à la santé... » Dans le Choa, cependant, « la fièvre sévit avec violence dans les pays peu élevés ; les Abyssins en ont une grande frayeur » (*AY*).

A Sierra-Leone, la hauteur moyenne annuelle des pluies est, d'après Winterbottom, de $3^m,331$ à l'altitude de 36 mètres. C'est une des régions du globe les plus arrosées; il y pleut, en moyenne, huit fois plus qu'à Saint-Louis du Sénégal, et cinq fois plus souvent... Le nombre des jours de pluie est à peu près le même qu'à Sainte-Marie de Madagascar et qu'en Cochinchine, mais les hautes montagnes rendent l'abondance des pluies plus grande que dans les colonies. Il faut aller dans les districts montagneux de l'Inde pour observer des pluies plus abondantes que celles qui ont été signalées à Sierra-Leone pendant l'hivernage de l'année 1829... par Boyle à l'hôpital militaire; elles atteignirent $7^m,719$ millimètres » (*BO*).

La mortalité p. 100 à Sierra-Léone a été, d'après des documents compulsés par Borius :

En 1824, 86 ; en 1825, 57 ; en 1826, du 14 juin au 24 août, il mourut 115 hommes sur 535 ; pour ces deux années 1825 et 1826, elle a été de 50 aux îles de Loss et 65 à Sierra-Leone; de 1822 à 1830, d'après un rapport du major Talloch, sur 1,658 soldats européens, 1,298 (70 p. 100) 387 furent renvoyés en Angleterre, et sur ces 387 hommes, 17 moururent dans les traversées, 157 restèrent impropres au service ; 180 durent renoncer au service colonial, 33 hommes seulement purent continuer leur service.

Les officiers moururent à Sierra-Léone, dans la proportion de 63 p. 100 en 1824 et 35 p. 100 en 1826.

Plus récemment, la garnison a donné p. 100, en 1850 et 1860 : 24,48 décès; en 1861, 40,53; en 1862, 28,36. L'abaissement de la mortalité générale résulte de l'adjonction des soldats indigènes. Les troupes noires donnent à l'hôpital, pour 1000 hommes, 740 entrées et 29,53 décès.

L'isthme de Panama nous présente aussi des conditions d'humidité excessive; les cours d'eau n'y manquent pas : d'un côté le Chagres : de l'autre, le Rio-Grande suffiraient largement à drainer le sol dans une mesure satisfaisante, malgré l'obstacle de la forêt vierge; mais les vents de mer de l'Atlantique et du Pacifique viennent s'y heurter en sens inverse contre l'arête de la Cordillière, et y concentrent des brumes perpétuelles qui ralentissent l'évaporation et maintiennent l'état hygrométrique au voisinage du point de saturation pendant la plus grande partie de l'année.

La moyenne des pluies dans la ville de Panama, pendant la période 1879-1882; a été de 1 698^{mm},7 d'après les observations communiquées à la Compagnie du canal par la Compagnie du gaz de Panama. Les mois où il tombe le plus d'eau sont : octobre (241^{mm},0), novembre (294,0), juin (199,5), juillet (192,7), mai (192,5), septembre (190,0), août (175,5); ceux où il en tombe le moins sont : janvier (13^{mm},2), février (18,5), mars (39,5), décembre (69,7), avril (39,5).

La mortalité se règle moins sur la quantité d'eau tombée que sur la quantité d'eau stagnante ; si la forêt tropicale est plus insalubre que le steppe, c'est qu'elle favorise davantage cette stagnation, lorsque les racines exubérantes des arbres opposent à l'écoulement un réseau inextricable, pendant que le feuillage interpose, sur le passage des rayons solaires, un écran qui réduit l'évaporation au minimum.

Mais les autres conditions météorologiques concourent à accroître la mortalité, ou à l'atténuer suivant qu'elles se corroborent ou se neutralisent; et, d'autre part, les différences de mortalité que n'explique pas l'humidité stagnante relative de l'air ou du sol, sont l'indice d'une influence locale particulière qu'il est toujours utile de rechercher.

De toutes les contrées de la zone, la plus curieuse à étudier est assurément la Cochinchine, où l'hygiène a joué son rôle et dont la physionomie est particulièrement originale, par suite du conflit de trois grandes endémies, épidémiques à leurs heures, et toujours menaçantes : la malaria, le choléra, la dysenterie, qui accidentent tour à tour les statistiques, et chargent tour à tour la mortalité plus encore (*LS*, p. 3) dans les régions montagneuses et boisées, que dans les parties basses plus ou moins cultivées en rizières. Elle est de 45 p. 1000 dans nos troupes, pour la période 1863-70, si j'en juge par les statistiques de d'Ormay; et les trois endémies, auxquelles s'ajoutent la diarrhée, y concourent annuellement dans une mesure qui varie suivant l'année, comme l'indique le tableau suivant que je déduis des statistiques de d'Ormay (*OM*).

Répartition des décès à Saïgon pour 1000 hommes d'effectif moyen dans la période 1863-1870 (1).

	Fièvres malariennes.		Diarrhée.		Dysenterie.		Choléra.	
	Entrées.	Décès.	Entrées.	Décès.	Entrées.	Décès.	Entrées.	Décès.
1863	1025,4	11,9	282,5	1,1	189,9	26,8	17,7	9,8
1864	1703,6	26,5	488,4	2,3	352,5	37,2	25,6	21,9
1865	757,7	12,4	230,9	1,2	116,1	15,9	21,9	6,9
1866	691,6	9,1	111,9	0,7	81,1	10,9	0,7	0,5
1867	509,3	12,4	142,5	0,3	149,3	29,6	3,2	0,1
1868	100,0	4,4	64,3	0,8	41,5	9,4	»	»
1869	76,7	4,2	97,5	1,5	48,9	8,0	0,5	0,2
1870	84,3	6,9	151,8	8,8	45,8	6,8	»	»

(1) Ce tableau ne donne pas une idée exacte de la morbidité ni de la mortalité générales à Saïgon, attendu que la dissémination des troupes

J'ai compté parmi les fièvres malariennes, les cas de fièvres « rémittentes, pseudo-continues, bilieuses » et même la cachexie paludéenne. En les éliminant, pour ne comprendre dans cette statistique que les fièvres « quotidiennes, tierces, quartes, irrégulières, pernicieuses, on trouve des résultats notablement différents. C'est ainsi que les entrées sont moindres d'un quart en 1864 qu'en 1863, si l'on élimine le premier groupe; et d'Ormay explique cette diminution (qui serait encore plus marquée si l'on tenait compte d'une augmentation de l'effectif : 9566 hommes en 1864, au lieu de 8707 en 1863), par la plus grande sécheresse de 1864, qui en outre fait prédominer le type tierce sur le type quotidien. Je remarque, du moins, que les décès dans ce dernier groupe sont plus nombreux; pour ne parler que de la fièvre pernicieuse, la mortalité a été de 49 décès p. 100 entrées en 1864; et de 43 p. 100 en 1863. Je reviendrai sur ces distinctions dans le chapitre suivant.

Dans l'isthme de Panama, l'insalubrité se révèle par une mortalité que l'on évalue différemment suivant le point de vue auquel on se place et que j'ai vainement tenté de préciser lors de mission dans l'Isthme (N^4), faute de documents suffisants, mais qui diffère beaucoup suivant les localités.

Et d'abord, il y a un contraste frappant entre les deux villes situées aux deux extrémités de la voie ferrée qui traverse l'Isthme : Colon sur l'Atlantique, Panama sur le Pacifique. Le tracé du Canal se profile, on le sait, sous le huitième degré de latitude nord, suivant une ligne ondulée qui monte par une pente presque insensible, de la baie de

dans les campements et les hôpitaux des provinces a été en augmentant, tandis que l'effectif moyen paraît toujours compté pour l'ensemble de la colonie, mais il donne la morbidité et la mortalité relatives de chaque endémie suivant l'année.

Limon, non loin du delta du Chagres jusqu'au col de la Culebra (*alt. :* 101), pour descendre brusquement sur le versant pacifique de la Cordillière et se prolonger à une certaine distance dans la baie de Panama, après avoir traversé la vallée et le delta du Rio-Grande. La longueur est de 72 kilomètres. Le chemin de fer de l'Isthme longe le Canal; sur son parcours se relient d'un bout à l'autre de la ligne de Colon à Panama, des villages de nègres, d'Indiens, de Chinois, de Yankes, où se mêlent en proportions diverses toutes les races du vieux monde associées à celles du nouveau. De place en place s'étagent sur les collines avoisinant le chemin de fer, les campements des employés du Canal et les baraquements des ouvriers noirs, indiens et chinois, population presque exclusivement masculine, qui se délimite dans des cantonnements distincts par suite du groupement méthodique des constructions appropriées à chaque race.

Les deux villes des extrémités de la ligne présentent l'insalubrité à son maximum. Des deux, Colon est la plus malpropre ; et contrairement à ce que j'avais jugé d'abord, elle serait, de beaucoup, la plus malsaine. Récemment détruite par une révolution, on la rebâtissait, lors de mon passage; mais il sera toujours difficile de l'assainir. Les marécages, ou plutôt la lagune, avec leur avant-garde de palétuviers, pénètrent au cœur de la ville ; les mules enfonçaient jusqu'au poitrail dans ses rues défoncées et encombrées d'immondices et de débris de toutes sortes qui s'y accumulaient sans obstacle depuis le lendemain de l'incendie. Dans beaucoup de maisons, la vidange s'opérait par la fenêtre ! Il faudrait, pour l'assainir, élever tout d'abord le niveau des rues, endiguer la lagune, ménager des voies carrossables, ce qui, sous ce climat, est d'une extrême importance; car la fatigue de la marche et la transpiration qu'elle occasionne y dépassent tout ce que j'ai vu ou éprouvé sous les climats intertropiciaux.

A Panama l'eau est aussi rare qu'elle est abondante à Colon ; les marécages qui l'entourent, soit du côté de l'embouchure du Rio-Grande, soit du côté de l'ancien Panama, au nord, sont à sec pendant une grande partie de l'année ; la malpropreté y est sordide ; pour l'assainir, il faudrait la rebâtir ; et le point qu'elle occupe dominant les plaines marécageuses me paraît encore le site le plus hygiénique de tout le voisinage. En attendant, il serait urgent de la nettoyer, de l'approvisionner de l'eau qui lui manque, d'y régulariser les inhumations, la vidange, la voirie, etc.

Quant aux campements, ils sont, en général, bien tenus ; et ceux du centre placés à des altitudes modérées qui sont préservatrices dans une mesure différente. Par exemple, notre campement d'Emperador, à une hauteur de 80 mètres a été longtemps insalubre ; et celui d'Obispo, à une hauteur de 50 à 60 mètres, est le plus salubre de la ligne.

Les hôpitaux de Panama et de Colon sont alimentés en partie par le personnel de la ligne ; on peut évaluer la population de Panama à 25 000 âmes, celle de Colon à 10 000 ; le personnel de la ligne à 7 000, dont les deux tiers appartiendraient à la circonscription hospitalière de Panama, et un tiers à celle de Colon, en en déduisant environ 1 000 Chinois, nègres ou Indiens, représentant une population fixe et indépendante qui ne relève d'aucun hôpital et enterre ses morts sur place.

Dans ces conditions, il se fait à Panama 6,7 inhumations par jour (5 200 du 1er décembre 1883 au 1er avril 1886) soit $mg = 97{,}8$, ou 96,6 si l'on ajoute à la population fixe de Panama le contingent de la ligne.

A Colon, il se fait 7 inhumations par jour en moyenne ;

soit $mg = 255,5$ ou 241,3, si l'on ajoute le contingent de la ligne.

Dans notre principal campement, Obispo, un personnel de 2 500 hommes a donné de mars 1886 à mars 1887, 82 morts, soit mg (ou, plus rigoureusement, mtg) = 32,8. Sur 159 agents européens en 22 mois, il en est mort 23, soit 144 pour 1000 en 22 mois ou 78 pour 1000 par an.

La mortalité des ouvriers noirs n'a pas dépassé 51 pour un personnel d'environ 2 100 ; soit 17 pour 1000.

M. Jules Roux, qui accompagnait aussi M. de Lesseps à Panama au mois de février 1886, en qualité de délégué de la Chambre de commerce de Marseille, dans le Rapport (*RX*) qu'il a fait, à son retour, en son nom et au nom de ses collègues, donne la proportion de 6,4 pour 100, pour la mortalité des blancs dans l'isthme pendant les années 1884-1885, où le personnel européen n'a eu que 141 morts sur un effectif de 1 100 agents de toute catégorie. M. F. de Lesseps s'exagérait lui-même cette mortalité quand il l'évaluait à 14 et 15 pour 100 (*LES*): Les sœurs de charité de l'hôpital de Panama n'ont pas eu, dans leur personnel, plus de 18 pour 100 (*LES*).

Quant à la mortalité des ouvriers noirs, M. Roux l'évalue à 7,2 pour 100. Sur 13 000 ouvriers, il y a eu 1 800 décès en 1884-1885. J'avais cru ce chiffre au-dessous de la réalité. Toutefois, plus j'étudie cette question, plus je me convaincs que nous avons tous exagéré le nombre des décès inconnus, des inhumations clandestines, qui chargeaient la statistique d'un coefficient d'autant plus alarmant qu'il était mystérieux.

La mortalité des soldats colombiens à Panama est énorme. Il n'en faut rien conclure au sujet de l'acclimatement ; car les Colombiens de Panama sont, en réalité, des Indiens des plateaux, recrutés sans doute au hasard parmi des populations débilitées par l'altitude et les misères d'une vie précaire; et ces soldats sont casernés dans des conditions déplorables. Dans nos campements, la mortalité des ouvriers colombiens serait de 26,6 pour 1000.

Les Chinois meurent, dit-on, beaucoup. Toutefois la légende des décès, assez nombreux pour que chaque rail du chemin de fer de Colon à Panama ait coûté la vie à un homme, cette légende, dis-je, a fait son temps. Le nom de Matachin, un village de la ligne, que l'on disait consacrer cette mortalité, n'a qu'une analogie lointaine et peu grammaticale avec le *matare chinos*, des Espagnols; et nous savons que c'est une dénomination d'origine indienne, antérieure au chemin de fer, auquel ont travaillé, en réalité, fort peu de Chinois.

D'après les documents recueillis dans le rapport sur ma mission, la proportion des décès aux entrées est, à l'hôpital de Panama, de 95,8 pour 1000, en octobre, novembre, décembre 1885.

D'après les rapports du Dr Dalton, l'un de nos médecins, les campements d'Obispo ont fourni 15 pour 100 des entrées à l'hôpital de Panama et 12,33 pour 100 des décès de cet hôpital; ce qui donnerait pour la mortalité relative à Obispo 926 de décès pour 1000 entrées à l'hôpital; et 590 malades envoyés de ce campement à l'hôpital se répartissent comme il suit : « Fièvre jaune : 12; affections fébriles gastro-bilieuses, 29; fièvre d'accès : 204, anémie, affections du foie, 40; diarrhée, dysenterie, 44; maladies des voies respiratoires, 56; rhumatisme, 28; maladies chroniques, 11; *maladies chirurgicales*, 101; maladies vénériennes et cutanées, 38; variole, 8; diverses, 19 (*DN*). »

Ce qui donne pour les affections malariennes : fièvre jaune, affections bilieuses, fièvres d'accès, anémie.... environ 305 sur 590; ou *mbp* = 516.

J'ai souligné à dessein la morbidité chirurgicale ; le traumatisme, dans lequel, il est vrai, il faut faire la part du revolver, a donné 15 décès sur 82 ; soit 182,8 pour 1000.

L'insalubrité de l'isthme de Panama résulte, en définitive, « du concours d'une chaleur humide, particulièrement énervante et dépressive, dans les mois où elle atteint sa plus grande intensité : normalement de mai à novembre, et des effluves marécageux disséminés dans l'air toujours à peu près saturé et généralement chargé en toute saison de nébulosités qui y maintiennent un *marais aérien* permanent. » (*N*[4]).

La même zone englobe des régions d'excessive sécheresse : les steppes du Vénézuéla, les sables africains. Dans les premiers, la stérilité est intermittente ; dans les déserts africains, elle est perpétuelle. Nous avons suffisamment parlé du Sahara, qui commence à s'humecter dans la zone où nous sommes et où les sables et le steppe festonnent tour à tour la limite indécise du Soudan ; nous connaissons moins les steppes vénézuéliens, où les conditions de l'oasis saharienne sont permanentes et généralisées, où les nombreux affluents de l'Orénoque drainent énergiquement la savane, et lui enlèvent, pendant la saison sèche, le peu d'eau qu'elle produit pour humecter le sol pulvérulent et crevassé et rafraîchir l'herbe rase littéralement incinérée. La pluie n'y manque pas, quoique moins abondante que dans certaines régions du Centre-Amérique et surtout qu'en Basse-Cochinchine, l'une des contrées du globe où il tombe le plus d'eau (3^m,20 par an, répartis entre 210 journées pluvieuses) ; l'air est chargé d'électricité, comme au Sahara ; mais l'alizé y concentre des vapeurs dont le déplacement, pendant la période nycthémérale, à la faveur d'écarts nycthéméraux considérables, en dérange incessamment l'équilibre, déterminant dans l'organisme des troubles correspondants ; outre que le repos de la nuit, si agréable sous la tente, au Sahara, y est rendu précaire par les piqûres affolantes des moustiques de tous les genres qui s'y sont donné rendez-vous, et la crainte des reptiles, des vampires ou des fauves.

Il est vrai qu'à l'extrême sécheresse succédera bientôt l'extrême humidité ; mais, si elle est bienfaisante pour la nature entière, elle n'est pas moins insalubre ; et l'homme alternativement menacé par la famine, l'incendie et l'inondation brutale, ne s'est jamais fixé dans ces prairies perfides. Jusqu'au confluent de l'Apure, la vallée de l'Orénoque est très fiévreuse. A ce niveau, la contrée, malsaine encore, est d'une fertilité extraordinaire : « Les pâturages sont excellents ; nulle part on ne fait d'aussi beaux, ni de meilleurs bestiaux. Pendant la saison des pluies, toute la partie de l'Apuré voisine de l'Orénoque est sous l'eau ; les bestiaux se retirent dans la partie élevée des llanos, de l'autre côté de San Fernando d'Apure (*CJ*). » Toutefois la contrée paraît s'assainir en amont du confluent, malgré le régime fluvial indécis de la partie du bassin où se confondent, pour ainsi dire, les affluents de l'Orénoque et du Rio Negro, dont la communication ne paraît plus douteuse.

A son altitude de 674 mètres, Caracas, capitale du Vénézuéla, serait un sanatorium naturel au voisinage des steppes désertiques ; mais, au pied de la chaîne côtière où elle est située, le littoral est éminemment paludéen, souvent visité par la fièvre jaune, et, plus loin, la lagune de Maracaybo est enclavée dans une contrée basse éminemment paludéenne.

La lagune, dans cette zone surtout, porte partout l'insalubrité à son maximum, en ce que, dit-on, l'eau de la mer s'y mélange à l'eau douce; et, sans doute, en ce que le retrait de la marée, qui y est toujours plus ou moins sensible, y met à découvert, deux fois le jour, le sol limoneux. C'est, en tout cas, le pays d'élection de la fièvre jaune qui, si elle ne s'y développe pas spontanément, y a du moins élu domicile, pour se propager, de ce foyer, sur toutes les côtes du golfe du Mexique et de la mer des Antilles, d'où elle a passé en Afrique, si tant est qu'elle y ait été importée. Les localités maritimes perdent en partie, dans toute la zone, le bénéfice des avantages climatériques que leur vaut la régularité périodique des brises de mer. Malgré la salubrité relative incontestée du climat insulaire, certaines péninsules peuvent présenter à un haut degré l'insalubrité malarienne ; car si les vents y balayent plus aisément les miasmes émanés des rivages, l'eau marécageuse peut s'y concentrer dans les mêmes conditions que dans l'intérieur des continents ; et le mélange de l'eau douce à l'eau salée s'y fait généralement sentir plus que partout ailleurs dans toute la région plus ou moins large où la végétation vient border les rivages. Dans toute la zone, les îles situées à une certaine distance de la côte peuvent être utilisées comme *sanatoria ;* mais je recommanderai toujours de placer les établissements hospitaliers du côté de l'île qui regarde la haute mer, quelle que soit d'ailleurs l'orientation par rapport aux brises périodiques.

La Colombie, plus encore que la Sénégambie, est le pays des marigots ; le Rio Magdalena n'y draine qu'imparfaitement le sol, et les lacs d'eau plus ou moins stagnante y sont très nombreux. Il n'est pas douteux que ce voisinage contribue pour une grande part à l'insalubrité proverbiale de l'isthme américain, où elle ne se révèle davantage que parce qu'il est plus fréquenté.

Deux grands lacs intérieurs appartiennent à la même zone dans l'Afrique centrale; l'un est le lac Tchad, dans le Soudan, sur les confins du Sahara ; l'autre est le lac Tsana, au sommet du massif abyssinien, par 1 859 mètres d'altitude.

Le premier déverse directement son trop-plein dans les sables du désert saharien, qu'il draine d'un côté et où il envoie de l'autre des émissaires intermittents. Les conditions sont des plus favorables à l'éclosion de la malaria saisonnière.

L'Abyssinie, où les températures comme les altitudes varient brusquement d'une localité à l'autre, n'est insalubre que dans les basses régions ; on s'y met aisément à l'abri du paludisme en gravissant les hauteurs, où les cours d'eau nombreux à pente rapide drainent suffisamment le sol généralement rocheux. Toutefois, en dehors du paludisme, on y meurt de chaud dans les plus hautes vallées, pour peu qu'elles soient encaissées et profondes ; et de froid sur les cols neigeux des hautes chaînes, où ont péri des bataillons et même des armées, dit-on, dans certaines expéditions de guerre.

Les mêmes conditions de salubrité relative devraient se retrouver sur le massif montagneux du Centre-Amérique où l'arête de la Cordillière dépasse en certains points 3 500 mètres; on y trouve, en effet, des localités très salubres, telles que les villes groupées autour de la capitale du Costa-Rica, sur un plateau de 500 mètres d'altitude moyenne.

Toutefois, les conditions climatologiques sont bien différentes de celles de l'Abyssinie, située dans la même zone, mais enclavée dans le désert, que la mer Rouge n'interrompt que dans un espace restreint; tandis que l'isthme américain n'est qu'une étroite langue de terre enclavée entre deux mers, dont la climatologie est un peu dissemblable, en ce que le Pacifique, dans l'ouest, est illimité, tandis que la mer des Caraïbes, dans l'est, est séparée de l'Atlantique par la chaîne des Antilles, dont l'influence sur le régime des vents et des marées est très appréciable. Car c'est vraisemblablement à la présence de cette barrière qu'est due la différence des marées à Colon, où le retrait de la mer est nul et à Panama, où les différences de niveau entre la haute et la basse mer peuvent dépasser 6 mètres.

Au reste, malgré leur proximité, le Nicaragua et le Costa-Rica sont assez dissemblables, au point de vue hygiénique autant qu'au point de vue orographique. La Cordillère est interrompue sur leurs limites ; et, tandis que l'arête centrale du Nicaragua se rattache au système du Honduras et du Salvador, l'arête centrale du Costa-Rica se rattache au système de l'isthme de Panama, par des altitudes décroissantes, qui atteignent cependant en de certains points 3000 et 2000 mètres.

Si l'Abyssinie est le pays des orages, le Centre-Amérique est le pays des volcans. D'ailleurs, dans une contrée aussi inégale, où le vaste lac de Nicaragua, à l'altitude de 45 mètres et les marais salés qui en dépendent mélangent leurs vapeurs à celles des deux océans, par des températures qui varient considérablement pendant la période nycthémérale, sinon dans la plaine côtière, au moins sur les hauteurs, on conçoit que les orages ne sont pas rares et sévissent encore avec toute la violence tropicale.

Il n'est pas d'usage de faire entrer les éruptions volcaniques et les tremblements de terre comme éléments dans l'appréciation de l'insalubrité des localités du globe, bien qu'on leur ait quelquefois attribué une influence sur l'apparition des épidémies de fièvre jaune. Cependant au point de vue des conditions d'habitabilité, la présence sur un espace aussi peu étendu de dix volcans en activité et vingt-cinq endormis, dont les tremblements de terre sans éruption dénoncent à chaque instant la vitalité souterraine, n'est pas indifférente, et nous devons nous féliciter que ces phénomènes qui bouleversent les villes, se raréfient au voisinage de notre canal. Au reste, la perspective de ces catastrophes périodiques n'a jamais déconcerté l'homme, d'autant plus actif et industrieux que sa vie est plus accidentée : il bâtit en bois après un tremblement de terre, en pierre après un incendie, sans se préoccuper autrement des périls que court sa santé par le fait de ces troubles éventuels. Au contraire, il a partout capitulé devant le paludisme, bien que les ports de ce littoral n'aient jamais manqué de colons européens et que le chemin de fer de Colon à Panama soit l'un des plus rémunérateurs du globe.

Il ne serait pas sans intérêt de serrer de près ces comparaisons de climats de localités sous la même zone à des longitudes différentes; ou de comparer, sous la même longitude et dans des conditions topographiques analogues, des localités de même latitude dans chaque hémisphère; malheureusement nos connaissances sont encore trop incomplètes ; et, d'ailleurs, les notions climatologiques puisées dans les livres sont insuffisantes pour mener à bien un pareil travail ; il faut avoir *vécu* cette climatologie, comme on dit aujourdhui, pour la concevoir nettement; je ne me figure pas exactement, pour ma part, ce que peut être le climat de la Cochinchine, bien que je connaisse assez bien la zone qu'elle occupe. Mais il ne serait pas étrange que les mêmes médecins eussent vécu un temps suffisant à Java et à Ceylan situées par 8 degrés de latitude au sud et au nord de l'équateur ; ou à Timor et

Mindanao situées vers le 10e degré nord et sud ; ou enfin dans d'autres îles mieux connues des Philippines et des Célèbes. Ce parallèle me conduirait trop loin ; je me bornerai à l'esquisser de temps à autre, chemin faisant, après m'être arrêté un moment sur les États-Unis, où il est facile à établir.

II

Au nord de l'Équateur, les fièvres pernicieuses et souvent la fièvre jaune sévissent au delà du trentième parallèle. Toutefois, comparées à l'isthme américain proprement dit, les localités maritimes du Mexique, en dépit de l'influence malarienne et de l'anémie tropicale progressive, sont des résidences très habitables où la vie est facile et agréable, même dans la saison d' hivernage, tandis que dans l'isthme américain, elle est toujours pénible et toujours menacée.

Quand on a franchi Galveston à l'est, Mazatlan à l'ouest, on n'a pas quitté les pays chauds, mais on n'en a plus que les agréments, bien que le domaine malarien s'étende jusqu'à Guaymas, sur le littoral Pacifique, où sévissent à la fois les fièvres pernicieuses, la dysenterie, la diarrhée grave, l'hépatite. Lombard n'a trouvé, dit-il, aucune mention de là fièvre jaune sur les côtes occidentales de l'Amérique ; mais, pour moi, son existence n'est pas douteuse dans un grand nombre de ports de ce littoral.

Aux États-Unis (*ltn :* 25 à 49), les éléments du neuvième recensement et d'autres documents recueillis par Lombard (*US*), combinés avec ceux du dixième recensement (US_2) de 1880, parus l'année dernière et quelques rapports locaux d'États, joints à divers renseignements de géographie (*UG*), de statistique médicale (*UW*) ou d'hygiène (*UH*) dans l'armée, m'ont fourni les données suivantes.

La mortalité malarienne aurait sensiblement varié de 1850 à 1880, dans l'ensemble de l'Union, en même temps que s'accroissait, dans une progression plus nette, le nombre total des décès, en rapport plus ou moins direct avec l'accroissement de la population :

	Population.	Total des décès.	*lgp* :
1850	23,191,876	323,023	3,44
1860	31,443,321	394,153	39,76
1870	38,558,371	492,263	23,74
1880	50,155,783	756,893	26,73

Elle porte principalement sur les âges de 0 à 1 an (*lgp* : 198,65) et de 5 à 10 (*lgp* : 222,2). Elle décroît de 1 à 5, puis de 5 à 40; et demeure alors à peu près stable jusqu'a 75 et 80. Mais, comme le nombre des vivants diminue de plus en plus à ces âges, il en résulte que *lgp* croît alors avec l'âge. L'âge moyen des décédés malariens est 24 ans.

Elle est beaucoup moindre aussi dans les grandes villes (11,8) que dans le reste du pays (32,8); une exception toutefois se présente dans la vallée du Missouri, où la ville de Kansas présente une *lgp* de 79,1 pour les hommes et 88,2 pour les femmes; tandis que le reste de la contrée donne 40,9 pour les hommes et 46,0 pour les femmes.

Dans les régions où l'on a pu faire la distinction des races, les gens de couleur l'emportent sensiblement (48,3) sur les blancs (30,7), bien que le fait ne soit pas général dans toutes les régions (grands groupes). L'excédent chez les gens de couleur se maintient à tous les âges. Les Irlandais (12,9) et les Allemands (14,1) ont une mortalité relativement faible, ce qui s'explique par ce fait que les personnes de ces nationalités résident dans des régions plutôt salubres et non malariennes.

Le Rapport (US_2) fait la remarque que les régions où la proportion des décès est la plus forte pour la fièvre « entérique », le cancer, la consomption, sont celles où les décès malariens sont moindres et *vice versa*.

En général, la mortalité malarienne est plus faible en hiver et au printemps ; plus forte en été et en automne ; en août et septembre, elle est deux fois plus grande qu'en décembre, janvier et février.

Les fièvres malariennes (intermittentes, rémittentes, « congestives », bilieuses), bien que principalement cantonnées dans les États du Sud, se répartissent en fait d'une manière assez capricieuse sur le territoire.

1° Sur le littoral atlantique, *lgp* croît à mesure que diminue la latitude, d'une manière assez régulière, du Maine (*lgp* : 2,8) à la Floride (95,9) ; sauf une enclave, vers 35 de latitude, dans North-Carolina littorale, où $lgp = 69{,}6$.

Ces localisations sont en rapport avec les conditions thermiques, mais surtout avec l'état marécageux du sol. Le littoral du Maine, New-Hampshire, Massachusetts, Rhode-Island, Connecticut, représente une région ondulée, rocheuse et sauvage, sur le littoral du Maine; plutôt sablonneuse, un peu humide et basse dans Mass., R.-I., Conn. ; mais avec $ta = 4$ à 10, $mh = 1015$ à 1270 et *hk* : 23.

Plus bas, ces dernières conditions s'accusent davantage ; les lagunes apparaissent sous l'abri des récifs dans le New-Jersey ; la température s'adoucit : $ta = 7$ à 10; la pluie augmente : $mh = 1140$ à 1396 ; au fond de la Chesapeke, Baltimore (*lgp* : 95,7) atteste déjà une mortalité considérable ; et dans l'enclave de North-Carolina les marécages se multiplient à mesure que la température s'élève. Dans cette région on a *hk* : 39.

Un troisième groupe littoral comprend le littoral sud de North-Carolina qui contribue à former l'enclave malarienne dont je viens de parler, plus le littoral de South-Carolina et Georgia, où *ta* = 15,5 à 18 ; *mh* ne dépassant pas d'ailleurs 1300. La mortalité *lgp* y dépasse encore 70 dans l'ensemble du groupe, où *hk* = 9.

Le littoral du Golfe, y compris la Floride est, comme on le pense, une région de forte *lgp* ; mais une grande portion de la Louisiane et de la Floride est inhabitée. On y trouve *ta* de 21 à 23, *mh* de 1400, *hk* : 4,6. Tout ce littoral n'est pas également malsain. La malaria est moindre à l'ouest de Mobile jusqu'au Rio-Grande, où *lgp* va encore de 50 à 69. Dans la portion littorale de l'Alabama, sur 57 décès malariens, Mobile en fournit 54 et le reste de l'État 3. On a pour valeur de *lgp* à Mobile : 57,8 ; à New-Orléans : 44,7.

2° Sur le littoral pacifique, comprenant les portions du Washington, de l'Orégon et du California, entre le Pacifique et les chaînes de Cascades-Range et Sierra-Nevada, *lgp* est faible : dans les villes, 4,9 pour les hommes ; 8,0 pour les femmes ; dans les campagnes : 8,3 H. ; 14,6 F. A San-Francisco, *lgp* = 5,4. La population est très clairsemée, sauf au voisinage des villes de San-Francisco, los Angeles, Sacramento, Portland ; *hk* donne dans Washington : 0,42 ; Orégon : 0,7 ; California : 2,1. Les saisons y sont tranchées : l'une, humide, correspondant à l'hiver de l'est ; l'autre, sèche, correspondant à l'été. Dans le nord, *mh* = 1523 ; dans le sud : 508. Le territoire représente une longue vallée qui se prolonge du Puget-Sound au sud de la Californie, à l'est de la chaîne côtière. Dans l'Orégon, elle est occupée par le Willamette et autres cours d'eau ; dans la Californie par le Sacramento et le San-Joaquin.

On a pour valeur de *lgp*, dans l'État de Washington : 10,5 ; dans Orégon : 16,6 ; Californie : 13,8.

3° Autour des grands lacs du Nord, *lgp* est faible : villes, H. : 8,1 ; F. : 8,3 ; campagnes, H. : 12,6 ; F. : 9,9. C'est une région originale qui participe, dans une certaine mesure, de la climatologie du littoral atlantique. Ces masses d'eau équilibrent le climat ; *ta* oscille de 4,4 à 7,5 ; *mh :* de 888 à 1015 dans le nord du Michigan, et de 760 à 1015 dans le reste de la région. Dans la portion des États riverains qui avoisine les lacs, on trouve, pour valeur de *lgp*, New-York : 7,5 ; Ohio : 10,7 ; Indiana : 10,8 ; Illinois : 8,5 ; Michigan (l'État) : 16,2 ; Wisconsin (l'État) : 8,3.

4° La région montagneuse cordilliérienne à l'est des Cascades et de la Sierra-Nevada se présente sous des aspects divers dans l'Orégon, l'Idaho, le Nevada, où les niveaux sont moins élevés ; dans l'Arizona et New-Mexico, situés à des latitudes plus méridionales ; dans l'Utah, où des plateaux désertiques entourent des lacs salés à de hautes altitudes ; enfin dans le Colorado, le Wyoming et le Montana comprenant les hautes chaînes.

Le climat de ces régions est généralement aride, les pluies médiocres, les écarts thermiques annuels et nycthéméraux considérables. En général, les montagnes seules sont boisées ; les vallées et les plaines basses sont couvertes de la flore des steppes. Presque partout les pentes sont suffisantes pour assurer le drainage, et l'eau stagnante y est rare. La température annuelle oscille entre 4,4 et 10, au nord et au centre : entre 15,5 et 18 au sud. Au centre et au sud-ouest, *mh* n'atteint pas 253 ; elle est un peu plus élevée à l'est et au nord. On trouve pour *hk :* New-Mexico 0,38 ; Arizona : 0,14 ; Nevada : 0,2 ; Utah : 0,65 ; Colorado : 0,7 ; Idaho : 0,15 ; Wyoming : 0,08 ; Montana : 0,11.

Pour *lgp*, nous trouvons : New-Mexico : 57,6; et Arizona : 20,6 (1) ; — Nevada : 5,4; Utah : 4,9 (Salt Lake (*alt :* 1263) : 5,2), Idaho : 15,4 ; — Colorado : 11,3 ; Wyoming : 31,7 ; Montana : 23,5.

5° Cette mortalité du Montana et du Wyoming aurait lieu d'étonner; mais elle est surchargée par la malaria des prairies, qui empiètent dans l'ouest, du sud au nord, dans le New-Mexico et le Colorado, où elles entrent pour moitié de l'État, dans le Wyoming, où elles forment une petite enclave sur le cours supérieur du Platte River ; enfin dans le Montana, où elle constituent à l'est de l'État, un territoire, qui, dès 1870, surchargeait la mortalité malarienne (*lgp* : 92), le long du cours supérieur du Missouri et du Gellowstone, jusqu'à leur confluent.

6° La mortalité *lgp* des prairies n'est pas toujours aussi élevée. Il faut, d'ailleurs, distinguer : *a*) la « Prairie » proprement dite : Illinois, Yowa et en partie du Dakota, au milieu de laquelle est ménagée la vallée du Mississipi ; *b*) les plaines de l'ouest à l'ouest de la vallée du Missouri : Montana ; Dakota, Nebraska, Kansas, Colorado ; New-Mexico ; Texas ; *c*) les plaines et prairies du sud-ouest : Texas, Arkantas, Missouri ; *d*) les plaines du centre : de part et d'autre de l'Ohio entre les montagnes et les lacs ; *e*) les plaines forestières du Michigan, du Wisconsin et du Minnesota au sud et à l'ouest des Grands Lacs.

Dans ces régions les valeurs de *lgp* sont *a*) H, 28,7 ; F. 29,7 ; — *b*) H. 23,4 ; F. 23,1 ; — *c*) H. 69,3 ; F. 73,2 ; — *d*) H. 28,2 ; F. 29,0 ; — *e*) H. 12,1 ; F. 16,1.

On voit que *lgp* est surtout élevé dans le midi : *c*), et mi-

(1) Si quelques-uns de nos chiffres ne sont pas conformes aux cartes de géographie médicale du *Tenth Census*, ils sont calculés sur les données des tableaux : ici, du tableau XIII, p. 11 et 107, 175 et 179.

nimum dans les forêts : *e*), malgré la multiplicité des lacs dans cette dernière région.

La première de ces deux régions : *c*) nord-ouest de la Louisiane, sud du Missouri, Arkansas, sauf les portions occupées par le Mississipi, et Texas central, est un pays un peu élevé et, sauf certaines portions du Texas, couvert d'épaisses forêts. En Louisiane, la Rivière-Rouge y découpe une zone étroite de bas niveaux. La température annuelle oscille entre 15,5 et 21 ; *mh* va de 888 à 1 270.

La seconde : *e*) essentiellement lacustre, surtout à l'ouest, dans le Minnesota, doit, sans doute, sa salubrité relative à ce que les forêts épaisses n'y laissent pas arriver les rayons solaires autour des marécages, et à ce que les pluies y sont modérées. La moyenne *ta* va de 4 à 10 ; dans le nord du Minnesota, elle n'atteint pas 4 ; *mh* va de 760 à 1 015.

La « Prairie » n'est que faiblement boisée le long des cours d'eau sur les escarpements des berges et le sommet de quelques monticules ; c'est une plaine aussi humide qu'elle est fertile ; mais les marécages y sont beaucoup moins nombreux qu'autrefois. La température *ta* = 10 à 13 au sud ; et 4 à 7 au nord ; *mh* = 760 à 1015 à l'est et 507 à 634. Dans l'Iowa, *lgp* était de 9,8 en 1870 ; elle est aujourd'hui de 22,2. L'Illinois donnait, en 1870 : 18,2, en 1880 : 24,7.

7° La vallée du Mississipi, de la Louisiane au confluent de l'Ohio présente une *lgp* de 84,7 ; au delà de l'Ohio, la mortalité s'abaisse à 39,9 ; le sol y est partout celui des alluvions fertiles et soumises aux inondations limoneuses intermitentes. Le drainage y est insuffisant, les marécages y sont nombreux, la végétation est celle des tropiques ; mais ces conditions s'améliorent à mesure que croissent la latitude et l'altitude. La température annuelle varie de 15 à 21 dans le sud ; de 10 à 12 au-dessous de l'Ohio, et plus au nord de 4 à 7. Les pluies donnent respectivement dans ces trois portions de la vallée : *mh :* 1270 à 1400 ; 1015 à 1270 ; 760 à 1015. La densité de population est par mille carré : au sud et au centre : 18 à 45 ; au nord : 6 à 18. Les deux rives du Bas-Mississipi diffèrent à cet égard. Sur la rive gauche $hk = 16$; sur la rive droite $hk = 5{,}2$.

La vallée de l'Ohio, à la même altitude (500 à 1000 pieds) que celle du Nord-Mississipi, est plus peuplée : 45 à 90 habitants par mille carré ; elle a une température plus élevée : 7 à 12, à la latitude 36 — 40, où l'Ohio serpente de l'ouest à l'est dans un lit encaissé au fond de gorges plus ou moins profondes, où le marécage est rare. Dans cette vallée, $lgp = 17{,}3$.

La vallée du Missouri au travers de l'État du même nom du Nebraska orient., de l'Iowa occ., du Dakota central, est, sur beaucoup de points, basse, submersible et marécageuse. Dans le Dakota, elle se relève à 500 et 700 mètres en même temps que *ta*, de 10-12 s'abaisse 4-7 et que *mh* tombe de 760 — 1015 à 254 — 508 et *hk* de 12 à 0,35 ; d'autre part *lgp* subit des oscillations assez considérables. Dans l'ensemble de la vallée, elle est : campagnes, H : 40,9 ; F : 46,0 ; villes, H : 79,1 ; F : 88,2. L'État de Missouri, pour *hk :* 12 donne *lgp :* 50,5 ; l'État de Dakota, pour $hk = 0{,}35$ donne $lgp = 26{,}0$. J'ai dit que plus haut, entre le confluent du Yellowstone et les montagnes, le Montana dont l'ensemble donne *lgp :* 23,8, avait ici *lgp* dépassant 70.

8° Je ne veux pas pousser trop loin les détails ; je me borne à signaler encore une région intéressante, celle qui s'étend à l'est de la vallée du Mississipi entre la zone littorale et les montagnes du Tennessee. Elle comprend la partie non littorale du Mississipi, le centre de l'Alabama, la

Géorgie et une partie de South-Carolina. On la nomme « Plateau intérieur du sud ». La valeur de *lgp* y est de 69,6, chiffre élevé eu égard à l'altitude moyenne de 300 mètres environ. Mais c'est un pays plutôt plat, très boisé que je ne saurais mieux comparer qu'à nos bois d'Auvergne étalés en plaine ; et la chaleur y est forte : *ta* est de 15 à 21 ; *mh* de 1 200 à 1 600.

Le tableau suivant donne une idée de la répartition des fièvres malariennes (*lgp*) sur le territoire de l'Union.

	Campagnes. — (Hommes).	Villes. — (Hommes).
Ensemble de l'Union	32,1	11,8
1. Littoral nord-atlantique	5,8	2,9
2. — moyen-atlantique	26,3	13,1
3. — sud-atlantique	73,7	11,9
4. — du golfe du Mexique	75,9	51,2
5. Collines et plateaux du N.-E.	7,2	10,6
6. Région apalachienne centrale	10,1	13,6
7. — des Grands-Lacs du Nord	12,6	8,1
8. Plateau intérieur	18,0	4,3
9. Région apalachienne centrale du Sud.	27,3	»
10. Vallée de l'Ohio	19,0	8,4
11. Plateau intérieur-sud	69,6	»
12. Vallée du Sud-Mississipi	83,5	»
13. — Nord-Mississipi	39,9	23,1
14. Région centrale du S.-O.	69,3	»
15. Plaines et prairies du Centre	28,2	24,8
16. La prairie	28,7	»
17. Vallée du Missouri	40,9	79,1
18. Plaines de l'ouest	23,4	3,4
19. Forêts du N.-O.	12,2	»
20. Région cordilliérienne	27,8	»
21. Littoral pacifique	8,3	4,9

1. Jusqu'à New-York. — 2. Jusqu'au trente-sixième degré. — 3. Jusqu'au trentième degré. — 5. A l'est de l'Ontario. — 6. Pennsylvanie centrale. — 8. Au sud-est des lacs Ontario et Erie. — 9. Région montagneuse de la Virginie, du Tennessee, de Nord-Caroline occidentale. — 11. La région entre les montagnes et le littoral atlantique-sud. — 14. Missouri, Arkansas et Texas oriental. — 16. Jowa, Dakota entre les fleuves. — 18. Entre le Missouri et les montagnes.

Au point de vue climatologique, les localités surtout nous intéressent ; or la mortalité malarienne se répartit dans les grandes villes de l'Union de la manière suivante :

	lgp :		lgp :
Sur le Mississipi.		Syracuse..............	9,6
Nouv.-Orléans..........	44,7	*Sur l'Atlantique.*	
Saint-Louis............	26,1	Boston.................	2,2
Saint-Paul.............	8,8	Philadelphie...........	3,5
Sur le Missouri.		Washington.............	22,4
Kansas City............	82,7	Baltimore..............	95,7
Sur l'Ohio.		Richmond...............	8,8
Louis-Ville............	14,4	Witmington.............	6,5
Cincinnati.............	4,5	Charleston.............	11,3
Pittsburgh.............	13,0	*Sur le Pacifique.*	
Autour des Grands-Lacs.		San Francisco..........	5,4
Millwaukee.............	4,2	*Sur l'Hudson.*	
Chicago................	8,6	Albany.................	2,2
Détroit................	14,8	Newark.................	21,9
Buffalo................	2,9	New-York...............	11,5
Rochester..............	13,9	Brooklyn...............	1,5

Dans les « départements militaires » la morbidité *mbssp* était en 1886 : Est, 123,9 ; Texas, 205,9 ; Missouri, 248,2 ; Dakota, 33,3 ; Platte, 46,2 ; Arizona, 93,3 ; California, 24,6 ; Columbia, 64,2. A ce point de vue, les forts et casernements ont une *mbssp* assez variable dans les divers États. C'est au fort Concho (Texas) : 12,6, et à Saint-Augustine (Florida) : 137, qu'elle est minimum ; elle est maximum à Fort-Meyer (Virginia) : 661 ; à Jefferson Barracks (Montana) : 630 ; mais les États sont très capricieusement répartis dans l'échelle de morbidité croissante. Pendant la guerre de sécession, on trouve, dans les hôpitaux militaires, *mbsp*, 191,97.

Il ne semble pas que la densité de la population influe sur *lgp*. Nous avons vu *lgp* généralement plus forte dans les campagnes, et au-dessous de la moyenne dans la plupart des grandes villes. Voici d'ailleurs quelques rapports de *lgp* à *hk:*

	lgp :	*hk :*
Maine	2,8	8,0
Floride	95,9	1,8
Washington	10,5	0,42
Orégon	16,6	0,7
Californie	13,8	2,1
New-Mexico	57,6	0,38
Arizona	20,6	0,14
Nevada	5,3	0,2
Colorado	11,4	0,7
Montana	23,5	0,11
Iowa	22,2	11,0
Illinois	24,7	21,0
Rhode-Island	0.8	92,0
Columbia	1,9	890,0

En résumé, le fait dominant aux États-Unis, c'est le rapport des fièvres avec l'état marécageux du sol.

III

Il est une région, dans la vieille Europe, dont la physionomie rappelle la région américaine des Grands Lacs; c'est celle qui encadre la Baltique et les golfes de Bothnie et de Finlande ; on peut y ajouter les grandes îles danoises. La latitude n'est pas la même : tandis que les États de l'Union, y compris le Maine et le Washington, ne dépassent pas le 48° degré, la région européenne dont il s'agit est située entre 52° et le cercle polaire; il s'en faut cependant que les fièvres malariennes y soient rares, et, comme en Grèce, en Hollande, en Italie, le paludisme s'y est manifesté, selon les époques, avec une énergie différente dont l'histoire explique parfois les variations.

Au point de vue thermique, la contrée la plus intéressante à étudier dans cette région lacustre est la Finlande (*ltn :* 60 à 66°). L'hiver y est rude, et nous y trouvions l'été relativement chaud pendant la campagne de 1854. Sur les côtes du golfe de Bothnie, la moyenne de janvier entre Tornéa et Abo est de 11°,8 au-dessous de zéro; la moyenne de juillet de 16°,6; la moyenne de l'année près de Tornéa est de 0°,5 au-dessous de zéro; à Abo, elle est de 4°,7 au-dessus; à Helsingfors, sur le golfe de Finlande, on trouve pour moyennes: de janvier, 6°,7 au-dessous de zéro; de juillet 16°,8; la moyenne de l'année est 4°,1 au-dessus de zéro.

La mortalité générale, *mg*, très variable et qui atteignait 79 en 1868, peut être évaluée pendant la période 1751-1865, d'après les documents compulsés par J. Bertillon (*BJ*) à 27,5. Dans une année ordinaire (1870-1871), *lgp* égalait 2,45; mais ce chiffre serait fort au-dessous de la vérité, si l'on en croit Lombard (*WB*), qui donne pour *lgp*, pendant une période de dix années, la valeur 18, chiffre supérieur à celui de tous les États européens, et très significatif au point de vue qui nous occupe.

Et tandis que la Norvège, plus chaude en hiver, plus fraîche en été, ne donne, à Christiania, que 1,8 de cas de fièvres intermittentes et 0,01 de décès pour 1 000 malades, chiffre qui s'abaisse progressivement dans les provinces du Nord où la malaria disparaît à mesure que croît la latitude —, la Suède, le pays de l'Europe qui, après la Finlande, contient le plus de lacs, donne 3,6 cas de fièvres et 0,08 décès malariens sur 1 000 habitants (*LB*). Ce chiffre de mortalité paludéenne *mp* se serait même abaissé à 0,03 en 1870-77, d'après les tableaux suivants donnés par Bertillon (*BJ*, *Suède et Norv.*, p. 775). Les provinces du Nord n'ont compté dans la même période que 1,4 fiévreux, tandis que celles du centre en comptaient 5 et celles du sud 2,2 sur 1 000 habitants. Il est vrai que ces fièvres sont bénignes. La mortalité paludéenne n'est que de 4 décès pour 1 million d'habitants au nord, 8 au centre, 10 au midi (*LB*).

La mortalité générale est très faible dans ces deux États. En Suède *mg* = 19,7 ; en Norvège = 18,3 ; c'est la plus faible mortalité générale de toute l'Europe.

A côté se place le Danemark : *mg* = 20,2, tandis qu'aux deux autres extrémités de l'échelle de mortalité européenne on trouve, en Russie, *mg* : 38 ; en Hongrie 36 à 37, en Autriche, 32 ; en Bavière, 31 ; en Espagne et en Italie, 30 ; en Prusse, 27 à 28 ; en Hollande, 25 à 26 ; en Angleterre, 22 à 23 (?) ; en France, 23 à 24 (*BT*). Les terrains lacustres : lacs, étangs, marais, lagunes, au nombre de 450, représentent 5 p. 100 de la superficie totale du Jutland et des îles ; en Norvège, les lacs forment 2,4 ; en Suède, 8,2 ; en Finlande, 12 p. 100 de la superficie totale de la contrée. Le climat du Danemark est assez doux, humide, brumeux, variable en toute saison.

D'après les publications officielles, *lgp* est représentée à Copenhague par 0,1 ; dans les villes danoises, en général, par 0,5 ; et la moyenne *lgp* du Jutland et des îles réunies est de 0,3, pour la période 1866-1875 (*BR*) ; mais antérieurement, plusieurs épidémies malariennes ont désolé la contrée. Celles de 1825 à 1835 firent, en Danemark, 60 550 victimes, particulièrement dans les parties basses et marécageuses, de Seeland, Langeland, Laaland, Falster. Dans ces deux dernières *mg* s'éleva jusqu'à 58,8, au lieu de 22,7, qui serait leur moyenne habituelle. Dans une paroisse de 2 000 âmes, la morbidité (*mbg*) s'éleva à 1,800 et les décès à 98, soit, si la fièvre avait causé les maladies et les décès en totalité : *mbhp* = 900 ; *mp* = 49 ; *lp* = 54,4 ; et on est tenté de le croire, alors que l'on voit l'apparition d'une épidémie de grippe, en 1831 et 1833, chasser, pour ainsi dire, la malaria (*PM*). A Copenhague, de 1827 à 1832, l'épidémie reparut chaque année en mars-avril, pour s'éteindre en juillet-août, attaquant de préférence les adultes ; et, comme de coutume, la forme se rapprochait d'autant plus du type rémittent que la maladie était plus grave. L'épidémie, qui avait cessé, reparut en 1848, très étendue, mais moins grave, n'augmentant pas la mortalité et conservant le caractère intermittent. Dès 1849, tout rentrait dans l'état normal.

Les mêmes conditions, y compris les épidémies accidentelles, se retrouvent dans les provinces baltiques d'Allemagne et de Russie : Kiel (Schleswig-Holstein) : *mbp* : 9; Dantzig (Prusse) : *mbp* : 17; Pétersbourg *lgp* : 0,6; Riga *mbp* : 43; *lp* donne pour les fièvres intermittentes 0,09, et pour les fièvres rémittentes 0,12, et elles se reproduisent dans l'intérieur du pays: Hambourg: *mbp*: 2,9; Brême (sur la mer du Nord) : *mbp* : 11; Berlin : *mbp* : 14,7. On trouve encore à Dresde : *mbp* : 9 et *lgp* : 4,2; à Göttingue : *mbp* : 4,8; à Magdebourg : *mbp* : 20,8; à Brunswick : *mbp* : 21,7; à Hanovre et Hanau : *mbp* : 4; à Leipzig : *mbp* : 120 à 180; en Bavière : *mbp* : 37,6; à Munich : *mbp* : 5,7; à Wurzbourg : *mbp* : 2,7; à Nuremberg : *mbp* : 12. A Bonn, on trouve *mbp* : 5; à Francfort : *mbp* : 13 et *lgp* : 0,06, ce qui prouve la bénignité de ces fièvres. A Stuttgard, où *mbp* s'élève à 22, *lgp* = 0,0 (*LB*).

La Russie présente, on le pense bien, des conditions très diverses, en raison de son étendue; les marais du Nord sont pour ainsi dire indemnes, mais dès la Finlande les fièvres apparaissent; elles sont, dans l'Empire russe, en raison des marécages; les bouches du Volga sont la région malarienne par excellence de la Russie d'Europe; les fièvres y déciment les Kalmouks; elles remontent même le fleuve, et dans la Russie méridionale et centrale, la plupart des vallées fluviales sont malariennes.

Dans le Haut-Palatinat (*HM*), les fièvres malariennes (*mbp* annuelle : 40) sont plus fréquentes le long des cours d'eau; mais la vallée du Danube est moins atteinte que certaines localités riveraines de ses affluents. Tandis qu'à Tirchschenreuth, dans la montagne, *mbp* est de 1,57, elle n'est que de 0,08 à Regensburg (Stadt); il est vrai que de l'autre côté du Danube, dans le district opposé, elle est de 0,72. La malaria sévit surtout en avril, mai et février.

En Basse-Bavière (*RT*), elle sévit surtout en mars et mai, plus intense sur l'Isar et le Danube. Les maxima de chaleur et de pluies tombent de mai à août. A Passau, au confluent de l'Inn, *mbp* pour la ville même est de 0,58; à Deggendorf, en amont, il est de 0,11 pour la ville, de 2,14 pour le district; à Landshut sur l'Isar, de 0,07 dans la ville. Dans l'ensemble de la Basse-Bavière, *mbp* est de 0,299. Nous avons dit qu'à Munich (*LB*) *mbp* = 5,7.

En Angleterre, les marais sont rares et disparaissent peu à peu devant la culture; au contraire, le centre de l'Irlande est occupé par une plaine marécageuse très insalubre; quant à l'Écosse, malgré l'humidité de son climat, elle n'a ni marais, ni fièvres.

On trouve *mg* = 22,7 en Angleterre; 22,2 en Écosse; 16,5 en Irlande (1); 23,6 à Londres; 27,7 à Édimbourg; 18,0 à Dublin. Quant au paludisme, s'il occupait autrefois une place dans la pathologie, les choses ont changé; à l'hôpital de Bristol, *mbp* = 9; pour une période de 27 ans, on a calculé à Kendel (Westmoreland) *mbp* = 4; dans l'armée

(1) Pour Bertillon, la mortalité (*mg*) de 22 à 23 en Angleterre et 17 à 18 en Irlande est invraisemblable; ce dernier chiffre est même « ridiculement bas » (*BT* art. *France*, p. 500, note). Cependant, pour 1880, on donne encore 20,5 et même 18,5 dans les districts ruraux. On est toujours assez embarrassé pour fixer ces évaluations. D'après l'Office sanitaire de Berlin on trouve pour la mortalité des grandes villes d'Europe en 1885.

Londres : 19,5; Francfort-s.-Mein : 19,8; Dresde : 23,8; Bruxelles : 23,9; Berlin : 24,4; Nuremberg : 24,4; Stockolm : 25,1; Hambourg : 26,2; Cologne : 26,3; Strasbourg : 26,3; Dantzig : 28,7; Munich : 29,1; Breslau : 29,8; Kœnigsberg : 25,6; Vienne : 24,5.

anglaise, *mbssp* = 7. La mortalité militaire générale (*msg*) est, dans le Royaume-Uni, de 9,37; la morbidité *mbsg*, de 686. Pour toute l'Angleterre, *mp* ne dépassait pas 0,005 en 1874 (Farr); et *lgp* : 0,23; à l'hôpital de Glascow, *mbp* = 2,9; dans toute l'Écosse *mp* = 0,002 et *lgp* = 0,13. Dans cette dernière contrée, les îles, les comtés du Nord et de l'Est, sont complètement exempts de malaria; *mp* est, en Écosse, quatre fois moindre qu'en Angleterre. En Islande, *mbp* = 2,7 *mp* = 0,001 et cette rareté comparative des fièvres malariennes étonne tout le monde (*LB*).

La Hollande (*mg* : 25,4), à son altitude négative, est un marais assaini par la culture et inoffensif en beaucoup de points, ce qui n'empêche qu'on y compte avec la malaria automnale dans les provinces maritimes, où, toute bénigne qu'elle est, elle engendre à la longue la cachexie anémique, tout en chargeant quelque peu la mortalité.

En Hollande, *mp* = 9,7 pour tout le pays en 1870; 20 pour la Zélande; 10,6 à Amsterdam, 8 à Middelbourg; 5,6 à Harlem; 4,7 à Groningue; 1,7 à Rotterdam; 1,0 à Leyde. En Zélande et même à Rotterdam, on note un nombre important de fièvres rémittentes, qui ont occasionné une épidémie mémorable, en 1810, 1826 et 1834 (*LB*).

En Belgique (*mg* : 24) la maladie sévit surtout dans les campagnes; les *polders* de Hollande reparaissent dans la région septentrionale avoisinant la mer, et autrefois submergée, où le cours des rivières est plus lent.

Les Flandres représentent les deux tiers des décès malariens du royaume, où *lgp* = 3,4, en dehors des épidémies accidentelles qui ont sévi en 1836, 1839 avec une léthalité modérée et paraissent désormais enrayées par les progrès de l'hygiène (*LB*).

En France *mg* = 22,3, pour la période 1880-86; *mbsp* = 95,3; *msp* = 0,22; *lgp* = 6,3 dans l'ensemble du pays (?);

12,1 à Rochefort; 22,4 à Narbonne; les marais de toute sorte, y compris les landes, bruyères, etc., occupent 500 000 hectares sur une superficie totale de 53 millions d'hectares; soit : 0,9 p. 100, la cachexie paludéenne y étiole des populations entières ; mais la répartition des fièvres n'y est pas la même que celle des terrains submergés; certaines régions malariennes du Nord demeurent indemnes, on ne sait pourquoi, et, dans les régions atteintes, l'impaludisme n'est en rapport ni avec la superficie des marécages ni avec la stagnation ou la salure de l'eau, quoique la culture méthodique et le drainage y aient manifesté visiblement leur action assainissante. A Rochefort la mortalité de l'automne est tombée de 36,93 à 30,27 pour 100 décès annuels. On réclame les mêmes efforts hygiéniques sur le littoral méditerranéen de l'Hérault, où l'impaludisme abrège sensiblement la vie, tout en se maintenant sous la forme cachectique plutôt que pernicieuse. L'industrie et l'agriculture ont de même assaini la Dombes, en Bresse, commencent à assainir la Sologne et même la Brenne, tout en respectant les étangs, qui sont l'une des richesses de la première.

En résumé, «les fièvres (paludéennes), toutes choses égales d'ailleurs, sont rares, bénignes, nettement périodiques, dans toute la France pendant la saison froide, et en tout temps dans la zone septentrionale; elles sont communes, parfois graves, d'ordinaire périodiques, mais entremêlées de formes rémittentes dans la saison chaude de la zone moyenne; elles sont graves et, à l'époque des chaleurs, atteignent fréquemment à la rémittence et à la continuité dans la zone méditerranéenne. Dans l'ensemble, le type tierce ou même quarte domine sur le Rhin, le type quotidien dans la Bresse, la rémittence sur le bord des étangs méditerranéens » (*AD. France, Clim.*, p. 552).

Dans la zone européenne qui correspond aux États-Unis, entre 36 et 46° de latitude, la Grèce occupe la région du 36° au 41° parallèle, l'Italie du 38° au 46°; la péninsule ibérique du 36° au 43°; la région malarienne austro-hongroise s'étend du 44° au 48°.

Cette dernière est célèbre en géographie médicale. C'est proprement la vallée de la Theiss et celle du Danube, qui coule parallèlement à son affluent du nord au sud, à travers les steppes hongrois, avant de se porter vers l'est, dans la dernière partie de son cours. Le niveau de la contrée est assez bas : 0 à 100 mètres, dans l'encadrement des Alpes autrichiennes, des Karpathes, et des Alpes de Transylvanie. En prenant *mbp* = 76 pour l'ensemble des contrées austro-allemandes, — chiffre exagéré, puisqu'il est chargé de la morbidité excessive des provinces baltiques, où les villes de Varel et Knyphausen, dans le duché d'Oldenbourg, fournissent à elles seules la moitié des fièvres (1 218 fièvres sur 2 487 pour 32 532 malades), — on trouve que, à part quelques localités, telles que Bamberg (*mbp* : 36,6), Stuttgard (22) dans le bassin du Rhin, le centre de l'Allemagne est peu fiévreux, à Munich (*mbp* : 5,7); Wurzbourg (2,7); Nuremberg (12); Francfort (13); dans le Wurtemberg (*lgp*, 1,9)... A Carlsruhe, Pforzheim, Ettlingen, et dans toute la Forêt-Noire, il n'y a pour ainsi dire pas de fièvre. En Bohême, on a signalé comme malarienne la vallée déprimée de la Moldau, mais la seule localité véritablement insalubre serait Rodtutzo-Witz dans la vallée de l'Elbe.

Dans le bassin du Danube, les conditions sont différentes; les vallées de Moravie sont déjà marécageuses, et la région malarienne commence à proprement parler vers Linz au confluent de la Traun; mais, à Vienne, *mbp* ne dépasse pas 11 dans les années moyennes. Cette situation se maintient jusqu'à Presbourg et ne s'aggrave, à vrai dire, qu'au delà de Buda-Pesth (*mbp :* 55,7), quoique la léthalité de la fièvre demeure toujours assez faible. Dans le reste de l'Allemagne *lgp* = à Berlin, 0,65 ; à Munich, 0,29 ; à Francfort, 0,05 ; à Dresde 0,4.

La vallée du Pô et celle du Bas-Danube, au delà des Alpes de Transylvanie, sont parallèles et situées à peu près à la même latitude de 45 degrés. L'altitude est à peu près la même, aussi bien que la disposition des affluents. Il serait curieux de les comparer en détail; mais cette étude dépasserait mon cadre; je me bornerai encore à relever quelques chiffres, que j'emprunterai pour la plupart à l'ouvrage de Lombard, comme l'ont été la plupart de ceux qui précèdent.

A Turin, *lgp* = 4,2. « proportion identique à celle de Paris, mais inférieure à celle que nous avons observée pour l'ensemble des villes françaises (6,3), et en particulier à Bordeaux (6,0), Lisbonne (6,6), Amsterdam (10), et Narbonne (22,4) » (*LB*). Et à côté de cette faible mortalité, nous trouvons une mortalité générale de 1 fièvre sur 4 habitants, soit : *mbhp :* 250 ! Pour Alexandrie *lgp* = 1,8 ; pour Nice, on avait *lgp :* 11 ; pour Gênes, *lgp :* 3 ; Navare, 10,4 ; Vigevano, 19,7 ; Casale, 41 ; Aoste, 41,4. Pour l'ensemble du Piémont, l'on peut évaluer *lgp* à 41.

Lombard trace comme limite à la malaria une ligne qui, partant de Trieste, passerait par Udine, San-Vito, Pordenone, Conegliano, Bassano, Vienne, Vérone, Peschiera et Monza. Au nord, les localités seraient indemnes, sauf au nord du lac de Côme ; puis sur le haut Adige, de Meran à Botzen et de Trente à Roveredo; enfin le long de la Brenta et de la Piave, entre Trente et Bellune. Au sud de cette ligne sont les régions insalubres de Lombardo-Vénétie, avec des enclaves fortement malariennes, où la fièvre est plutôt cachectique que mortelle, sauf dans les lagunes de Vénétie et les marécages de l'Émilie, où le terrain suspect couvre un huitième du territoire, qui est le plus malarien de la vallée du Pô.

Le long du Bas-Danube, des défilés de Transylvanie à la mer, la malaria imprime son cachet aux habitants des plaines, qui contrastent avec ceux des montagnes voisines, et subissent l'insalubrité en fatalistes. Les moyennes thermiques vont de 2,4 au-dessous de zéro (février), à 23,7 (juillet) avec des écarts de 63 degrés, entre 39 et *moins* 24. La malaria est, dans les centres plus populeux, inverse de la densité de population (*OB*), ce qui d'ailleurs, selon L. Colin, est un fait général. « Dans les villages sis aux bords des lacs et du fleuve, à peine y a-t-il un huitième de la population qui, pendant les fortes chaleurs, échappe aux fièvres (*OB*) ; » et le préjugé contre la quinine est général. Aux hôpitaux de Bukarest situé dans une contrée relativement salubre, $mbp = 600$ (*OB*) ; au confluent de la Save, sur beaucoup de points du parcours de cette rivière, les fièvres malariennes sont encore plus fréquentes ; et le delta du fleuve est pour ainsi dire inhabitable, surtout du côté du sud. Tandis que hk est évalué à 46 pour la Roumanie, à 29 pour la Bessarabie, il tombe à 7 dans la Dobrudja.

Plus au sud, la saillie des Balkans vient assainir la contrée ; la Bulgarie et la Thrace sont salubres : la malaria ne reparaît qu'au sud des monts Rhodopes pour sévir avec intensité sur les côtes de Macédoine, de Thessalie, d'Albanie et du Monténégro : à Janina, qui marque aujourd'hui la limite, en Épire, de la monarchie hellénique, le Dr Schlieffi (*SF*) a donné des statistiques militaires, d'où $mbssp = 842$. L'histoire de la guerre turco-russe de 1877-

1878 est très intéressante au point de vue qui nous occupe. Sous Plewna (*YD*), du 10 juin au 28 novembre 1877, la morbidité pour 1000 de l'effectif a été, pour les trois premiers mois : fièvre intermittente, 35; typhoïde, 6; dysenterie, 5,9; dans les trois derniers, fièvre intermittente, 72,6; typhoïde, 10,2; dysenterie, 24,9. Dans l'hiver 1877-78, *mbssp* égale encore 50, alors que la fièvre typhoïde et le typhus donnaient 44,7 et les congélations : 11,4.

Malgré son aspect montagneux, la Grèce continentale n'est pas exempte de fièvres; dans les marécages de Missolonghi, la vallée de l'Achéloüs, la plaine aride du Xéromeros, à l'ouest; dans la vallée du Sperchios, sur la côte de Locride, dans le bassin du lac Copaïs, que l'on est en train d'assainir par le desséchement; au sud, sur le littoral des golfes d'Egine et de Corinthe.

L'étroitesse de la côte de la Grèce péninsulaire, au sud de ce dernier golfe, n'empêche pas la formation de marécages notablement malariens, comme le sont ceux de la vallée de l'Eurotas en Laconie et les plaines fertiles de Stényclare et de Messène.

C'est en Grèce qu'il faut étudier les localisations climatologiques et le parti que l'on pourrait tirer de l'orientation dans la malaria insulaire et littorale. Il paraît (*CS*) que l'influence malarienne y a subi, depuis les temps historiques, des fluctuations appréciables et que l'hygiène instinctive ou méthodique y est pour quelque chose. La mortalité générale *mg*, y est égale à 20,7; c'est l'une des plus faibles d'Europe; elle a son maximum en mai; mais elle est, en somme, plus élevée en automne, aujourd'hui comme autrefois, et, dans les districts malariens, il semble que la mortalité automnale soit en rapport avec la température de l'été, qui développe d'autant plus le miasme malarien qu'elle est plus élevée (*CS*, p. 467). En tous cas, les terrains marécageux représentent en Grèce 1,2 pour 100 du territoire, et quelque peu importants que soient les foyers palustres, la mortalité malarienne, *lgp*, activée par les conditions thermiques de l'été (24 à 27), peu modifiées pendant l'hiver (*tp* : 7), s'élève encore à 42,2 à Athènes, à 33 sur les pentes du Taygète (Laconie); dans les marais de la Kynurie à 32; de l'Olympie : 28; de l'Élide et de l'Argolide : 42; de la Phthiotide : 15; de la Béotie : 12 (*CS*).

On retrouve ici l'influence des continents sur les îles; « l'île de Corfou reçoit des miasmes des marais de l'Épire (69); l'île de Leucade de ceux de l'Acarnanie; l'île de Zante, de ceux de l'Élide (73), » et l'action bienfaisante de la brise de mer dans les foyers malariens devient souvent funeste dans leur voisinage, comme aussi les intempéries favorisent les manifestations de l'intoxication palustre (*CS*).

Bien que sa situation en latitude (38 à 44) soit un peu plus élevée, l'Italie péninsulaire doit être rapprochée de la Grèce, en tant que contrée maritime.

Ici, même contraste entre les localités montagneuses des Apennins et le littoral, où les marécages abondent depuis les maremmes de l'Arno jusqu'à Naples, du côté de la Méditerranée, et long de la mer Ionienne; et ces rivages sont notablement plus insalubres que le littoral adriatique, où, depuis Rimini, la malaria se confine aux embouchures des petites rivières et aux salines de l'Apulie.

Dans la province de Grosseto, plus insalubre encore que les maremmes de Pise, *lgp* peut être évalué à 239,5, si l'on veut bien, avec Lombard (d'après *SM*) englober dans le calcul toutes les fièvres, quel qu'en soit le type. En tout cas *mbg* sur ce territoire s'élève à 307, et *mg* à 12. Pour les seules fièvres intermittentes, *mbp* = 400 (*LB*).

La répartition des fièvres malariennes sur tout le territoire, serait la suivante, d'après Parola (*P*) :

	mbp :	*lgp* :
Turin (hôp. Maurice)	112,2	»
— (domicile)	98,1	5,3
Piémont (hôp.)	83,2	11,5
Gênes	»	2,0
Milan (hôp. Magg.)	»	»
— (ville)	»	2,1
Pavie (cliniq.)	148,2	»
Carnago (prov. de Côme)	132,1	»
Mantoue (hôp.)	235,6	»
— (ville)	»	9,8
Casaleone (prov. de Vérone)	297,2	»
Vérone	»	3,5
Vicence	»	2,7
Prov. de Modène	»	2,6
— de Lucques	»	2,4
Mugello (prov. de Florence)	51,9	»
Citerna (p. de Pérouse)	17,5	»
Gualdo-Tad. (p. de Pérouse)	196,2	»
Rome (hôp. S. Santo)	590,0	»
— (ville)	»	45,2
Naples (hôp. Pace)	48,7	»
— (clin.)	46,3	11,8
Lecce	»	23,4
Cosenza	»	79,0
Messina	»	9,2
Palerme	115,3	»
Sassari	»	9,0
Cagliari	207,5	»

Rome est présentée par Léon Colin (C^4) comme une localité intermédiaire entre les pays chauds et les pays tempérés. « Au point de vue spécial de l'intoxication tellurique, nous avons établi, dit-il : 1° que les fièvres, qui à Rome dominent pendant les mois les plus chauds, juillet et août (1), sont identiques aux formes propres aux cli-

(1) *tm* : juillet, 24,63 ; août, 24,16 ; *tg* : juillet, 42 ; août, 38.

mats tropicaux; 2° que celles des mois de sptembre et octobre (1) correspondent, au contraire, aux fièvres des climats tempérés; » et il insiste sur les différences symptomatiques qui peuvent résulter de l'acclimatation différente chez l'étranger ou l'habitant. Aucune étude n'est plus instructive, alors surtout qu'elle a été faite par un observateur aussi compétent, sur un personnel absolument homogène, soumis au même genre de vie. Je regrette que le cadre de ce livre m'empêche d'exposer ou de discuter une à une les diverses propositions de l'auteur de la doctrine tellurique, à laquelle Rome et la Campagne romaine ont servi de base.

M. Colin met en relief la nudité du sol autour de cette capitale sans banlieue; l'absence de barrières qui la défendraient contre les miasmes de la plaine, éclos à foison sous l'action directe du soleil sur le sol nu, condensés sans obstacle dans les vapeurs nocturnes, sous l'action d'un rayonnement énergique, et tangibles, pour ainsi dire, dans le brouillard matinal de la Campagne romaine : l'on voyait des hôpitaux du mont Quirinal, émerger Rome et les cités qui l'entourent, appendues aux flancs des monts Albins et dont on aurait pu évaluer *à priori* leur insalubrité d'après leur hauteur d'émergence; — enfin l'insuffisance générale des altitudes, qui seraient néanmoins préservatrices pour les localités qu'elles abritent des vents malariens, mais qui sont plutôt malsaines en ce qu'elles demeurent noyées dans le brouillard : à Rome les rez-de-chaussée sont plus salubres que les étages élevés.

Un point capital, c'est l'absence de marécages superficiels et, en général, d'eaux stagnantes dans la Campagne romaine, en dehors du delta du Tibre, où le terrain peut être

(1) *tm* : septembre, 20,69; octobre, 16,94

évalué à 1500 ou 1600 hectares, mais dont les miasmes n'atteindraient, suivant M. Colin, ni Rome ni la Campagne romaine, situées cependant sous le vent. Le lac de Gabies lui-même, aujourd'hui désséché par les hygiénistes, ne déterminait pas l'insalubrité, puisque Gabies florissait jadis sur ses bords, salubres sans doute, comme l'était le château de la Magliana, résidence des papes, sous le vent du delta, entre Ostie et Rome. La plaine Pontine ne serait pas non plus l'origine des miasmes malariens de la Campagne romaine, puisqu'entre elle et Rome se trouvent Lariccia, Gensano, Albano, renommées par la pureté de leur atmosphère; que, l'année 1865, dont la température excessive abaissa le niveau de l'eau dans les marais Pontins, année exceptionnellement mauvaise pour leur voisinage, fut à Rome une bonne année, au point de vue des fièvres malariennes; qu'enfin l'assèchement des marais Pontins, dont la surface fut réduite d'un dixième sous Pie VII, améliora la salubrité du voisinage, sans influer sur l'état sanitaire de Rome.

Les épidémies résultant des inondations même — les statistiques le démontrent — ne sont pas des affections palustres; mais partout l'on a vu, depuis les temps historiques, l'insalubrité malarienne s'accentuer en raison inverse de la culture, ou en raison directe de la stérilité du sol résultat des guerres et de la dépopulation violente.

En résumé, les foyers palustres accidentels ou permanents de la Campagne romaine, sans être inoffensifs, ne sont pas l'origine habituelle de la malaria.

En outre, « le nombre des malades n'est pas plus considérable à Rome pendant les années exceptionnellement chaudes, à condition toutefois que ces années n'aient point été pluvieuses... Doni a dit avec raison : *Æstas calida et sicca, Roma perpetuo saluberrima.* » Ce qui n'empêche pas la chaleur d'être excessivement pernicieuse dans les rues de Rome les plus larges et les mieux entretenues, mais dégarnies des anciens portiques où l'on circulait à l'ombre ; de même que les intempéries sont funestes comme causes occasionnelles des manifestations palustres, et surtout des récidives.

C'est au sujet de Rome que Colin a formulé son aphorisme : « *Dans les pays fébrigènes, l'état sanitaire est d'autant meilleur que la population est réunie en groupes plus considérables ; et l'on est d'autant plus en sûreté contre la fièvre qu'on y vit au centre de ces groupes.* » Il semble, disait Castano, « que l'air ambiant, battu et remué sans cesse par les usages de la vie dans une grande cité, ne présente pas de caractère délétère. » En réalité, l'explication de ce paradoxe hygiénique n'a pas encore été donnée d'une manière satisfaisante ; mais « les agglomérations humaines sont moins la cause que le résultat de la salubrité d'un quartier. » (C^4)

Quoi qu'il en soit, Rome, pour une *mg* que j'évalue à 31, présente, d'après Sormani, une mortalité militaire paludéenne *msp* de 1,41. D'après Colin, la morbidité militaire a été en 1864, première année de l'occupation, de 3 128 entrées, pour un effectif de 7 952 hommes, soit $mbssp = 393$. On peut considérer ce chiffre comme représentant aujourd'hui la morbidité des étrangers à l'âge militaire. Quant à la léthalité de la fièvre, à l'hôpital de San-Spirito, cette année 1864 donnait un accès pernicieux sur vingt accès bénins, tandis qu'à l'hôpital militaire de Saint-André, il n'y eut qu'une moyenne de un accès pernicieux sur vingt-cinq entrants, « proportion comparable à celle de l'Algérie ». D'après le Dr Armand, cité par Lombart, j'évalue *lgp* à Rome à 42.

D'après Sormani, cité par Lombart, la mortalité militaire paludéenne *msp* se répartit ainsi en Italie.

Pour l'ensemble : 0,50; pour la Sardaigne 1,45; Rome : 1,41 ; le territoire autour de Palerme : 0,91 ; les portions de la Calabre autour de Catanzaro et Reggio : 0,84; la partie orientale de la Sicile : 0,74; les parties occidentales de la Sicile : 0,67 ; la terre Bari : 0,65; les environs de Naples comprenant Benevent, Caserte et Avellino : 0,58 ; Padoue et Venise : 0,63. Ces localités sont au-dessus de la moyenne, les suivantes au-dessous : Gênes et ses environs : 0,47; Pérouse avec Ancône, Macerata et Pesaro : 0,45; Florence et une grande partie de la Toscane : 0,41 ; cette division comprend les portions voisines des Apennins qui sont presque indemnes de malaria et le littoral insalubre ; Chiati, qui comprend la Capitanate et Ascoli au centre et à l'est : 0,40; Vérone avec une partie de la Lombardie et de la Vénétie : 0,31 ; Alexandrie et la partie centrale du Piémont avec Plaisance et Pavie : 0,31; Bologne avec Parme, Modène et Ferrare : 0,28; Turin et ses environs : 0,18; et enfin Milan avec Côme, Sondrio et Novare : 0,14.

D'après l'Annuaire officiel de 1886 (*AI*), la mortalité paludéenne générale (*mp*) en Italie aurait été, en 1881, de 0,62 ; en 1882, de 0,49 ; en 1883 de 0,46; en 1884 de 0,42; il y a donc une décroissance. Pour l'armée, *msp* a été de 0,19 pendant la période octobre 1883 à juin 1884; et de 0,09, pendant celle de juillet 84 à juin 85.

Les rizières abondent en Italie, surtout dans la vallée du Pô; elles constituent l'un des principaux éléments de l'insalubrité malarienne; et malheureusement il semble avéré que l'eau marécageuse leur est indispensable, ce qui veut dire que ce genre de culture est incompatible avec la salubrité d'une manière irrémédiable.

Elles accroissent également l'insalubrité du midi de l'Espagne ; et on retrouve la malaria sur toute l'étendue de la péninsule ibérique, même sur le plateau des Castilles. Toutefois, l'on ne saurait représenter l'Espagne comme un pays paludéen.

Quant au Portugal, nous avons vu que la mortalité malarienne *lgp* est à Lisbonne de 6,57.

CHAPITRE VIII

CONDITIONS SAISONNIÈRES.

I

Dans les régions tempérées de l'hémisphère nord que nous venons de parcourir, l'influence des saisons est manifeste et facile à interpréter. Partout la malaria est plutôt automnale, comme si elle était la conséquence des pluies tombées à la fin de l'été sur un sol échauffé ; et partout il semble, au premier coup d'œil, qu'elle est en rapport avec l'échauffement du sol ; et non pas avec l'épaisseur, mais bien avec l'étendue de la couche d'eau qui le baigne, lorsque cette eau n'a pas d'écoulement régulier.

Cette notion de l'influence saisonnière non seulement sur la fréquence mais sur la continuité typique, le *rythme* et la gravité des fièvres n'est pas indifférente : nous verrons que le terrassier comme le soldat doit compter avec elle et qu'il faut en tenir compte dans les renouvellements de personnel aux pays paludéens, si l'on ne veut pas exposer les nouveaux venus au paludisme, au moment où la malaria plus intense, le miasme plus énergique, surprendraient les organismes dans le trouble de l'initiation, qui est de plus en plus périlleuse à mesure que l'on descend des pôles à l'équateur ; et avec laquelle il faut compter, même en deçà des tropiques.

Dans les pays paludéens, la malaria déplace les maxima de mortalité. Dans la zone tempérée le mois de septembre est l'un des plus mauvais mois de l'année pour un certain nombre de pays, surtout si l'on s'en réfère à la morbidité ; et le mois d'avril s'en rapproche dans les pays franchement malariens. Dans ceux-ci, le contraste est frappant entre l'hiver et la fin de l'été : tandis que la mortalité d'hiver est maximum pour toute la zone tempérée, c'est en août et septembre que s'observe ce maximum dans les contrées malariennes ; « sur le littoral méditerranéen, il n'est pas rare que le chiffre moyen des malades, pendant les mois d'août et septembre, soit le quadruple et même le quintuple des chiffres des mois de mai et de juin » (C^4), qui sont partout des mois de minima.

Mais, dans la pratique, ces notions générales sont insuffisantes ; les conditions locales ont encore ici une grande part d'influence.

En Suède, les fièvres se montrent principalement au printemps, surtout en avril et mai, tandis qu'elles sont rares en automne et en hiver. Les mois extrêmes sont mai et janvier.

A Stockholm, il y a deux maxima à peu près égaux, avril et octobre, et deux minima dont le principal est en juillet et un autre moins prononcé en décembre et janvier. A Gothembourg, un maximum en mai et un autre moindre en octobre ; un minimum en décembre et janvier et un autre plus prononcé en juillet et août. Les autres localités ont également deux maxima et deux minima, qui donnent, en résumé, une prédominance des fièvres printanières et, à un moindre degré, des fièvres automnales (*LB*).

Dans les provinces baltiques russes : Esthonie, Livonie, Courlande, Kowno, les fièvres intermittentes, très communes, dominent la pathologie et règnent toute l'année, surtout en Livonie. Le printemps et l'automne sont les saisons malariennes (*LB*).

Pour la Hollande, l'automne est la saison la plus chargée de décès, en Zélande, tandis que c'est le printemps dans les provinces où la fièvre malarienne est plus rare (*LB*).

En France, « là où les émanations paludéennes ne sont point unies à une température élevée, l'époque de la mortalité n'est point modifiée ; mais lorsque ces deux conditions sont réunies, comme sur les côtes méridionales de l'océan, la mortalité devient automnale, tandis que lorsque la chaleur est intense pendant l'été, la plus forte mortalité est surtout estivale » (*LB*).

« A Rome, comme en Algérie, l'année médicale se divise en deux périodes parfaitement distinctes : 1° la *période endémo-épidémique*, commençant en général, en juillet, et durant quatre ou cinq mois ; 2° la période intercalaire, pendant laquelle les affections palustres, qui constituaient presque tout le tableau pathologique, diminuent de fréquence au point de n'être pas plus communes que les maladies inflammatoires constitutionnelles, sporadiques, etc. Ces alternatives... se traduisent sur la physionomie des indigènes aussi bien que sur celle des étrangers ; au mois d'octobre, à la fin de la saison dangereuse, on rencontre quantité d'anémiques au teint jaune, à la démarche mal assurée ; au milieu du mois de décembre, ce masque commence à disparaître ; deux ou trois mois après les anciens fiévreux ont presque tous repris les attributs de leur état normal ; et, jusqu'au mois de juillet suivant, époque d'une explosion de nouvelle épidémie, rien ne vient trahir chez eux l'influence d'une intoxication antérieure» (*C*[1], *Rome*).

Dans la ville et la province de Turin, le mois de juillet marque au contraire un minimum et les fièvres sont automnales : les décès s'échelonnent ainsi : janvier, février, juin, 5; mars et juillet : 8; avril et mai : 13; puis, novembre et décembre : 19 ; août : 24 ; octobre : 34 et septembre (mois maximum) : 46. « L'on remarquera, dit Lombard, le petit nombre des décès en hiver, au printemps et en été, d'où il résulte que, si la chaleur tend à développer les miasmes fébrigènes, elle n'est point la seule cause de malaria, puisque c'est seulement en automne que la mortalité est la plus forte. »

L'époque du plus grand nombre des fièvres dans l'Emilie est le printemps et l'automne, tandis qu'il y en a moins pendant l'été ; et, si l'on compare à cet égard l'Émilie et la Ligurie, on voit que « les grandes chaleurs de l'été augmentent beaucoup la mortalité là où il n'y a pas de fièvres paludéennes, mais elle reste stationnaire là où règne la malaria. D'autre part, lorsqu'arrivent les températures modérées de l'automne, la mortalité diminue considérablement dans les régions indemnes, tandis que, là où les fièvres abondent, la mortalité automnale l'emporte sur l'estivale » (*LB*).

Suivant Lombard, les quatre mois les plus salubres à Rome, sont : juin, mai, avril et juillet ; les plus insalubres : août, septembre, octobre et novembre ; les mois de mars, janvier, décembre et février sont intermédiaires. « Ainsi donc, dit Lombard, les chaleurs de mai, juin et juillet, ne suffisent pas à développer l'endémie fiévreuse ; il faut qu'à la persistance des chaleurs en août viennent s'adjoindre les nuits froides, l'abaissement de la température de septembre, octobre et novembre ainsi que les pluies d'automne pour développer la malaria, » les médecins militaires français auraient donc exagéré les effets malariens de la chaleur pour n'avoir pas assez tenu compte dans leur appréciation de la morbidité et de la mortalité de l'élément indigène, ni des imprudences de nos soldats qui bravent la chaleur et ne s'abritent pas davantage contre les miasmes nocturnes aux heures où les habitants de tous les pays chauds s'enferment chez eux.

Clôn Stephanos (*CS*) a signalé comme cause de l'aggravation malarienne estivale, en Grèce, l'abus des fruits, qui sont la principale nourriture des habitants l'été. Quoi qu'il en soit, le maximum des fièvres palustres tombe en août à Athènes, où les mois se répartissent ainsi par ordre croissant, bons : janvier, février, avril, mars ; mauvais : juillet, octobre, septembre, *août* (max.); intermédiaires : décembre, mai, juin, novembre.

Meyer (*IZ*) attribue aux refroidissements des intempéries les fièvres des régions transcaspiennes.

II

A mesure que nous avançons vers le tropique, la mortalité malarienne automnale s'accentue davantage ; plus exactement : elle porte sur la fin du troisième trimestre et le commencement du quatrième : août, septembre, octobre ; si la raison des anomalies nous échappe à peu près dans les pays tempérés, en trouverons-nous l'explication dans les pays chauds extra-tropicaux, en particulier dans la colonie du Cap au sud et dans l'Algérie au nord, dont la latitude est analogue ?

Il faut considérer ces fièvres paludéennes comme rares dans la colonie du Cap, où *mbssp* = 36, à la latitude 30 à 35. Or, à la latitude 35 à 37, l'Algérie donne une *mbssp* de 441 ; le Cap est un *Sanatorium* pour les troupes anglaises du voisinage.

L'Algérie est très intéressante à étudier au point de vue qui nous occupe ; toutefois, si les documents y sont particulièrement précis, le domaine malarien y est déjà mal délimité, en ce sens que la dysenterie, maladie plutôt climatérique, y complique plus qu'en Europe la statistique palustre; que la mortalité et la morbidité militaires qui ont fourni à la climatologie ses principaux éléments ne sont pas et ne peuvent pas être parallèles à la mortalité comme à la morbidité civiles; enfin, que les conditions climatologiques y sont différentes sur le littoral, dans la plaine, sur les hauts plateaux et dans les hautes vallées. D'autre part, les progrès de l'assainissement ont changé la salubrité de certaines régions, en même temps que les progrès de la culture, en créant des oasis au sein des déserts, y ont très souvent importé le marécage, où s'engendre le miasme malarien; car, nulle part, ce me semble, ne sont mieux démontrées la possibilité de l'assainissement et l'insalubrité du marécage.

Il résulte des statistiques de Laveran (*LA*) que *mbsg* est plus forte à Alger en juillet : 141 ; octobre : 136 ; septembre : 111; avril : 114. Elle est minimum en février : 40. D'autre part, *lsg*, minimum en avril : 42, est maximum en octobre : 125; puis viennent : novembre : 121 ; décembre : 106; septembre : 104; août : 100.

Au contraire, à Paris, *mbsg* est maximum en mars : 110; avril : 103, et minimum en janvier : 14; et août : 66; et *lsg* est maximum en avril : 112; en mars : 104: minimum en novembre : 62 (*LA*, *Algérie*).

Le désaccord est frappant : mars et avril sont de mauvais mois à Paris; ce sont de bons mois à Alger, où l'insalubrité est estivo-automnale et correspond à une époque (juillet à octobre) où le climat est chaud et sec.

D'après Léon Collin (*C*[4]*. Saisons*) « le chiffre des malades aux hôpitaux militaires et le nombre des décès atteint son maximum annuel, en Algérie, pendant les mois d'août et de septembre, comme en Italie pendant l'occupation »; et l'on se rappelle que c'est, pour cet auteur, une preuve de l'insalubrité tellurique indépendante de toute influence marécageuse. Toutefois, Lombard explique, par l'impaludisme autant que par les défrichements, l'insalubrité supérieure des plaines comparées au littoral où elle est minimum, et, pour lui, la nocivité des défrichements est inférieure à celle des marécages ; divisant l'année en trois saisons : été chaud et sec de juillet à octobre ; hiver froid et pluvieux de novembre à février ; printemps de mars à juin, commencement des chaleurs et fin des pluies, il trouve que, pour la population civile adulte européenne d'Alger, l'hiver fournit 37,1 p. 100 de décès ; le printemps : 25,2 ; l'été : 37,7 ; c'est-à-dire que l'hiver est presque aussi mauvais que l'été ; et, pour les musulmans, l'hiver fournit le plus de décès, ne différant toutefois de l'été, l'époque la plus favorable, que de 6,2 p. 100 ; tandis que, pour les Européens, l'été et le printemps présentent une différence de 12,5 p. 100. La mortalité adulte nègre donne une assez grande prédominance de l'été sur l'hiver, époque du minimum, comme pour l'armée. Il en est de même pour les israélites indigènes.

On a pu remarquer, d'autre part, un contraste en juillet, qui présente *mbsg* au maximum : 141 ; tandis que *lsg* demeure faible : 83 ; au contraire, à une faible morbidité en novembre : 88 ; décembre : 58 et janvier : 54, correspond une assez forte mortalité : 121, 106, 98 ; « en d'autres termes, les maladies de l'été ont pour conséquence une forte mortalité automnale et hivernale..., l'endémo-épidémie (fièvres, dysenterie, maladies du foie) ayant diminué la force de résistance contre les influences atmosphériques » (*LB*). D'ailleurs, la mortalité dysentérique est maximum dans le troisième trimestre. Sur 5 496 cas, Catteloup (*CT*) en trouve 705 dans le premier trimestre, 964 dans le deuxième, 2 471 dans le troisième, 1 356 dans le quatrième.

Les fièvres donnent *mbp* : 480; *lp* : 27,7 ; *lgp* : 280. D'après C. Broussais, sur 100 hommes qui entrent à l'hôpital, 20 ont la fièvre, 20 la diarrhée, 54 la fièvre et la dysenterie ; 6 seulement ont échappé à l'influence tellurique (*LB*). Les maxima de morbidité et de mortalité sont dus à la fois à la dysenterie et à l'impaludisme. La dysenterie occasionne 27 p. 100 des maladies et 45 p. 100 des décès, alors qu'aux Indes le rapport est de 31 à 32 sur 100 pour les décès. En Égypte, il est de 51 p. 100. Les malades de dysenterie sont aux fiévreux dans le rapport de 1 à 3 dans la province d'Alger, de 1 à 1,80 dans celle d'Oran ; les décès sont dans le rapport de 1,05 à 1 dans la première ; de 2,90 à 1. Pour l'Algérie, en général, *lp* = 272 ; et *ld* = 134. A Laghouat, Marit comptait 5 décès dysentériques sur 13 malades ou *lgd* = 384 (*LA*). En France, la dysenterie donne, dans l'armée, 0,5 décès pour 1 000 hommes d'effectif, tandis qu'en Algérie, il donne 2 décès pour 1 000 hommes, c'est-à-dire le quadruple (*C*[4], *Dysenterie*). Au Sénégal, on a 37 décès dysentériques pour 1 000 décès annuels (*Id.*).

Si l'on partage cette opinion que, pour ma part, je professe depuis longtemps, que la dysenterie résulte surtout des refroidissements du corps dans les intempéries, il faudra tout d'abord la dégager de ces statistiques pour déterminer l'impaludisation saisonnière véritable, et l'on verra qu'en dehors même des oasis récentes, les fièvres sont en raison de l'état marécageux du sol, soit à l'état normal, soit à l'état d'épidémies plus ou moins meurtrières : à Bône, Arzew, Gigelli, comme dans les localités de l'intérieur, dont plusieurs sont déjà assainies par le drainage méthodique assurant l'écoulement des eaux stagnantes.

Le Maroc, peu connu, est réputé très salubre et sans

fièvres; mais la salubrité doit varier, sans doute, suivant les régions. De Fez à Oudja (*CHV*), le pays, montagneux, entrecoupé de steppes plus ou moins buissonneux et fertiles, rappelle l'Algérie; et la salubrité en est douteuse, au voisinage de ruisseaux fangeux, dont l'eau est souvent saumâtre, et des marécages qu'ils entretiennent.

Le climat de la Tunisie est celui de la province de Constantine (*mbsp* : 484).

Celui de la Tripolitaine est le climat des déserts de sable accidentés de dépressions du sol, où les eaux sont généralement salées et plus ou moins concentrées par l'évaporation; et d'oasis où le dattier, cette providence du désert, ne prospère sous le ciel torride qu'à la condition de baigner ses racines dans l'eau naturelle ou artésienne qu'elles retiennent dans le réseau de leurs fibres, pour fertiliser les rizières dont l'incurie des habitants fait autant de marécages, et auxquelles l'eau marécageuse paraît d'ailleurs indispensable.

La vallée du Nil n'est qu'une oasis onduleuse et allongée, où le steppe fauve alterne avec les cultures. L'insalubrité malarienne prédomine dans le Delta, le Fayoum et les oasis clairsemées des déserts de Libye et de Nubie. Au Caire, et en général dans la Basse-Égypte, la mortalité est estivo-automnale, mais entre les mois extrêmes la différence est faible (sur 1 000 décès, décembre : 1 119; juillet : 888); toutefois, si pour les enfants c'est l'été et le mois d'avril qui comptent plus de morts, pour les adultes, c'est l'hiver et février; la mortalité paraît, en général, en raison directe des froids; la dysenterie qui charge surtout cette mortalité (*lgd* : 512,3), est une maladie de l'hiver; sa léthalité s'aggrave à mesure que décroît la latitude; elle a pu atteindre, d'après Schnepp, la proportion de 1 décès sur 1,11 malade, ce qui paraît excessif à Rochefort : « dans ces conditions, il faut admettre, dit-il, que les malades ne se décidaient à entrer à l'hôpital que pour y mourir » (*RC*).

La morbidité est surtout malarienne; il est probable qu'elle se règle sur la crue du Nil qui commence le 10 juin dans la Haute-Égypte, atteignant 16 à 17 mètres à Assouah, et du 16 au 25 août dans le Delta où elle est de 10 mètres moins élevée; elle devrait donc se généraliser plutôt de janvier à mai; et, si elle concordait avec la baisse, elle devrait être progressive d'octobre à mai, époque du déclin de la crue, de même que la salubrité devrait s'accroître de juin à octobre. On comprend que les statistiques soient insuffisantes à l'établir, et les conditions locales : nature du sol, ondulations, hauteur des berges, régularité des canalisations, hauteur relative du fleuve, anomalies de la crue, qui tantôt déborde les canaux et tantôt les laisse à sec, aient une grande importance, d'autant mieux que l'infiltration joue un grand rôle aussi : « à 100 mètres du courant, il faut attendre de huit à dix jours avant de voir monter l'eau du puits; à plus d'un kilomètre, elle s'élève seulement lorsque le fleuve a baissé. Il en résulte ce phénomène bizarre que, lors des maigres crues du Nil, l'eau atteint, dans les puits éloignés des rives, un niveau supérieur de 3 à 4 mètres à celui du fleuve lui-même » (*R*).

III

C'est dans le bassin du Gange qu'il faudrait établir le parallèle des conditions saisonnières en deçà et au delà du tropique ; mais les documents que nous possédons ne sont pas coordonnés dans ce but ; l'Inde demeure pour nous une contrée intra-tropicale ; et, sous les tropiques, dans toutes ces régions d'excessive insalubrité malarienne de la zone torride où abondent les estuaires et les lagunes qui en sont inséparables, la périodicité saisonnière se règle principalement sur l'inondation, dont les phases se subordonnent au régime pluvial des contrées avoisinantes plus encore qu'à celui de la localité.

L'extrême chaleur qui devrait coïncider avec le passage du soleil au zénith de la localité, peut être tempérée par une évaporation intense, lorsque la région est inondée à cette époque ; ou aggravée par une extrême humidité de l'air, si cette évaporation se concentre dans l'atmosphère ambiante, par suite du conflit de vents opposés. D'autre part, l'inondation et ses conséquences peuvent n'y pas coïncider avec la saison pluvieuse elle-même et n'apparaître qu'après ou avant le passage au zénith de l'anneau nuageux équatorial qui précède ou suit le soleil, dans sa course d'un solstice à l'autre, pendant le cours de l'année.

Régulièrement, c'est le passage au zénith de cet anneau nuageux qui détermine la saison pluvieuse : le soleil refoule devant lui ces brumes équinoxiales accumulées au confluent des alizés de chaque hémisphère ; mais les phénomènes qui caractérisent la saison sur toute la zone sont beaucoup plus complexes qu'il ne semble tout d'abord ; et, si la répartition des saisons tropicales s'explique d'une manière très satisfaisante par le déplacement de l'anneau nuageux équatorial, il faut faire intervenir d'autres facteurs pour expliquer les anomalies périodiques et véritablement régulières qui caractérisent la saison dans chaque localité.

Dans nos contrées, la malaria sévit surtout aux époques de transition ; encore faut-il distinguer la morbidité qui se manifeste par la fréquence des maladies paludéennes et la mortalité qui s'accroît des décès de paludéens cachectiques plus sensibles aux intempéries des saisons où l'impaludisme est au minimum.

Dans notre campement industriel, il est probable que l'on aura supprimé ce dernier facteur, en rapatriant à propos les cachectiques ; cependant la mortalité sera plus grande à la fin qu'au commencement des saisons mauvaises, parce qu'elle s'accroîtra à cette époque des décès de vieux résidents plus ou moins impaludisés ; tandis que l'intensité du paludisme s'observera surtout au début de la saison pluvieuse, où les fièvres paludéennes apparaîtront en plus grand nombre et où les accès pernicieux compliqués d'insolation décimeront, d'autre part, les nouveaux venus non acclimatés à la chaleur.

Mais, toutes choses égales d'ailleurs, la constitution médicale saisonnière varie partout suivant la localité.

Dans la zone que nous avons étudiée précédemment et sur laquelle nous reviendrons, l'Abyssinie, où des températures si différentes s'observent au même moment (1), « la saison des pluies varie pour l'époque et pour la durée suivant la latitude, la hauteur, l'exposition des diverses contrées éthiopiennes; quelques régions ont même deux saisons pluvieuses comme territoire de transition appartenant à la fois à deux domaines météorologiques. Les hautes terres de l'Éthiopie (Abyssinie) du sud ont deux hivernages : l'un, qui commence en juillet, lorsque le soleil est presque vertical au-dessus du sol, et qui se termine en septembre ; l'autre, moins long, qui tombe en janvier ou bien en février et mars, lorsque la bande de nuages qui se forme à la zone de contact entre les contre-alizés et les vents polaires est ramenée vers le sud. Dans la région centrale de l'Éthiopie, l'hivernage ou *azmara* commence

(1) Massouah : *ltn :* 15,36; *alt :* 0; *ta :* 31,4; *tm :* janvier (mois le plus froid), 25,5; juin (mois le plus chaud), 36,9.

Gondar : *ltn :* 12,36; *alt :* 2270; *ta :* 19,4; *tm :* décembre, 17,6; avril, 22,7.

Ankober : *ltn :* 9,34; *alt :* 2500; *ta :* 13,0; *tm :* décembre, 11,0; juin, 16,7. (R. *Afrique.*)

d'ordinaire en avril et se continue avec quelques intermittences jusqu'à la fin de septembre ; mais à la base nord-occidentale des monts... cette saison pluvieuse se décompose en deux, celle d'avril ou du commencement de mai et l'époque des grandes averses pendant les mois de juillet, d'avril et de septembre (Schweinfurth). Les pluies apportées par les vents qui soufflent de la mer Rouge et de la mer des Indes tombent presque toujours l'après-midi, accompagnées d'orages... Sur le versant oriental des monts... l'ordre des saisons est changé : c'est en hiver, c'est-à-dire de novembre à mars, que tombent les pluies, apportées par le vent du nord : les côtes africaines de la mer Rouge se trouvent dans le domaine des pluies hivernales de la Méditerranée, tandis que les côtes arabes, l'intérieur de l'Égypte et la haute Éthiopie appartiennent à une autre zone climatique (Rohlfs). Telle montagne, située sur la limite des deux zones, est battue alternativement par les pluies d'hiver et par les pluies d'été, et les pasteurs abyssins n'ont qu'à tourner la montagne pour trouver, suivant la saison, l'herbe nécessaire aux troupeaux ou la terre convenable aux cultures (Werner Munziger. A. Raffray). Dans cette saison, l'air qui pèse sur les plaines basses du territoire éthiopien est d'une singulière humidité : l'hygromètre n'indique jamais une proportion moindre de 60 p. 100. Sur les plateaux, l'air est au contraire généralement sec... » (*R, Afrique.*)

Peu de contrées tropicales présentent de pareilles alternatives ; et en Sénégambie, en Cochinchine, dans l'isthme de Panama, les saisons sont bien plus régulières ; mais en Abyssinie même, on voit que c'est la présence du soleil entre l'équinoxe et le solstice boréal qui provoque les pluies d'hivernage.

Au Gabon (*ltn :* 0,30) la comparaison entre les distances zénithales du soleil, la température (*BO*), la morbidité endémique et malarienne en rade et à terre (*GB*) donne les résultats suivants :

Mois.	Distance zénithale (théorique) du soleil, au 15 de chaque mois.		*tm.*	*mh.*	*jh.*	*Morbidité endémique.* — Sur 1000 hom. d'effectif combien de maladies endémiques ?		*Morbidité malarienne.* — Sur 1000 fiévreux combien	
						en rade.	à terre.	en rade.	à terre.
Janvier.....	21°	Australe..	27,0	200	9	140	420	99,3	422,2
Février.....	12	—	26,9	208	12	140	240	73,0	244,4
Mars.......	2	—	26,4	325	17	130	90	107,5	84,4
Avril.......	9	Boréale.	27,1	167	17	140	200	127,8	200,0
Mai........	18	—	27,2	308	12	70	20	38,5	22,2
Juin........	23	—	25,4	18	4	90	40	60,8	44,4
Juillet......	21	—	25,1	18	5	120	70	99,3	66,6
Août.......	14	—	25,2	31	8	90	360	109,5	355,5
Septembre..	2	—	26,1	253	13	80	220	69,3	244,4
Octobre....	8	Australe.	26,1	642	22	60	110	64,9	111,1
Novembre..	18	—	26,1	420	21	60	140	52,8	133,3
Décembre..	23	—	26,1	157	16	130	90	99,3	84,8

On voit que les maxima thermiques tombent en mai, les minima en juillet. Or le soleil est au zénith en mars et septembre. En mai et juillet, les distances zénithales sont voisines du maximum. Les maxima de pluie tombent en mars, mai, octobre et novembre ; elles sont plus copieuses lorsque le soleil est dans l'hémisphère austral ; elles diminuent à mesure qu'augmente sa déclinaison australe, jusqu'au solstice austral ; puis augmentent encore à mesure qu'il se rapproche du zénith, comme s'il attirait alors à lui les vapeurs de l'hémisphère nord, qu'il semble repousser au contraire quand il a franchi le point équinoxial et le zénith pour remonter vers notre solstice d'été, au voisinage duquel la pluie est minimum au Gabon.

Les médecins de la marine s'accordent à faire débuter la *grande saison pluvieuse* ou *grand hivernage* avec l'équinoxe de septembre, ce qui est conforme à notre tableau ; ils le font durer jusqu'à mi-janvier ; leur *petite saison sèche* va de mi-janvier à mi-février — un mois — ; le *petit hivernage* irait de mi-février à mi-mai ; la *grande saison sèche* de mi-mai à mi-septembre.

En réalité, il n'y a pas de mois sans pluie ; la petite saison sèche manque quelquefois ; et la grande saison sèche n'a pas la sécheresse de celle du Sénégal.

En tout cas, lorsque le soleil atteint le solstice boréal, on serait en pleine saison sèche ; quand il atteint le solstice austral, en plein hivernage ; quand il descend de l'hémisphère nord, il ne trouble pas par son approche la grande saison sèche, mais il semble suivi d'un cortège de vapeurs venant du nord, ou attirer celles qui stationnent dans l'hémisphère sud ; à l'équinoxe de septembre, elles sont déjà abondantes et continuent à se déverser en pluies pendant que le soleil gagne le sud ; mais elles sont de moins en moins copieuses à mesure qu'il remonte ; elles se maintiennent abondantes pendant qu'il est au voisinage du zénith, à l'équinoxe de mars, et diminuent de mars à juin, preuve qu'il n'en entraîne pas de l'hémisphère sud, mais qu'il les amoncelle plutôt sur son passage, puisque dès la mi-février les pluies ont cessé.

Les vapeurs qui accompagnent le soleil seraient donc surtout accumulées du côté de l'hémisphère nord, puisqu'elles stationnent dans les régions équatoriales pendant qu'il est dans l'hémisphère sud ; et qu'au contraire les pluies cessent pendant qu'il est dans l'hémisphère nord.

Ou mieux encore : l'état hygrométrique de l'air est moins stable dans les régions équatoriales, quand le soleil est au sud et que l'hiver règne dans l'hémisphère nord ; et, sans en rechercher ici l'explication, l'on conçoit bien que la répartition si différente des continents et des mers au nord et au sud de la ligne, déterminent des conditions d'équilibre hygrométrique différentes, suivant que le soleil au zénith produit un écart thermique nycthéméral considérable sur le continent saharien ou presque nul sur les mers australes.

Quant à l'insalubrité malarienne, les mauvais mois malariens sont avril, août, mars ; puis janvier, juillet, décembre ; enfin les bons mois seraient par ordre décroissant de morbidité : février, septembre, octobre, juin, novembre, mai ; entre mai et avril, il y a la différence de 22,2 à 200,0 p. 1 000.

Les fièvres augmentent, par conséquent, à la fin du petit hivernage quand la température moyenne est de 27,1, c'est-à-dire élevée ; et les pluies (*mh* : 167 ; *jh* : 17) moyennes. Elles sont au minimum à la fin du petit hivernage, quand $tm = 27{,}2$ est maximum et les pluies (*mh*: 308 ; *jh* : 12) moyennes.

D'autre part, à l'hôpital de terre, alimenté par les résidents à terre, les mois fiévreux sont surtout janvier, août et septembre ; les minima tombent en mai, juin, juillet.

Enfin, si l'on prend l'ensemble des maladies endémiques, les mauvais mois pour la rade sont janvier, février, mars, décembre, juillet ; pour les gens à terre : janvier, août, février, septembre, avril. Les bons mois pour les premiers sont, par ordre de morbidité croissante : octobre et novembre, mai, septembre, juin et août ; pour les seconds : mai, juin, juillet et mars. Et entre les meilleurs et les plus mauvais mois, il y a la différence, pour les premiers, de 140 à 60 malades sur 1 000 ; pour les seconds, de 420 à 20 malades pour 1 000. Le mois de mai est bon à bord et à terre, mais meilleur à terre ; le mois de janvier est mauvai partout, surtout à terre. Quant aux époques des équinoxes et des solstices, nous trouvons, pour 1 000, en mars :

à bord, 130 ; à terre, 90 ; en septembre : à bord 80 ; à terre 220 ; en juin : à bord, 90 ; à terre, 40 ; en décembre : à bord, 130 ; à terre, 90.

La morbidité générale (endémique) est de 2,000 p. 1,000 à terre ; de 1,250 p. 1.000 à bord en nombres ronds.

Je crois difficile de tirer une conclusion utile de ces faits disparates, si ce n'est la salubrité relative de la rade et du séjour à bord ; mais il s'agit des conditions normales ; en temps d'épidémie, la conclusion serait différente ; et au point de vue qui nous occupe, elle mérite considération.

Toutes choses égales d'ailleurs, le grand hivernage est mauvais à terre, mais l'insalubrité commence en août, à la fin de la saison sèche ; et la petite saison sèche serait l'époque la plus mauvaise de l'année, d'après les tableaux de Griffon du Bellay, ce qui donnerait raison à la théorie thermique du paludisme, si les mois les meilleurs n'étaien pas, en définitive, à terre, mai (fin du petit hivernage) ; juin et juillet (grande saison sèche) ; mars (commencement du petit hivernage) décembre (commencement de la petite saison sèche).

En Sénégambie, ces conditions devaient se régulariser et la périodicité saisonnière se dessiner plus nettement. A Saint-Louis (*ltn* : 16, *alt* : 5), dont la situation est comparable à celle de notre comptoir du Gabon, je déduis des tableaux divers de Borius (*BO*), en y ajoutant les distances zénithales théoriques du soleil, les données suivantes :

Mois.	Distance zénithale du soleil au 15 du mois. (théorique).	*tm.*	*hh.*	*mbse.*
Décembre	40°	21,6	61	80
Janvier	37	20,0	62	50
Février	28	20,3	62	70
Mars	18	20,5	73	50
Avril	6	20,5	76	40
Mai	2	21,5	81	50

Mois.	Distance zénithale du soleil au 15 du mois. (théorique).	*tm.*	*hh.*	*mbse.*
Juin	7	25,2	81	50
Juillet	5	27,2	78	60
Août	2	27,5	79	190
Septembre	13	28,1	78	180
Octobre	24	27,5	74	180
Novembre	34	25,1	70	70

Il résulte de ce tableau que le soleil franchissant le zénith dans la première semaine de mai, la plus forte température moyenne tombe en septembre à l'équinoxe de printemps, la plus forte humidité en mai-juin, la plus forte morbidité en août. Aux plus fortes distances zénithales correspondent des morbidités moyennes et des températures moyennes ; l'humidité y est plutôt faible. Aux plus faibles distances zénithales correspondent de faibles morbidités, du moins quand le soleil remonte vers le nord ; car dès qu'il a franchi le solstice boréal, la morbidité s'aggrave pendant tout son séjour au sud, comme s'il avait rapporté la morbidité de son excursion au nord.

Toutefois, il résulte des tableaux de Borius que la morbidité s'aggrave en général, de Saint-Louis à Dagana, Podor et Bukel, en remontant le fleuve ; et de Saint-Louis vers l'équateur.

Aux hôpitaux de Saint-Louis et Gorée, *mbssp* = 857 pour les fièvres paludeennes ; 16 pour la fièvre bilieuse mélanurique ; 32 pour les accès pernicieux : contre 2 insolations ; *msp* = pour ces mêmes affections : 0 ; — 5 ; — 13 ; — 1. La faible proportion des décès paludéens est faite pour étonner, si l'on ne savait que les cachectiques sont rapatriés à temps.

Je ne reviendrai pas sur Sierra-Léone.

Toute la côte septentrionale du golfe de Guinée est par 5 degrés de latitude nord. C'est un pays de lagunes, éminemment malarien ; la localité d'Elmina, qui se rapproche le plus, comme situation paludéenne, de Saint-Louis et du Gabon, nous donne les observations suivantes pour la météorologie ; j'y joindrai celles faites à Lagos pour la morbidité générale. Le soleil est au zénith à Elmina et Lagos dans les premiers jours d'avril et la seconde semaine de septembre.

Mois.	Distances zénithales (théorique) au 15 du mois.	*tm.*	*mh.*	*jh.*	Mortalité annuelle sur 1200 noirs de population à Lagos combien de décès.
Décembre.....	28°	26,9	36	4	101
Janvier.......	26	26,5	1	2	118
Février.......	18	27,1	49	4	129
Mars..........	7	27,6	48	4	98
Avril..........	4	27,5	82	7	105
Mai...........	13	27,0	188	14	110
Juin..........	18	26,2	171	11	107
Juillet........	16	24,9	43	6	102
Août.........	9	23,9	27	7	85
Septembre....	3	24,2	23	8	83
Octobre.......	13	25,9	60	7	78
Novembre	23	27,0	54	7	84

Les chiffres de morbidité portant sur la race noire ne sont pas comparables aux précédents. Mais nous voyons que cette morbidité est maximum en février et minimum en octobre ; elle n'est pas en rapport avec la distance zénithale. La température maximum en mars et avril au moment où le soleil est au zénith, lors de son passage au nord, est minimum en septembre, quand il redescend. Les pluies sont plus copieuses en mai et juin, à un moment où la distance zénithale est moindre qu'en novembre et janvier, mais où le soleil est dans le nord. En remontant du solstice de décembre, il augmente les pluies; en descendant du solstice de juin, il les diminue notablement. C'est donc du sud que le soleil apporterait ici l'humidité et non du nord. Les mois secs sont janvier, août, septembre.

Borius divise différemment aussi les saisons au Gabon et à la côte d'Ivoire.

Nous avons donné sa division pour le Gabon : sa *petite* saison sèche durait un mois de mi-janvier à mi-février; à la côte d'Ivoire, c'est une *grande* saison sèche qui dure quatre mois : de décembre à mars; le *petit* hivernage durait de mi-février à mi-mai; ici, c'est un *grand* hivernage, qui dure d'avril à juillet; la *grande* saison sèche allait de mi-mai à mi-septembre; ici, elle dure pendant août et septembre ; enfin le *grand* hivernage durait de mi-septembre à mi-janvier; ici c'est un *petit* hivernage qui comprend octobre et novembre.

En Sénégambie « l'hivernage commence à Gorée du 27 juin au 13 juillet; vers le 20 juin en Gambie, à la fin de mai en Casamance, au milieu de mai, à Bissao, à la fin d'avril dans le Rio-Nunez, au début de ce mois à Sierra-Léone » (*BO*), en avril à la côte d'Ivoire, en février au Gabon; ce qui prouve combien ce début est influencé par des circonstances locales ; la durée n'est pas moins variable; et si l'on parcourt dans le tableau de Borius (*BO*, *Sénégambie*, p. 666) les colonnes de morbidité aux différents mois dans les stations, on trouve qu'elle se répartit assez capricieusement d'une localité à l'autre dans le cours de la même saison ou des saisons voisines. Mais la saison sèche n'en demeure pas moins partout la « bonne saison » et l'hivernage la « mauvaise » ; les oscillations thermiques ont ici, comme ailleurs, une influence plutôt *catarrhale* que malarienne ; et l'insalubrité est plutôt en rapport avec la chaleur et l'humidité stagnante dans l'air ou le sol qu'avec la pluie qui tombe.

« L'influence des vents, dit Borius, domine la climatologie de la côte occidentale d'Afrique. Les alizés, traversant un vaste continent dans sa plus grande longueur, sont secs et donnent au Sénégal ses huit mois de saison sèche (de la fin d'octobre au milieu de juin). A mesure que l'on descend vers l'équateur, les alizés perdent leur force et leur durée est moins longue. A la côte de Sierra-Léone, située vers la limite septentrionale de ce que Maury appelait la zone des calmes, les alizés ont perdu leur énergie; ils n'atteignent cette région que pendant les quatre mois de l'année (juin-octobre) pendant lesquels le soleil se trouve à son maximum d'éloignement au sud de l'équateur. Les brises locales conservent encore une certaine force sur les bords de la mer; de sorte qu'il y a alternance entre les alizés qui soufflent avec force et prédominance et les vents solaires qui soufflent du large dans l'après-midi; mais ces dernières brises manquent souvent, sont faibles ou remplacées par des calmes, et n'ont ni la durée ni l'énergie qu'elles présentent dans la saison suivante. Dans cette saison qui constitue l'hivernage, les vents dominants soufflent de l'Océan dans la direction du sud-ouest. Le passage du régime des vents de la partie nord de la Sénégambie à celui des vents de la côte de Siera-Léone se fait par transition lente. Cette transition produit, à mesure que l'on descend vers l'équateur, une diminution de la durée de la saison sèche, coïncidant avec les vents réguliers qui viennent de terre, et un allongement de la saison des pluies qu'apportent les vents de la mousson maritime. Les beaux travaux de Brault, sur les vents de l'Atlantique, ont démontré qu'il n'existaït pas, comme le croyait Maury, une véritable zone de calme, se déplaçant avec le soleil et le suivant dans son passage d'un hémisphère dans l'autre. Dans cette partie du globe les calmes sont seulement plus fréquents que partout ailleurs, et la région où il sont maxima se transporte non seulement dans le sens des méridiens, mais aussi de l'ouest à l'est. Ce mouvement diminue l'énergie de la mousson pendant laquelle les calmes tendent à s'établir sans jamais régner sur la côte d'Afrique, d'une manière absolue, ainsi que quelques ouvrages tendent à le faire croire. »

Le fait est que ces saisons des tropiques sont loin d'être aussi régulières qu'on l'admet généralement. Il y a lieu d'insister sur l'irrégularité de ces saisons régulières; les brises de mer résultant des variations d'échauffement relatif du sol et de l'océan aux différentes heures du jour, sont moins constantes qu'on ne le suppose et leur intensité varie plus qu'on ne le croit d'un jour à l'autre, suivant les années.

A Rubaga (*ltn* : 0,30) station nord du lac Victoria (*alt* : 1 300), on trouve, pour la température, en mars 22,1; septembre 22,9. La moyenne annuelle est de 21,4. Les moyennes maximum tombent en septembre : 27,8 et mai 27,3. On a observé jusqu'à 31,7 en mai 1870; et 34,5, en janvier, février, mars 1878. D'après Emin-Bey, c'est en mars et avril que tombent les plus hautes moyennes; en avril et juillet les plus basses. Il y pleut toute l'année; mais surtout en août, septembre, octobre et novembre. Les pluies débutent vers le milieu d'août; leur répartition est très irrégulière (voyez N_2, p. 73); il n'y a pas à proprement parler de saison sèche, bien qu'il pleuve à peine en juillet. Outre les maxima d'octobre, septembre et novembre, il y a un maximum en avril (comme au Gabon en mars), placé entre deux mois relativement secs: mars et mai, qui donnent deux minima.

Stanley (*SY*), entre 0° et 2° nord n'a pas eu une goutte de pluie, en janvier 1877; entre 1° et 2° sud, les pluies ont commencé en février; entre 3° et 4° sud, il a eu 32 jours de pluie du 15 novembre au 16 janvier; avril est le mois où il a trouvé les pluies les plus fréquentes et les plus fortes, à cette latitude.

Schweinfurth (*SW*), chez les Momboutlosu entre 0° et 5° nord, a vu la saison pluvieuse commencer en mai, comme à Elmina, et finir le 21 septembre, tandis qu'à Elmina, juillet, août et septembre sont des mois secs.

Dans le Soudan central, à une latitude inférieure à la Sénégambie, la première pluie décisive du commencement de l'hivernage tombe à un moment qui varie, suivant la latitude, de la fin de mars à la fin d'avril. A Kuka, la saison pluvieuse va de juin à septembre (*NH*).

Sur toute la côte ouest de Guinée, au sud de l'équateur, la saison sèche commence vers la fin de mai et dure jusque fin avril, à Loango jusqu'au milieu de septembre.

Au Congo, la première saison pluvieuse va de septembre à janvier; la seconde de mars à mai.

Dans la région d'Angola, les petites pluies tombent en décembre et au commencement de janvier; les grandes vont de février au milieu de mai. A Saint-Paul de Loanda (*lts :* 9), Hann (*H*) compte en 1880-81 trois mois sans pluie : mai, juin, juillet; les mois pluvieux sont surtout décembre, novembre, janvier, par ordre décroissant, puis octobre, septembre, avril, août.

Dans le Benguela (*CI*), les mois pluvieux sont surtout février, mars et avril. La belle saison (*cacimbo*) va de mai à septembre. La mauvaise va de septembre à mars et avril. Les températures moyennes sont plus élevées pendant le cacimbo que dans la saison des pluies et les minima sont plus faibles.

Dans le bassin du Zambèze, sur la côte ouest, Kirk (*K*) divise l'année en saison froide : mai-juillet; saison chaude : août-octobre; saison pluvieuse : novembre-avril. Dans la vallée du Haut-Zambèze, Livingstone (*LV*) dit que la pluie suit la marche du soleil : elle tomberait d'abord d'octobre à novembre, et cesserait en décembre ; décembre et janvier sont les mois où la sécheresse est la plus grande au Kalahari ; février, mars et avril sont les mois de grandes pluies.

Plus haut, sur le Loangwa, Silva Porto (*KJ*) a trouvé que les pluies commencent en février; Livingstone (*Dernier journal*), entre ce point et le Nyassa, subit le premier orage à la fin d'octobre, au voisinage du lac Bengweolo (*lts :* 12); en décembre le pays était inondé; d'octobre à mars, il ne se passait, pour ainsi dire, pas de jour sans tonnerre.

Au lac Nyassa (*lts :* 10-15) Stewart (*SJ*) fait débuter la saison pluvieuse en décembre.

A la pointe méridionale du Tanganika, elles débutent un mois plus tôt. Elles durent jusqu'en avril et mai.

A Mozambique (*PQ*), les pluies vont de novembre à avril. Le continent africain, dit Keith Johnston (*KJ*), influence seul les vents; et l'année se divise en deux saisons : l'une sèche, l'autre pluvieuse, suivant que souffle la mousson du sud-est qui amène la saison sèche d'avril en novembre, soit parce qu'en ce point la côte est très basse, soit parce qu'elle est abritée par l'île élevée de Madagascar; ou la mousson du nord-est qui amène la saison des pluies et qui est là à son extrême limite méridionale.

A Zanzibar (*RB*), les pluies abondantes ont lieu en mars, avril et mai ; le maximum est en avril, le minimum en septembre ; il n'y a pas de mois sans pluie. A Mombas et Kisauni, situés dans l'intérieur à 2 kilomètres et plus au nord, les pluies tombent (*H*, 1880) en mars, avril, mai, juin, juillet, août.

La saison pluvieuse commence dans l'Ugogo en décembre (*SY*). A Tabora, dans l'Unyanyembe (*H*, 1883), d'après Boehm et Kaiser, les premières pluies tombent en octobre et durent jusqu'à mars.

Au Tanganika (*lts :* 3 à 9) la saison pluvieuse va d'avril à mai, toutefois l'année se divise rigoureusement en deux saisons de huit mois secs et quatre pluvieux. Il s'est opéré, dans ces régions, des changements encore inexpliqués : le Manyéma, dont la végétation émerveillait Stanley, est devenu, paraît-il, un désert. (Gleerup, 1886.)

IV

J'ai fixé à 40° la limite occidentale, à 35° la limite orientale du paludisme dans l'Amérique du Sud, sans me dissimuler que l'on pourrait la reporter plus haut vers le nord, à l'ouest comme à l'est: malgré l'aspect lacustre des pampas de la république Argentine au sud et à l'ouest de Buenos-Ayres, et de toute la vallée du Parana, comme de celles de l'Uruguay dans les provinces de Santa-Fé et de Corrientes, je serais tenté de la remonter à l'est jusqu'au 28e degré. Au Brésil, dans la province du Rio-Grande-do-Sul, la Société de travaux publics et constructions, dont je dirige aujourd'hui le service médical, a pu exécuter sans péril, dans le steppe et la forêt broussailleuse, le chemin de fer qui s'arrête à Bage, sur la frontière de l'Uruguay, entre 30° et 32° sud. Toutefois les fièvres n'y sont pas rares à l'intérieur du pays.

A cette hauteur de 28°, s'étend le Territoire des Missions que traverse le Parana, du nord au sud, puis de l'est à l'ouest; au niveau du coude du fleuve et sur tout son parcours jusqu'au confluent du Paraguay, on observe (Page) des crues de 4 mètres en décembre, de 2 mètres en octobre; et tout le triangle compris entre le Paraguay, le Parana et la chaîne de montagnes peu élevées qui traverse le Tébicuary, et qui s'étend entre Asuncion, au confluent du Pilcomayo, jusqu'à San-Cosme et même jusqu'à Encarnacion, au coude du Parana, n'est qu'un vaste marais, plus ou moins totalement inondé. Il en est un peu de même tout le long du Paraguay, du moins sur sa rive paraguayenne jusqu'au 23e degré (*KJ* et *S*). C'est une contrée paludéenne ; et les données rapportées par Bourel-Roncière (BR_2) obligent à faire quelques réserves au sujet de l'immunité malarienne dont jouiraient ces contrées au voisinage des grands cours d'eau. La canonnière *la Décidée*, qui lui a fourni ces données, remontait l'Uruguay jusqu'à Paysandu, au nord de Concepcion, la capitale de l'Entre-Rios, et le Paraguay jusqu'à Palmas, à 15 lieues en aval d'Asuncion, capitale du Paraguay; les canonnières anglaises et italiennes qui faisaient le même service ont eu comme elle des fièvres intermittentes et des fièvres rémittentes mortelles. Ces maladies prédominaient dans l'armée et la marine des alliés dans la campagne de 1868 et 1869, en dehors des épidémies de choléra. Dans la Plata, pendant le premier trimestre de 1869, la mortalité paludéenne a été dans ces troupes de 44 p. 1 000 des entrées. Un homme de *la Décidée*, mort à Concepcion sur l'Uruguay, « de fièvres pernicieuses algides », suivant le rapport du Dr Cornibert, paraît avoir succombé à une attaque de choléra. Les accidents mortels éprouvés par la canonnière dans le Parana en aval de Rosario sont attribués par Roncière à l'action de la chaleur (36° à l'ombre); il les rapproche des asphyxies de la mer Rouge; mais cette assimilation me paraît discutable. La dysenterie s'est montrée également à bord dans le Corrientes; mais elle disparut promptement. A Palmas sur le Paraguay, la canonnière subit une épidémie de fièvre rémittente bilieuse et perdit un chauffeur; les Anglais et les Italiens furent plus maltraités. En somme, les accidents paludéens ne se prononcent guère dans cette expédition au-dessous de Rosario, sur le Parana (*lts :* 33); et il ne paraît pas qu'il y ait un grand péril au-dessous de Palmas, sur le Paraguay (*lts :* 25).

Tous les documents que j'ai pu consulter sont unanimes à constater la salubrité du climat sur le territoire où la république Argentine confine à la Bolivie, malgré les grandes oscillations thermiques et la présence de marais où disparaissent souvent les rivières, aux sources du Paraguay, du Pilcomayo, du Mamore, etc., au-dessous et au-dessus du tropique.

La fièvre jaune et le choléra sont des maladies importées dans ces contrées. Il est vrai qu'elles s'y acclimatent aisément et que la première y paraît aujourd'hui endémique. On l'a vue débuter en 1870-1871 à Asuncion sur le Paraguay, où les Brésiliens l'avaient apportée. Elle fit cette année-là plus 30000 victimes à Buenos-Ayres, sur une population de 200000 âmes, soit 15 p. 100 en quatre mois. La mortalité ordinaire (*mg*), qui est à Montevideo de 2,4 par mois, atteignit en janvier, février, mars 1868, les proportions de 22,1; 21,6; et 6,0 par mois du fait du choléra. En janvier, il mourut 50 à 60 cholériques par jour.

Je ferai, à ce sujet, la remarque que toutes les communications, dans ces contrées, se faisant par les fleuves, les quarantaines auraient plus d'efficacité qu'ailleurs.

Sur la côte occidentale, à cette hauteur, j'ai signalé Valdivia comme présentant des fièvres intermittentes; mais, en réalité, la malaria, qui sous la forme du typhus récurrent s'observe même à de certaines hauteurs de la Sierra péruvienne, n'acquiert pas d'intensité au-dessous de la latitude du Callao (*lts :* 12), si j'en juge par le rapport de Lantoin (*LN*). Valdivia est, d'ailleurs, avec Llauquihué, Arauco, Colonia de Angol, la province du Chili où la mortalité est la plus faible ; ce sont avec les provinces magellaniques, qui tiennent le premier rang au point de vue de la salubrité, les contrées les plus méridionales ; les provinces les plus salubres du Chili, après les précédentes, sont les plus voisines des tropiques : Arauco, Atacoma, Coquimbo, Aconsagua (voyez : *AC*).

A Rio de Janeiro (*lts :* 23) commence le Brésil intertropical, limité à peu près au nord par le lit de l'Amazone, qui se confond presque avec la ligne équinoxiale sur tout son parcours. Entre Rio et Belem (*lts :* 1,28) s'échelonnent les climats de l'hémisphère sud intertropical, dont la salubrité malarienne, qui se règle sur la température, est en rapport plus ou moins direct avec la latitude et diminue avec elle.

Rio serait l'une des localités les plus salubres du globe, s'il était vrai que la mortalité, hors le cas d'épidémie, n'y dépasse pas 18 ou au plus 22 pour 1 000 ; et que la longévité soit « l'un des traits caractéristiques de la démographie brésilienne », comme le dit Lombard. La vérité est que la salubrité à Rio, comme sur tout le littoral, est assez variable. Rey, dans une note récente (RY_2), évalue la mortalité à 25 et conteste le chiffre officiel de 30,75. Il évalue la population à 492 000 habitants, qui ont donné, en 1886, 12 300 décès. Mais, d'autre part, Ferreira, dans un travail également récent (*FER*), réduit la population à 280 000 âmes. Il faudrait d'abord s'entendre sur ce chiffre. Les fièvres malariennes y sont aujourd'hui moins fréquentes et plus graves, plus compliquées qu'elles ne l'étaient autrefois : « On peut considérer, dit Lombard, l'irrégularité, l'inconstance et la confusion des types comme caractéristiques des fièvres de Rio. » On a beaucoup nettoyé et par suite assaini. Les terrassements de chemin de fer ont, d'autre part, accru la malaria dans les hôpitaux. La typho-malaria est aussi mal définie, sinon plus encore, à Rio qu'ailleurs.

Le pays est, en général, imparfaitement connu ; c'est l'un de ceux où les travaux de terrassement et de culture appellent le plus activement le concours de l'Europe; les publications se sont multipliées à son sujet dans ces derniers temps ; j'ai eu l'occasion d'analyser, il y a quelques mois, l'une des principales : *Le Brésil et Java*, de M. Van Delden Lacrne (*DE*). J'emprunte les détails climatologiques qui suivent à une série d'articles de M. Alfred Marc, dans le journal *Le Brésil*, publié à Paris (*MA* et *X*).

L'immigration blanche au Brésil est cantonnée presque exclusivement au sud de Rio, dans le haut bassin des principaux affluents du Rio de la Plata ; de même que les territoires à immigrants de l'Argentine sont situés sur les rives opposées du Parana et de l'Uruguay, dans la plaine basse du Paraguay, jusqu'aux premiers contreforts des Andes. Ce n'est pas vers le sud, dans les contrées vraiment tempérées de la Patagonie, que se porte le flot migrateur, mais exclusivement dans la région chaude, tour à tour pluvieuse et desséchée, qui avoisine le grand fleuve et ses tributaires. Le bassin du Rio-Grande brésilien seul est indépendant de ce système fluvial, comme plusieurs petites vallées de la République uruguayenne.

Ce sont des régions salubres, où l'on trouve le climat du midi de l'Europe (*tm:* 19 à 21), jusqu'au delà du tropique ; du 33° au 19° degré de latitude, les températures, au Brésil, sont moins élevées qu'au Paraguay ; et, en général, le territoire littoral en deçà de l'Uruguay et du Parana est plus salubre que ne le sont les régions situées au delà de ces deux cours d'eau. La province du Rio-Grande do Sul est dans les conditions thermiques de Buenos-Ayres, Montevideo, Rosario, Salta, San Juan ; et la température y est inférieure à celle des villes argentines de Goya, Corrientes, Formosa, Santiago, Tucuman, Catamarca, la Rioja, outre que les extrêmes y sont moins accusés.

Dans le Minas-Geraes, à Uberaba, la moyenne n'est encore que de 21, oscillant entre 33 et 2,5 au-dessous de zéro. A Ouro-Preto, la capitale, la moyenne 18,9 est due à l'altitude de 1 500 mètres environ, au voisinage du pic d'Itacolumi, qui a 1 750 mètres. En 1880 (*GX*), il est tombé, à Ouro-Preto, 1 801^{mm},5 de pluie. Le minimum est en juillet et août : 0 ; juin : 16 ; septembre : 60,5. Le maximum en décembre : 325,6 ; janvier : 312,9 ; novembre : 302,9. En général, la saison des pluies commence en octobre, quelquefois en novembre, et se termine en avril.

A Rio, la moyenne trimestrielle est de 20,3 pour l'hiver et 26,1 pour l'été (*DL*) ; les moyennes diurnes : 19 et 27,5 ; la moyenne annuelle 23,6. L'hygromètre se maintient entre 92 et 100. La moyenne des jours de pluies en été est de 55 et la pluie tombée de 708^{mm},5. En hiver, on a *jh :* 35 en moyenne ; et *mh :* 403,5. Rio est l'une des localités les plus humides du globe. Il y pleut en tout temps, de même qu'à Espiritu-Santo, mais surtout en été. Les brises sont très régulières dans la baie. Le matin et le soir, elles viennent des montagnes et varient entre N.-E. et N.-O. ; à une heure de l'après-midi commence la brise de mer, qui dure jusqu'au coucher du soleil.

Ces conditions se retrouvent sur tout le littoral. L'accroissement de la chaleur en montant vers l'équateur n'est pas considérable. Nous trouvons, en comparant les deux rivages d'Afrique et d'Amérique à latitude analogue, au nord et au sud de la ligne, les résultats suivants :

A Bahia (*lts :* 13) *tm* est en hiver de 22 ; en été de 28.

A Bissao (Sénégambie) (*ltn :* 12), *tm* = en hiver 24,6 ; en été 26,6.

A Recife (Pernambuco) (*lts :* 8), *tm* en hiver est de 24,9 ;

en été de 26,4; la moyenne mensuelle la plus faible (juillet) est de 23,8; la plus élevée (février) de 26,9. L'écart nycthéméral est de 2 à 7,8 dans la saison des pluies, et de 3,9 à 11,8 dans la saison sèche. La moyenne annuelle de pluie tombée est de 2 950 millimètres.

A Free-Town (Sierra-Leone) (*ltn:* 8,30), la moyenne de l'hiver (déc.-fév.) est de 27,5; celle de l'été (juin-août) : 26,2; celle du printemps (mars-mai), 28,6; celle de l'automne (sept.-nov.): 26,7. Le mois le plus chaud est avril : 29,2; les plus froids juillet, et août : 26,1. « Les saisons à Free-Town ressemblent beaucoup plus à celles de l'hémisphère opposé qu'à nos saisons d'Europe (*BO*). » La hauteur d'eau est maximum en août et septembre (*mh:* 751); minimum en février : 6. Pour l'année, *mh* = 3 331.

A Fortaleza (Ceara) (*lts:* 3,40), la moyenne annuelle est de 26,6; la moyenne des minima 23,1; des maxima 30,4. La moyenne annuelle de pluie tombée est de 1 489 millimètres.

A Elmina (Côte-d'Or) (*ltn:* 5) *ta* = 26,2; la moyenne d'hiver est de 26,8; de printemps 27,4; d'été 25,0; d'automne 25,7. La hauteur de pluie annuelle est de 782 millimètres.

En comparant les moyennes à Belem (Para) (*lts:* 1,28) et au Gabon (*ltn:* 0,30) nous avons :

	Belem (*LB*).	Gabon (*BO*).
Décembre	27,5	26,1
Janvier	26,6	27,0
Février	26,6	26,9
Mars	26,6	26,4
Avril	26,2	27,1
Mai	27,0	27,2
Juin	27,2	25,4
Juillet	27,5	25,1
Août	27,5	25,2

	Belem (*LB*).	Gabon (*BO*).
Septembre	27,2	26,1
Octobre	27,3	26,1
Novembre	27,7	26,1
1er trimestre	26,7	26,7
2e —	26,4	26,9
3e —	26,4	25,2
4e —	27,4	26,1
Année	27,6	26,2

La plus grande hauteur de pluie annuelle est, au Brésil, à San-Luis de Marenhão, 7 110 millimètres pour l'année. Au Gabon, qui a la plus forte hauteur de pluies annuelle de la côte de la Guinée tout entière, *mh* annuelle est de 2747. A Elmina, *mh* annuel ne dépasse pas 782; à Christianborg (*ltn.* 5) 574.

A Loanda (*lts :* 8,49) *mh* = 143; *tm*, pour l'année : 23,8; pour le 1er trimestre, de décembre à février : 25,7; le 2e : 25,4; le 3e : 21,5, le 4e : 22,5. Les plus froids sont : juillet et septembre : 20,5; les plus chauds : avril 26,4 (*Cf :* Recife, ci-dessus).

A Colombo (Ceylan) (*ltn :* 7,4), on a : *ta :* 27,3; premier trimestre : *tm :* 26,4; deuxième : 28,10; troisième : 27,4; quatrième : 26,9. — Mois les plus chauds : avril 28,3 et mai 28,4; le plus froid : janvier 26,1.

Dans le Brésil intertropical, on peut voir le thermomètre à zéro ou même à 2 degrés au-dessous dans les matinées froides, bien que le fait soit rare.

Les pluies durent, sur le littoral : à Céara, de janvier à juin; dans le Maranhão, de décembre à juin; le Piauhy, de janvier à avril; le Pernambuco, de mars à août; dans le sud de Minas, de novembre à avril; le Goyas, de septembre à avril; dans le Matto-Grosso, elles commencent vers la fin d'octobre; dans le Sam-Paulo, elles vont d'octobre ou novembre à mars ou avril.

La zone côtière, entre le rivage et la Serra do mar, « rebord du plateau central », est formée, au sud de Rio, « de terrains bas, sablonneux, parsemés de lagunes, coupés çà et là par les contreforts nus et chauves du plateau, qui viennent se heurter à la mer ». Au nord, le terrain s'élève en plateaux et monticules (morros) qui s'élèvent à 100 et 200 mètres. C'est sur cette zone que la population s'agglomère, alimentée par l'émigration européenne; elle s'y est acclimatée, prospère et féconde, malgré l'importation du choléra, qui semble avoir élu domicile sur ces rivages, autrefois salubres et où la mortalité demeure encore peu élevée : 31 pour 1 000 à Pernambuco, par exemple.

Sur ce littoral : à Bahia, Fernambouc, Rio, la malaria ne me semble pas bien redoutable; on dit bien que « les praticiens de Bahia ont de fréquentes occasions de traiter des fièvres paludéennes » (*LB*); et qu'elles sont fort nombreuses toujours à Rio, bien que moins fréquentes que du temps de Sigaud en 1844, et transformées, sans doute aujourd'hui, par leur association à l'élément typhique (BR_2); mais ce n'est pas ainsi que l'on parlerait de la terrible malaria tropicale, ailleurs qu'au Brésil; Lombard dit, d'ailleurs, qu'à Fernambouc, les fièvres sont bénignes; et Le Roy de Méricourt (*ME*) que si les fièvres paludéennes se placent en tête des affections endémiques, c'est moins par leur gravité que par leur généralisation. En fait, les populations des provinces littorales sont (*A*), en milliers d'habitants : Para, 343 (*hk :* 0,2); Maranhão, 430 (*hk :* 0,8); Ceara, 722 (*hk :* 6,9); Rio-Grande do Norte, 269 (*hk :* 4,1); Parahyba, 433 (5,0); Pernambuco, 1 015 (6,7); Alogõas, 397 (6,0); Bahia, 1 655 (3,2); Espiritu-Santo, 101 (1,8), Rio de Janeiro, 939 (11,3).

Quant aux villes, on compte, en milliers d'habitants, à Rio, 350 (*A*); à Bahia, 140; à Recife, 130,...

L'intérieur du pays nous intéresserait davantage, mais on conçoit que les documents sont moins démonstratifs. Ce n'est pas que la contrée demeure inexplorée : en somme, le versant méridional du bassin de l'Amazone est connu dans ses grandes lignes, mais, au contraire de ce qui se qui se passe en Afrique, la malaria sur le continent semble respecter les explorateurs. Heureux les pays qui n'ont pas d'histoire !

Au voisinage du tropique, la mortalité, selon Marc, serait moindre que sur le littoral. Les Campos du Jordam, dans Sam-Paulo; la ville de Theresopolis, près de Rio ; le sertão de Ceara, etc., sont des sanatoria très vantés. « Dans certaines localités, comme à Ponta-Grossa, dans le Panama, il arrive qu'on ne constate pas un seul décès pendant toute une année, ainsi que cela a eu lieu en 1881 ». Bien que nous ne connaissions pas la population, le fait est intéressant.

Le bassin du Sam-Francisco confine à la zone littorale, entre 20 et 9 de latitude sud. Le fleuve lui-même a un parcours de 800 kilomètres. Les altitudes atteignent 800 et 1 400 mètres. Les températures moyennes observées en juin, juillet et août par l'ingénieur Pires ont été : à Sabará, 21,5; Santa-Luzia, 15,5; Sete-Lagoas, 16,5; Curvello, 21 ; Capim-Branco, 15; Andrequice, 18; Nova-Lorena, 16; Salto, 21,5; Santo-Antonio, 20; Canna-Brava, 18; Tuquava, 14; Araedo, 17; Bagre, 15. Le climat est doux; la contrée salubre, pittoresque et fertile. L'écart entre les maxima et les minima thermiques ne dépasse guère 10 degrés.

On considère comme un climat à part celui du *Sertão* intérieur, « qui a sa plus haute expression à l'ouest de Pernambuco, de Rio-Grande-do-Norte et du Parahyba », dont la côte court du sud-est au nord-ouest, de l'équateur au cap Saint-Roch (*lts* : 5). Du littoral, le pays s'élève à 800 et 1 000 mètres. L'aspect du sol est inégal : plateaux durs et sablonneux, campagnes plates, coteaux pierreux, collines disséminées ou continues, montagnes ombreuses, mais de peu d'étendue. « Tout ce qui n'est pas *serra* est *sertão ;* c'est par excellence le champ d'élevage, qui, au Ceara, comprend au moins les quatre cinquièmes de la province. Le lit dur des cours d'eau torrentueux dans les pluies est à sec dans l'été. Le climat chaud et humide sur le littoral, frais dans les *serras,* est chaud et sec dans le *sertão.* Le maximum thermique dans le *sertão* est de 37 ; dans les *serras,* le thermomètre oscille entre 14 et 24. De janvier à juin, la pluie plus ou moins continue ; de juin à décembre, un temps sec et calme ; toutefois, en octobre tombent les pluies de *cajú* ou *piroaba,* que les Indiens appellent un arrosage de printemps. Parfois la pluie manque à l'équinoxe de mars, ce qui annonce une sécheresse redoutable, que l'on pourrait prévenir, paraît-il, en ménageant des puits artésiens atteignant la nappe profonde sous-jacente ou *sertão.*

Dans la plaine où coule l'Amazone, entre 0 et 4° de latitude sud, la température moyenne de l'année serait de 25°,72, d'après Castelneau ; d'après Agassiz (*AZ*) *ta* = 28 ; *tga* varie de 32 à 33 et *tpa* de 23 à 24. C'est seulement vers le confluent du Mainas et du Rio-Negro que l'on rencontre des températures de 35 degrés, qui ne sont jamais dépassées, dit-on (*MA*), à Manaos. Les températures du jour et de la nuit varient toujours ; et, aux approches du matin, les nuits sont remarquablement fraîches.

Selon Agassiz, la vallée de l'Amazone ne mérite pas la

mauvaise réputation qu'on lui a faite et que cet auteur attribue à ce que les officiers brésiliens qu'on y envoyait avaient intérêt à dénigrer les lieux où ils se jugeaient en exil. Cependant, on sait que le niveau du fleuve peut s'élever de 10 à 16 mètres au moment des crues, qui ne se produisent pas en même temps dans toute la vallée. C'est, dit Wiener (WI_4), « une région cruelle, parce qu'elle est vierge ; mais, en réalité, elle n'est pas très malsaine ».

Du côté méridional, les pluies vont de septembre à octobre ; les affluents qui proviennent du plateau brésilien et des monts de Bolivie se gonflent rapidement et la crue gagne l'Amazone en décembre, pour continuer jusque fin juin.

Dans le bassin de l'Orénoque (*CJ*), la saison sèche commence en novembre et finit en mai. A Bolivar, les crues commencent le 15 avril et se continuent jusqu'au 15 août.

D'autre part, la fonte des neiges aux Andes équatoriales, en août et septembre, fait grossir les affluents de l'ouest et le Marañon lui-même avant cette époque, et la crue à Manaos a lieu en octobre et novembre.

Enfin, les pluies tombent dans la vallée même en janvier, février, mars, et, en ce mois de mars, les pluies des Guyanes et des Andes colombiennes gonflent à leur tour les affluents du versant nord du bassin, en avril et mai ; en juin, ils ont atteint leur hauteur maximum ; et, à la fin de ce mois, quand se vident les affluents du sud, le Rio-Negro arrive à l'Amazone avec des niveaux de 15 mètres, qui gonflent le fleuve et renversent le courant dans les affluents du sud.

Le sol n'est plus minier, comme dans Goyas et Matto-Grosso, mais alluvial : sable, limon et argile, et recouvert par la forêt inextricable, qui, pendant une partie de l'année, semble émerger d'un lac, de façon que l'on ne sait plus où finit la terre et où l'eau commence. La salubrité de cette région n'en est que plus remarquable et sa prospérité même en est une preuve. Manaos, il y a trente ans, était une colonie pénitentiaire de 300 à 400 condamnés; aujourd'hui c'est une ville de 15000 habitants; la population du Para s'est accrue dans la même période de 1200 à 60000 âmes (*WI*). Il est vrai que ces forêts amazoniennes sont impénétrables aux rayons du soleil : « Il n'y croît point de lianes, point de broussailles; les feuilles qui tombent depuis des siècles forment sur le sol une couche épaisse, élastique, moelleuse » (*WI₂*). La principale richesse de la contrée, le caoutchouc, produisait dans la province des Amazones 500 000 francs, en 1858; 2 millions, en 1868; 34 millions, en 1882 (*NY*).

Il reste peu de chose à dire de la partie méridionale du bassin de l'Amazone, où l'on compte à peine 600 000 habitants.

La province de Goyas, drainée à la fois par des affluents du Parana et du Tocantins, tributaire lui-même de l'Amazone, ressemble, dit-on, trait pour trait à Minas-Geraes, sa voisine; « elle jouit de grandes chaleurs et de véritables froids, et produit la vigne, comme la vanille; le blé, comme la canne à sucre » (*MA*).

Matto-Grosso est peu connu. C'est un large plateau assez bien drainé, malgré quelques marécages, par les affluents du Madeira et du Paraguay. Il est plus salubre au nord, où il participe des avantages climatériques de la plaine amazonienne; il l'est moins au sud, sur les confins de la Bolivie, où cependant Keller a trouvé le climat excellent (*KL*) sur les bords du Madeira et du Mamoré. Il est tempéré et froid dans la partie montagneuse, humide et chaud dans les plaines. L'écoulement des eaux y est assez facile, malgré de nombreux obstacles qui accidentent tous les cours d'eau de rapides et de cataractes (*VE*).

Au résumé, le Brésil est un pays splendide et le plus bel État du monde équinoxial; la civilisation pourrait en faire ce qu'elle a fait de l'Amérique du Nord, si les douceurs de la vie sous les tropiques n'y engourdissaient pas l'esprit d'entreprise en amollissant l'effort.

La Bolivie est à peu près inexplorée dans sa partie méridionale; depuis l'époque où Garcia, Oyolas, Irala et les autres *conquistadores* ont déconsidéré à l'envi la race européenne dans ces déserts; aujourd'hui, du côté occidental, les voyageurs ne franchissent guère les plateaux; les populations des pampas sont peu hospitalières; les descriptions que l'on a données de la Bolivie se rapportent plutôt aux vallées des Cordillières et au versant pacifique (WI_3), dont le climat se confond avec celui du Pérou montagneux. Cependant, les expéditions diverses qui ont exploré les fleuves boliviens du versant amazonien ne signalent pas de conditions d'insalubrité particulières. Keller (*KL*) comptait 30 000 âmes et quinze missions dans le département du Beni; il vante, comme Church (*CH*), la salubrité du climat sur les bords du Mamoré, du Purûs et du Beni, qui, malgré les cataractes nombreuses qui les accidentent, canalisent le pays pour la civilisation future. Au voisinage du tropique, entre 20 et 25 degrés de latitude, le Gran-Chaco est fortement marécageux, entre le Paraguay et le Pilcomayo qui s'y noie un moment dans le marécage (*CH*); mais on ne nous dit pas que ces marais, non plus que ceux de Bahia-Negro, sur le Paraguay, soient malariens. Cependant, suivant Thouar (TA_2), les Tobas de la frontière se réfugient en Bolivie, dans la saison pluvieuse, pour éviter les fièvres. Le même explorateur, qui affirme (*TA*) la continuité du Pilcomayo à travers les marécages du Chaco, contrairement aux suppositions de ses prédécesseurs, eut deux hommes atteints de dysenterie, dans un voyage extrêmement pénible, où l'on buvait l'eau des marécages, exposés, sans abri, aux intempéries et aux piqûres d'insectes de toutes sortes. Mais il ne signale pas de fièvres malariennes, d'où l'on peut conclure que ces maladies sont rares ou tout au moins sans gravité dans la région.

Sur la côte occidentale, j'ai donné Valdivia (*lts* : 40) comme limite inférieure de la malaria, qui n'acquiert pas d'intensité au-dessous du Callao (*LN*), ce qui n'empêche que la fièvre jaune ait sévi à San-Iago et Valparaiso du Chili (*lts* : 34), en 1856, et sur tout le littoral en 1868-69 avec une grande intensité ; mais c'étaient là des épidémies importées; et, si les hautes vallées encaissées des Cordil lières, entre 18 sud et 0, peuvent être mortelles aux indigènes eux-mêmes, comme celles de l'Abyssinie aux bataillons éthiopiens, la fièvre malarienne y reste bénigne lorsqu'elle apparaît.

Cela ne veut pas dire que Lima (*lts* : 12°,2) soit salubre à son altitude de 154 mètres. La mortalité générale (*mg*) y est, paraît-il de 51 (*ME_2*), proportion énorme, et s'alimente principalement des fièvres et de la dysenterie, maladie climatérique qui trouve facilement les conditions qui lui sont favorables, dans une contrée tropicale où l'on observe des différences de 30 à 50 degrés entre le soleil et l'ombre (*OL*); mais la phtisie y ajoute un fort contingent; et surtout nous nous sommes rapprochés du littoral pacifique si redoutable, où nous trouvons bientôt, dans la République de l'Équateur, Guayaquil (*lts* : 3), ville particulièrement insalubre que l'on peut considérer, de ce côté, comme la limite de la malaria grave, bien que la dysenterie y soit la maladie prédominante au point de vue des décès. Un peu au delà, nous franchissons l'équateur et nous arrivons à cette zone subtropicale de l'hémisphère nord que nous avons déjà entrevue et où l'insalubrité malarienne est à son maximum.

V

Il est difficile de n'être pas frappé du contraste qui existe entre les deux continents d'Afrique et d'Amérique au sud de la ligne, au point de vue malarien ; surtout si l'on étend la comparaison aux côtes du Brésil et du golfe de Guinée qui s'allongent parallèlement de part et d'autre de l'équateur à des latitudes égales et opposées. Je ne puis, dans un ouvrage aussi modeste, en rechercher les causes ; je me contente de rappeler la direction des alizés du sud qui balayent le Brésil et même les contreforts orientaux des Cordillières avec plus d'énergie que les contre-courants aériens du golfe de Guinée ne balayent les lagunes de la côte africaine. Autant est ventilé le vaste estuaire de l'Amazone, autant l'est peu le delta du Niger ; et tandis que les brises de mer, embrumées, il est vrai, à cette latitude, assainissent la côte brésilienne, elles empestent les côtes de Guinée.

Il résulterait de cette interprétation que la côte orientale d'Afrique devrait être plus salubre que ne l'est la côte occidentale. Je crois, qu'en effet, le pays est plus sain de Mozambique à Zanzibar qu'il ne l'est de Saint-Paul-de-Loanda à Sierra-Leone ; toutefois les steppes africains à l'est des grands lacs reçoivent, en retour, les miasmes de ce littoral renvoyés par les contreforts très rapprochés des hauts plateaux d'Afrique, tandis que la Cordillière péruvienne est plutôt un lieu d'appel pour les vents qui rasent le Brésil en passant par-dessus les Serras centrales, peu élevées dans leur ensemble. Surtout, il s'en faut que les vents généraux de la côte orientale d'Afrique soient comparables aux alizés de l'Atlantique ; attendu que tous sont déviés, dans cette partie du monde, par le continent asiatique et Madagascar.

Deux régions sont particulièrement comparables dans l'un et l'autre hémisphères nord, à peu de distance de la ligne, au point de vue de l'insalubrité malarienne : le golfe de Guinée où la malaria prospère, sous l'abri du continent africain, refoulée par l'alizé du sud qui s'y infléchit en toute saison (*MO*) ; le golfe de Panama, où elle trouve aussi l'abri de la Cordillière, par-dessus laquelle s'établit, dans les mois d'été surtout, la lutte entre l'alizé du Pacifique et les effluves malariens accumulés dans le golfe du Mexique et la mer des Caraïbes par la convergence des alizés du nord et du sud, à travers la barrière des Antilles ; ceux-là plutôt marins et salubres, quoique chargés des brumes de l'Océan, ceux-ci plutôt malsains, parce qu'ils ont balayé le bassin de l'Amazone et de l'Orénoque.

Car nous savons déjà combien s'est transformée la salubrité de la plaine amazonienne, lorsque l'on franchit la ligne au nord et que l'on passe du versant méridional du bassin de l'Amazone au versant septentrional, où les affluents du Rio-Negro et de l'Orénoque confondent presque leurs sources. Nous entrons alors dans cette zone insalubre intratropicale que nous avons déjà parcourue et où la malaria est des plus intenses bien que les continents y soient plutôt clairsemés.

D'aucuns prétendent, il est vrai, que cette insalubrité serait récente. Ce sont les ouvriers du Canal qui ont importé, dit-on, les fièvres mortelles à Panama, jadis beaucoup plus salubre. On en dit autant dans chacune des localités de la mer des Caraïbes. Il en est de l'insalubrité comme du mauvais temps qu'il fait; les habitants des localités les plus déshéritées vous diront toujours que le mauvais temps qu'il fait est exceptionnel. Mon confrère et collaborateur, le Dr Didier, a trouvé la trace de la fièvre jaune dans les rares documents de la ville de Panama dès l'année 1826 : « le registre étranger de Panama est ouvert, en cette année 1826, par un décès occasionné par la fièvre jaune ; on retrouve cette mention à chaque page » (*DD*) ; et, de tout temps, les Américains ont redouté cette fièvre dite « de Panama » à laquelle on a tant hésité à donner son vrai nom. Ne savons-nous pas combien les fièvres malariennes de Colombie ont retardé la découverte du Pérou et décimé les premiers explorateurs qui, de l'isthme de Panama, s'élancèrent tant de fois vers l'El-Dorado convoité, à la suite de Balboa, Davila, et Pizarre lui-même, dont l'aventure épique eût échoué devant la fièvre malarienne, si son audace de bandit ne l'avait prédestiné pour la plus hasardeuse des conquêtes.

Caracas, à son altitude de 674 mètres, sur la côte vénézuélienne, passait également pour indemne. De fait, au Mexique, nous admettions que la fièvre jaune ne dépassait pas Cordova, située à 800 mètres, mais le Mexique est plus au nord : le parallèle de 23 degrés passe près de Tampico ; l'immunité de Caracas, entre 10 et 11 degrés, à peu de distance d'une côte éminemment malsaine, était moins vraisemblable. En effet, Caracas a subi récemment une épidémie de fièvre jaune assez violente, dit-on ; ce n'est sans doute pas la première ; et, pour plusieurs de nos médecins de l'isthme, l'immunité dont elle jouissait est assez douteuse pour que j'aie dissuadé de l'utiliser comme sanatorium, malgré l'agrément relatif de son séjour, dont la fraîcheur relative peut, en outre, être funeste aux dysentériques.

Sur le plateau des Guyanes, l'insalubrité malarienne est variable, suivant l'année, la saison, l'altitude; et souvent excessive le long des fleuves : Oyapock, Maroni, Surinam, Demerara et dans tous les estuaires du territoire conquis entre l'Amazone et l'Orénoque, où l'on trouve fréquemment des marécages le long du littoral, dans la région qu'on nomme les *terres basses*, et dans laquelle les pampas alternent avec la forêt amazonienne, lorsque l'on a franchi la plaine littorale marécageuse.

« Les températures mensuelles moyennes à la Guyane française oscillent entre 25 et 28°. Les moyennes de la saison fraîche et celles de la saison chaude ne s'écartent pas de plus de 3 degrés environ... Les mois les plus chauds sont août..., novembre ; les plus froids : décembre... février. » A Cayenne, *jh* est en janvier : 20; février : 15; mars : 20; avril : 17; mai : 20; juin : 19; juillet : 12; août : 7; septembre : 4; octobre : 4; novembre : 13; décembre : 21. La moyenne annuelle *mh* est de 2490, oscillant entre le maximum : 4190 et le minimum : 3320. La Guyane hollandaise donne des résultats à peu près semblables. A la Guyane anglaise, on s'accorde à retrouver les quatre saisons tropicales, bien qu'assez irrégulières. A Georgetown, la petite saison sèche comprendrait mars et avril; la grande : août à novembre; la grande saison pluvieuse : mai à juillet; la petite : novembre à fin février (*MU*).

On se souvient que la même irrégularité, ou plutôt la même confusion des saisons s'observe à Sierra-Leone dont la latitude est sensiblement la même, et où les mois vraiment secs sont février et mars, bien qu'il y pleuve encore, la grande masse d'eau qui, dans l'année atteint presque

4 400 millimètres, tombant presque tout entière pendant les huit mois d'hivernage, mai-décembre; mais surtout en juillet, août, septembre, au milieu de la saison. Les mois d'août à novembre comptés comme saison sèche à George-town, sont fortement pluvieux à Sierra-Leone (*BO*).

Les moyennes hygrométriques sont, aux Guyanes : 86,51 à 6 heures du matin; 83,35 à 10 heures; 81,14 à 1 heure du soir; 83,07 à 4 heures; 85,48 à 10 heures. La moyenne dans la Guyane hollandaise, d'après Van Leent, serait de 82,5 (*MU*).

Il y a une grande différence à cet égard entre la Guyane et l'isthme de Panama, où l'humidité est bien plus grande, presque toujours voisine de 100 et où les oscillations diurnes sont considérables.

D'après Orgeas (*O*), la mortalité malarienne à Cayenne aurait été pendant la période 1854-1884, pour 1000 Européens libres : accès pernicieux : 115; fièvres bilieuses : 34; cachexies paludéennes : 32; fièvre jaune : 466. Les entrées seraient pour la période 1858-1860, d'après Maurel (*MU*) : 4 576 affections paludéennes pour 7 111 malades, soit environ 653 p. 1 000.

On conçoit que l'intensité de l'impaludisme varie considérablement suivant que la localité est située dans les terres basses, au pied des montagnes où viennent se heurter les vents de l'Atlantique, ou sur les hauteurs balayées par eux. Ici les îles du Salut ont tout le bénéfice des localités insulaires du côté *du vent* et c'est « le point le plus sain des Guyanes » (*MU*), avec l'Ilet-la-Mère, sanatorium de la transportation. On admet comme salubre encore une zone intermédiaire, littorale, qui participe avec les îles du bénéfice des brises marines; mais au delà « les terres basses des Guyanes, qui, tantôt venant jusqu'à la mer, tantôt courant derrière les bancs de sable de la deuxième zone (intermédiaire) ne forment qu'un vaste marais pestilentiel... de l'Ouanari au Vénézuéla » (*MU*); et cette insalubrité est telle qu'aucun médecin de marine de ma génération, qui a desservi les pénitenciers, ne souscrirait volontiers à l'opinion émise par Lombard, qui juge la Guyane moins insalubre que la plupart des colonies tropicales. Cependant, embrassant aujourd'hui la région dans son ensemble, je suis contraint d'avouer qu'elle gagne à la comparaison; et, auprès de l'isthme américain, Cayenne, à sa latitude de 5 degrés, serait un paradis terrestre.

Le *Bulletin du canal interocéanique* contient une série d'observations des plus instructives au point de vue climatérique; je les signale au lecteur; mais je ne veux pas m'arrêter outre mesure sur cette région très restreinte, dont j'aurai à parler si souvent encore à d'autres points de vue; je me contenterai donc de ce renseignement bibliographique pour le petit nombre de savants qui l'ignorent.

Franchissons donc le Pacifique et revenons pour un moment en Indo-Chine, où nous poussent, en toute saison, des vents favorables, qui soufflent de l'est à l'ouest, sur la haute mer et éprouvent au voisinage du continent asiatique et surtout de ses péninsules méridionales, des changements saisonniers de direction qui intéressent tant la climatologie.

C'est sous cette direction : nord-est en janvier, franchement est en juillet, que les vents généraux du Pacifique abordent l'Asie. Ils la gardent d'une manière générale en janvier sur le rivage de l'Indo-Chine et de l'Indoustan; mais en juillet a lieu un conflit atmosphérique dont le résultat est que ces vents généraux demeurant S.-E. dans la mer des Indes, sont S.-O. au voisinage méridional des péninsules, dont les conditions climatériques diffèrent : d'abord suivant l'époque où la *mousson* nord-est devient mousson sud-ouest; et aussi suivant que la localité est plus ou moins directement exposée à l'influence de l'une ou de l'autre, influence bienfaisante ou malfaisante, suivant que ces vents généreux chassent ou ramènent, sur les localités, les effluves malariens; favorisent ou apaisent les fluxions catarrhales.

Au Tonkin l'influence saisonnière me paraît capitale; si les troupes d'occupation y ont été fortement éprouvées, surtout pendant la saison d'été (*RY*), cela tient à un défaut d'abri contre les intempéries; les fièvres malariennes n'y sont pas absolument graves; du moins notre première garnison d'Haï-Phong, dans les marécages du delta tonkinois, fut-elle épargnée au grand étonnement de nos médecins (*RY*). Suivant Baudens, le Tonkin serait le pays tropical le plus sain que l'on connaisse. Il attribue la mortalité des troupes, du fait des diarrhées et dysenteries, à la mauvaise hygiène (*BNS*). Quoi qu'il en soit, elle était, en 1886, de 1 726 décès pour 29 136 hommes d'effectif militaire (*NG*), soit 5,85 pour 1000.

En Cochinchine, l'insalubrité est à son maximum pendant la saison des pluies; et, cependant, les mauvaises années en Cochinchine sont les années de sécheresse. La mortalité annuelle y est d'autant plus grande que l'année a été plus sèche : d'autant moindre qu'elle a été plus humide; et, dans les années humides, elle est moindre si la chaleur est moindre, et réciproquement, mais la chaleur humide y est toujours moins redoutée que la chaleur sèche.

C'est un résultat inattendu sous ces latitudes : en 1870, année remarquable par une humidité exceptionnelle, la mortalité n'a pas dépassé 4 p. 100, alors qu'en 1864, remarquable par une sécheresse telle qu'on n'en avait pas vu de pareille depuis quarante ans, et en 1863, également très sèche, elle avait été de 5,4 pour la première et de 6,3 pour la seconde. En 1865, chaude et humide, elle s'abaisse à 4,8; en 1866, plus humide et moins chaude, elle tombe à 4,4 pour remonter à 6,1 p. 100 en 1867, très chaude et très sèche (*OM*).

C'est que la constitution médicale se règle sur les conditions météorologiques, suivant que ces trois éléments : chaleur, brise, humidité s'associent, se contrarient ou se neutralisent. Quelle que soit la constance du climat tropical, à mesure que l'on se rapproche de l'équateur, nous avons vu qu'il ne faut pas s'en exagérer la régularité saisonnière. Les pluies apparaissent quelquefois plus tôt et persistent au delà du terme habituel, les courbes de mortalité s'élevant en conséquence, sans que l'on puisse donner de ces changements une explication péremptoire. Chacun des mois de la période avril-décembre peut donner à son tour le maximum de mortalité ; sur un tracé annexé aux rapports de d'Ormay et comprenant la période 1876-1880, le sommet des courbes maxima porte tour à tour sur avril, mai, juin, juillet, octobre, suivant l'année ; et, si l'on parcourt les différentes localités de la zone, on voit qu'août et septembre, pendant lesquels la mortalité décroît en Cochinchine, sont les mois de forte mortalité au Sénégal.

A Pondichéry, la saison de la plus forte mortalité est l'hiver et le mois de février est le mauvais mois, tandis que le mois d'avril est celui où la mortalité est la plus faible. A Bombay le bon mois est octobre, le mauvais avril; à Calcutta, le printemps et l'hiver sont aussi les saisons les plus insalubres; et les Hindous se comportent vis-à-vis cette statistique comme les Européens.

En Birmanie anglaise, l'automne et l'hiver sont les saisons les plus insalubres. Le prolongement péninsulaire que l'Indo-Chine envoie vers l'équateur, la presqu'île de

Malacca, que l'on songe à disjoindre, en perçant l'isthme de Kra, est extrêmement insalubre, redoutée des Siamois eux-mêmes; surtout le littoral, dont le sol, bas, marécageux, est couvert, entre les montagnes et la mer, d'une ceinture de palétuviers, qui s'élargit jusqu'à une certaine distance du rivage. Les membres de la mission qui observait l'éclipse de soleil de 1868 furent très éprouvés, ainsi que les équipages des navires européens. Le vieux roi de Siam y contracta l'intoxication miasmatique dont il est mort (*HR*).

Dans l'isthme américain, les maxima de mortalité relative tombent en août, septembre, octobre, novembre, décembre, d'après les quelques documents que j'ai pu recueillir.

Peut-être retrouverait-on dans les marigots de la Sénégambie, s'ils étaient mieux peuplés, cette statistique en apparence paradoxale de la Cochinchine, d'où il résulte que les années sèches sont les années où la mortalité est la plus forte, bien que les mauvais mois soient toujours les mois pluvieux. En tous cas, elle s'explique en Cochinchine d'abord en ce que la fièvre paludéenne, qui charge la mortalité de la saison des pluies, n'est pas la seule endémie de la contrée; ensuite en ce que les saisons intermédiaires sont celles qui font le plus varier la mortalité annuelle, suivant que l'époque des pluies et celle de la sécheresse empiètent plus ou moins l'une sur l'autre, en maintenant une constitution médicale indécise où s'associent toutes les influences pernicieuses.

L'état sanitaire de la Cochinchine s'est amélioré dans ces dernières années, comme il arrive pour tout nouvel habitat, lorsque, après les premiers jours de l'occupation d'une contrée tropicale, l'hygiène ou, à son défaut, l'instinct, ont pu y établir un confortable relatif. Les facilités du rapatriement y sont, sans doute, aussi pour quelque chose. Dans la période 1863-1870, les rapatriements pour cause de santé avaient lieu dans la proportion de 15 p. 100 de l'effectif; ces rapatriés dégageaient d'autant les tableaux de mortalité au détriment des hôpitaux de la métropole; en y ajoutant 26.40 p. 100 de rapatriés pour continuité de service, et 4,5 p. 100 de décès, un effectif de 100 hommes se trouvait réduit, au bout de l'année, à 54 hommes. Il en résultait un renouvellement incessant de l'effectif, qui, de la sorte, offrait aussi plus de résistance dans son ensemble, et fournissait plus d'hommes valides pour le service, la proportion des invalidés étant en moyenne, pour un corps de 8000 hommes, de 460 malades à l'hôpital et 230 exempts de service, soit 86,2 pour 1 000 de l'effectif.

Toutefois, il n'est pas douteux qu'on ait vu l'insalubrité tropicale varier plus ou moins brusquement, sans que l'on puisse assigner de causes à ces variations.

Quelquefois le pays s'est assaini, comme il est arrivé pour la province de Mysore, dans la présidence de Madras, au moins en ce qui concerne le paludisme. La présidence de Madras, qui embrasse toute l'extrémité méridionale de l'Indoustan, représente un plateau central, déprimé et accidenté, entre la double bordure des Ghattes dont les contreforts, à l'Occident, se perdent pour ainsi dire dans la mer sur la côte de Malabar, tandis que la ceinture côtière que laissent entre elles et le rivage les Ghattes orientales sur la côte de Coromandel n'est qu'imparfaitement drainée par le Krisna et Godavery. La température de l'année, qui est de 28°,7 à Pondichéry, est encore de 27°,7 à Madras par 14 de latitude nord; la température de l'hiver, du printemps et de l'automne sont respectivement : à Madras 25°,0; 28°,3; 30°,1 27°,4; à Pondichéry 26°,2; 29,°0; 30°4; 28°,2. Les mois extrêmes sont janvier et juin, présentant : à Madras les moyennes

24°,0 et 31°,2; à Pondichéry 25°,4 et 31°,2. La mortalité générale est plus forte en hiver et moindre en été; elle est accidentée par la succession irrégulière des fièvres paludéennes, du choléra, de la dysenterie. Dans l'Inde, la malaria joue un rôle prépondérant; non seulement elle infecte le vaste delta où le Bramapoutre et le Gange apportent les eaux du Thibet et du massif himalayen; les plaines en partie désertiques où les sources de l'Indus se rapprochent de celles du Gange; les vallées de ces fleuves et de leurs affluents; le bassin et l'estuaire de l'Irawady; les plateaux du Decan moucheté de lacs, dans le Nisam et le Mysore; mais elle gravit les pentes de l'Himalaya, où des sanatoria, à l'altitude de 2 000 mètres et au delà, ont dû être abandonnés.

Toutefois, le paludisme se répartit fort inégalement dans toutes ces régions.

D'après Lombard, nous pouvons classer les localités malariennes en trois groupes : 1° Mhow (Radjpoutana) : *mbssp* : 773,7 ; division de Guzerate, entre les deux golfes de Kotch et Cambaye ; 607,5; le Sindh, 594,1 ; province de Bombay, 375,5; Punah (*alt.* 600) : 264,5; 2° Peshawar (*alt*: 400), dans le Bengale, à la frontière de l'Afghanistan, localité la plus maltraitée ; 1 141,5 ; Gwalior, au centre du pays: 958,3 ; Sangor, 734,8 ; Lahore, 660,6; Merut avec Dehli et Agra: 391,1 ; Rawal-Pindee, entre Peshavar et Lahore: 352,5; Allahabad, au centre: 278,3; la province qui comprend Calcutta et la majeure partie des régions méridionales, seulement: 194,1; enfin la province d'Oude, du centre nord-est: 159,5 ; 3° la présidence de Madras, en général : 147,5, au lieu de 421, du Bengale et de 426 de Bombay ; toute la côte et le restant oriental des Ghattes orientales: 58; la province de Mysore : 29,3 ; les régions centrales, qui constituent proprement le Deccan et forment la province d'Hyderabad : 257 ; et dans cette région, le paludisme va croissant, tandis qu'il décroît dans le Mysore.

Malgré sa grande fréquence sur toute la surface de l'Inde, la malaria y est moins fréquente qu'à Maurice, où *mbssp* =891,6; et qui a, dit-on, reçu de l'Inde cette « fièvre de Bombay » qui aurait modifié tout à coup, en 1866-1868, sa salubrité antérieure, comme plus tard celle de la Réunion; mais nous savons à quoi nous en tenir sur ces aggravations de l'insalubrité tropicale.

A la côte d'Afrique, la fièvre jaune passait pour inconnue, il y a une trentaine d'années. Mais une épidémie à laquelle j'ai pris part de toutes les manières, au Congo en 1861, et dans laquelle aucun de nous n'a vu autre chose qu'une fièvre bilieuse grave à symptômes typhiques, m'a toujours laissé des doutes au sujet de la possibilité de distinguer ces deux fièvres dans certaines épidémies. De fait, sans quitter cette zone, de 8 à 12° nord, nous savons, aujourd'hui, qu'on observait la fièvre jaune dès 1776 à Saint-Louis du Sénégal, vers 15° Nord; en 1816, 1825, 1826, 1830, 1837, 1845, 1848 à Sierra-Leone (8° N.), où plusieurs la considèrent comme endémique.

A coup sûr, elle peut éclater spontanément sur tout le littoral du Pacifique et de la mer des Caraïbes entre 8 et 12 degrés, dans le golfe du Mexique, comme sur la côte d'Afrique, il faut toujours compter avec elle, ce qui ne veut pas dire que l'on ne doive pas se garder contre l'importation lorsqu'il est possible, comme dans le Mississipi, d'organiser une quarantaine efficace et intelligente; en tout cas, elle peut n'être qu'une localisation particulière du paludisme; et, bien que des localisations différentes comportent des médications différentes, la fièvre jaune, à mes yeux, ne peut que très exceptionnellement justifier une contre-indication de la quinine, qui est, à la fois, un neutralisant de l'agent malarien, dans des contrées où tout le monde est plus ou moins impaludisé ; et un restaurateur, chez les impaludisés, de l'innervation languissante.

Sur tout le littoral du golfe du Mexique et de la mer des Caraïbes, aussi bien que sur la rive américaine du Pacifique, la fièvre jaune ne se montre pas en dehors de la saison pluvieuse ; mais à chaque saison pluvieuse on est exposé à voir l'épidémie reparaître. C'est le cas à Véra-Cruz. Mais cette périodicité saisonnière est subordonnée à la régularité des pluies. Si elles surviennent en dehors de l'hivernage, la fièvre jaune peut reparaître avec elles.

Dans le voyage que j'ai fait en Amérique l'hiver dernier, je me suis trouvé absolument désorienté sous les tropiques, à mesure que nous approchions de l'équateur. Au lieu de la saison sur laquelle on est toujours en droit de compter dans cette zone, jusqu'au commencement de mai, au moment où le soleil franchit le 10e degré de latitude nord, pour gagner notre solstice boréal, entraînant à sa suite l'anneau nébuleux équatorial, — nous avions, dès le mois de février, des pluies continuelles, qui ont transformé l'hiver de 1886 en un véritable hivernage, entraînant une épidémie exceptionnelle eu égard à sa durée et à sa léthalité, aussi bien qu'à l'époque où elle sévissait.

Ce sont, il est vrai, des conditions anormales dans cette zone ; mais nous sommes bien forcés d'en conclure que la fièvre jaune, qu'elle soit ou non la manifestation d'une intoxication paludéenne d'un degré plus élevé, l'effet d'une dose plus considérable du miasme malarien absorbé, — est, dans ces régions, un feu couvant sous la cendre.

Elles prouvent, du moins, que les saisons tropicales peuvent, comme les nôtres, n'être pas exclusivement réglées par le déplacement du soleil. L'abondance des pluies hivernales dépend de l'état hygrométrique de l'air, aux époques de maxima thermiques : plus l'état hygrométrique sera voisin du point de saturation, plus seront sensibles les variations nycthémérales et la précipitation de la vapeur d'eau ; si bien que les journées pluvieuses, dans ces conditions, seront non pas les journées nuageuses, mais surtout les journées chaudes.

Or cet état hygrométrique dépend tour à tour de l'état du ciel, de l'intensité et de la direction du vent, de la position du soleil, du régime des eaux et, par suite, il est influencé indirectement par le régime des vents dans les régions extra-tropicales et par l'orographie de la contrée et même des contrées voisines, sans parler des conditions astronomiques anormales, telles par exemple que le passage d'essaims de météorides entre le soleil et nous. En tout cas, pour qu'il pleuve abondamment, il faut que l'air chaud et humide se refroidisse brusquement d'une quantité suffisante ; c'est ce qui arrive, dans les journées orageuses, lorsque les obstacles résultant du relief du sol imposent à l'air en mouvement une direction ascensionnelle.

Sur la portion asiatique de la zone torride, les constitutions médicales, toujours réglées sur la périodicité saisonnière, sont bien plus variées qu'ailleurs. Et, d'abord, le passage de la saison sèche à la saison pluvieuse y marque deux saisons intermédiaires qui ont leur importance, tandis qu'elles passent inaperçues dans les autres parties de la zone. Il est vrai, qu'à mesure que l'on s'éloigne de l'équateur, on observe partout une saison intermédiaire qui divise en deux l'hivernage et l'interrompt par un répit de sécheresse relative d'autant plus court que l'on s'éloigne de l'équateur ou que l'on se rapproche du tropique. Cela résulte de ce que le « cloud-ring » ne quitte, pour ainsi dire, pas le zénith des localités voisines du tropique, pendant le temps que le soleil met à franchir le solstice. Mais cette petite saison sèche n'a aucun rapport avec les saisons intermédiaires du Deccan, de la Birmanie, ou de l'Indo-Chine, où la petite saison sèche passe plus ou moins inaperçue, suivant la latitude. Dans cette partie de l'Asie, les intempéries jouent dans la constitution médicale saisonnière un rôle plus important que partout ailleurs sous les tropiques. En Cochinchine, la mousson du nord-est qui souffle pendant la saison sèche et la mousson du sud-ouest qui souffle pendant la saison pluvieuse s'établissent tour à tour plus ou moins franchement ; l'époque où la saison sèche fait place à la saison humide et qui correspond à nos mois de printemps est particulièrement pénible, en ce que les conditions météorologiques indécises, les orages, les intempéries trouvent l'organisme énervé déjà par la chaleur sèche et plus particulièrement impressionnable aux influences nouvelles quelles qu'elles soient ; tous les changements de mousson s'annoncent, d'ailleurs, par des orages et des pluies torrentielles, qui commencent ordinairement en avril, et souvent en mars, et peuvent se prolonger jusqu'en décembre ; mais la véritable saison pluvieuse, à Saïgon, ne commence qu'en juin,.... et il n'y a d'obligatoirement pluvieux que les quatre mois de juin, juillet, août et septembre ; ce dernier l'est ordinairement plus que tous les autres, parce que c'est le moment où tous les nuages apportés par le vent de S.-O. sont abattus par le N.-E. » (d'Ormay). En tous cas, la prolongation de la saison pluvieuse ne modifie pas l'état de choses antérieur, tandis que son début détermine dans le climat une véritable perturbation.

Il arrive souvent dans toute la zone, et le fait est même très général à la surface du globe, que l'insalubrité malarienne est moindre aux estuaires des grands fleuves et sur les bords des lagunes environnantes que dans les localités situées en amont au confluent des grandes rivières. Cela résulte, sans doute, de ce que la végétation des deltas est généralement pauvre. C'est le steppe marécageux, avec les alternatives d'inondation et d'assèchement résultant soit de la périodicité diurne des marées océaniques, soit de la périodicité saisonnière.

Et dans les deltas, comme dans les vallées des grands fleuves ou de leurs affluents, cette périodicité saisonnière de l'inondation se règle moins que partout ailleurs sur la marche du soleil ; elle dépend de l'orientation des vallées, c'est-à-dire de l'orographie de la contrée et des contrées voisines ; et, bien que l'orientation dominante soit la direction parallèle à l'équateur pour les grands fleuves du globe lorsqu'on envisage l'ensemble de leur cours, les différentes portions de leurs vallées comme les estuaires ont un régime hydrologique spécial et plutôt réglé sur la saison des contrées voisines que sur la déclinaison du soleil. Le Nil dans son parcours du sud au nord franchit 31 degrés de latitude tandis que l'Amazone, dont le parcours n'est pas moindre, s'éloigne à peine de l'équateur. La crue du Nil se fait sentir progressivement du sud au nord, à ce point que la fête des digues, qui a lieu au commencement de juin dans la Haute-Egypte, n'a lieu qu'à la fin d'août dans le Delta; au contraire les crues de l'Amazone peuvent être instantanées. Ce mois d'août où la crue du Nil débute dans le Delta, est l'époque du maximum de l'inondation dans le Delta du Niger, qui, bien que se dirigeant dans un sens tout à fait opposé, et débouchant à une distance énorme du Delta du Nil, obéit aux mêmes influences. Il reçoit, en effet, ses eaux des mêmes régions du plateau central de l'Afrique ; car le Benue, celui des affluents du Niger qui règle surtout la crue dans le Delta de ce fleuve, naît sur le plateau au voisinage des sources du Nil, dans une région d'où partent, sans doute aussi, d'importants affluents du

Congo. C'est donc la chute des pluies dans cette région du plateau qui fait varier les conditions d'inondation et d'assèchement et par suite l'insalubrité dans des localités très éloignées, où l'intensité maximum de la malaria pourra se faire sentir aux mêmes époques malgré la différence en latitude et en longitude. La vallée de l'Amazone présente à cet égard les variations les plus singulières en raison de l'orientation perpendiculaire des affluents considérables qu'elle reçoit à droite et à gauche et dont la direction opposée : du nord au sud, pour le Rio-Negro ; du sud au nord pour le Madeira, le Purus, etc., produit d'une rive à l'autre du fleuve principal des marées véritables qui déterminent la crue dans les affluents à une époque de l'année où les pluies décroissent sur le versant du bassin que drainent ces affluents. Et l'on comprend que l'insalubrité puisse être moindre autour de l'île de Marajo, aux bouches du fleuve, qu'en de certains points des vallées du centre ; c'est ainsi que le Delta du Niger est réputé moins insalubre que le confluent du Benue, où l'insalubrité varie encore en raison du soin avec lequel les riverains entretiennent la canalisation naturelle ou artificielle du réseau fluvial. Au reste, ce n'est là qu'une question de nuance ; il s'agit, en effet, des contrées qui sont comptées parmi les plus insalubres du globe, et où l'insalubrité est, pour ainsi dire, permanente : dans le Delta du Niger, « de juin à décembre on est constamment trempé par les pluies, et de janvier à mai journellement grillé par le soleil ; pas de milieu » (*VI*). Il y tombe cependant moins d'eau que dans d'autres contrées du globe : à la côte de Benin la hauteur annuelle d'eau ne dépasse guère 3 mètres ; tandis que l'on cite telle localité montagneuse de l'Inde orientale (contrée où la pluie est le plus abondante), telle que Cherrapongi, à 1 250 mètres d'altitude, où il est tombé, dans l'année 1861, jusqu'à

22 990^{mm} de pluie; et, dans la seule journée du 14 juin 1876, jusqu'à 1 036^{mm} (H^2, p. 302)! Et l'insalubrité n'est pas en rapport avec la quantité d'eau tombée, comme on peut s'en assurer dans l'Inde, où elle peut être, dans le bassin de l'Inde, sur les confins du désert de Radjeput, dans lequel la hauteur d'eau ne dépasse pas 25 millimètres, plus grande que dans telle localité des plateaux du Deccan où elle peut atteindre 1 mètre. Les diverses régions de l'Inde, à l'ouest des Ghattes, sur le plateau du Deccan, dans les vallées du Gange, de l'Indus, du Brahmapoutre, de l'Irawady présentent à cet égard les contrastes les plus instructifs.

LIVRE II

LA MALARIA

CHAPITRE PREMIER

GENÈSE.

I

Léon Collin trouve dans le sol même de la campagne romaine, formé d'alluvions quaternaires entremêlées de sédiments d'origine volcanique, les éléments de la malaria. « L'insuffisance des divers milieux maremmatiques, comme point de départ de la malaria de la campagne romaine, nous prouve, dit-il, qu'il ne faut pas demander compte d'une insalubrité si générale à l'action de tel ou tel foyer restreint d'émanations palustres, et que la cause doit en être recherchée dans l'influence bien plus vaste des conditions du sol. » (C^4, *Rome*, p. 131.) Nous avons vu les raisons qu'il en donne, et j'avoue qu'elles ont une grande valeur. Cependant l'excursion que nous venons de faire ne démontre pas que les conditions qu'ils trouvent réunies autour de Rome se généralisent en Italie même ; non plus que la prédominance de la malaria dans les agglomérations de population.

Quoi qu'il en soit, le terrain malarien par excellence, c'est l'alluvion, déposée par l'eau courante au fond des vallées de toutes les formations géologiques, et dans les dépressions de toute nature des montagnes, des plateaux, des plaines, auxquelles l'atmosphère fournit, quand ils en lui viennent pas d'ailleurs, les éléments organiques qui fécondent le terrain de transport et forment à la longue l'humus ou terreau, par le mélange des détritus de plantes aux produits de désagrégation du sol sous-jacent et des roches voisines, constituant l'échelle géologique alluviale, qui va du sable stérile aux tourbières, où l'humus est prépondérant.

Dans ces conditions, la composition élémentaire de la roche qui fournit l'alluvion importe peu; la constitution physique importe davantage; entre les cailloux roulés et l'argile massive, les sédiments s'échelonnent suivant qu'ils retiennent plus ou moins l'eau ou se laissent plus ou moins facilement traverser par elle; mais, quelle que soit la perméabilité du sable pulvérulent ou du calcaire crevassé, il suffit de la présence au voisinage du sol d'une couche argileuse imperméable pour que la malaria s'y développe d'autant mieux que les fluctuations de la nappe souterraine ainsi entretenue peuvent déterminer, en plein désert de sable, les alternatives d'inondation et d'assèchement que nous avons vues créer les pires conditions d'insalubrité malarienne, dans les deltas, sur les rivages de la mer, des lacs et des lagunes, dans le lit des rivières sahariennes et sur les confins de toutes les oasis.

La salure des eaux thermales ou des eaux artésiennes reproduit aussi dans l'intérieur des continents les marécages éminemment insalubres du littoral océanique.

On a souvent accusé les tremblements de terre de déterminer l'explosion d'une épidémie de fièvre jaune; ils peuvent, en effet, en bouleversant le sol, changer tout à coup les conditions de salubrité d'une contrée, ils labourent pour ainsi dire l'humus; mais un simple glissement de terrains peut produire les mêmes effets en dehors de toute éruption. En général, les roches d'origine volcanique constituent des terrains compactes qui, comme les granites, sont peu favorables à la formation des marécages; toutefois beaucoup de laves sont pulvérulentes ou poreuses et se comportent, sous ce rapport, comme les débris madréporiques, où la stagnation de l'eau donne aisément naissance à la malaria sur les plages où viennent s'accumuler les débris des récifs côtiers, sur certains atolls d'Océanie, et dans les lieux habités où ces roches sont utilisées comme matériaux de construction.

Il est bon toutefois de faire ressortir la salubrité dont jouissent la plupart des archipels polynésiens d'origine madréporique comme certaines tourbières. Pour les marécages des petites îles de l'Océanie, les conditions climatériques générales, la ventilation régulière, suffisent à maintenir la salubrité. Par contre, c'est la plupart du temps sous le couvert des forêts ombreuses, à l'abri du soleil et même de l'air, que se réalisent les conditions de formation de la tourbe. Ce sont des conditions peu favorables à l'évolution des germes malariens quels qu'ils soient; et je serais disposé à expliquer de la sorte l'immunité malarienne de certaines régions lacustres telles que le Minnesota ou même les bassins des affluents méridionaux de l'Amazone, si, d'une part, on ne trouvait dans les steppes du Sud-Amérique des marécages inoffensifs en plein soleil ; et si, d'autre part, la formation de la tourbe ne s'accomplissait parfaitement à ciel ouvert, tout en laissant le terrain inoffensif.

Il faut remarquer, pour la tourbe, que les couches compactes, dans lesquelles a lieu le passage à l'humus, sont les plus profondes; et qu'au-dessus d'elle s'étale une couche protectrice superficielle, « dite *tourbe mousseuse* à tissu lâche... formée de végétaux entrelacés à peine décomposés;» et au-dessus de celle-ci « se trouve parfois de la *tourbe feuilletée*, formée de feuilles entassées et contenant des branches et des troncs aplatis » (*UM*). On aurait ainsi tous les degrés de transition de la végétation vivante à l'humus ; et les lits de tourbe sont encore fréquemment entremêlés de sédiments alluvionnaires que des cataclysmes ultérieurs y ont apportés et qui souvent recouvrent la tourbe. De là des conditions différentes également au point de vue de la malaria. En outre, « pour que la tourbe se forme, il faut que les eaux ne soient pas complètement stagnantes, qu'elles ne charrient pas une grande quantité de limon, qu'elles soient peu sujettes à de grandes crues », (*AH*) et ce ne sont pas là des conditions favorables à la malaria. Enfin, s'il faut pour la formation de la tourbe un certain degré d'humidité du sol, il faut également une basse température : 6 à 8 degrés en moyenne ; et l'impaludisme ne peut jamais acquérir, par ces températures moyennes, une grande intensité. C'est le froid qui, en congelant l'eau trop copieuse dont le sol était imbibé, a tué la forêt dont les débris ont donné naissance à la tourbe, en Norwège, en Sibérie... (*RA*) ; l'excès d'eau, dans ces conditions, doit stériliser aussi les foyers malariens, qui exigent une certaine activité et une certaine abondance de la végétation.

Toutefois, nous savons qu'au nord du 43e parallèle qui paraît être, dans notre hémisphère, la limite inférieure de la tourbe, les fièvres malariennes peuvent être engendrées par les émanations des tourbières ; l'essentiel est d'établir que leur voisinage peut être inoffensif, et, en effet, il s'en faut que la malaria soit dans une contrée en raison de l'étendue ou de la multiplicité des tourbières.

Le terrain granitique dont la salubrité est incontestable paraît emmagasiner, pour ainsi dire, des miasmes paludéens en de certaines circonstances : la fièvre intermittente n'est apparue, dit-on, à Hong-Kong que lorsqu'on a creusé dans le granite les fondations des constructions de la ville anglaise; de même les terrassements dans le granite des monts du Guadarrama pour l'établissement du chemin de fer du nord de l'Espagne ont mis au jour des germes infectieux dont rien n'attestait jusqu'alors la présence.

Les ondulations des schistes imperméables sont favorables aussi à la stagnation de l'eau et à la formation de marécages. Enfin, les calcaires, où l'absorption est au maximum, ont l'inconvénient de retenir les résidus infectieux que les eaux impures y déposent en les traversant et qu'un bouleversement quelconque du terrain peut ramener à la surface du sol et livrer de nouveau à l'action de l'eau qui les vivifie et les élabore pour une infection nouvelle.

Mais le terrain le plus favorable au développement de la malaria, c'est le limon des deltas reposant sur un banc d'argile, avec lequel il alterne ordinairement par lits successifs entremêlés de sables, de cailloux, de graviers, suivant les péripéties de sécheresse et de crue subies par l'estuaire. La malaria peut s'y développer, en l'absence de marais, par suite de la fermentation de l'humus que les eaux du fleuve y apportent en plus ou moins grande abondance par rapport aux éléments siliceux ou calcaires dans les crues du début ou de la fin des pluies, selon que le sol aura été simplement balayé à sa surface, ou raviné dans ses profondeurs. Et cet humus est, de même, plus ou moins saturé de débris organiques dont la décomposition s'achève dans l'alluvion en la fertilisant. Fertilité qui peut être une source de richesse ou d'infection, suivant que l'homme l'aura régularisée par la culture ou qu'il y laissera prospérer une végétation incohérente et la flore mystérieuse des eaux stagnantes.

Encore avons-nous vu, en Italie, en Espagne, etc., l'exploitation purement agricole être elle-même une source d'infection malarienne, dans les rizières, où l'action fertilisante de l'eau d'irrigation est en raison de sa richesse en éléments fermentescibles, « à ce point qu'avant de la répandre sur la rizière, on la laisse quelquefois séjourner dans une sorte de bourbier, de manière à ce qu'elle se charge de l'engrais nécessaire » (C^4) ; et que les tentatives d'épuration de cette eau marécageuse ont stérilisé les rizières.

II

Que se passe-t-il alors dans ce laboratoire de la malaria? De l'absorption intense de l'oxygène de l'air par l'humus, qui se classe au premier rang sous ce rapport parmi les terrains, l'argile, puis le gypse et le sable siliceux occupant le bas de cette échelle d'absorption relative ; de la combustion intense des matières organiques du terreau par cet oxygène, résulte la surabondance de l'acide carbonique dans l'air confiné du sol, qui peut en contenir jusqu'à 2 p. 100 dans la terre récemment fumée, au lieu des quatre dix-millièmes de l'air libre. Mais ce n'est pas cette surabondance de l'acide carbonique dans les émanations de l'humus des estuaires ou des marécages qui peut expliquer leur influence pathogénique.

L'eau ne fait que favoriser le développement de la flore et de la faune mystérieuse des marais ; et c'est à la condition qu'elle soit stagnante ou que son cours soit assez peu rapide pour permettre une stagnation relative sur les bords du cours d'eau, où le courant détermine des remous en sens contraire à sa direction. Toutefois, la stagnation seule ne suffit pas cependant à corrompre l'eau : il existe sur une grande étendue de l'Amérique du sud des lacs sans malaria, pour lesquels il serait difficile, sans doute, de supposer, comme le fait Maurel, pour certains lacs de la Guadeloupe (MU^2, p. 60), un épuisement souterrain prévenant la stagnation. D'ailleurs, l'eau que l'on puise au milieu des lacs ou des étangs marécageux peut être pauvre en matières organiques aussi bien qu'en matières minérales. L'eau du lac de Starnberg, qui approvisionne d'eau potable la ville de Munich, ne contient pas plus de 50,2 milligrammes par litre; l'eau du lac de Tegel, du Muggelsee, du Langensee, qui doivent approvisionner Berlin, contiennent respectivement 188,3; 151,7; 170,5 milligrammes de résidu après évaporation et marquent à l'hydrotimètre : 7,5; 4,9; 6,0. De même, beaucoup de localités rurales, en Allemagne, utilisent sans inconvénient l'eau de certaines mares du voisinage, qui, trouble au moment des chaleurs par le développement d'organismes, se clarifie plus tard, d'elle-même, par la précipitation au fond de l'eau de cette végétation accidentelle. Toutefois, grâce à l'élévation de la température par suite du peu de profondeur de l'eau, cette végétation inférieure arrive à dénaturer l'eau des marais. « Même sans être précisément impure, et par ce fait qu'elle subit le contact de l'air sans être en mouvement, elle renferme les Diatomées et les algues vertes dont se nourrissent les grands Infusoires. On y rencontre des Infusoires ciliés, *Nassula, Loxodes, Urostyla*, des Entomostracés, *Daphnia, Cyclops* et *Cypris*, des Rotateurs, des Vers nématodes, etc. Quand il y a des matières organiques en suspension, des champignons inférieurs, suivant Cohn, se développent sur leurs débris : *Leptomitus lacteus, Penicillium glaucum, Mucor mucedo, Aspergillus*, puis d'autres Infusoires apparaissent : *Amibes, Paramecium aurelia, Amphileptus lamella, Oxytricha pellionella, Epistylis, Chilodon cucullus, Euplotes choron*, des Anguillules, des Rotateurs (*Rotifer vulgaris*), etc. Les œufs d'Entozoaires sortent de là : Trichocéphale, Strongle, Douve, Bothriocéphale, Tænias » (*AD*). Mais aucun de ces organismes ne possède de propriétés physiologiques, physiques ou chimiques auxquelles on puisse imputer la malaria.

La faune et la flore microscopiques des marais sont extrêmement variées. Maurel vient de publier sur ce sujet (*MU*[2]) un travail remarquable, pour lequel il a déterminé minutieusement, avec l'aide de P. Petit, tout ce qu'il a pu trouver d'organismes inférieurs dans l'eau, la vase et l'air des marais, sans parvenir à établir le rapport qui existe vraisemblablement entre ces organismes et la malaria. Je ne m'attarderai pas à analyser les travaux de Maurel, Eklund, Klebs, Tommasi Crudeli, Celli, Marchiafava, Laveran, Carmona, Freire, Schiavuzzi, Cohn, qui ont, sans doute, un immense intérêt scientifique, mais qui, au point de vue de l'assainissement, sinon de la thérapeutique, n'ont actuellement aucune portée. J'aurai l'occasion d'en reparler dans ce chapitre même; pour le moment, il nous suffit de savoir que l'eau et l'air des marais sont très riches en micro-organismes, représentant, là comme ailleurs, la faune et la flore de la putréfaction, sans que la spécialisation de ces microbes, selon le milieu; leur abondance relative selon l'habitat, et suivant les péripéties de la lutte pour la vie qui détermine la pullulation et la survivance des mieux doués ; leur ressemblance plus ou moins grande avec des éléments du sang ou des liquides excrétés, chez les paludéens, puissent nous autoriser à leur attribuer la toxicité définie d'où résulte l'accès intermittent, forme typique de l'intoxication palustre. Il suffirait d'une substance excrémentitielle médiocrement diffusible, commune à tous ces microbes pour produire les mêmes effets, alors que le climat serait favorable ou non à telle sepèce plutôt qu'à telle autre ; et, d'autre part, la diversité des types d'où résultent, par exemple, l'intermittence, la rémittence ou la continuité, peut être due aussi bien à la quantité qu'à la qualité des microbes ou de leurs exhalaisons quelles qu'elles soient. « Quelque multipliées qu'aient été mes recherches, dit Maurel (*MU*[2]), on a vu que je n'ai pu trouver ni microphyte, ni microzoaire caractérisant l'eau des marais. On peut dire que les eaux potables les plus limpides, aussi bien que les eaux de marais les plus tourbeuses, peuvent nourrir les mêmes infiniment petits. Les eaux potables contiennent moins d'algues filamenteuses, et surtout beaucoup moins de diatomées que celles des marais; elles sont aussi moins riches en infusoires et en bactéries; mais, en somme, je le répète, nous ne pouvons affirmer que tel infiniment petit, que nous trouvons dans les marais, fasse défaut dans les eaux potables, même dans celles qui présentent les meilleures garanties de pureté. Ce n'est donc pas dans la présence exclusive de tel ou tel de ces organismes qu'il faut chercher la caractéristique des marais. Une seule cause de doute pourrait subsister à cet égard. On sait que, pour les proto-organismes d'ordre tout à fait inférieur, les bactéries, par exemple, les formes sont souvent insuffisantes pour déterminer leur espèce, et que leur caractère spécifique ne se révèle que par leurs propriétés physiologiques ou pathogènes. Il se pourrait donc que, parmi ces infiniment petits de formes semblables, il s'en trouvât ayant des propriétés spécifiques les distinguant des autres; mais ce n'est là qu'une hypothèse, et elle reste à démontrer. Si donc mes recherches paraissaient insuffisantes pour établir qu'il n'existe pas d'infiniment petit caractéristique des marais, elles me semblent tout au moins me donner le désir de conclure que cet infiniment petit spécifique des marais est à trouver. »

Maurel remarque, d'ailleurs, qu'il faut tenir compte de l'action destructive et partant préservatrice qu'exerceront les liquides de l'organisme, à commencer par ceux de l'estomac, sur ces microbes introduits avec l'eau potable.

III

Il est vrai que l'étude microscopique de l'air, la *coniographie*, si l'on me permet ce néologisme, a paru plus fructueuse. L'atmosphère des marais est, plus que celle des régions salubres, chargée de bactéries et d'algues filamenteuses. « Mais, de plus, dit Maurel, l'air des marais m'a frappé par la présence presque constante d'algues monocellulaires de petit volume et surtout par la présence des amibes. On se souvient que j'ai constaté ces protozoaires en grand nombre non seulement dans tous mes procédés d'analyse, mais aussi dans mes mucosités nasales, après mon séjour dans le marais de Fouillole. Or, je n'avais jamais constaté d'amibes dans mes analyses de l'eau salubre. C'est pour moi une différence de la plus grande importance. Comment expliquer cette plus grande richesse de l'air des marais en infiniment petits, et la présence exclusive des amibes, quand nous savons qu'ils existent également dans les eaux potables?... L'explication se trouve à peu près exclusive dans la configuration du marais et le changement de son niveau à des époques assez éloignées l'une de l'autre pour que, dans les terres découvertes par les eaux, il y ait une zone complètement desséchée; une autre qui, desséchée à la surface, est humide au-dessous et que ces zones représentent une superficie assez étendue. Les infiniment petits du marais ne sauraient passer dans son atmosphère tant que le fond du marais reste couvert par une nappe d'eau. Cette nappe d'eau est un écran préservateur. Tous ceux qui ont étudié la marche du paludisme le savent bien. Il en est de même pour les parties encore largement humides ; les infiniment petits trouvent dans cette humidité une cause d'adhérence suffisante pour résister aux mouvements atmosphériques et rester attachés à leur milieu naturel. Mais que la dessiccation arrive, que les chroococcacées qui, naguère, formaient une couche uniforme, soient séparées par la chaleur ; que ces amibes momentanément transformées en minces pellicules aient perdu toute adhésion avec les corps qui les entourent, et tous ces infiniment petits seront soulevés par le moindre mouvement de l'atmosphère, qui pourra ainsi les maintenir en suspension. Si l'on veut apprécier la quantité qui pénètre dans les voies respiratoires, il suffira de se rappeler que mes expériences n'ont jamais porté sur plus de 100 litres d'air et que cependant chaque goutte de liquide contenait quelques infiniment petits. Et si parmi ces infiniment petits, quelques-uns ont péri, d'autres, au contraire, n'ont pas assez souffert de la sécheresse pour qu'ils ne puissent reprendre toute leur activité, et continuer au sein des organes une vie d'autant plus active qu'ils y trouvent au moins deux des conditions les plus favorables à leur existence : la chaleur et l'humidité. De toutes les parties du marais, une seule nous intéresse, c'est celle qui, récemment desséchée, contient encore à sa surface des organismes assez secs pour être pris par l'atmosphère, mais cependant à une époque assez éloignée de leur dessiccation pour que la mort ne se soit pas encore emparée d'eux. C'est cette zone que je désigne depuis longtemps sous le nom de *zone dangereuse*... Mais une différence qui, pour être absolument caractéristique, acquiert une réelle importance, c'est la présence des amibes. Il est vrai que dans les analyses de l'air salubre, on a pu voir ces microzoaires se développer après un certain temps dans les eaux, soit de lavage, soit de condensation, mais il a toujours fallu un temps assez long, tandis que dans l'atmosphère des marais je les ai rencontrés en plein état de développement. Il y a là, je le répète, une différence à laquelle j'attache d'autant plus d'importance que les amibes se rapprochent, par de nombreux caractères, des corps kystiques de Laveran. »

Ces considérations relatives à la « zone dangereuse » des marais expliquent que la présence de l'eau apparente ne soit pas indispensable à la production des fièvres qui peuvent éclater dans une contrée et s'y maintenir, disparaître et reparaître, lorsque les défrichements ou les crevassements du sol ramènent au jour, quelle que soit la nature du terrain, les produits de la décomposition incomplète qui se sont accumulés dans le sol et que dégage l'exposition à l'air (Chevreul). C'est le cas de la campagne romaine. « Le sol fébrigène, dit Léon Colin (*C*[1]), n'est pas seulement le marais proprement dit, dont le nom évoque la pensée de surfaces alternativement submergées et mises à nu »; et, suivant lui, considérées sur l'ensemble du globe, les fièvres dépendent bien plus du miasme qu'il appelle tellurique que du miasme palustre proprement dit. « Quoi de moins comparable à un marais que les terres vierges des pays chauds, si arides en apparence, et dont un coup de pioche fait jaillir pour l'homme soit la mort, soit un accès pernicieux? Dans nombre de localités, réputées marécageuses, et qui ne le sont que peu ou point, dans la Campagne romaine, par exemple, que nous avons spécialement étudiée, la malaria naît du contact de l'atmosphère avec un sol doué d'un certain degré d'humidité, de chaleur et de richesse végétales, mais inculte ou sans culture suffisante. Notre opinion est que le miasme fébrigène n'est point le simple fait de la putréfaction des matières organiques, mais que le sol intervient en cette élaboration morbifique d'une manière aussi active peut-être que la végétation. Chaque jour on reconnaît davantage que, même en nos pays, le marais n'est pas une condition essentielle du développement des fièvres; on a pu s'en assurer pendant les travaux de terrassements faits pour les fortifications de Paris en 1840; plus récemment (1874-1880), la construction d'une seconde enceinte de forts détachés a entraîné de nouveaux cas de fièvre intermittente chez les ouvriers. N'en est-il pas de même en nos provinces? Rappellerons-nous les épidémies de fièvre intermittente consécutives à des travaux de creusement : dans le Languedoc, pour le canal du Midi; dans la Beauce, pour le canal de Maintenon; dans les Bouches-du-Rhône, pour le canal de Beaucaire; dans l'arrondissement de Nemours, pour le canal de Roing; dans celui de Sarrebourg, pour le canal de la Marne au Rhin, etc.? » (*C*[3])

Je n'hésitais pas, pour ma part, à admettre l'origine tellurique du miasme malarien d'une manière presque exclusive, lorsque je partais pour Panama, pendant l'hiver de 1886. J'y allais, persuadé que l'insalubrité particulière de l'isthme sur le parcours du canal provenait des défrichements. J'en suis revenu avec la conviction que la fréquence et la gravité des accidents paludéens sur nos chantiers n'est pas en rapport avec les terrassements. « Une première surprise, ai-je dit à ce sujet (*N*[4]), attend l'hygiéniste dans l'isthme de Panama : c'est que l'insalubrité malarienne n'est pas en rapport avec les défrichements. Tout autre, comme moi, eût été porté à croire que les bouleversements du sol nécessités par ce travail colossal devaient accroître en proportion l'activité du miasme paludéen, dont l'origine tellurique n'est aujourd'hui contestée par personne... Or, ce qui me paraît démontrer que le terrassement ne tient pas la première place parmi les causes d'insalubrité, c'est que la mortalité relative ne s'est pas accrue dans l'isthme depuis le commencement des travaux, et qu'elle n'est en rapport ni avec l'activité du travail sur tel ou tel chantier, ni avec la nature du sol remué : humus, argile ou roche. Le sol de l'isthme représente une sorte d'Auvergne équatoriale où les coulées de basalte, les dômes de trachyte, les laves, les argiles, les alluvions, sont revêtus du splendide manteau de la fièvre des tropiques, sans perdre le cachet géologique qui les distingue sur notre plateau central. Or, tous les chantiers ont été tour à tour salubres et insalubres, et cette insalubrité résulte bien moins de la nature du sol que de la nature du travail... Bien que les bouleversements du sol n'aient pas accru directement l'insalubrité, ils modifient éventuellement les conditions hygiéniques par rapport à la malaria, toutes les fois qu'en changeant les conditions orographiques et par suite hydrologiques de la contrée, ils favorisent la formation du foyer morbide où s'engendrent les fièvres; car, dans l'isthme comme ailleurs, — l'observation quotidienne le démontre dans tous les campements, — l'origine principale de l'insalubrité tropicale, c'est le marécage. La tranchée comme la décharge sont inoffensives, quand elles ne provoquent pas le stationnement et la stagnation d'une eau de pluie, de source ou de rivière. Dans le cas contraire, un marécage est bientôt constitué dans une contrée où la vigueur de la végétation a bien vite enseveli, dans le cours de la même saison, les travaux les plus récents, sous le couvert de la forêt naissante, et, partout où il apparaît ainsi, le marécage infecte, à la fois, le chantier et le campement. »

Si arides qu'elles soient, les terres vierges des pays chauds n'ont pas besoin qu'un coup de pioche intervienne pour en faire jaillir l'eau pernicieuse ; mais toutes s'assainissent par le drainage ; et, pour que la malaria s'y engendre, il faut toujours que l'eau ait fécondé le steppe, sur les bords du Tarim, aux altitudes de 1 et 2,000 mètres du désert de Gobi, aussi bien que dans la vallée fertile de l'Euphrate ou sur les rives des affluents intermittents du Nil Blanc ou du Nil Bleu ; il suffit le plus souvent que le cours d'un torrent, d'une rivière ou d'un simple ruisseau se ralentisse, en même temps que les berges s'abaissent, pour que la mortalité malarienne s'aggrave à la suite de l'inondation ; et c'est ainsi que nous avons vu s'élever la courbe de *lgp* sur le cours du Missouri et de ses affluents le Kansas et le Yellowstone. Il n'est pas indifférent, du moins, quand il s'agit de terrassements, de savoir que l'abondance des germes, quels qu'ils soient, décroît, dans les sols vierges, avec la profondeur de la tranchée. Les microbistes sont unanimes à cet égard. D'après Frankel (*FNK*) le nombre des microbes à $1^{m},25$ de profondeur est cent fois moindre qu'à la surface. D'après Maggiora (*XR*), il est beaucoup plus faible dans les sols déserts et forestiers que dans les terrains cultivés ; c'est-à-dire, comme le remarque Duclaux, qu'il doit varier dans un sol qui n'est ni inondé ni trop sec, avec la quantité et la qualité des matières organiques. On comprend aisément que Maggiora l'ait trouvé inverse de l'ancienneté géologique du terrain, de l'altitude, de la compacité, de l'imperméabilité ; et d'autant plus grand que la fumure est plus riche et la culture plus active.

IV

Si, pénétrant plus avant dans la question, nous recherchons dans le sang le principe virulent des miasmes, nous pouvons juger, par le trouble même des conclusions du travail de Maurel, combien la micrographie est encore confuse à l'égard du microbe malarien, soit qu'il s'agisse simplement d'opter, au laboratoire, entre l'algue de Salisbury, du genre palmelle ou celles de Magnin, Balestra, Laveran, du genre oscillaire, et le champignon d'Eklund (*Gymnophisalis hyalina*) ou le *bacillus malariæ* de Klebs et Tomasi Crudeli et les *plasmodies* de Marchiofava et Celli; soit que l'on ait à décider, comme c'était mon cas, de l'opportunité des vaccinations en pays paludéens, par la méthode de Carmona ou par celle de Domingos Freire.

Pour ce qui est du microbe malarien, le filament spirilliforme de Laveran paraît bien étranger au sang normal et exclusif au sang paludéen ; mais voici que Maurel croit l'avoir retrouvé dans les produits d'une macération quelconque ; d'ailleurs, il n'a pas absolument détrôné le bacille filamenteux ou segmenté de Klebs et Crudeli, retrouvé, paraît-il, plus récemment par Schiavuzzi et Cohn (*XR*), et qui, reproduit par la culture, altère les globules du sang, comme l'oscillaire de Laveran.

Pour ce qui est des microbes vaccinoïdes de Carmona et de Freire, en traiter ici serait préjuger la question de l'unité des formes malariennes qui font l'objet du chapitre suivant.

Je me bornerai, pour finir, à rappeler aux *coniographes* et surtout aux hygiénistes que ni l'humus, ni l'eau, ni leur association dans le sol marécageux ne sont absolument nécessaires à l'évolution des germes malariens dans les localités où sévissent les fièvres paludéennes. Il suffit que ces germes trouvent dans le brouillard le milieu humide qui leur est nécessaire ; et le brouillard n'exige pas, pour se former, la présence d'un marécage dans la localité. Il est le résultat d'une différence de température entre deux couches d'air en contact, quelle que soit la cause du refroidissement de l'un ou de l'échauffement de l'autre, à la condition que l'air contienne de la vapeur d'eau. Les germes aériens évolueront dans ce milieu tout aussi bien que dans la « zone dangereuse » des marécages, qui n'en demeure pas moins, jusqu'à nouvel ordre, à mes yeux, le *berceau* de l'impaludisme dans l'immense majorité des cas. Lorsque j'ai tant insisté sur le *marais aérien* de Panama, je n'avais pas présent à l'esprit le rôle attribué aux brouillards de la campagne romaine, par le baron Michel et par Léon Colin se plaçant l'un et l'autre à des points de vue différents. Bien que ces travaux fussent déjà anciens, et que l'influence des brouillards ait été admise de tout temps : en Algérie, dès les premières années de l'occupation (*BN*), aussi bien qu'à Madagascar dans les explorations les plus récentes (*RI*) je ne m'en suis rapporté qu'à ma seule observation et au témoignage des médecins du Canal ; mais je suis heureux de trouver un appui dans la manière de voir de savants confrères, bien qu'elle soit au fond différente de la mienne. Ce n'est pas, croyons-le, en « condensant la vapeur miasmatique dans les couches inférieures de l'atmosphère » que le froid nocturne accroît l'intensité du miasme; mais en créant le marais aérien, où les germes puissent accomplir leur évolution. Il n'est pas nécessaire que les germes émanent du sol lui-même, ni qu'ils arrivent à l'état de *maturité* de régions voisines plus ou moins marécageuses ; mais tel sol peut leur être plus favorable en ce que, fortement arrosé, fertile, montagneux, il fournit à l'air plus d'humidité ; ou que nu, plat et sec, il rayonne davantage et, en échauffant davantage les couches basses de l'atmosphère, y accroît l'amplitude des oscillations thermiques nycthémérales.

Cette interprétation ne simplifie pas l'hygiène malarienne, et je conçois que des hygiénistes aient blâmé des conclusions, par de certains côtés désespérantes ; mais il n'est pas indifférent de voir le mal là où il est réellement ; je n'ai jamais été partisan de la morale ni de la thérapeutique qui ne commencent pas par découvrir les plaies pour les mieux soigner ; et si, dans une localité donnée, l'impaludisme a son centre d'action dans le brouillard, outre qu'il faut se garantir surtout du brouillard, il n'est pas toujours impossible de modifier les conditions du sol qui favorisent sa formation.

CHAPITRE II

FORMES.

Les fièvres malariennes diffèrent :
1° Par le rythme fébrile ;
2° Par les localisations symptomatiques ;
3° Par l'évolution.

I

RYTHME FÉBRILE.

En général, la phase d'apyrexie s'allonge ou s'abrège ; la rémission fébrile est plus ou moins tranchée ou persistante entre les pôles et l'équateur, en raison inverse de la chaleur, comme si la tonicité de l'organisme, qui s'accuse par l'intensité plus ou moins grande du frisson et qui est affaiblie sous les climats chauds, limitait la durée de l'accès en même temps qu'elle en retarde le retour, le pronostic étant, d'ailleurs, plus grave dans les formes rémittentes que dans les formes intermittentes et plus grave encore dans les formes continues.

Les effets de l'intoxication semblent donc en raison de la débilité du sujet, ou plus généralement de son degré de résistance, autant que de la quantité du miasme absorbé, qui dépend elle-même, non seulement de l'abondance des effluves malariens, mais aussi de l'activité de la respiration et de l'absorption.

Et, dans un milieu malarien, les récidives sont plutôt en raison de la débilité, au point de vue de leur fréquence comme de leurs effets, la cachexie survenant d'autant plus vite que la contrée est plus marécageuse et plus chaude, ou l'atmosphère plus riche en germes et plus débilitante. Toutefois l'apyrexie entre les séries d'accès semble plus régulière au voisinage de l'équateur, où les résidents admettent volontiers la périodicité régulière des séries d'accès après un nombre régulier de septenaires.

En France, « les types les plus habituels dans nos localités les plus marécageuses sont les modes *franchement périodiques*. La période est relativement courte (type quotidien) dans les fièvres de première invasion ; elle s'allonge à la récidive (type fièvre quarte), ainsi qu'on le voit particulièrement dans les villes où les fièvres sont si souvent apportées d'ailleurs. Cette circonstance n'empêche pas la fréquence des formes véritablement *pernicieuses*... La perniciosité dépend beaucoup plus souvent des dispositions du sujet que des propriétés du miasme... Ce que l'on voit beaucoup moins communément, ce sont les *fièvres graves*, les formes presque continues, dont on meurt aussi, quoiqu'elle ne soient pas pernicieuses dans le sens classique, et que l'observation démontre être liées à l'activité spéciale, quelquefois singulièrement énergique, que la chaleur communique aux miasmes telluriques. Ces formes se retrouvent sur notre littoral du Midi, vrai fragment du continent africain. De temps à autre, dans la saison chaude et par des années d'une température exceptionnelle, on en observe un certain nombre dans les zones classiques de l'impaludisme à l'intérieur, en Bresse, en Sologne, dans les Charentes » (*AD*).

Au Gabon, d'après les tableaux de Griffon du Bellay, on peut évaluer chez les Européens *mbip* à 827,5 ; *mbrp* : 37,0 ;

mbpp : 11,1 ; *mbxp* : 125,4 ; chez les noirs, *mbip* : 933,3 ; *mbpp* : 66,6. « La périodicité régulière en dehors du type quotidien est l'exception. J'ai rencontré deux ou trois fois, dit G. du Bellay, le type tierce chez des indigènes... mais chez les Européens, la marche de la maladie m'a toujours paru ou irrégulière, ou pouvant se rattacher au type quotidien, soit qu'il y ait une intermittence réelle ou simple rémittence ; et la période d'exacerbation semble le plus généralement déterminée par l'élévation de la température... Toutes les fièvres pernicieuses avaient été précédées d'accès irréguliers, et la fièvre pernicieuse elle-même a toujours procédé par attaque soudaine, tuant le malade ou laissant après elle peu de chance de récidive et par suite de périodicité » (*GB*).

Dans la Guyane française, les relevés de Maurel (*MU*, p. 744) donnent, pour 8,844 cas de fièvre paludéenne, 6,118 de fièvres irrégulières « ou atypiques », soit *mbip* : 275,3. Les 308 cas, correspondant aux fièvres graves, donnent *mbrp* : 4 ; et *mbpp* : 31,8. « Des trois types simples (tierce : 283 cas ; quarte : 22 ; quotidien : 1713), de beaucoup c'est le quotidien qui est le plus fréquent, puis à une grande distance se place le tierce, et enfin, presque une rareté, vient le type quarte, ne se présentant guère qu'une fois tous les trois mois... La fièvre intermittente quotidienne est celle qui le plus souvent atteint les arrivants... Les accès sont à cette époque complets et leurs trois stades bien tranchés. Ils sont d'intensité et de durée moyenne, et cèdent facilement au sulfate de quinine. S'ils sont régulièrement soignés, ils s'espacent, perdent de leur intensité, puis disparaissent. Mais bientôt, si le malade s'expose de nouveau au paludisme, les rechutes arrivent de plus en plus facile, laissant toujours après elles l'organisme plus faible et de moins en moins sensible aux préparations de quinquina. » Puis suivant que le malade se soustrait momentanément ou non à l'impaludisme, l'intoxication atteint une marche chronique ou aiguë. Dans le second cas, les accès augmentent d'intensité et surtout de durée jusqu'à ce que l'accès pernicieux ou la fièvre rémittente bilieuse vienne terminer la scène. » La forme cachectique, « qui est de beaucoup la plus fréquente, s'accompagne bientôt d'anémie, et les principaux phénomènes qui la caractérisent s'accentuant, on voit naître la cachexie », avec des accès fréquents, très irréguliers, atypiques, manquant d'un stade ou de deux, l'autre s'accentuant d'une façon prédominante (*MU*).

En Cochinchine française, d'après les tableaux de d'Ormay et Aubert (*OM*), la proportion pour 1,000 est : fièvres quotidiennes, 299,1 ; irrégulières, 251,6 ; tierces, 154,6 ; quartes, 8,9 ; rémittentes, 43,9 ; pernicieuses, 24,6 ; pseudo-continues, 8,2. Sur un total de 39,480 cas, je ne compte que trois fièvres hémorrhagiques. Les cachexies y sont représentées par 279 cas ; l'anémie par 2,941 ; je n'ai pas tenu compte de 3,838 cas indéterminés et j'ai confondu les fièvres bilieuses avec les rémittentes. D'après Le Roy de Méricourt et Layet (*LM*), « le type le plus habituel de la fièvre est le quotidien, le type tierce vient ensuite, les autres sont exceptionnels. Il est certain que les types réguliers définis sont plus communs ici que dans les autres localités tropicales ; et que nulle part on ne trouve autant de différences, dans une même contrée, d'une localité à l'autre. « Thorel (*TH*) insiste sur l'influence néfaste... du passage dans les forêts de la vallée du Mékong et présente les rives du fleuve comme relativement salubres. Il a observé que les indigènes, qui résistent aux effluves des rizières, ne peuvent pénétrer ni séjourner dans ces forêts sans être frappés autant que les Européens...

L'époque où les fièvres sévissent avec le plus d'intensité est le commencement des deux saisons de pluie et de sécheresse. Contrairement cependant à ce qui arrive dans la plupart des pays chauds, c'est à la fin de la saison sèche que se manifestent les accès les plus graves ; et en particulier les accès cholériformes. C'est là une raison pour laquelle on a regardé ces accès pernicieux et le choléra comme identiques de nature » (*ML*).

Dans l'isthme de Panama, l'on ne compte guère avec l'accès périodique des vieux paludéens, qui sont bientôt rapatriés ; la malaria y est plus brutale qu'ailleurs et le type franchement continu caractérise surtout les formes graves. La « fièvre de Panama » est une fièvre continue, sans rémittences. Cependant, d'après Vernialle (*Com. verb.*), les fièvres à frisson, chaleur et sueurs sont communes à Colon et dans le bassin du Chagres ; elles se prolongent, entraînent le développement de la rate et la cachexie qui n'est pas rare chez les nègres eux-mêmes. Les fièvres bilieuses et inflammatoires m'ont semblé plus communes sur le versant atlantique de la Cordillière et sur les hauteurs que sur le versant et dans la plaine pacifique.

A New-Orléans, d'après les tableaux du dernier *Report of the Board of Health* (*HL*), je trouve pour un total de 13,823 décès, les décès malariens représentés : pour la fièvre intermittente par : 28 ; rémittente : 93 ; congestive : 301 ; typho-malarienne : 57 ; non classifiées : 360. Nous voyons, pour la première fois apparaître dans le bilan de la mortalité, la fièvre typho-malarienne, sur laquelle j'aurai à revenir et qui charge considérablement le bilan des fièvres continues, aux dépens des fièvres rémittentes ou bilieuses.

Rome a été représentée par Léon Colin comme une station intermédiaire au point de vue du rythme fébrile. « Au point de vue spécial de l'intoxication tellurique, nous avons établi, dit-il (C^4) : 1° que les fièvres qui, à Rome, dominent pendant les mois les plus chauds : juillet et août, sont identiques aux formes propres aux climats tropicaux; 2° que celles des mois de septembre et d'octobre correspondent, au contraire, aux fièvres des climats tempérés. La pathologie de Rome nous sert donc, *comme celle de l'Algérie*, de trait d'union entre les manifestations de la *malaria* aux diverses latitudes, comme pour nous permettre d'en unifier le tableau à la surface du globe. Qu'y a-t-il de plus différent, de moins comparable, au premier abord, que ces pyrexies essentiellement continues qui forment la base de la description des auteurs anglais observant dans l'Inde, et ces fièvres périodiques, au contraire, observées dans nos climats, en France, en Allemagne, en Hollande? Certains auteurs n'ont-ils point proclamé la différence de nature et d'origine, de formes morbides aussi dissemblables? Or, grâce aux stations intermédiaires, grâce spécialement à celle de Rome, nous avons pu démontrer que ces affections sont, au fond, de nature identique; c'est partout la même intoxication dont les manifestations seules varient suivant le degré de température. »

Malgré cela l'accord n'est pas complet, il s'en faut de beaucoup, entre les médecins des pays chauds, mais je suis de ceux qui réclament l'unification de cette pathologie que l'on a diversifiée outre mesure.

En Grèce (*CS*), *mbip* et *mbrp* sont représentées par les valeurs suivantes :

	Quotidiennes.	Tierces.	Quartes.	Rémittentes.
Athènes	590	320	30	60
Corfou	470	210	20	300
Leucade	560	60	»	380
Céphalonie	630	190	»	180
Zante	330	210	»	460
Ithaque	690	30	»	280

On voit combien sont fréquentes ici les fièvres rémittentes, souvent épidermiques; en moyenne elles représentent 0,15 à 0,40 des fièvres palustres. Elles s'observent pendant la seconde moitié de l'été et le commencement de l'automne; et elles se confondent ici encore avec la typhomalaria. « Il est hors de doute que des cas et même des épidémies de fièvre typhoïde, où manquent des données de diagnostic suffisantes, passent aussi comme appartenant aux fièvres rémittentes palustres ». Et ces fièvres mal définies ont existé de toute antiquité dans la contrée. « Le *causos* et *phrénitis* d'Hippocrate étaient avant tout des fièvres rémittentes dont les unes correspondaient à la forme simple gastrique, les autres à la forme typhoïde, comme il a déjà été remarqué depuis longtemps (Littré, etc.). » Il en est de même des formes pernicieuses (*CS*). Mais ici le rythme n'est pas tout; et ce sont surtout les localisations et l'ensemble des symptômes qui embarrassent le diagnostic, comme aussi l'évolution me paraît de nature à l'éclaircir.

Nous aurions les mêmes réflexions à faire sur les fièvres danubiennes. En Roumanie (*OB*) *mbip*=480, pour les accès simples : quotidiens ou tierces; les autres formes donneraient 520 cas pour 1,000 fièvres.

Et c'est ainsi que l'on peut interpréter cette opinion de Hirsch, que les formes rémittentes seraient spécialisées à l'hémisphère occidental. Nous avons vu déjà qu'il n'en est rien; et comme le dit Mahé, qui ne croit guère (*M*, p. 263) aux relations du type rémittent avec la latitude, « il n'est pas facile de trancher cette question de forme et de fréquence des types fébriles et paludéens, même à l'aide de la statistique : ce qui tient d'abord au degré d'exactitude avec laquelle sont enregistrés les éléments importants de la statistique, mais aussi à la manière fort diverse suivant les pays, les époques, les écoles et même les mœurs mentales de chaque médecin d'interpréter les types fébriles...; la même fièvre palustre est dite rémittente par un observateur, parce qu'elle aura, par exemple, commencé par un ou deux jours de rémittence et fini par des accès intermittents légitimes, tandis qu'elle sera le modèle des fièvres intermittentes pour tel autre observateur? » Toutefois mon confrère et ami semble accepter cette donnée générale que « la proposition qui proclame la rareté du type intermittent et la fréquence du type rémittent à mesure que l'on descend vers les régions de l'équateur, est acceptable en gros » et nous lui accordons sous ces réserves, sa contre-proposition, qu'il existe « de nombreuses exceptions relatives aux localités. »

II

LOCALISATIONS MORBIDES.

L'accès malarien, quelle que soit l'intoxication qui le détermine, consiste en un trouble de l'innervation vasculaire d'où résulte un trouble circulatoire, et la répartition vicieuse du sang; des congestions et des stases viscérales; l'altération régressive des éléments anatomiques des tissus et des humeurs; en particulier du sang et, sans doute *de la lymphe*, dont la désorganisation pourrait bien être la lésion primordiale et l'origine de tous ces désordres.

I. Bien que nos connaissances des altérations du *sang* dans les pyrexies malariennes soient insuffisantes pour nous permettre de déterminer la nature de ces affections, celles que nous possédons déjà éclaircissent néanmoins certains côtés du problème.

On sait que le sang des fiévreux est plus noir, que l'oxyhémoglobine y est réduite, que l'oxygène qui lui manque a été employé à activer les combustions, d'où la surcharge de résidus acides qui obstruent certains tissus tels que les muscles et y font naître les douleurs plus ou moins intenses, de la fatigue et des courbatures; que ce sang s'est appauvri surtout en acide carbonique et en azote; que les hématies s'y présentent en moins grand nombre, plus ou moins déformées, sous l'aspect crénelé mûriforme, qu'elles revêtent, d'ailleurs, en d'autres circonstances; tantôt agrandies, tantôt diminuées de volume; plus ou moins pâlies, plus ou moins envahies de granulations pigmentaires, dont elles se vident par rupture, ou dissociation; que les leucocytes y ont augmenté de nombre, et s'y sont plus ou moins chargés de granulations pigmentaires, pour les entraîner sans doute vers les émonctoires naturels ou accidentels.

Au milieu des éléments normaux, en outre des abondantes granulations pigmentaires libres, le microbe spécifique de Laveran s'est présenté à différents micrographes sous les aspects décrits par l'auteur : corps en croissant, formes kystiques accompagnées d'éléments flagellés, libres ou appendus aux cellules kystiques; et ceux de Tommasi Crudeli et Klebs y sont représentés par des éléments bacillaires isolés ou réunis en chapelets, accompagnés de spores, qui souvent y adhèrent; ils se retrouvent, sous ces formes dans l'air et l'eau des marais; et se reproduisait dans les cultures et les inoculations. La tendance est aujourd'hui à donner pour origine au pigment du sang malarien la destruction des parasites eux-mêmes, dont ils représentent les débris; et qui se sont développés aux dépens des hématies en les assimilant, pour ainsi dire.

Il ne faut pas demander à l'histologie pathologique plus qu'elle ne peut donner, à une époque où l'étude du sang est encore pour ainsi dire à ses débuts, malgré tous les travaux dont elle a été l'objet; mais il ne faut pas non plus se montrer trop sceptique en bactériologie; la fièvre malarienne est de toutes les maladies celle où le microbe a de tout temps paru le plus vraisemblable, et le jour est proche peut-être, où, reportant sur la lymphe, les recherches que l'on applique au sang, on y trouvera l'explication des désordres fébriles dans les modifications des leucocytes, qui paraissent de plus en plus représenter l'agent vital par excellence; l'hématie, véhicule d'oxygène, demeurant, d'ailleurs, l'agent vivifiant de la nutrition dans les leucocytes n'agit sur les nerfs terminaux que par leur intermédiaire. Tout porte à croire, si l'on en juge par les travaux récents de Metschnikoff, et de Gallemaerts, en particulier, que les leucocytes s'assimilent les microbes (*phagocytes*).

II. On ne s'attend pas à trouver, dans les caractères histologiques du sang encore si imparfaitement déterminés, des différenciations de nature à expliquer la différenciation clinique de chacune des formes de la malaria; et l'on peut encore se demander si les formes des fièvres ne résultent pas simplement, soit de la localisation en tel ou tel organe des congestions et des stases sanguines; soit de la dose du miasme absorbé; soit du degré de résistance qu'oppose le sang du sujet à la désorganisation malarienne ou du degré d'impressionnabilité de son système nerveux au contact de l'agent perturbateur.

La *rate*, comme le foie et la plupart des parenchymes, subit le contre-coup du frisson et s'engorge dans la stase fébrile; mais il y a là autre chose qu'un phénomène de mécanique vitale, et, pour la rate en particulier, sa turgescence est bien plus en rapport avec l'élévation de la température, dont elle serait plutôt la conséquence ou l'effet que la cause. Peter a fait remarquer que la rate se distingue, à ce point de vue, du foie, en ce que son augmentation de volume paraît être en rapport constant et uniforme avec le degré d'élévation thermique, tandis que l'on ne trouve pas pour le foie la même relation directe. Mais n'en trouve-t-on pas l'explication dans le rôle fonctionnel de la rate? La fièvre altère les globules; et, si la rate ne les répare pas elle-même, elle les emmagasine du moins, à l'abri du courant circulatoire, pour le travail de leur réparation. Que l'on me passe cette métaphore triviale : la rate est l'infirmerie des globules, un sanatorium qui s'agrandit spontanément au fur et à mesure de l'accroissement de population; mais ne revient qu'incomplètement sur lui-même après l'accès fébrile, et même s'hypertrophie progressivement, dans les formes silencieuses, cachectiques de l'intoxication lente, et, malgré sa rétractilité, ne reprend ensuite que difficilement son volume normal, alors que l'influence malarienne est supprimée. Cette stabilité de l'hypertrophie n'empêcherait pas cependant qu'elle fût fonctionnelle : la régression atrophique des organes hypertrophiés représente un mode anormal d'évolution ; car, en dehors de l'utérus, ce processus rétrograde ne semble pas prévu dans l'organisation vivante.

Ce qui prouverait la justesse de cette manière de voir, dans l'impaludisme, c'est que l'engorgement et l'hypertrophie de la rate ne sont en rapport ni avec l'intensité du frisson, ni absolument avec l'élévation de la température atmosphérique ou morbide, ni avec la durée de l'hyperthermie. Il se peut que l'hyperthermie prolongée contribue, dans les formes graves, à désorganiser le parenchyme splénique aussi bien que les autres; mais les engorgements et l'hypertrophie spléniques de l'impaludisme sont bien plutôt en rapport avec la quantité du miasme malarien et, sans doute, avec l'altération des éléments du sang qui en est la conséquence; de telle sorte que ces trois notions; virulence de l'air marécageux, altération directe des globules sous l'action du miasme, engorgement de la rate qui les emmagasine et peut-être les répare, se corroborent l'une par l'autre; et l'on comprend que les grosses rates se rencontrent plutôt dans les intoxications lentes, la stéatose splénique, dans les intoxications rapides et, pour ainsi dire, suraiguës.

Il reste, toutefois, plus d'un point obscur dans cette pathogenèse: par exemple, le rôle réciproque des hématies et des leucocytes demeure encore incertain, aussi bien que le mode d'action du parenchyme splénique sur les uns et les autres; et le mystère de l'impaludisme réside peut-être tout entier dans le conflit de ces trois éléments: l'hématie, le globule blanc, le microbe du miasme malarien, dans le milieu splénique. Il est vrai que la rate semble élaborer plutôt le globule blanc; on pourrait, en voyant concentré dans sa pulpe l'effort de la nature médicatrice contre l'impaludisme, conclure que l'élément lésé n'est pas surtout l'hématie, et que le trouble manifesté par le leucocyte dans l'accès malarien, alors que la désorganisation du globule rouge met de l'oxygène en liberté, n'est pas un phénomène contingent, quoique les transformations amiboïdes des leucocytes se ralentissent à la fin de l'accès, lorsque les sueurs copieuses, concentrant le plasma, ont fixé dans une certaine mesure l'oxyhémoglobine; mais tout porte à croire aussi que la rate n'est pas étrangère à la régénération des hématies, et les probabilités, aujourd'hui, sont en faveur de cette hypothèse.

Quoi qu'il en soit, la tuméfaction de la rate congestive ou hypertrophique, avec pigmentation, est caractéristique de la malaria et liée, sans doute, à l'altération du sang qui en serait la lésion initiale; la production d'adhérences capsulaires dans certaines formes récurrentes ou typhiques et l'intégrité apparente de l'organe dans certaines fièvres jaunes ou « bilieuses inflammatoires » ne sauraient exclure le paludisme dans leur genèse; car d'une part, la stéatose splénique a été observée dans la fièvre jaune et dans les fièvres bilieuses, comme elle le sera dans toute forme suraiguë à évolution rapide; d'autre part, les congestions un peu actives dans la pulpe entraînent facilement des périsplénites et des exsudats capsulaires, et la rate n'est jamais normale dans les fièvres graves; ce qu'il y a de particulier à l'impaludisme, c'est l'allure non inflammatoire et pour ainsi dire physiologique des changements de la rate, qui se gonfle pendant l'accès et se rétracte quand il est terminé, ou s'accroît progressivement dans les intoxications lentes; et les observations nécropsiques sont trop délicates, l'étude du sang paludéen trop peu avancée, pour que les vues générales, en vue d'une théorie, soient logiques en un sujet aussi vague, ce qui n'empêche pas d'appeler sur les vraisemblances conjecturales l'attention des chercheurs.

III. L'ictère des formes graves est fait de pigmentation morbide, de suffusion biliaire et d'ecchymose, sous la pigmentation climatérique du hâle solaire et la teinte verdâtre de l'anémie chlorotique qui intervient chez quelques-uns, lorsque l'oxyhémoglobine tend à se diluer dans le plasma hydrohémique de certaines cachexies.

Dans la fièvre jaune, cette jaunisse complexe apparaît de bonne heure et la teinte est assez caractéristique, bien que les descriptions en donnent une fausse idée; mais, dans les formes variées que revêt la fièvre jaune, il en est une, au moins, où, lors de la disparition de la congestion d'allure « inflammatoire » qui succède au frisson initial souvent inaperçu, apparaît, sur différentes régions du corps et souvent sur le corps entier, la teinte marbrée et comme spectrale de l'ecchymose, résultant de la réduction progressive de l'oxyhémoglobine des globules rouges extravasés et dissociés dans un milieu de globules blancs qui leur ont ouvert un passage dans la paroi des vaisseaux atones, et les enveloppent comme pour s'emparer de la substance oxydante qui, normalement, les colore. La teinte ultime du corps vivant ou du cadavre dépend de la phase où s'est arrêtée cette dissociation, toujours plus complète, d'ailleurs, à la périphérie qu'au centre.

Et comme les hématies ne peuvent se dissocier ainsi sans se dépouiller et verser dans le tissu ambiant leur surcharge pigmentaire malarienne, la pigmentation teintera l'ecchymose plus ou moins, suivant l'abondance des hématies détruites. Dans les formes bénignes, c'est dans la rate que cette pigmentation est plus marquée, parce que cet organe est le réservoir des globules, quelle que soit son action sur leur structure.

Mais dans les formes bénignes de la fièvre, la pigmentation, qui donne aux cachectiques et même aux vieux résidents leur teint bistré, peut exister sans la teinte de l'ictère ou de l'ecchymose, parce que l'altération des globules s'opère progressivement sans extravasation et que l'appareil biliaire peut demeurer indemne jusqu'à la fin.

Nous nous demandons comment certains auteurs ont pu considérer la pigmentation splénique comme un caractère exclusif de la malaria, alors que cette pigmentation, commune d'ailleurs à un grand nombre de lésions de la rate, est une conséquence forcée de la destruction des hématies pigmentées qui sont, il est vrai, plus nombreuses dans la fièvre malarienne, mais ne lui sont pas exclusives.

Il n'en est pas moins vrai que la pigmentation de la rate paraît inévitable dans la malaria, et comme le foie se trouve au premier rang sur le parcours du sang pigmenté, à sa sortie de la rate, il est naturel que des troubles en résultent dans le fonctionnement de l'appareil hépatique, dans tous les cas de mélanémie. Il en est de même de l'appareil urinaire et du système nerveux, bien que, pour ce dernier, les effets de la pigmentation ne soient pas en rapport avec l'abondance apparente du pigment dans la substance nerveuse. Ces effets seront plus sûrement appréciés quand nous étudierons dans leur ensemble et dans leur évolution les formes malariennes.

IV. Le *foie* est donc intéressé de toutes les manières dans l'intoxication malarienne et participe à plus d'un titre à ses manifestations.

Sa congestion dans l'accès fébrile est la règle; mais les conséquences de cette congestion dépendent bien moins de la quantité du sang refoulé pendant le frisson ou retenu dans l'atonie vasculaire de la stase, que de la dyscrasie sanguine qui caractérise l'intoxication malarienne.

Par exemple, la stéatose lente ou rapide, celle de la cachexie comme celle de l'accès grave, comparables, la première, à la stéatose de l'anémie vulgaire; la seconde aux stéatoses suraiguës, si l'on peut dire, des empoisonnements, est, avant tout, oligocythémique et mélanurique.

Et d'abord, les fonctions de l'organe sont déjà troublées quand l'insuffisance d'un sang appauvri, désoxydé, surchargé de pigment, n'est pas compensée par l'afflux, même intense, de la congestion fébrile.

Il est bien rare, d'ailleurs, qu'elles le soient par l'obstruction fluxionnaire des conduits excréteurs; et, s'il en est ainsi, c'est moins la bile en nature que ses éléments non élaborés et mélangés en substance au sang qui nuanceront l'ictère. On admet cependant que des obstructions peuvent se produire dans les conduits excréteurs; mais ce genre d'obstructions par l'excès de globules blancs dans le sang hépatique se produira plutôt dans la cellule hépatique et dans certains canalicules d'un petit calibre ; et alors, les symptômes de la fièvre seront compliqués en partie de ceux de la rétention de la bile en nature dont l'expression est l'ictère catarrhal, en partie de ceux de la rétention de ses éléments dans le sang et des troubles qui accompagnent l'ictère hémaphéique. Mais s'il est vrai que l'on ne doit pas négliger l'hypothèse d'une fluxion catarrhale dans certaines fièvres bilieuses où le refroidissement joue indubitablement son rôle, l'ictère malarien, je l'ai dit, est fait d'autre chose.

La participation de l'appareil hépatique aux troubles de l'accès malarien serait surtout grave, en ce que le foie joue un rôle prépondérant, sinon exclusif, dans la sélection excrémentitielle d'où résulte l'urée, et que la production de l'urée se trouve entravée dans le foie malade à un moment où les combustions organiques sont partout accrues, par suite de la mise en liberté de l'oxygène dans la désintégration des globules. Et la surcharge, dans le sang, des produits d'oxydation incomplète : tyrosine, leucine, etc., est d'autant plus fâcheuse que le rein, compromis lui-même, accomplit mal son travail d'élimination. Si l'on était mieux éclairé sur ce rôle du foie, si l'on pouvait découvrir un rythme défini dans l'élaboration de l'urée dans le parenchyme hépatique, on trouverait peut-être, dans les alternatives de repos et d'activité de l'uropoïèse, l'explication de la rémittence qui caractérise les fièvres bilieuses, alors que l'hépatite essentielle lente évolue plutôt sans fièvre. En tout cas, il y a là une opposition qui rapproche les rémittentes bilieuses malariennes des maladies aiguës du foie plutôt que des maladies chroniques.

Les nécropsies sont insuffisantes pour catégoriser les lésions hépatiques dans les fièvres graves; et, malgré toute mon admiration pour les travaux de mes anciens camarades, je les trouve peu démonstratifs à cet égard : il est difficile de justifier par les lésions cadavériques reconnues jusqu'à ce jour, les nombreuses distinctions que l'on a basées sur la symptomatologie de l'état bilieux dans les fièvres.

Tout le monde est d'accord sur ce premier point que la dégénérescence graisseuse est générale dans la fièvre jaune qui est l'expression la plus grave des fièvres tropicales. Si la stéatose splénique est souvent assez peu généralisée pour que l'on ait pu la nier, on est unanime à mentionner la dégénérescence graisseuse du foie. Corre (*CR*) « n'admet qu'avec réserve l'idée d'un processus inflammatoire ; » je crois qu'il n'y a aucune réserve à y mettre ; et je n'y vois que « la conséquence d'une altération dyscrasique particulière, comparable à celle qui détermine un semblable résultat dans le scorbut (Hayem), dans la fièvre typhoïde, dans la fièvre puerpérale, dans l'empoisonnement par le phosphore ou l'arsenic, etc. » (*CR*).

On n'est pas moins unanime à affirmer l'intégrité relative des cellules hépatiques : « il est à remarquer, dit Nielly, (*NL*, p. 28), que les cellules hépatiques sont dégénérées, mais non détruites, ce qui différencie la cellule hépatique de la fièvre jaune d'avec celle de l'ictère grave classique, dans laquelle la cellule disparaît et se trouve remplacée par des granulations graisseuses et des exsudats interstitiels ». Je n'insisterai pas sur ce point; mais les lésions hépatiques dans l'ictère grave sont complexes ; on ne saurait dire si la dissociation des cellules est la règle; dans tous les cas, il est utile de savoir que les stéatoses sont réparables d'une manière très générale quels qu'en soient le siège et la cause.

On est unanime également à reconnaître que la congestion de l'organe a précédé la stéatose, et ce qui prouve que cette congestion est plutôt passive, c'est l'aspect ecchymotique que l'on remarque dans toutes les autopsies; il démontre que les lésions peuvent ne pas se généraliser dans l'organe et expliquerait certaines modalités symptomatiques dont on a fait à tort, non pas des formes, mais des maladies différentes.

A l'autre extrémité de l'échelle malarienne, la cachexie nous présente également la stéatose oligocythémique du foie, avec hypertrophie, pigmentation, induration ; mais ici les congestions réitérées et peut-être l'irritation continue du poison malarien et l'abondance relative des globules blancs du sang, ont déterminé un état subinflammatoire, une hépatite interstitielle subaiguë, qui est l'une des origines de la cirrhose hépatique.

Il faut tenir compte de toutes ces circonstances si l'on veut interpréter les phénomènes des états bilieux intermédiaires dans les formes de la malaria tropicale qui s'échelonnent entre la fièvre périodique plus ou moins régulière et la fièvre jaune, car on ne saurait s'attendre à ce que ce conflit de troubles oligocythémiques, mélanémiques, cholémiques, urémiques, aura les mêmes conséquences pour tous les tempéraments, pour toutes les races, pour toutes les constitutions, même dans le cours de la même saison et de la même épidémie.

Mais nous retenons ce fait que la stéatose malarienne se généralise avec une extrême rapidité et qu'elle est d'autant plus réparable dans le foie, que l'affection malarienne aura évolué plus promptement.

La pigmentation malarienne du foie, conséquence de sa congestion, n'a rien de spécial, si ce n'est l'accumulation du pigment dans les capillaires turgescents qu'il oblitère et le long de ces vaisseaux où il se cantonne, de telle sorte qu'on n'en trouve pas au niveau des cloisons ; que l'infiltration pigmentaire des cellules est relativement modérée ; et que les conduits biliaires, distendus par la bile, ainsi que la vésicule, en sont exempts, malgré la teinte foncée ou noire de la bile, généralement abondante, même dans les formes pernicieuses. Il ne paraît pas agir sur le foie autrement qu'en déterminant, pour une grande part, l'hépatite interstitielle dont il est question ci-dessus, à la suite des congestions réitérées. Toutefois, il n'est pas indifférent pour la fonction de recevoir un sang ainsi altéré ; et le foie faisant fonction de réservoir du sang, le travail de désintégration globulaire et de multiplication du pigment sous l'action du virus malarien doit se poursuivre au sein du foie, qui ne saurait non plus fonctionner normalement dans toute son étendue et, du moins, dans les portions où le pigment oblitère les capillaires.

Cette pigmentation est la règle dans toutes les formes des fièvres tropicales, comme la congestion elle-même, dont on fait un élément du diagnostic entre l'accès pernicieux où elle est constante et l'apoplexie cérébrale où elle fait défaut ; toutefois on ne saurait en faire la base d'une distinction entre les fièvres malariennes, où la congestion, la pigmentation et la stéatose se retrouvent également dans une mesure qui se règle sur l'intensité, la prolongation, la continuité du mouvement fébrile. Ce qui semble incontestable, c'est que la pigmentation est une conséquence obligée de la congestion malarienne.

L'ictère vrai ne peut se produire dans les formes bénignes de la malaria, à moins qu'il ne coexiste un catarrhe des voies biliaires, ou une polycholie indépendante ; mais, d'autre part, la teinte « bilieuse » de la peau est commune à la plupart des formes graves, sans que l'on puisse déterminer d'une manière précise la part de la bile dans sa production, ce qui n'a rien d'étonnant, puisque, dans l'hépatite vulgaire, où les autopsies ont été nombreuses, les altérations de la bile sont encore incertaines.

Dans la fièvre jaune, la vésicule biliaire est en général distendue et les canaux perméables (*CR*), bien que la fièvre jaune soit « une maladie dans laquelle le foie marche plus ou moins rapidement vers l'acholie » (*NL*), ce qui se conçoit aisément.

Dans la cachexie, l'ictère ne se manifeste que dans des cas particuliers, où il est lié, sans doute, à la cirrhose hypertrophique ; on sait que la cirrhose atrophique évolue sans ictère.

C'est dans les formes intermédiaires qu'il faut serrer de plus près cette question de la complication biliaire.

Corre décrit trois types de fièvres bilieuses qu'il considère comme fondamentaux sous les tropiques ; l'une est une fièvre bilieuse banale ; la seconde est la bilieuse inflammatoire ; la troisième la « bilieuse malarienne ; » et il se monre partisan déclaré de la distinction d'origine entre la fièvre bilieuse inflammatoire et la fièvre jaune. Je m'expliquerai plus loin à cet égard ; pour le moment je n'ai qu'à constater l'absence de caractères nécropsiques en ce qui concerne le foie et les voies biliaires ; l'ictère de cette fièvre serait d'ailleurs « rare et tardif » (*CR*, p. 77).

La « bilieuse malarienne, » c'est la rémittente bilieuse classique, la plus intéressante au point de vue de la complication biliaire, en ce sens que c'est dans cette forme qu'il doit être plus facile de la définir. Il est aisé de voir, en rapprochant les descriptions des différents auteurs et surtout des différents pays, que l'ictère catarrhal par obstruction inflammatoire des voies biliaires nuance fréquemment l'ictère malarien grave, ou, en d'autres termes, que la fièvre paludéenne peut à des degrés de gravité moyenne, en dehors des accès suraigus ou foudroyants, se compliquer cliniquement de l'état bilieux catarrhal; mais je ne crois pas que les médecins ayant observé dans les foyers malariens tropicaux de forte virulence, acceptent ces cas comme la règle. L'ictère dans les bilieuses malariennes « est rarement très intense, dit Corre : il demeure souvent limité aux sclérotiques, ou s'il est généralisé, il se borne à une teinte jaunâtre de la surface cutanée ordinairement peu accentuée. Quelquefois la coloration ictérique est plus prononcée. Mais l'ictère très intense imprimant une coloration spéciale à la peau, aux tissus blancs, aux parenchymes et aux liquides de l'organisme, frappant presque d'emblée le malade, ne se rapporte guère qu'aux formes graves, ordinairement désignées sous le nom d'*accès jaunes*, formes confondues à tort avec la fièvre hémoglobinurique (bilieuse hématurique ou mélanurique), en plus d'une description. Comme dans cette dernière pyrexie, mais à un degré beaucoup moindre, on constate souvent, en même temps que l'ictère, de la sensibilité et une augmentation de la matité de la région hépatique (plus constants sont les mêmes phénomènes au niveau de l'hypochondre gauche en raison de l'hypertrophie splénique, qui est comme la caractéristique du genre) » (*CR* p. 103).

En fait, l'ictère des fièvres rémittentes, intermittentes ou continues des régions tropicales paludéennes m'a toujours paru être un ictère bistré, qui se pigmente progressivement, qui peut varier d'intensité dans les différentes phases de la maladie, et prend la teinte *ecchymotique* au déclin des cas graves, quand des hémorrhagies se déclarent un peu partout, car ces formes bilieuses graves présentent fréquemment cette complication. Et l'obstruction des voies biliaires est si bien l'exception que la plupart des observateurs la contestent aujourd'hui dans les autopsies; que les anciennes observations caractéristiques n'en parlent pas, et que les discussions portent surtout sur la bile contenue dans les canaux et les réservoir s,et qui, dans ces fièvres, est toujours plus ou moins noirâtre.

C'est surtout au sujet de la fièvre mélanurique de Bérenger-Féraud que l'on s'est appliqué à décrire et à interpréter l'ictère et les colorations nécropsiques de la bile; mais pour Corre, la fièvre hématurique et la fièvre mélanurique ne sont que des fièvres hémoglobinuriques, ce qui met l'ictère et les phénomènes bilieux sous la dépendance de la dyscrasie sanguine; bien qu'il puisse se produire dans le cours de ces fièvres, un ictère vraiment biliphéïque, et qu'à un certain moment « les deux ictères hémoglobinique et biliphéïque se confondent » (*CR*, p. 191).

En tout cas, l'hypertrophie du foie est modérée et variable : il est marbré de plaques ecchymotiques et de congestions localisées; les veines distendues sont généralement d'autant plus gorgées de sang, que la mort est survenue plus promptement, comme l'a si bien établi Bérenger-Féraud ; la bile est plus ou moins foncée, noirâtre ; sa consistance varie depuis la viscosité jusqu'à l'état grumeleux, et l'on a fait une distinction entre la bile jaune-brun, non grumeleuse, fluide et filante de la fièvre « ictéro-hématurique », et la bile noirâtre, gélatineuse, ayant l'aspect du résiné, du goudron, de la fièvre « mélanurique. » Mais la bile plus ou moins pigmentée est abondante et distend la vésicule et les conduits, demeurés perméables. Détail important : le foie peut présenter « l'infiltration graisseuse » et les caractères qu'il a dans la fièvre jaune (*PL*).

En fait, ces formes, quelquefois si dissemblables, peuvent se rencontrer dans la même épidémie; je me suis vu moi-même atteint brusquement de jaunisse banale avec faiblesse accablante et gêne douloureuse de la miction, sans fièvre, à Loango, quelques semaines après la convalescence achevée d'une fièvre bilieuse grave contractée dans une de ces épidémies malariennes protéiques du Congo ; et, quelques semaines plus tard, j'étais repris en mer d'accès tierces, à périodicité très régulière, dans lesquels les fonctions biliaires ne paraissaient aucunement troublées. Je crois qu'il importe beaucoup d'insister sur ce fait que les fluxions véritablement inflammatoires sont rares dans l'appareil hépatique au cours des fièvres graves ; aussi bien que l'état bilieux polycholique. L'état bilieux des fièvres graves est excessivement variable dans toutes les épidémies, sous tous les climats, ce qui explique suffisamment son origine dyscrasique, et, pour ce qui concerne les fièvres malariennes, la fatigue douloureuse des lombes, des mollets, du front, etc., si différente de la fatigue de l'ictère banal, est encore une preuve de la nature dyscrasique de l'affection

V. Le *rein* ne saurait demeurer impassible, dans ce désordre, où le sang qui lui arrive est appauvri de globules rouges, surchargé de globules blancs suroxygénés, de pigment et de résidus de combustions trop actives, mal élaborées, par suite de l'inertie du foie, où l'uropoïèse a été, au moins partiellement, compromise. En fait, l'urine se raréfie dès le début des fièvres graves, et le rétablissement de l'urination est toujours considéré comme critique; la dégénérescence graisseuse a été constatée dans toutes les autopsies, et l'état graisseux se manifeste de bonne heure, indépendamment de l'obstruction reconnue des canalicules par les globules blancs ; l'albuminurie peut être considérée comme la règle dans les formes graves; mais, quelle que soit son abondance, l'albumine peut disparaître tout à fait de l'urine et il est bien certain que la dégénérescence graisseuse ne compromet pas le parenchyme rénal d'une manière irréparable ; qu'au contraire, le rétablissement de la fonction dans ce parenchyme obstrué ou dégénéré peut être très rapide dans les cas favorables; l'urée qui avait disparu, reparaît dans l'urine et même s'y trouve en quantité plus grande dans la convalescence, ce qui prouve, sinon la suractivité, tout au moins l'intégrité fonctionnelle.

Il n'y a pas de dissidences au sujet de la congestion du rein commune à toutes ces fièvres; mais les médecins de la marine sont partagés au sujet de l'hématurie qui caractérise la forme ictéro-hématurique. Je renvoie aux travaux sur ce sujet de Barthélemy-Benoît (*BB*), Pellarin (*PL*), Bérenger-Féraud (*BD*), Crevaux (*CV*), etc.; car il n'est guère possible aujourd'hui de préciser les cas où l'extravasation sanguine dans le rein est imputable à la congestion fébrile, indépendamment de toute intervention parasitaire d'un autre ordre, non plus que d'attribuer à l'atonie seule du parenchyme, chez certains sujets, la forme apoplectique de la congestion ; ou de désintéresser dans sa genèse l'intoxication malarienne, dont le caractère, dans toutes ces formes de fièvres, est plutôt la congestion ecchymotique, dyscrasique, mélanurique ou, si l'on veut, pigmenturique. Toujours est-il qu'il semble nécessaire de distinguer une hématurie d'emblée de l'hématurie de déclin, qu'on n'a aucune raison de séparer du cortège des hémorrhagies dyscrasiques généralisées dans ces formes graves.

J'en pourrais dire autant de la purulence qui a été observée dans certaines autopsies, mais que l'on doit considérer comme une exception.

Il n'en est pas moins vrai que le rein semble plus péniblement impressionné dans la malaria que ne l'est le foie lui-même. Les troubles de ce dernier traduisent plutôt l'inertie fonctionnelle; les troubles du rein suggèrent l'idée d'une irritation par le sang altéré ; et, si les obstructions irrégulièrement disséminées du foie n'abolissent pas complètement l'uropoïèse, l'anurie prolongée supprime absolument l'élimination excrémentitielle. Certains produits d'oxydation imparfaite se trouvent à l'état cristallin dans le rein comme dans le foie; le peu d'urine expulsée est pauvre en urée, contrairement à ce qui existe dans les fièvres bénignes, où l'exagération des combustions se révèle par l'accroissement de l'urée dans l'urine.

La proportion d'urée dans l'urine fébrile est extrêmement variable; la quantité d'urée excrétée n'est pas proportionnelle à l'intensité des combustions; parce que beaucoup de produits d'oxydation intermédiaires, en particulier la tyrosine et la leucine, se fixent dans les tissus, et qu'il faut, pour la transformation ultime en urée, un certain temps qui manque dans les cas d'évolution rapide du cycle fébrile, lequel débute par le frisson de concentration, presque toujours appréciable et marqué par l'accroissement du taux de l'urée; et se termine par les sueurs, actives ou passives, mais entraînant toujours des produits excrémentitiels, y compris l'urée.

Le chiffre de l'urée varie encore suivant la durée de la stase congestive, qui, prolongée, peut permettre une certaine élimination de l'urée à la condition que la désintégration du sang ne soit pas excessive et que le foie fonctionne encore; ensuite, moins l'urine est copieuse, toutes choses égales d'ailleurs, plus l'urée est abondante; et la diminution de l'urée dans l'accès violent en est d'autant plus alarmante. Il faut tenir compte aussi des conditions individuelles, et de la valeur des procédés d'analyse, qui donnent des résultats différents entre les mains des plus habiles chimistes.

Ainsi s'expliquent bien des divergences d'opinions que je ne puis discuter ici, ne retenant de tout ce qui a été écrit sur ce sujet : que l'augmentation de l'urée pendant le frisson, sa diminution et sa suppression dans le cours de l'accès grave, son accroissement après l'accès et quelquefois pendant les jours qui suivent.

Il faut noter néanmoins, pour mémoire, l'excès d'acide carbonique, de sels et en particulier d'urates, la diminution de l'eau et en général des chlorures, qui augmentent cependant quelquefois dans la stase fébrile, ce qui contrasterait avec l'hypochlorurie d'autres états graves, en particulier de ceux qui sont subordonnés à la purulence.

L'albuminurie, qui se manifeste sans néphrite dans l'immense majorité des cas, paraît sous la dépendance de la mélanémie; du moins doit-on tenir un grand compte des observations trop oubliées de Frerichs, qui affirmait cette subordination.

Peut-on baser sur les caractères de l'urine une différenciation des fièvres?

Dans la fièvre jaune, la courbe de l'albumine est inverse de celle de l'urée, parallèle elle-même à celle de l'urine et s'abaissant comme elle, pendant que la courbe de l'albumine se relève. Souvent nulle dans les cas légers (*CR*); l'albuminurie ne manque jamais dans les cas graves; on peut dire qu'elle est proportionnelle à la gravité, mais le coagulum est alors tellement abondant qu'on ne saurait espérer apprécier, à la simple inspection, les différences. Corre, qui la dit très variable, ne l'a jamais trouvée très considérable, sauf quelques exceptions (*CR* p. 403). J'en conclus une fois de plus que la fièvre jaune n'est pas identique dans toutes les localités; et j'ai été très surpris, en effet, de l'intensité de l'albuminurie à Panama. C'est à tort que Vidaillet la donnait comme pathognomonique dans le diagnostic différentiel de la fièvre « bilieuse inflammatoire », où l'albuminurie se règle sur l'intensité de la fièvre; et il semble en être de même dans les rémittentes bilieuses : sans parler du diagnostic, l'albuminurie n'a pas dans les fièvres malariennes, de signification pronostique décisive.

Dans les rémittentes bilieuses graves, on (*MS*) a pu constater des réactions qui rappellent celles de l'ictère biliphéique, mais leur peu de netteté et leur rareté surtout, indiquent bien que la bile ne joue qu'un rôle insignifiant dans ces fièvres, car il est aujourd'hui démontré que les variations de couleur de la bile sous l'action de l'acide nitrique se reproduisent en toutes circonstances, quelle que soit la quantité relative du pigment biliaire dans la dilution. On a également recherché ses éléments dans l'urine. La couleur rouge des urines fébriles serait due, a-t-on dit, à l'excès d'*urobiline*, mais ce corps (*hydrobilirubine*, *urochrome*, etc.) est assez mal déterminé; il colore vraisemblablement l'urine normale, et il paraît aujourd'hui bien établi que le pigment biliaire et l'hématoïdine des hémorrhagies sont identiques; en d'autres termes, que le sang fournit directement la matière colorante de la bile et par suite celle de l'ictère hémaphéique. Il est toujours bon de rechercher les variations biliphéiques, d'où peut résulter une indication qu'on ne doit pas négliger; mais les urines hémaphéiques ne prouvent que le passage du pigment dans l'urine, ce qui peut arriver dans l'état d'intégrité du foie par la désintégration des éléments globulaires ou dans l'état d'altération ou de trouble fonctionnel du foie qui n'opère pas la sélection biliaire. Toutefois, il sera possible quelque jour, sans doute, de tirer parti de l'intensité de l'hémaphéisme urinaire pour apprécier l'état du foie; de distinguer même l'hémaphéisme *absolu* (Gubler) des lésions hépatiques, de l'hémaphéisme *relatif* (Gubler) des désintégrations globulaires dans les pyrexies; et lorsque le premier s'ajoute au second dans la malaria, comme il arrive dans le saturnisme, il y a lieu de diriger son attention sur le foie, où une complication inflammatoire est imminente.

La présence dans l'urine des substances extractives en excès : tyrosine, leucine, est un signe d'une valeur plus précise, dit-on ; ils indiquent, ainsi que nous l'avons vu, le trouble de l'uropoïèse demeurée incomplète par l'inertie du foie qui n'élabore plus l'urée ; on a cru un moment que leur accroissement dans l'urine caractérisait l'ictère grave ; mais il était vraisemblable qu'on les rencontrerait dans tous les cas où des combustions trop hâtives laisseraient les matières albuminoïdes incomplètement oxydées ; et il est arrivé, en effet, qu'on les retrouve dans les fièvres graves, où elles ne représentent d'ailleurs qu'une partie des déchets organiques, puisque nous avons vu qu'il s'en fixe un peu partout ; et, ajouterai-je, elles ne prouvent que l'inertie du foie et nullement sa désorganisation ou son inflammation. Toutes ces questions se posent de nouveau, d'ailleurs, au sujet de l'hématurie.

Ici, l'uroscopie est entrée dans une voie nouvelle ; les travaux de mon ami Hénocque (*HQ*) seront d'un grand secours à nos confrères de la marine, non seulement pour différencier décidément les fièvres graves, mais pour instituer les médications préventives qui sont, à mes yeux, l'avenir de la thérapeutique malarienne.

Il nous importe peu, cependant, de savoir si l'hémoglobine existe dans l'urine à l'état de méta- ou d'oxyhémoglobine : la transformation facile de cette dernière en méthémoglobine dans l'urine n'est « qu'un phénomène secondaire » (*HQ*) ; jusqu'à présent, « l'on n'a pas constaté chez l'homme vivant la présence de la méthémoglobine dans le sérum du sang ; de sorte qu'on ne peut admettre comme démontrée la méthémoglobinhémie qui serait l'origine de l'élimination de la méthémoglobine par les reins » (*HQ*). Cependant, certains poisons déterminent la méthémoglobinhémie ; et nous savons que le miasme malarien peut leur être assimilé.

Mais, en ce qui concerne l'oxyhémoglobinurie, elle ne se produit que lorsque l'hémoglobinhémie est excessive; elle ne va pas sans une altération du tissu rénal provoquée par l'hémoglobinhémie, ou en d'autres termes, par la désintégration des hématies : « les lésions rénales sont évidemment la conséquence de l'élimination de l'hémoglobine et non la cause de la séparation de l'hémoglobine, ainsi qu'on l'a supposé » (*HQ*), ce qui n'empêche pas de tenir un grand compte de ces altérations au point de vue de l'imminence urémique.

D'ailleurs l'hémoglobinurie essentielle ou « paroxystique » se caractérise par un ensemble de symptômes qui ne laissent pas de doutes sur son analogie avec les accès malariens; et plus nous avançons, plus le problème se resserre.

Mais y a-t-il dans les fièvres malariennes une hématurie distincte, où se retrouvent dans les urines les éléments figurés du sang?

Corre a déjà discuté cette question au sujet de la fièvre bilieuse hématurique, où il ne voit qu'une fièvre hémoglobinurique. « Dans ces manifestations de l'impaludisme, disent Forgue et Boinet, dans la monographie la plus récente de l'hématurie (*FB*), les urines sont souvent rutilantes au moment de l'émission ; elles ont l'aspect sanguinolent, absolument comme si elles étaient composées de véritable sang pur. Mais dans la *fièvre bilieuse mélanurique*, Daullé, Bérenger-Féraud, Trouette, n'ont jamais retrouvé les globules sanguins mentionnés par Hugolin

(*Arch. de méd. nav.*, 1865), Borius et Pellarin. De plus, l'examen des urines noires, fait par Corre et Venturini, a prouvé que les deux bandes d'absorption se rapportent bien à l'hémoglobine (*Arch. de méd. nav.*, 1878). D'après Bérenger-Féraud, il faudrait distinguer cette fièvre bilieuse mélanurique de la *fièvre bilieuse hématurique.* Mais la plupart des médecins qui ont observé au Sénégal et aux Antilles les considèrent comme une seule entité morbide. Les observations de Dutrouleau, Lebeau, Le Roy de Méricourt, ont exagéré la fréquence de l'hématurie vraie dans la fièvre palustre pseudo-continue, grave, rémittente, biliaire, dans la fièvre bilieuse hématurique : il n'est pas étonnant que les hématies disparaissent rapidement dans les urines des malades atteints de fièvre bilieuse. Les histologistes savent bien que la bile détruit rapidement les globules du sang. « L'action de la bile sur les globules sanguins a été expérimentée par Kühne. Elle est extrêmement curieuse : les globules pâlissent d'abord, puis tout à coup disparaissent sans laisser aucune trace. » (Ranvier, *Traité de technique histologique*, p. 188.)

« Enfin, dans un travail tout récent sur la *Malarial Hæmaturia* (*The medical News*, page 251, mars 1883), James Tison distingue deux formes d'accidents hématuriques liés à la malaria. La *première forme, bénigne et légère*, a déjà été l'objet des recherches de Dressler (*Virchow's Arch.*, 1854) et de Harley (*Med. chir. Transact.*, 1865). Elle consiste dans l'apparition d'urines sanguinolentes, qui reviennent quotidiennement ou par intervalles, d'une façon paroxystique, chez des sujets en puissance d'accès palustres ou antérieurement atteints des fièvres intermittentes. Les urines sont fortement teintées en rouge, très albumineuses, mais pauvres en globules ; souvent même on ne trouve pas une seule hématie sous le champ du microscope. Il s'agit donc là d'une variété d'*hémoglobinurie* en rapport avec l'impadulisme. La *forme grave* de l'hématurie paludéenne ne se rencontre guère que sous les tropiques et dans le sud de l'Amérique. Au bout d'un ou deux accès de fièvre apparaît une urine noire, acajou, très abondante, dont l'écoulement dure aussi deux ou trois heures. Des vomissements, parfois des hématémèses, comme dans la fièvre jaune, se montrent concurremment avec un ictère intense. La mort peut survenir au milieu de ces accidents pernicieux ; plus souvent, un nouvel accès emporte le malade. Ici encore l'examen de l'urine montre qu'il s'agit d'une *hémoglobinurie* et non d'une hématurie véritable. » *(FB)*.

Tel est aujourd'hui l'état de la question ; j'ai trop manifesté mon opinion personnelle dans le sens de l'hémoglobinurie pour ne pas me ranger à l'opinion de ces auteurs, sauf que l'action de la bile me paraît étrangère à la destruction des hématies et que l'hémoglobinhémie me paraît primitive, ou, si l'on veut, primordiale dans la malaria. Je fais toutefois une réserve, et la question ne me paraîtra décidément tranchée que lorsqu'on aura suivi les globules blancs à travers le rein, où ils pourraient bien, dans certaines conditions idiosyncrasiques plus ou moins généralisées, frayer un chemin à travers les parois des capillaires de l'organe, à ce qui reste de globules rouges respectés encore par la désintégration malarienne.

VI. Bien qu'on n'ait pas découvert d'altérations définies du *système nerveux* dans les fièvres, en dehors de la pigmentation et des ecchymoses, on ne peut se refuser à considérer la fièvre comme un trouble nerveux ; et ces lésions mêmes ne sont pas différentes des lésions des parenchymes que nous avons reconnues déjà ; elles témoignent de la généralisation du processus; et il est naturel que les centres nerveux réagissent à leur manière *au contact* du sang désintégré, d'où les troubles fonctionnels de l'innervation que nous discuterons plus loin.

Mais le trouble nerveux qui caractérise la fièvre malarienne est particulier : le frisson initial atteste une excitation des nerfs vaso-moteurs qui produisent dans la périphérie cutanée la contraction suivie de relâchement paralytique, auxquels correspondent, dans les viscères, une congestion générale par refroidissement du sang de la périphérie au centre, puis la stase. Ainsi se trouve constitué le cycle malarien, qui se reproduit dans des circonstances très diverses, en dehors de l'impaludisme, et dans lequel l'élévation de la température rappelle, dans une certaine mesure, celle qui accompagne la paralysie du grand sympathique. C'est un rapprochement que la plupart d'entre nous ont fait de bonne heure, après les travaux de Schiff et de Claude Bernard. Mais, disait-on, « les phénomènes de nutrition et de calorification qui en est la conséquence, sont-ils primitifs, l'hyperémie ne survenant que plus tard; ou bien le phénomène vasculaire, premier résultat de la paralysie du sympathique, amène-t-il à sa suite des troubles de nutrition et de calorification? C'est ce qu'il est bien difficile de prouver » (*LR*).

Il semble qu'aujourd'hui la sériation des phénomènes soit plus facile à établir. La désintégration des globules *impressionne* visiblement, ainsi que nous l'avons vu, les globules blancs, qui s'en vont irriter les éléments nerveux vaso-moteurs dans les réseaux capillaires; car l'action de l'hématie sur les nerfs ne peut s'exercer que par l'intermédiaire des leucocytes (*RN*); il s'agit là, sans doute, d'une oxydation qui va jusqu'à produire une altération des nerfs caractérisée par la réaction acide (Ranke et Funke); et l'effet de cette excitation doit être le resserrement des vaisseaux, le départ du sang, la pâleur et en même temps le frémissement convulsif du frisson, dont l'amplitude s'accroît suivant l'intensité du froid, et de l'excitation réflexe, qui fait participer bientôt les muscles striés à la convulsion locale de l'horripilation. La paralysie vasculaire, la congestion et la stase s'ensuivent; le cycle fébrile est constitué, et toutes la difficulté se résume désormais à savoir comment se constitue, à son tour, l'apyrexie ; et quels sont les phénomènes intimes qui modifient sa durée, éloignent ou rapprochent le retour du frisson.

N'exagérons pas les difficultés : les effets du poison malarien ne diffèrent en rien de ceux de tous les poisons. Après l'ingestion d'un poison vomitif, le vomissement se reproduit, comme le frisson de la fièvre, à intervalles plus ou moins rapprochés, selon la dose et la virulence du poison, jusqu'à ce que l'expulsion soit complète ou que les forces soient épuisées ; l'organisme continue à protester encore de différentes manières contre le poison absorbé, jusqu'à ce que les lésions organiques soient réparées; et le calme succède aux troubles fonctionnels, si l'accablement n'est pas extrême, les lésions irréparables, ou la vie sidérée à quelqu'une de ses sources. Or, on conçoit bien comment, dans la fièvre, tout est subordonné à la lutte entre le poison malarien et les hématies ; à l'efficacité du travail réparateur du globule blanc, qui débarrasse le sang de l'oxygène et même de l'oxyhémoglobine désintégrée, ou des résidus pigmentaires de la désintégration, soit en frayant un chemin aux globules (*RN*) désorganisés à travers les parois capillaires, soit en se chargeant directement des déchets granuleux ; qui active les sécrétions éliminatrices des déchets de combustions forcément disproportionnées ; qui rétablit l'équilibre dans le protoplasma de tous les éléments anatomiques, et prépare l'organisme pour une lutte nouvelle.

Malheureusement, la dose du poison est excessive; la désintégration globulaire est trop généralisée ; les vaisseaux distendus par le sang vicié demeurent inertes, privés qu'ils sont de leur excitant naturel ; le cœur, en outre, est surchargé, comme le sont les muscles, de déchets de combustion; et, tandis que la température excessive se maintient ou s'élève encore, le pouls se ralentit progressivement (*N*[4], p. 740); l'élimination est insuffisante, car les sueurs sont plutôt passives; la bile est mal élaborée ; les vomissements plus ou moins fréquents et les selles plus ou moins copieuses sont plutôt spoliateurs; l'urine est supprimée ; enfin, la lutte se termine par l'abolition de l'énergie réactionnelle, dans la torpeur urémique simulant le calme ; dans l'inertie de la stéatose, qui suspend partout la protestation fonctionnelle contre cette viciation générale des humeurs; et pendant que le cerveau, moins profondément troublé, recouvre une lueur de raison, la mort s'est glissée silencieusement par la porte entr'ouverte à l'espérance.

III

ÉVOLUTION SYMPTOMATIQUE.

Il reste peu de chose à ajouter à ce qui précède dans un ouvrage de la nature de celui-ci ; aussi bien, plus l'on creuse le sujet, plus nettement s'impose à l'esprit l'unicité des fièvres malariennes. Pour ma part, toutes les fois qu'il m'est arrivé de reprendre cette étude — et je l'ai fait toujours sans parti pris et sans préoccupations doctrinales, — j'ai toujours été frappé de la diversité des nuances dans les formes les mieux définies et de la simplicité du processus dans les manifestations les plus diversifiées, cherchant toujours vainement, dans la pratique, les types classiques qui, disait-on, comportaient des indications exclusives l'une de l'autre, et regrettant de plus en plus la multiplicité des distinctions qui semblaient justifier l'exclusion de médicaments universellement salutaires.

L'une des épidémies de la frégate *le M...*, au Mexique, éclata un beau jour, à Sacrificios, d'une manière imprévue — alors qu'il n'était pas question de fièvre jaune dans la station, — par un accès de fièvre, en apparence léger, avec grande faiblesse et vomissements répétés, chez le second médecin de la frégate, Le V... Bien que l'allure de la fièvre fût quelque peu singulière, rien ne faisait soupçonner la fièvre jaune. Le V... ne se coucha cependant qu'au deuxième jour, lorsque la fatigue l'y eut obligé, et le médecin-major fut alors pris lui-même d'une petite fièvre continue avec courbature accablante, sans autres symptômes. Il n'était pas moins obligé de s'aliter dès le lendemain, et, n'osant pas, malgré toute sa compétence de créole et de médecin intelligent, laisser la responsabilité du service au troisième médecin, La C..., il obtint du commandant d'appeler le médecin en chef de terre, Gouin, dont personne de nous, je suppose, ne récusera l'autorité. Gouin posa, sans hésiter, le diagnostic de fièvre jaune pour les deux médecins, et après avoir fait la visite, un peu négligée naturellement, ce jour-là, partit en emmenant à l'hôpital, dans la chaloupe à vapeur, six hommes atteints de fièvre jaune, dont Le V... Ce fut le début de l'épidémie!

Je lui demandais quelque temps après, s'il se croyait capable de diagnostiquer, à Vera-Cruz, au début de la mauvaise saison, en dehors de toute épidémie, un premier cas de fièvre grave. Il me répondit simplement : « Non ».

Depuis lors, ayant vu partout combien les cas, mortels ou non, peuvent différer entre eux dans la même épidémie;

combien, d'autre part, ils se ressemblent dans toutes les localités où j'ai pu observer des épidémies graves, j'ai osé dire que je ne connais pas de signes distinctifs de la fièvre jaune, et je m'effacerai toujours devant de plus habiles, quand il faudra décrire les manifestations malariennes dans quelques régions du globe où elles semblent présenter plus d'originalité; car, ainsi que je le disais plus haut, les distinctions, ici, sont plutôt géographiques.

On ne sera bien fixé à cet égard que lorsqu'on aura étudié de plus près les épidémies graves de fièvres intermittentes qui ont ravagé à diverses reprises nos régions septentrionales d'Europe, les rémittentes bilieuses extratropicales, les typho-malariennes et la fièvre à rechutes encore mal connue. Jusqu'à présent, nous en sommes réduits à des groupements plutôt géographiques que véritablement cliniques. Aussi bien, aucun médecin n'aura, de longtemps, l'autorité nécessaire pour émettre une opinion formelle sur telle forme observée dans une contrée qu'il n'a pas visitée; et l'on hésite surtout en voyant des observateurs de grand talent et vraiment cosmopolites, tels que mon camarade Corre, affirmer des distinctions que leurs descriptions mêmes ne justifient pas suffisamment, et en repousser d'autres qui sont établies par d'autres observateurs tels que Bérenger-Féraud, dont la pratique s'est exercée aussi sur une large échelle dans les contrées tropicales.

I. Le *frisson*, qu'il soit précédé ou non d'élévation progressive de la température (*DU*), dans la première atteinte ou les récidives et de malaises de diverse nature qui passeront bien souvent inaperçus dans certaines régions où le malaise est l'état habituel, — le frisson, dis-je, manque rarement au début des fièvres malariennes. La récidive du frisson, dans le cours de l'accès, c'est la *rémittence;* son exagération. qui ne se produit généralement que dans la récidive, c'est l'*algidité*.

On admet, depuis Monneret (*MN*), que la rémittence caractérise le mouvement fébrile d'origine hépatique ; l'accès hépatique est vespéral, l'accès malarien matinal ; il respecte la rate, est moins régulier dans sa périodicité et résiste au quinquina. D'après les observations de Charcot (*Thèse* de Magnin), il semble que l'accès hépatique avorte par la suppression ou la moindre durée de la phase de chaleur ; la périodicité ne s'établit dans la fièvre hépatique que lorsqu'un calcul ou des hydatides irritent le canal cholédoque ou déterminent l'obstruction des voies biliaires : ce n'est pas un symptôme de lésion du parenchyme, sauf le cas de purulence, où la fièvre est fugace et plutôt irrégulière.

Cette irritation ou cette obstruction se retrouvent dans les fièvres malariennes, au moins dans les canalicules ; toutefois, il est difficile d'y voir alors une rémission plutôt qu'une exacerbation du mouvement fébrile ; l'abréviation de la congestion et de la stase plutôt que la récidive du frisson ; car, malgré la rapidité de la défervescence, la fièvre rémittente est plutôt constituée par une série de poussées fébriles, dont la périodicité régulière a été fort exagérée, — je n'en veux pour preuve que les courbes de Gueguen (*GU*), — et où la gravité du pronostic se règle autant sur l'énergie *relative* de ces poussées que sur l'abaissement des niveaux de défervescence.

Au résumé, la régularité périodique de la rémittence, dans ces fièvres, est une conception plutôt théorique ; ce sont des fièvres continues à reprises, où le poison malarien maintient son action désorganisatrice malgré les restaurations globulaires incomplètes.

Dans l'algidité véritable, ces restaurations sont nulles ;

et, quand le frisson reparaît, il persiste ; la contraction vasculaire périphérique s'accentue et se généralise ; et la température centrale demeure élevée lorsque la température périphérique s'abaisse. Selon Griesinger (*GR*), cette algidité n'est qu'un collapsus, une défervescence exagérée et persistante ; mais je ne crois pas que l'on puisse nier les accès algides, par concentration excessive, s'établissant même d'emblée ; le collapsus par parésie cardiaque n'est pas une défervescence, et, dans des cas où je l'ai observé, la divergence entre la température élevée et le pouls progressivement ralenti, était caractéristique.

Les *douleurs*, qui sont précoces dans les cas graves et toujours des plus pénibles, surtout la céphalalgie, me paraissent des douleurs de *courbature*, résultant des surcharges de déchets de combustion dans différents tissus, particulièrement dans les muscles, d'ailleurs plus sensibles ; et siégeant, pour ce motif, aux lombes (*coup de barre*) et aux mollets, de préférence.

Elles sont la cause d'un genre d'agitation que l'on prend pour du délire et qui n'est que l'expression d'un besoin de changer d'attitude, besoin qu'il faut respecter et satisfaire ; parce que le changement d'attitude procure un soulagement, passager, il est vrai, mais réel.

Cependant l'*ataxie* pourrait bien être la conséquence de cet état, alors que le besoin de contraction se généralise dans le système musculaire, en même temps que le cerveau, engourdi dans une somnolence plus ou moins profonde, se désintéresse du mouvement, lequel demeure plus ou moins limité dans son incohérence. Car l'ataxie de ces fièvres apparaît, dans les descriptions, comme un phénomène assez complexe, que tout le monde n'a pas vu et interprété de la même manière. Les troubles nerveux se produisent, au hasard des localisations congestives, pigmentaires, ecchymotiques, dans les centres, sous des aspects souvent imprévus; mais les inflammations doivent y être aussi rares qu'elles le sont dans le foie; et, là comme ailleurs, le processus fébrile surcharge la trame de l'organe de produits morbides, sans altérer ses éléments fonctionnels.

Le *délire*, dans ces fièvres, ne va pas au delà de la mussitation qui dénote l'hébétude cérébrale et n'a pas la gravité pronostique qu'on lui attribue généralement. Tout le monde a été frappé de la nature du délire dans la fièvre jaune (*JC*), qui débute fréquemment, comme les fièvres bilieuses inflammatoires, par une exaltation sensorielle, marquée surtout par la photophobie, alors que le visage est vultueux, le pouls accéléré et la température déjà haute; et se termine par un état d'inconscience singulière où le malade meurt en faisant des projets, au milieu d'élucubrations souriantes. Il n'y a là cependant rien d'exclusif à la fièvre jaune : la fièvre hématurique, mélanurique ou hémoglobinurique (*CR*, p. 411, note) peut se terminer de la même manière.

Il est difficile de faire la part de l'urémie dans les troubles nerveux de ces fièvres. Il semble qu'une *albuminurie* d'une certaine intensité ne saurait persister sans qu'il s'ensuive des phénomènes urémiques; cependant il est banal d'observer l'anurie prolongée sans urémie; ou, pour mieux dire, le propre de l'urémie est d'évoluer silencieusement et d'éclater soudain, ordinairement par un *coma* mortel, que l'on n'a pas prévu si l'albuminurie et les lésions du rein ont échappé à l'attention. Certaines formes comateuses ont peut-être cette origine; les courbatures douloureuses résultent, en définitive, de l'insuffisance de l'uropoïèse; la *dyspnée*, qu'on observe souvent, semble un accident urémique; et l'on a donné la même interprétation du vomissement, qui, en éliminant, d'autre part, une certaine quantité de matières extractives, expliquerait que la température se maintienne élevée dans le *vomito negro*, alors que l'hypothermie est le caractère habituel de l'urémie.

Mais l'hypothermie persiste après que les vomissements ont cessé, et il ne faut pas oublier que des morts promptes arrivent malgré des vomissements, des sueurs, des urines abondantes. Suivant la remarque de Corre (*CR*, p. 163), « la destruction soudaine d'un nombre considérable d'hématies doit entraîner sinon un épuisement assez profond de l'organisme, tout au moins une modification assez intime des conditions de l'innervation, pour expliquer la rapidité de la terminaison fatale, chez certains sujets de grande impressionnabilité ou de résistance déjà affaiblie par les influences épidémiques » ; et l'urémie ne joue habituellement dans l'évolution des phénomènes qu'un rôle secondaire.

J'en dirai autant des *ptomaïnes* de Lapeyrère (*LP*).

Je dois ajouter incidemment que dans certains cas qui m'ont été rapportés de diurèse exceptionnellement abondants terminant une forme à évolution rapide avec œdème ou anasarque rappelant l' « hydroémie » des *placers* de la Guyane, j'ai cru voir un béribéri aigu.

Le *vomissement* — précédé d'angoisse épigastrique plus ou moins prolongée, sans provoquer autre chose que l'état nauséeux et une certaine anxiété, jusqu'à ce que l'ictère apparaisse au milieu d'un certain apaisement, — le vomissement, dis-je, caractérise, avec l'ictère, la seconde phase de l'accès grave, bilieux, mélanurique ou amaril. Il est vrai qu'il est souvent précoce ; de même aussi qu'il peut manquer dans un certain nombre de cas : dans la fièvre jaune, 83 p. 100, suivant Blair; 50 p. 100 suivant Jaccoud. En réalité, les fièvres graves ne diffèrent que par la précocité de l'hématémèse, qui est plutôt une régurgitation, différant en cela du vomissement bistré, particulièrement pénible; mais ni l'un ni l'autre ne sont pathognomoniques : le vomissement peut demeurer pigmentaire dans la fièvre jaune, et l'hématémèse s'observe également dans les fièvres bilieuses inflammatoires et dans les rémittentes bilieuses, bien que celles-ci soient jugées, en général, en deçà de l'hémorrhagie.

Le vomissement peut n'être qu'un simple effet nerveux d'ordre sympathique ou réflexe et conserver le caractère bilieux. Le vomissement bistré correspond toujours à la phase d'apogée de la fièvre; le vomissement hémorrhagique à la phase de collapsus qui la termine. Leur durée relative est par conséquent variable. Celui-là, malgré son action dépressive et spoliatrice, garde le caractère d'une crise excrémentitielle qui débarrasse l'estomac de produits irritants; le second, éminemment spoliateur et débilitant, a le caractère d'une hémorrhagie passive. On explique leur apparition, comme leur succession, par l'intensité de la virulence miasmatique; si l'hématémèse est moins fréquente dans les fièvres de certaines contrées, le typhus amaril n'y est pas moins représenté par l'*accès jaune*, qui en a toutes les allures, sauf que l'intoxication localisée n'y semble pas épidémique et contagieuse.

Pendant que s'établit le vomissement noir, les douleurs courbaturales se sont dissipées avec tout le cortège inflammatoire du début, mais rien ne change dans l'état général, quand rougissent les matières vomies, si ce n'est que le malade passe insensiblement à l'état de torpeur physique et morale qui annonce le collapsus; les matières vomies demeurent d'ailleurs plutôt noirâtres que nettement hémorrhagiques, et le sang qui s'y mélange aux éléments mélaniques ne provient pas seulement de l'estomac, mais de toute la muqueuse digestive, que l'on trouve, à l'autopsie, non seulement pigmentée, marbrée de taches ecchymotiques, alternant avec des enduits muqueux adhérents, mais aussi ramollie et ulcérée en quelques points, en même temps que ses capillaires sont dégénérés.

Les vomissements cessent assez généralement dans la courte période qui précède la mort. Ils constituent donc un symptôme significatif; « les vomissements noirs sont du plus sévère pronostic : après des vomissements qui offrent l'aspect du goudron, la mort est à peu près fatale » (*CR*), bien que l'on ne doive jamais désespérer d'un malade de fièvre jaune.

Les *selles*, dans la fièvre jaune, prennent le caractère du *mélæna*, comme dans toute gastrorrhagie, et l'intestin fournit à son tour directement une partie du sang, les selles prenant alors peu à peu le caractère d'une entérorrhagie véritable, qui épuise le malade plus vite encore que toutes les autres hémorrhagies : *vaginales*, *oculaires*, *auriculaires*, ces deux dernières plus rares, ou *cutanées*, se manifestant par le *purpura*, les *taches ecchymotiques*, les exsudations sanguines sur les surfaces dénudées ulcérées...

En dehors de ces conditions, les selles demeurent plutôt bilieuses, quelquefois rares, habituellement diarrhéiques, parfois cholériformes, sans cesser pour cela (*SV*) d'être imputables aux influences paludéennes; et, d'une manière générale, les lésions intestinales n'ont pas de signification dans les fièvres, bornées qu'elles sont aux injections plus ou moins ecchymotiques, ou à des érosions superficielles; mais ici se pose la question des complications typhiques, dont il nous faut maintenant dire un mot, sans nous arrêter à d'autres phénomènes secondaires des fièvres qui n'ajouteraient rien à l'idée que nous nous en sommes faite.

II. Bien que les formes des fièvres doivent, dans mon opinion personnelle, être toutes ramenées à la même origine, et que cette unification soit, à mes yeux, des plus importantes, il n'en résulte pas que l'évolution soit toujours la même et que les cas ne se distinguent que par des arrêts ou des lacunes dans cette évolution. Lorsqu'il s'agit de poser les indications thérapeutiques, il faut toujours avoir présente à l'esprit la possibilité d'une évolution complète, dans laquelle la rémittente bilieuse ou la bilieuse inflammatoire ne se distinguent plus du typhus amaril; je crois qu'il faudra encore élargir le domaine géographique de celui-ci, parce qu'on l'avait induement restreint; mais il est bien certain que le génie malarien ne se manifeste pas toujours de la même manière et que certaines formes s'accusent dans les localités ou les épidémies, d'une façon prédominante. Il semble — et c'est là une bien vieille hypothèse — que les germes malariens sont complexes; que bacilles, algues ou champignons malariens sont affiliés en associations dont les groupements ne réunissent pas toujours la totalité des espèces microbiennes, et que la différenciation des formes n'est que le cachet de l'espèce ou des espèces prépondérantes; mais cette hypothèse est inutile, si l'altération du sang est la même dans toutes les formes, et si la typho-malaria et la fièvre à rechutes elle-même ne sont que des localisations ou des nuances climatériques.

La typho-malaria, en Roumanie, serait, d'après Obédenare (*OB*), une périsplénite avec adhérences rappelant celles de la pleurésie; le foie présente aussi, mais moins souvent, des fausses membranes péricapsulaires, et la trame des deux organes est épaissie. Il n'est pas fait mention des lésions intestinales de la fièvre typhoïde. La fièvre est continue ou pseudo-continue, avec oscillations thermiques peu étendues et irrégulières; le décubitus est dorsal, l'habitude extérieure typhoïde et trahissant l'adynamie; le ventre ballonné, douloureux à la pression; il n'y a pas ordinairement de taches ecchymotiques ni d'épistaxis...

Michel Lévy jugeait ces états malariens, vu l'efficacité de la quinine, malgré leur ressemblance avec le « typhus ictérodes »; Fauvel « prenait aussi ces affections, au premier abord, pour des typhus ictérodes ». Elles se distinguent de la fièvre typhoïde, suivant Obédenare, en ce que la douleur à la pression, très vive à l'hypochondre gauche, est peu marquée à la fosse iliaque droite, et en ce que l'absence de rémission n'est qu'apparente dans la fièvre périsplénique. Les gens du pays qui distinguent les fièvres à fusion par le mot *frigore*, les fièvres adynamiques continues par le mot *langôre*, déclarent que dans ces cas « tout cela est mêlé ». La mortalité oscille entre 6 et 7 p. 100. La période aiguë dure de sept à quinze jours. La maladie se termine ou par la guérison, ou par la mort, ou par le passage à l'état chronique. Le sulfate de quinine réussit; et Obédénare est d'avis qu'il réussirait mieux encore, si on ne le donnait pas à trop faibles doses dans une fièvre aussi grave. Le préjugé contre la quinine est général dans le peuple et entretenu par les médecins.

A voir la fréquence des formes encéphaliques, convulsives, délirantes, de la stéatose rénale, de l'anasarque anémique, des congestions utérines malariennes, de la « diarrhée miasmatique », accompagnée souvent de toux chez les anémiques; du « purpura paludéen »; de la rareté relative de la fièvre typhoïde, on reconnaît dans la région danubienne un pays hautement malarien; car si l'auteur que je cite étend peut-être un peu trop l'influence malarienne, il prévient les objections en insistant sur les lésions nécropsiques observées, qui aboutissent, chez les cachectiques, à des stéatoses généralisées.

En Grèce, Stéphanos (*CS*), qui a basé ses appréciations sur de nombreux documents, signale la recrudescence, depuis quelques années, de la fièvre bilieuse hématurique qu'il appelle *hémosphénurique*, surtout dans les années et les localités humides, neigeuses, dans les régions très arrosées où domine la culture maraîchère. Il se trouve embarrassé pour décider si les rémittentes de la fin de l'été et du commencement de l'automne, au sujet desquelles le dissentiment contemporain remonte à Hippocrate, sont des typhoïdes malariennes ou des malariennes typhoïdes; il incline à n'y voir que la rémittente bilieuse des tropiques. Parmi les fièvres pernicieuses, « les plus fréquentes sont les convulsives (chez les enfants), les comateuses et les gastro-bilieuses; viennent ensuite l'algide, l'hémosphénurique, les différentes espèces de fièvres hémorrhagiques (entérorrhagiques, pétéchiales) et les bilieuses »; les plus graves subcontinues ou rémittentes. La forme hémosphénurique (bilieuse hématurique) prédomine souvent dans les formes pernicieuses des épidémies, dans la vallée du Sperchios, en Phthiotide. « Comme MM. Karamitsas et Corre l'ont déjà remarqué, il est hors de doute que la cause occasionnelle la plus fréquente de cette forme palustre est le refroidissement (et surtout le refroidissement humide). On ne saurait douter, comme cela résulte de quelques-uns des cas observés par MM. Tomaselli et Karamitsas, que la quinine agit quelquefois comme cause occasionnelle dans l'apparition de la fièvre hémosphénurique chez des organismes déjà intoxiqués par la malaria. Quant à l'existence de l'hémosphénurie simple de quinine (également sur des organismes infectés par la malaria), elle a été démontrée d'une manière décisive par Karamitsas » (p. 501). La fièvre typhoïde, qui sévit épidémiquement aux époques de virulence malarienne, est rare « d'après la plupart des médecins du pays »; mais ses symptômes sont toujours si peu accusés que l'auteur trouve « fort difficile la détermination des limites véritables de la fréquence de cette maladie en Grèce ».

Plusieurs épidémies de typhoïde bilieuse, à forme souvent récurrente, ont pu faire croire à la fièvre jaune (p. 504).

En Italie (*P*), les fièvres malariennes continues s'aggravent souvent de « phénomènes résumant les périodes avancées de la fièvre typhoïde ».

A Rome, « c'est aux médecins français que l'on doit la preuve de l'existence et même de la fréquence de la fièvre typhoïde » (*C*[4]); avant l'occupation, la confusion était grande et les dénominations les plus diverses des fièvres persistent encore, d'autant mieux que la délimitation est difficile, et que « dans chacune des épidémies relatées par Lancisi et d'origine incontestablement palustre, on trouve des traits indéniables du typhus pétéchial, conséquence indirecte de l'impaludisme (*C*[4]). » Cependant, depuis Jacquot, les études nécropsiques n'ont pas manqué; et toujours, malgré la réalité des formes dothiénentériques, on peut soutenir « la possibilité de la transformation en fièvre typhoïde, des fièvres continues exclusivement palustres, comme origine... C'est l'une des meilleures preuves de la spontanéité de la fièvre typhoïde, c'est-à-dire de son développement sans contage » (*C*[4]).

Comme il n'est pas douteux que la dothiénentérie vraie puisse se nuancer, comme toute autre maladie des régions paludéennes, des complications de l'impaludisme, tout le monde serait d'accord si l'on établissait que sa lésion caractéristique, « l'exanthème » intestinal, peut être une conséquence fortuite, mais naturelle, de l'évolution malarienne, au lieu qu'on se contente trop souvent d'appliquer l'épithète de typhique à des formes adynamiques ou simplement continues. J'ai vu donner les sudamina comme signes pathognomoniques de la fièvre continue dothiénentérique sous les tropiques, et je ne m'étonne pas, vu sa rareté, qu'on ait admis un certain antagonisme entre elle et les affections malariennes.

En fait, elle existe, sous les tropiques. Dans l'Inde, l'état typhoïde n'est souvent qu'un symptôme. Je crois avoir établi (N^1) que la fièvre dite « de Bombay » telle qu'elle s'est montrée aux observateurs de l'île Maurice, « véritable rémittente », suivant les uns ; « typhoïde bilieuse », suivant les autres, n'a pas les caractères de la fièvre typhoïde. A Bombay, comme à Maurice, la fièvre de « Bombay » est une fièvre adynamique à type remittent ou pseudo-continu, ordinairement accompagnée d'ictère, souvent très grave, récidivant quelquefois, suivie d'une convalescence qui rappelle, il est vrai, celle de la fièvre typhoïde, mais sévissant particulièrement parmi les indigènes, et résistant ou non à la quinine, pendant qu'elle se rapproche plus ou moins du type continu.

Cela ne préjuge en rien l'existence d'une typhoïde vraie dans l'Indoustan, elle n'est pas douteuse en Cochinchine; Thorel en a fait l'objet d'une thèse inaugurale souvent citée ; et d'Ormay a toujours vu, dit-il, que le masque typhoïde, chez des malades présentant le pouls onduleux, les sudamina, la somnolence, attestait la coexistence de l'exanthème intestinal, évident et constant à l'autopsie, en particulier dans une épidémie qui sévit dans l'année 1870, importée peut-être de Toulon où elle régnait dans les casernes, parmi les jeunes soldats qui la transportaient sur la *Creuse* et l'*Aveyron*.

Toutefois les lésions indiquées par d'Ormay comme caractéristiques paraissent insuffisantes à Corre (*CR*, p. 264); au milieu de formes aussi variées que peut l'être le rythme fébrile, nous trouvons la *fièvre de bois*, qui, pour Thorel en Cochinchine (*TH*), est une fièvre typhoïde, et qui pour d'Ormay (*OM*), Challan de Belval (*CB*), Rey (*RY*), qui l'ont observée, l'un en Cochinchine, les autres au Tonkin, est une fièvre malarienne, intermittente (*CB*) ou rémittente, suivant les cas et la phase de la maladie où on l'observe, débutant par le frisson, se terminant par le coma, s'engendrant dans la tourbe naissante des forêts inexplorées, que nous avons vue si souvent, dans le bassin Amazone, presque vierge de malaria.

Et qu'est-ce que cette *dengue* ou *fièvre rouge,* observée, dès **1780**, sur la côte de Coromandel, fièvre courbaturale, accidentée de poussées scarlatiniformes de la peau, buboniques dans les régions riches en ganglions; distincte d'ailleurs de la peste et de la scarlatine; d'une durée longue et prolongée par de fréquentes rechutes; dont la faible léthalité : 0,45 décès sur 1000 cas, contraste avec l'extrême contagiosité, puisqu'elle épargne à peine quatre personnes sur dix habitants, dans les localités où elle éclate? On l'a observée dans l'Afrique méditerranéenne, sur la côte de Mozambique, à Madagascar, au Brésil, au Pérou, à New-York, aux Antilles, comme en Sénégambie, dans l'Indoustan et dans l'Indo-Chine; il est étrange que, sévissant sur tout le littoral du golfe du Mexique, elle ait épargné, jusqu'à ce jour, l'isthme américain, la Colombie et le Vénézuéla. Pour tout le monde, c'est une maladie plutôt climatérique; et, si l'on s'accorde assez aujourd'hui pour écarter l'impaludisme dans sa genèse, il n'en a pas été toujours de même.

En Chine, Corre a trouvé, en compulsant la collection

si intéressante des *Custom Reports*, la description de nombreuses formes intermédiaires entre la fièvre typhoïde et la rémittente, « sorte de rémittentes accompagnées de symptômes typhoïdes, dans lesquelles le sulfate de quinine se montre peu efficace et qui seraient certainement classées comme dothiénentériques sans l'absence d'éruption, de sensibilité iliaque avec gargouillement, et sans l'absence de toute lésion démontrée des plaques de Peyer (*CR*). »

Le même auteur rapproche de la « fièvre des bois » la typho-malaria des Montagnes-Rocheuses. En Amérique cette typho-malaria est admise couramment dans le cadre nosologique. A New-Orléans, la mortalité des fièvres est ainsi répartie dans le dernier rapport bisannuel de la Louisiane (*HL*) :

	1884.	1885.
Fièvres malariennes intermittentes....	19	9
— rémittente..................	51	42
— congestive..................	152	149
— typho-malarienne...........	35	22
— non classifiées..............	188	172
— typhoïde (*enteric*)...........	56	38
— continue.....................	2	7
— jaune........................	1	1
— catarrhale..................	1	3
. . . .	. . .	. . .
Total des décès de toutes maladies.....	7,150	6,673
Population..........................	227,465	234,000

Les médecins américains paraissent assez embarrassés quand il s'agit de caractériser cette typho-malaria dans la plaine ou dans la montagne ; cette caractérisation devient encore plus difficile à faire sous les tropiques, quoique la fièvre dothiénentérique me semble s'affirmer davantage à mesure que s'accroît la latitude, surtout dans l'hémisphère sud, où cependant nous trouvons, à Rio même, la délimitation très indécise. Il est vrai que les phénomènes typhiques, le décubitus dorsal, en particulier, qui me paraît l'un des meilleurs caractères, y tranchent souvent nettement sur l'ensemble des symptômes; cependant, nous voyons que dans ces cas même (*TM*) « les glandes de Peyer et les follicules isolés ne présentent aucune altération appréciable. »

La confusion tend, ce me semble, à s'accroître encore par la préoccupation que l'on surprend chez les observateurs à rechercher une distinction chimérique entre les microbes générateurs, dont l'un serait tellurique, l'autre fécal; alors que déjà le bacille fécal des microbistes semble s'être tellement dilué dans l'eau impure qu'il n'y figurera bientôt plus qu'à l'état de souvenir. Il suffira bientôt d'une eau simplement souillée par les déjections urbaines, quelles qu'elles soient, pour fixer la fièvre typhoïde dans les lieux mal nettoyés; tandis qu'elle fuira les lieux propres, le microbe malarien restant attaché, d'ailleurs, au marais ou tout au plus au sol remué ou crevassé. Entre temps, d'autres médecins routiniers continueront à incriminer les intempéries; et, tout en nettoyant les habitations et les villes, ce qui ne sera jamais inutile, épargneront aux jeunes soldats le surmenage et les garantiront contre le froid hors des casernes, plus à craindre encore que la contagion dans les casernes. Ainsi ferons-nous pour nos terrassiers dans les localités typho-malariennes.

En somme, les complications typhiques dans les fièvres malariennes ne sont bien souvent qu'une localisation abdominale, dans laquelle la congestion de l'intestin peut aller jusqu'à l'érosion et l'ulcération superficielle, ce qui suffit à provoquer les manifestations typhiques, que domine l'adynamie.

Cette localisation sera d'autant plus à redouter que le malade est plus exposé aux intempéries, dans les régions où elles sont le plus redoutables.

La fièvre typhoïde peut naître spontanément dans des locacités malariennes, où l'organisme, sous l'action d'un sang partiellement désintégré, ne peut manquer de réagir, de la façon qui caractérise les fièvres à quinine.

Il n'est pas impossible même que l'état vraiment dothiénentérique se greffe sur la malaria, soit, comme le veut L. Colin, que le germe typhoïde s'engendre dans le malade lui-même et que « le miasme palustre provoque le miasme humain » (C^3); soit que les lésions caractéristiques, si rarement observées d'ailleurs dans ces circonstances, puissent être produites par le concours de leurs facteurs ordinaires, chez un paludéen déjà en proie à la fièvre intermittente, rémittente ou continue.

J'insiste sur la qualification de dothiénentérique pour préciser le débat. Il est vrai que les épidémies de typhus pétéchial ont simulé des fièvres malariennes; mais c'est surtout la dothiénentérie qui est en cause; l'état typhique est le résultat de causes morbides si diverses qu'il peut compliquer ces fièvres sans qu'il soit nécessaire d'évoquer un virus spécial pour en rendre compte; et, d'autre part, l'injection putride est si naturelle dans les fièvres malariennes graves qu'on ne voit pas pourquoi, par exemple, on en séparerait le « typhus amaril, » alors surtout que l'on devra spécifier encore des formes typhoïdes de ce typhus amaril, comme on a spécifiées des malariennes typhoïdiformes, distinctes des typhoïdes bilieuses.

Je reconnais que j'ai tort de m'attarder à ces discussions. Je glisserai donc sur le typhus récurrent, *relapsing fever*, fièvres à rechutes, que les auteurs anglais ont appelé aussi *mild yellow fever*, fièvre épidémique... à laquelle le paludisme ne semble pas toujours étranger (*CR*); qui sévit surtout en Angleterre, en Russie, en Perse, en Chine et dans l'Inde, où il a été importé (B^2), comme il l'avait été primitivement d'Irlande en Angleterre, dans l'opinion de tous les médecins anglais (*M*), et des Indes à Bourbon, d'où mon ami Mac Auliffe a daté (*MC*) l'une des premières et des meilleures descriptions que nous en ayons. Il donne en Angleterre une mortalité de 2 p. 100 décès; laisse la muqueuse intestinale intègre dans toutes les autopsies (*M*), et se caractérise par « la langueur et la susceptibilité » (*MC*) de la phase de rémission ou d'apyrexie, autant que par la brusquerie de la récidive, qui se renouvelle quelquefois après une deuxième apyrexie. Le pouls s'abaisse dans les cas graves, comme dans la fièvre jaune, pendant que la température se maintient haute. L'ictère, tardif, s'est produit à la Réunion dans la moitié des cas (*MC*); il est biliphéique (*CR*) par obstruction ou spasme (Graves) des conduits biliaires. Lecorché (*LC*) le distingue de la fièvre jaune en ce que celle-ci « sévit dans tous les rangs de la société; et la faiblesse de constitution des individus, loin de favoriser son développement, paraît, au contraire, s'y opposer. Elle s'accompagne constamment d'ictère, tandis qu'on ne le rencontre que dans le quart des cas de fièvre à rechutes. Les vomissements noirs, si rares dans la fièvre à rechutes, sont habituels dans la fièvre jaune. La marche de la fièvre jaune est en outre continue et la mort fréquente, caractère qu'on ne rencontre point dans la fièvre à rechutes, dont la marche est paroxystique et où la mort est assez rare. »

Je compléterai, quand j'aurai à tracer les indications hygiéniques et thérapeutiques, ce que j'ai pu omettre d'intéressant au sujet du diagnostic et du pronostic, qui sont si vagues l'un et l'autre dans des maladies si mal délimitées.

IV

PARENTÉ MALARIENNE.

On admet que la malaria complique dans une contrée paludéenne toutes les affections intercurrentes, en raison de son intensité, ce qui revient à dire qu'il ne faut jamais négliger d'établir l'opportunité de la médication quinique dans le traitement.

Je puis donc me dispenser de m'étendre sur la généralisation de cette influence que Moursou (*MR*) essaye en ce moment de délimiter; mais je crois devoir dire quelques mots de la *dysenterie* qui est, avec les fièvres malariennes, la maladie la plus redoutable pour un campement en pays paludéen.

La *dysenterie*, que je n'ai pas à décrire ici, est une maladie de froid. C'est du moins l'opinion que je professe, pour ma part, depuis longtemps déjà; et c'est en préservant nos émigrants nègres du froid, que nous avons pu voir s'abaisser la mortalité de nos convois, en 1860, sur la *Marie*, de 22 à 2 pour 100 émigrants. Beaucoup de nos confrères la partagent; Bérenger-Féraud l'a soutenue (*BD*[2]), et Léon Colin (*C*[4]) est formel à cet égard.

Est-ce à dire qu'il faut exclure le paludisme de son étiologie? Sur cette question les dissentiments sont profonds, et Colin, formule une opinion mitoyenne qui me paraît, plus qu'aucune autre, se rapprocher de la vérité.

C'est particulièrement en Cochinchine que cette étiologie est intéressante à discuter, quand on compare surtout cette contrée à celles de la même zone. La dysenterie, généralement légère ou du moins facilement curable sur le littoral américain du golfe du Mexique et de la mer des Caraïbes, hors le cas d'épidémie relativement rare et accidentelle, est peut-être le fléau le plus redoutable de la côte d'Afrique, où elle frapperait, en Guinée, 504 hommes sur 1000 et en tuerait 41,5, d'après Mac Culloch, sévissant plus encore peut-être sur les nègres que sur les Européens.

C'est la grande endémie des Indes, et elle afflige l'Indoustan, à l'égal de l'Indo-Chine, plus fréquente chez les Européens, plus grave chez les Cipayes. Sur 1000 dysentériques de la garnison des Indes anglaises, Annesley comptait, pour la division du nord, 120; pour celle du centre 381 ; pour celle de Madras, 472; pour celle du sud, 339; dans le Mysore, 220; à Travancore, 160; à Hydera-bad, 360.

En Cochinchine, elle sévit en toute saison, plus grave en mai, à la fin de la saison sèche; les fièvres intermittentes sont plus fréquentes pendant la saison des pluies; l'état bilieux se manifeste avec l'apparition des chaleurs, dont l'hépatie est aussi une conséquence; le choléra n'apparaît guère avant la fin de janvier; il marche en progressant jusqu'à la fin de mai ; il commence et finit avec les chaleurs sèches; il accompagne les troupes en expédition et reconnaît pour causes occasionnelles, dans ces circonstances, toutes celles qui provoquent la diarrhée, telles que l'ingestion immodérée des eaux d'ailleurs suspectes des marécages.

Mais quelle que soit la maladie prédominante, elle sévit toujours en raison inverse du confortable de l'habitation, et en raison directe des fatigues auxquelles les hommes sont soumis, suivant le corps auquel il appartiennent et aussi suivant l'ancienneté de leur séjour dans la colonie. ce qui prouve que, dans ces contrées, l'acclimatement n'est d'ordinaire qu'une apparence et que la résistance va toujours en s'épuisant chez la plupart des résidents. De toutes ces troupes, ce sont les marins qui payent le plus lourd tribut, parce que leur service est plus pénible et que, pour eux, comme le dit d'Ormay, « c'est toujours l'expédition qui est le service normal ».

« Les dysenteries et les diarrhées dégénèrent souvent en cholérine ou en choléra », qui ne serait pas, comme beaucoup le pensent, une entité morbide se constituant de toutes pièces, mais dont le génie épidémique n'est cependant pas méconnaissable, en ce que, en dehors de toute importation, on le voit éclater tout à coup sur toute une région, « comme un orage accumulé, » dans les saisons anormales où l'incubation de l'épidémie a été lente : par exemple, lorsqu'une excessive sécheresse et la chaleur énervante qui l'accompagne sont suivies de pluies modérées, irrégulières et surtout intermittentes. C'est alors que s'observe mieux le passage des dysenteries prédominantes dans la saison sèche, au choléra, qui prédomine à son tour, et qui est tellement *dans l'air* « que même ceux qui ne sont pas malades se ressentent de son influence ». Particularité remarquable, l'année 1886 n'a donné que 6 cas de choléra, tout à fait sporadique, dont 4 décès, pendant que l'épidémie « voyageait et sévissait rigoureusement en France; serait-ce que le choléra ne peut pas régner en même temps aux deux bouts du monde, et que les causes qui l'appelaient là-bas manquaient ici? » Cette année 1866 fut une année plutôt humide, moins chaude que les précédentes, où le choléra s'était montré avec plus ou moins d'intensité, et plus uniformément pluvieuse.

Au reste il peut paraître assez difficile, dans une contrée pareille, de reconnaître à quel moment l'endémie devient épidémique. Ce fut le cas pour l'épidémie dysentérique de 1867. En Cochinchine, d'ailleurs, le diagnostic de la dysenterie présente une difficulté spéciale à cause du caractère particulièrement grave des diarrhées.

Dans l'article récent du *Dictionnaire encyclopédique* (*M*), mon savant ami Mahé a renouvelé un aveu qu'il avait déjà fait, au sujet de la difficulté de distinguer les deux affections arrivés à un certain degré d'évolution : « Nous déclarons avec franchise, dit-il, qu'il nous est arrivé souvent de réunir un ensemble de probabilités imposant en faveur de l'une ou de l'autre des deux maladies sur le vivant, alors que les résultats de l'autopsie venaient donner un démenti formel au diagnostic clinique le plus rationnel. »

Et cependant aucun médecin de la marine n'hésite, je pense, à voir dans la diarrhée de Cochinchine une maladie spéciale distincte de la dysenterie épidémique ou sporadique; et la plupart se refusent à croire que l'*anguillule stercorale* en soit la cause. Malgré les allures parasitaires de cette diarrhée, malgré la constatation réelle du nématoïde dans l'intestin ou dans les selles, on s'accorde assez à ne voir en lui, suivant l'expression de Mahé, qu'un simple « maraudeur du tube digestif » où, du reste, on ne le trouve qu'exceptionnellement, même en Cochinchine.

On sait que cette diarrhée apparaît sous la forme d'un flux séreux muqueux ou séro-muqueux, indolore, sauf quelques épreintes accidentelles, torpide et d'allure chronique presque dès son origine; quoique l'intensité de la diarrhée soit médiocre, elle épuise par sa continuité et « amène un état d'anémie plus prononcé, de l'amaigrissement et finalement la déchéance complète de l'organisme, sorte de phthisie des intestins et d'atrophie de tous les organes de l'abdomen, principalement du foie et de la rate, sorte de plaie permanente avec ou sans ulcérations visibles à l'œil nu, d'où résulte une sclérose spéciale... de la muqueuse » (Mahé).

D'Ormay distingue : 1° la « diarrhée ou dévoiement naturel de l'anémie », simple dyspepsie intestinale atomique cédant au quinquina et au fer avec un peu d'opium;

2° La « diarrhée ou dévoiement bilieux », accidentelle, comme la précédente, plutôt utile que nuisible, cédant aux antispasmodiques et aux opiacés, si l'on désobstrue en même temps les voies biliaires parfois engorgées;

3° La « diarrhée graisseuse », qui guérit si l'on supprime les graisses dans le régime;

4° La « diarrhée à selles décolorées », qui tient à une rétention biliaire et cède aux pilules de Segond;

5° Enfin la « diarrhée chronique », qu'il ne considère pas comme une maladie essentielle.

Sans vouloir me prononcer sur les diarrhées de Cochinchine, je crois que l'élément étiologique capital dans les diarrhées des pays chauds et, en général, dans les diarrhées des journées chaudes, c'est le froid au ventre et qu'en protégeant le ventre, comme le recommande aussi Colin, on prévient la dysenterie. « Nous sommes intimement convaincu, dit-il, que c'est grâce à la distribution faite aux soldats de ceintures de flanelle qu'est due, pour une large part, la diminution de fréquence et de gravité de la dysenterie dans l'armée française d'Algérie » (*C*[4]). Sur les navires d'émigrants africains, je faisais boutonner l'unique vêtement, la capote et recoudre les boutons, détail qui ne manque pas d'importance; dans l'Isthme, nous faisions distribuer à nos noirs peu vêtus des ceintures de flanelle, d'une belle couleur voyante, qui flatte leur coquetterie puérile; mais j'ai regretté que nous n'ayons pas eu à notre disposition, pour les obliger à les porter, les moyens coercitifs que nous appliquions aux esclaves africains. L'hygiène doit se plier aux circonstances, et peut-être ne saurait-on payer trop cher les avantages de la liberté...

Due au froid, la dysenterie réclame néanmoins une constitution médicale particulière qui atteint son summum en Cochinchine, de mai en septembre ; l'épidémie se reconnaît alors, moins à la multiplicité des cas et à la gravité de la maladie, qu'à sa généralisation et à l'accaparement qu'elle exerce, si l'on peut dire, sur toute la pathologie, imprimant son caractère profondément adynamique à toutes les maladies de l'appareil digestif et dominant les fièvres elles-mêmes. Celle de 1867 dura du 1er juin au 15 avril, époque où les fièvres algides, cholériques, ataxiques et rémittentes reprenaient sérieusement le dessus.

Au lieu qu'à Brest la mortalité de dysenterie, en 1867, n'était que de 5 p. 100, à Saïgon elle dépasse 39 p. 100.

Les causes qui l'occasionnèrent se dérobent là, comme ailleurs ; l'énervement dû à une chaleur excessive y entrait bien pour quelque chose ; mais elle s'était préparée de longue main et l'impressionnabilité reconnue des malades aux influences météorologiques pendant l'épidémie coïncidait avec un état bilieux déjà très manifeste du foie, qui était tellement générale à cette époque, que l'on « pouvait la regarder comme presque physiologique ». L'adynamie s'y manifestait également par les fièvres typhoïdes qui régnaient simultanément et par les allures typhoïdes de la dysenterie elle-même. Au reste, cette dysenterie épidémique n'avait pas les caractères habituels de la dysenterie de Cochinchine ; par exemple, les coliques précédaient le ténesme et la rectite, comme dans la dysenterie aiguë classique, tandis qu'en Cochinchine, « c'est habituellement par le ténesme et la rectite que la dysenterie commence, pour remonter de l'anus vers le côlon ».

Il y a donc, en Cochinchine, aussi bien qu'ailleurs, une constitution médicale dysentérique, aussi bien qu'une constitution médicale cholérique, paludéenne ou typhoïde, qui imprime à la pathologie un cachet particulier, et ces contitutions empiètent à tel ou tel moment l'une sur l'autre, de telle sorte que l'étiologie sera plus ou moins exclusive suivant le mois de l'année de l'observation. On comprendra ainsi toutes les dissidences.

Pour Moursou (*MR*), « l'action du froid est indiscutable, mais simplement à titre de cause occasionnelle, ainsi qu'il agit dans la fièvre ictermittente ». Il en voit la preuve dans ce fait qu'au Bengale les dysenteries s'observent en plus grand nombre, non pas dans la saison chaude et sèche, ni dans la saison froide, mais dans la saison chaude et humide ; qu'en Algérie, elles sévissent surtout dans le troisième trimestre ; qu'en Cochinchine, ellesne correspondent pas aux basses températures, mais au maximum de pluies. « C'est donc dans la saison où il pleut le plus et où il fait le plus frais, qu'il y a le plus de dysenterie. C'est dans la saison où il pleut le moins et où il fait le plus chaud, qu'il y a de plus de décès de choléra. C'est dans la saison où il pleut le plus et où il fait le plus chaud, qu'il y a le plus de décès de paludisme. » Mais cette argumentation n'est pas démonstrative en ce sens que la chaleur n'exclut pas le refroidissement du corps, dans les journées oú tombent les pluies abondantes et soudaines.

Au contraire, il semble que l'on peut accepter dans une certaine mesure les conclusions de Moursou au sujet de l'association ou de l'influence malarienne : « Dans les cas de *paludisme intense*, toutes les maladies s'effacent devant les manifestions paludéennes ; les dysenteries qui surviennent offrent seulement un peu plus de gravité que celles qui sont survenues dans un milieu sain. C'est le cas des Guyanes », mais ce n'est pas le cas à Panama ni au Mexique. Et, « dans le cas de paludisme modéré, au contraire, la dysenterie absorbe toute la pathologie ; l'association avec la malaria se fait à son détriment; celle-là n'intervient plus qu'à dose insuffisante pour être reconnue et par suite combattue; la situation est, de ce fait, considérablement aggravée. »

Le travail de Léon Colin est particulièrement consciencieux et impartial. Ce sont surtout, suivant lui, les causes météoriques qui entraînent l'endémicité de l'affection dans les pays chauds, ses explosions estivales dans les pays tempérés. L'élévation de la température prépare l'organisme, son abaissement brusque est la cause occasionnelle. Johnston disait aussi « qu'aux Indes, comme partout, la dysenterie est due aux vicissitudes atmosphériques ». Mais les causes bromatologiques jouent un rôle évident, et en tête figure l'eau de mauvaise qualité. « Après ces météores, il n'est pas d'élément aussi important dans la genèse de la dysenterie » ; mais toute pollution de l'eau, quelle qu'en soit l'origine, suffit à la déterminer. Les effluves marécageux n'y suffiraient pas au contraire; « elle est surtout redoutable aux individus atteints d'anémie palustre; mais elle ne les atteint, eux aussi, que dans les pays où elle trouve elle-même ses conditions de développement; elle n'est pas la conséquence directe de l'intoxication qui les a épuisés; elle naît sous l'influence de conditions toutes différentes de la malaria; mais si elle rencontre alors des organismes affaiblis par l'intoxication palustre, elle les prend de préférence, comme en d'autres circonstances elle le fait des scorbutiques; et, sur un terrain pareil, les lésions anatomiques et leur pronostic acquièrent une gravité peut-être sans égale. Il en est autrement de l'infection de l'atmosphère par les émanations animales... L'action des émanations de matières fécales est hors de doute... La putréfaction cadavérique entraîne également la dysenterie... C'est à l'association des émanations animales les plus diverses, que sont dues les épidémies éclatant à bord des bâtiments, dont la cale renferme parfois tant de sources de méphitisme.

Colin « se range au nombre des anticontagionnistes » et en donne les motifs. Il est certain que la dysenterie épidémique se propage surtout en raison de l'identité des conditions individuelles, climatériques, sociales, communes aux agglomérations d'hommes qui y sont exposés ; et, « si elle est susceptible d'apparaître en tant de lieux et de circonstances, cette ubiquité tient à sa banalité étiologique. »

Je pense que cette pathogenèse satisfait comme moi, un grand nombre de mes confrères. Il en résulte, que nous devons compter d'autant plus avec la dysenterie dans nos campements, que nos terrassiers sont des gens fatigués ou de races peu résistantes ; mais aussi que l'hygiène peut faire beaucoup pour la prévenir ou tout au moins la restreindre.

CHAPITRE III

TRAITEMENT.

§ 1er. — *Indications causales.*

Il existe, dans grand nombre de localités paludéennes, une tendance assez générale à classer les fièvres d'après leur gravité : une fièvre jaune qui se guérit ou que l'on guérit, *n'était* qu'une fièvre bilieuse ; une fièvre bilieuse qui tue *était* une fièvre jaune. Je dis était ; car c'est très souvent à la fin de la maladie que s'affirme ce diagnostic ; il est rare que l'on se décide à reconnaître une fièvre jaune avant la fin ou le milieu du deuxième jour, et le malade est souvent mort le troisième.

Il existe, d'autre part, un certain nombre de médecins qui croient pouvoir, dans des localités éminemment paludéennes, distinguer celles des fièvres graves dans la genèse desquelles l'impaludisme demeure étranger, et dans lesquelles la quinine, étant inutile, devient par cela seul dangereuse, quand même elle ne le serait pas en raison de son action physiologique.

Selon moi, cette manière de voir est désastreuse, et toutes les fièvres des contrées malariennes sont des fièvres à quinine, dans une mesure que nous aurons à déterminer tout à l'heure.

Mais, en unifiant pour ainsi dire les fièvres dont nous avons précisé ci-dessus la symptomatologie générale, on rend encore plus difficile à résoudre qu'elle ne l'est déjà la question de l'isolement des malades et des quarantaines, sans parler des vaccinations préventives et des vaccins spécifiques qu'il serait bien inutile de différencier, si la fièvre jaune et la fièvre intermittente ont la même origine.

I. *Isolement. Contagion. Quarantaine.* — Le danger qui résulte de l'unification des fièvres malariennes consisterait surtout en ce que toutes doivent être contagieuses; sinon aucune ne l'est. Au contraire, il est si facile de concevoir que la fièvre jaune originairement paludéenne contracte le génie typhique et contagieux par l'élaboration du germe paludéen dans l'organisme humain, ou l'adjonction d'un microbe d'origine humaine, peut-être de l'un des produits élémentaires chimiques ou vivants de la putréfaction ; une ptomaïne, une leucomaïne, etc. ; ou bien encore parce que, le miasme malarien étant un ensemble complexe, le typhus amaril résulte de l'action combinée de toute la gent microbienne, tandis que, dans la fièvre intermittente vulgaire, il n'y aurait d'absorbés et de développés dans le sol marécageux que les moins nocifs d'entre ces protoorganismes ; ou bien enfin, dirai-je, parce que le virus amaril pourrait bien n'être que la « colonie animale » à son maximum de développement, tandis que les autres formes en reproduiraient les phases successives, dont quelques-unes avorteraient dans telle ou telle localité, et dont la fièvre intermittente ne représenterait que les formes élémentaires.

Mais toutes ces hypothèses sont bien inutiles, dans la question qui nous occupe, si la fièvre intermittente vulgaire était elle-même contagieuse.

Or, la croyance à la contagiosité de la fièvre intermittente est très répandue dans les pays malariens : on croit que l'on « gagne » la fièvre, non pas, sans doute, si l'on vit, mais si l'on couche avec un fiévreux. Il est vrai que cette croyance n'est pas une preuve, mais elle est à signaler.

Si la fièvre intermittente n'est pas contagieuse, elle est du moins épidémique. Tout le monde connaît l'histoire de ces épidémies malariennes qui ont affligé jusques aux régions septentrionales de l'Europe à diverses époques; beaucoup de médecins ne sont pas éloignés de croire que la bénignité et la rareté relative des fièvres dans nos contrées malariennes ne tiennent pas tant à l'assainissement méthodique ou accidentel de ces contrées, mais bien plutôt à ce que la malaria y a perdu son *génie* épidémique.

L'épidémicité de *toutes* les formes graves ne fait pas un doute non plus, je suppose; et le typhus récurrent, épidémique, « peut offrir (avec la fièvre jaune) une analogie telle qu'il serait bien difficile de distinguer les deux affections avec une entière certitude, si elles se développaient simultanément dans une même contrée (*CR*). »

Et, d'autre part, la contagiosité vraie de la fièvre jaune n'est pas admise par tout le monde.

C'est donc une question de localité et de léthalité. Or, Dutroulau n'est pas le seul qui se soit trouvé embarrassé en présence d'une épidémie de fièvres qui avaient tous les caractères de la fièvre jaune épidémique, mais n'étaient pas mortelles. Que répondrait alors un médecin de navire à un questionnaire de quarantaine? Car c'est toujours au point de vue pratique que nous devons nous placer.

Dans le campement, nous isolerons toutes nos fièvres graves, en temps d'épidémie, et nous appliquerons toutes les mesures préventives dont il sera question plus loin.

II. *Vaccinations préventives.* — On m'a reproché d'avoir

jeté par-dessus bord, avec trop de sans-gêne, les vaccinations préventives; cependant je n'éprouve pas encore aujourd'hui le besoin de m'appesantir davantage sur les découvertes et les méthodes de Carmona, de Mexico, et de Domingos Freire, de Rio. Ce n'est pas, on peut le croire, de gaieté de cœur et sans réflexion, que dans le service de Panama, où tant d'intérêts divers sont en cause, j'ai renoncé à l'emploi d'un agent thérapeutique tel que serait le vaccin amaril; j'en dirai en peu de mots la raison.

D'abord la localité n'est pas favorable aux expérimentations. Dans l'Isthme, en toute saison, mais principalement en temps de forte épidémie, tout malaise est un appel à la fièvre, et toutes les fièvres sont redoutables; or, si les méthodes en question n'entraînent pas toujours par elles-mêmes d'accidents mortels, elles ne sont, ni l'une ni l'autre, absolument inoffensives; et, de l'aveu de leurs auteurs, qui y voient une preuve d'efficacité, ces vaccinations, de même que la vaccination jennérienne, déterminent, des accidents fébriles d'intensité variable.

En second lieu, je n'ai rien vu dans les phénomènes consécutifs à l'inoculation, soit avec le résidu de l'urine évaporée qui contient le champignon amaril de Carmona (*MH*) et qu'il inocule dans son intégrité, soit avec les « ptomaïnes » cultivées du vomito qu'inocule Domingos Freire (FD^2), je n'ai rien vu, dis-je, qui rappelle la fièvre jaune. Cependant cette ressemblance est l'un des arguments présentés en faveur de la méthode.

Il importe peu d'ailleurs, dans l'espèce, que Le Dantec, pas plus que Talmy, qui était pour ainsi dire commandité par M. Pasteur, n'ait pu réussir à retrouver les micro-organismes de Freire et Carmona; suivant lui, leurs micro-organismes « sont des granulations pigmentaires ou autres; leurs cultures sont impures; leur vaccination anti-amarile est basée sur des expériences entachées d'erreur (*DC*) »; mais aujourd'hui la méthode des vaccinations, entre les mains de M. Pasteur lui-même, est du pur empirisme, puisqu'aucun des vaccinateurs de son laboratoire n'a la prétention d'avoir déterminé le microbe de la rage, dont on inocule également les *excreta* cultivés, avec un succès garanti par d'éminents observateurs, à la suite de Vulpian. Il n'y a donc plus qu'un critérium : les statistiques. Or, celles de Freire (*FD*) sont des plus démonstratives; et je dois à la vérité d'ajouter que celles de Carmona ne le sont pas moins. Il est vrai qu'elles sont contestées. Celles de Domingos Freire l'ont été par Aranjo Goes (*AG*) ; suivant ce médecin, « un fait reconnu de toute la corporation médicale de Rio, c'est l'inutilité du vaccin du Dr Domingos Freire » ! Sur 44 vaccinés, il compte 22 cas de fièvre jaune, dont 9 morts, soit 40,9 p. 100, alors que chez les non-vaccinés de l'hôpital de la Jurujuba la mortalité n'était que de 27 p. 100.

J'avoue que je n'ai pas d'observations personnelles qui m'autorisent à décourager mes confrères d'employer ces méthodes; je n'ai pas non plus à m'excuser de les avoir proscrites dans nos campements et d'avoir systématiquement repoussé les offres qui nous ont été faites à diverses reprises de les y expérimenter. J'en ai donné les motifs. Ils sont de nature, je crois, à interdire toute expérimentation, même les injections avec les liquides antiseptiques, si les phénomènes consécutifs à ces injections dépassent une certaine intensité.

Cependant ces motifs ne sont pas les seuls : en dehors de toute expérimentation personnelle, les faits dont j'ai été témoin à Panama, et quelques autres qui sont venus à ma connaissance, n'étaient pas de nature à m'encourager.

Les deux seuls cas d'inoculation par la méthode de Freire, sur lesquels j'ai des renseignements directs, n'ont pas été heureux. L'une de ces inoculations, pratiquée sur lui-même par un médecin de paquebot, a été suivie d'accidents graves ; l'autre, pratiquée à Rio, sur le fils d'un de nos confrères de Paris, lui avait inspiré assez de confiance pour qu'il s'offrît à soigner les malades de fièvre jaune ; il contracta la maladie, malgré l'inoculation ; il est vrai qu'il n'en mourut pas.

D'autre part, pendant mon séjour à Panama, la méthode Carmona jouissait d'une grande renommée et d'une grande vogue. Huit de mes compagnons de voyage, engagés dans d'autres entreprises que la nôtre, se firent vacciner, contre mon avis. Sur les huit, trois contractèrent la fièvre jaune, aussitôt après l'inoculation, sous la forme la plus violente ; et sur les trois, un mourut. Je ne dis pas que les inoculations aient provoqué la fièvre ; mais je ne dis pas, non plus, le contraire.

Je sais bien que l'auteur de cette dernière méthode dissuade, lui-même, de l'employer pendant l'épidémie ; mais nous étions au mois de février en pleine saison sèche, exceptionnellement mauvaise, il est vrai.

Je n'ai pas d'autres faits à opposer à la méthode. On m'engageait, de Panama, à faire vacciner nos agents avant leur départ de France. Malgré le danger de septicémie que je redouterais à la suite d'inoculations de résidus de l'urine, ou des promaïnes septiques de Freire ; malgré la crainte que l'on pourrait concevoir, d'importer la fièvre jaune à Paris, si ces inoculations déterminaient quelque chose qui lui ressemble, je n'aurais eu aucun motif de m'opposer à ce que nos agents s'y soumissent à leurs risques et périls ; mais n'y ayant aucune confiance, je ne pouvais les conseiller.

III. *Moustiques.* — Il serait plus facile, sans doute, de prévenir la fièvre jaune, et toutes les fièvres malariennes graves ou légères si, comme on l'a pensé, le virus malarien se transmettait exclusivement par les piqûres de moustiques. Cette opinion, quoi qu'on en ait dit, ne manque pas absolument de vraisemblance. Elle a été reprise récemment par Finlay (*FY*), qui en avait fait d'ailleurs antérieurement l'objet de plusieurs notes; et elle a séduit quelques médecins dans diverses localités (*Z*).

Elle s'appuie principalement sur ce fait que les moustiques pullulent dans les marécages; mais elle a contre elle cet autre fait que beaucoup de marécages, ainsi hantés, sont exempts de malaria. Cela ne veut pas dire que le moustique ne puisse pas inoculer le virus malarien ou le virus amaril, si l'on veut les distinguer; surtout, il est incontestable pour moi que les piqûres de moustiques, par l'agitation et l'insomnie qu'elles provoquent, ne sont pas sans influence chez les nouveaux venus dans une contrée où règne la fièvre jaune. En tous cas, on peut expliquer autrement que par les moustiques le mauvais effet du sommeil nocturne en plein air; l'action protectrice, plus ou moins démontrée, des feux de nuit; la prédominance estivo-automale de la malaria, etc.; et, si la moustiquaire protège, c'est peut-être aussi bien en abritant des miasmes nocturnes, dans les appartements mal clos, bien que nous jugions très utile d'abriter aussi contre l'énervant voisinage des moustiques et contre les piqûres.

En résumé, le moustique est souvent le compagnon du virus malarien, mais ce dernier peut se passer de son concours.

IV. *Injections antiseptiques.* — Il est naturel d'espérer beaucoup des injections antiseptiques dans ce genre d'affections : d'une part la nature virulente, miasmatique de toutes les fièvres malariennes n'est guère douteuse; d'autre part, la désorganisation du sang par un microbe paraît démontrée; enfin, la trame fonctionnelle des parenchymes est assez respectée, et une régénération suffisante des globules peut être assez prompte pour que l'injection antiseptique soit d'une indication très générale : ce peut être une médication curative autant qu'une médication préventive.

Parmi les antiseptiques, il n'en est qu'un pour lequel on puisse présenter un nombre d'observations offrant quelques garanties. C'est l'acide phénique, expérimenté principalement par le Dr Déclat, depuis 1861 et plus récemment par Dieulafoy et Dujardin-Beaumetz. Quand on entend de vieux praticiens de localités malariennes vous dire que le traitement phéniqué est à la quinine comme 10 est à 1, on se reproche d'avoir dédaigné ce moyen qui semble surgir tout à coup de l'oubli. Déclat m'a rendu témoin de faits d'une portée considérable dans le traitement des tumeurs malignes par les injections phéniquées; et, d'autre part, en suivant la pratique de ces injections à la clinique de Ch. Fauvel, où elle est appliquée au traitement de la phtisie laryngée, avec des résultats surprenants, je me suis assuré de leur parfaite innocuité. C'est un point d'une grande importance : l'acide phénique absolument pur est inoffensif, il n'y a pas à en douter; Déclat le proclame depuis trente ans; Desplats, à Lille, a manié le médicament à doses considérables (*DL*) et affirme même n'avoir observé de convulsions que sur un seul malade; Dieulafoy (*DY*) et Dujardin-Baumetz (*BZ*) ont confirmé cette innocuité. En général l'injection n'est même pas douloureuse et les douleurs qu'elle détermine dans certains cas n'ont pas d'importance. Enfin l'action curative de la médication phéniquée dans les fièvres malariennes graves est attestée par nombre de praticiens en France, au Sénégal, au Brésil, en Cochinchine, etc.

Est-il nécessaire de poser la question préjudicielle de l'action parasitaire de l'acide phénique dans cette médication? Quoique cet agent ne soit pas le plus énergique et le plus sûr des parasiticides, c'est encore le plus maniable dans la pratique médicale.

L'absorption et l'élimination en sont très rapides : on trouve le phénol dans la salive et surtout dans les urines, quelques minutes après l'injection, ou, sinon le phénol, du moins les « substances phénol-formatrices « comme les ont nommées Hoppe-Seyler et Buliginsky, et parmi elles l'acide phényl-sulfurique (Baumann) combiné principalement avec de la potasse. Les urines éliminent ainsi 50 à 60 p. 100 du phénol absorbé (Schaffer, Auerbach). Elles se colorent au bout d'un certain temps en vert olive ou brun noirâtre; et ces urines noires ont toujours un peu effrayé les expérimentateurs. Cette coloration résulte d'une décomposition à l'air de l'urine phéniquée; pour Baumann et Preuss, elle serait attribuable à la formation d'un dérivé secondaire de l'acide phényl-sulfurique, de l'*hydroquinone* (*PB*). Elle se produit surtout dans les cas où le rein est altéré; elle n'est pas en rapport avec l'acide phénique absorbé; mais elle l'est avec la purulence des voies urinaires; voilà pourquoi sans doute elle est plus intense également quand le phénol a été absorbé par une plaie; et les urines noires seraient alors plutôt une *pyurie* qu'une hémoglobinurie comme on l'a prétendu; bien que l'action de l'acide phénique sur les hématies ne soit pas contestable.

Cette action consiste en une rétraction des globules suivie de leur désintégration et de leur passage à l'état granuleux; loin de contrarier l'action du miasme, elle s'exerce donc dans le même sens; et c'est ainsi qu'on explique l'abaissement de la température. Si donc l'acide phénique n'agissait pas comme parasitaire, il serait plutôt nuisible, malgré son action sur la moelle dont il exalte la motricité jusqu'à produire des convulsions.

C'est là bien souvent affaire de doses et le mode de préparation est pour beaucoup dans la tolérance. L'effet caustique local peut être prévenu par l'incorporation du phénol à certains véhicules tels que la glycérine expérimentée d'abord par Lemaire (*LM*) ; mais j'ai vu Déclat appliquer les cristaux d'acide directement sur la langue sans que le malade s'en montrât incommodé. D'ailleurs, beaucoup de questions se posent dans la chimie des phénols qui ne sont pas résolues, et l'expérimentation physiologique a été faite plutôt en vue de la toxicité.

Ce qu'on peut en conclure, c'est que, à doses toxiques, l'acide phénique détermine : l'anxiété, la titubation, la paralysie des membres, des secousses convulsives surexcitées par l'irritation de la peau et le pincement; la diaphorèse; l'abaissement thermique précédé d'une légère ascension (*DL*). Ces accidents se reproduisent à des degrés différents d'atténuation chez l'homme, avec des doses physiologiques, sauf peut-être les convulsions, comme je l'ai dit.

Mais l'efficacité thérapeutique ne peut se juger que par la statistique, à la condition qu'elle soit judicieuse et sincère. A l'heure qu'il est, je dois dire que les données statistiques me paraissent, d'une part, insuffisantes pour affirmer cette efficacité dans les fièvres; d'autre part, assez encourageantes pour justifier une expérimentation nouvelle. En regard des échecs subis par de Caisne à Anvers (*CN*), je vois relatés des résultats surprenants dans des cas assez nombreux; entre autres ceux qui ont été signalés par Lacaille à Rio (*LL*) et qui sont des cas désespérés de fièvre jaune épidémique; et les cas de dysenterie traités par le Dr Breton (*BE*), en Cochinchine. Il ne faut pas oublier les succès de Barraut et Jessier à Maurice (*BJS*), au moyen de solutions aqueuses alcoolisées d'acide phénique à 15 centigrammes p. 100 environ, qu'ils injectaient dans les vingt-quatre heures; ceux de Sabucedo (*SA*), qui injecte le phénate de soude à 1 p. 100, et n'a que 12,3 p. 100 de mortalité dans la fièvre jaune; ceux de Dieulafoy (*DY*), qui a démontré que dans la fièvre intermittente, l'abaissement de la température dans les accès successifs est progressive; et que l'injection est sans danger, à des doses qui n'ont pas dépassé, il est vrai, 5 centigrammes par jour, mais qui ont été continuées à quatre injections par jour pendant douze jours.

Les préparations que j'ai mises entre les mains de nos médecins sont celles de Déclat, dont j'avais pu juger l'innocuité; et, véritablement, en pays tropical, il n'y a pas autre chose à faire, étant donnée la toxicité de l'acide phénique impur, son altérabilité, la difficulté de le trouver pur dans le commerce; et enfin les résultats que donnent les produits Déclat. J'ai donc fait adresser à nos médecins : le *glyco-phénique*, solution à 10 p. 100 de glycérine; le *sirop* de « *phénate d'ammoniaque* » et l'*injection hypodermique* à *l'acide phénique*, contenant deux et demi d'acide p. 100 de véhicule (eau glycérinée). On pourrait cependant préparer soi-même l'injection au moyen de la solution « glyco-phénique » à 10 p. 100 que l'on étendrait d'eau distillée. Voici les prescriptions de Déclat au sujet de ses préparations.

« 1° On ne doit pas se servir de l'acide phénique à l'intérieur s'il n'est chimiquement pur au moment où on l'administre.

« 2° On ne peut pas conserver l'acide chimiquement pur. Il s'altère promptement en s'hydratant et en s'oxydant (1).

(1) On conserverait parfaitement une solution mère d'acide phénique dans la proportion de deux grammes d'acide phénique neigeux pour cinq gouttes d'eau La limite de la solubilité est 5 p. 100 (Lecerf).

« L'acide phénique absorbe 5 p. 100 d'eau et lui-même se dissout dans l'eau à la dose de 5,50 et même 5,75 p. 100 au moment de sa naissance.

« 3° Presque tous les accidents que l'on impute à l'acide phénique sont produits par les corps auxquels il est associé le plus ordinairement et dont les principaux sont diverses essences trop légères ou trop lourdes ; l'acide crésilique (crésol), la créosote, l'acide rosalique, la rosaniline, l'aniline, etc.

« Disons tout d'abord que l'acide phénique du commerce n'est pas pur et contient à peine 70 à 75 p. 100 d'acide phénique vraiment cristallisable ; cet acide, en effet, fond de 33° à 35°, tandis que l'acide phénique pur ne fond qu'à 43°.

« L'acide phénique chimiquement pur et ne distillant qu'à 183° est un corps absolument instable ; il s'hydrate et s'oxyde en produisant des corps très dangereux tels que l'acide rosacique, rosaniline, etc.

« Le meilleur moyen de conserver l'acide phénique pur, même pendant des années, est de l'incorporer au sucre à son état naissant.

« ... La glycérine possède en partie les propriétés du sucre et conserve en ceci l'aptitude des corps gras.

« C'est ce qui nous a conduit à faire une préparation concentrée, pour tous les usages internes, de glycérine hydratée et d'acide phénique à 10 p. 100. Cette préparation étant soluble, le médecin peut l'étendre à son gré. 10 grammes de glyco-phénique contiennent 1 gramme d'acide phénique.

« C'est là aussi ce qui nous a forcé, pour éviter les dangers et même les irrégularités des traitements antiseptiques, de faire fabriquer, sous notre surveillance, de l'acide phénique chimiquement pur et de l'incorporer à des doses déterminées soit à un sirop, soit à une solution glycérinée, destinées aux boissons ou aux injections sous-cutanées, lesquelles deviennent ainsi inoffensives.

« Les injections de 100 gouttes (3 grammes) dans chaque piqûre ne produisent jamais d'abcès et peuvent se faire impunément, même dans les kystes abdominaux, mais le phénol d'ammoniaque doit toujours être filtré. »

Déclat est convaincu que les doses administrées ordinairement sont trop peu élevées et que les échecs résultent de la timidité des expérimentateurs, justifiée d'ailleurs, par les accidents, qu'il attribue aux substances étrangères associées ou combinées à l'acide phénique, en particulier l'acide rosacique et la rosaniline. Les urines noires n'ont pas l'importance qu'on leur attribue ; il suffit, pour qu'elles se produisent, « qu'une partie de l'acide phénique éliminé par les urines rencontre des traces d'ammoniaque ou quelques globules de pus, pour former de l'aniline qui est noire. L'aniline, on le sait, teint des quantités énormes de liquide avec des doses presque impondérables. »

L'acide phénique produit un peu de constipation ; rarement de la diarrhée chez les phtisiques. « D'autres fois, chez les enfants nerveux surtout, il y a un phénomène de griserie ; dans ces cas on doit administrer l'acide phénique pendant les repas ou le donner dans du lait que l'on sucre avec le sirop d'acide phénique. »

Le « phénate d'ammoniaque » me paraît une bonne préparation pour l'usage interne. Elle est basée sur l'affinité de l'acide phénique naissant pour le gaz ammoniac, et le composé se conserve également dans le sucre et la glycérine. Le sirop est d'une graduation facile ; on peut injecter aussi « des doses élevées d'une solution spécialement titrée de phénate d'ammoniaque retenu par un peu de glycérine. Ces préparations sont absolument sans danger : nous recommandons de filtrer la solution de phénate d'ammoniaque au moment des injections, pour en séparer l'aniline formée et surtout les parcelles de bouchon et les poussières.

Le mode d'administration que je conseille dans les fièvres graves est le suivant :

Dès le début du frisson ou du malaise, quand les maux de reins se sont déjà fait sentir et que l'on habite une localité suspecte, surtout en temps d'épidémie déjà manifeste, on injecte lentement, dans le tissu cellulaire sous-cutané de la paroi abdominale, au moyen de la seringue Déclat, graduée pour 100 gouttes, une pleine seringue d'une solution à 2gr,50 d'acide phénique pour 100 grammes d'eau distillée. Cette solution peut être obtenue au moyen de la solution concentrée Déclat à 10 p. 100, dite *glyco-phénique* dans laquelle nous conservons, pour plus de garanties, l'acide phénique.

On renouvelle cette injection à diverses reprises suivant la gravité des symptômes. Chaque injection doit être de 100 gouttes ou 5 grammes, contenant par conséquent 5 centigrammes d'acide phénique. C'est la valeur de 5 seringues de Pravaz à 20 gouttes. Le Dr Lacaille, de Rio, dans les observations qu'il a publiées, injectait jusqu'à seize seringues de glyco-phénique dans le cours de la maladie, soit 2 à 3 injections ou 1 gramme à 1gr,50 d'acide phénique par jour, en y ajoutant le sirop de phénate d'ammoniaque : une cuillerée de deux en deux heures, par exemple, et un lavement au glyco-phénique matin et soir. C'est une preuve, au moins, de l'innocuité de ce traitement, car ces malades ont guéri. Suivant Déclat, les injections à 100 gouttes de la solution concentrée peuvent être répétées chaque deux heures, en même temps qu'il prescrit, contre les vomissements, le sirop à la dose de 6 à 10 cuillerées à soupe, pur, ou dans l'eau, la tisane ou le lait.

Les doses indiquées par Dujardin-Baumetz et Yvon (*Y*) sont : acide phénique 50 centigrammes à 1 gramme ; eau phéniquée au millième, 1000 grammes; sirop phéniqué au millième : 20 à 60 grammes. D'après la plupart des expérimentateurs (*VA*²), la dose maximum d'acide phénique ne doit pas dépasser 1 gramme ; mais en réalité, on peut aller beaucoup au delà : l'acide phénique, dit Déclat, s'élimine vite et ne s'accumule pas. Dans les fièvres, il n'y aura pas lieu de dépasser 2 grammes dans les vingt-quatre heures, en renouvelant l'injection tous les jours, dans ces limites.

On m'excusera d'être entré dans les détails, si l'on se rappelle qu'il s'agit ici d'une médication suspecte, et même proscrite. Cette proscription n'était pas pour m'arrêter ; mais l'indépendance n'est pas sans danger quand on ne prend pas toutes ses précautions.

V. *Quinine.* — Le quinquina et ses préparations — en particulier, le sulfate de quinine — demeurent le spécifique des fièvres malariennes ; et je n'en excepte pas la fièvre jaune.

Je sais bien que tous mes confrères, ou à peu près, exigent, pour que cette indication soit justifiée, l'association de l'impaludisme aux pyrexies; mais cette réserve me paraît des plus regrettables, en ce que, d'une part, rien ne révèle cette association dans les épidémies des localités malariennes, et que, d'autre part, on peut considérer, dans ces localités, tous les fébricitants comme impaludisés.

Un second point qu'il importe d'établir, c'est l'innocuité de la médication dans les cas où elle est le plus généralement repoussée ; dans la fièvre jaune par exemple. « A la Vera-Cruz, dit Corre (p. 517), où les conditions de la malaria ne sont point très développées, nous n'avons constaté aucun bénéfice appréciable de l'emploi de la quinine, au moment de la rémission. Nous devons à la vérité d'ajouter que nous n'avons point observé non plus d'accidents ni d'aggravation susceptibles d'être attribués au médicament, toujours prescrit, d'ailleurs, à doses modérées. »

Le motif principal qui fait réserver la quinine pour la période de rémission — qui n'est souvent, d'ailleurs, que le collapsus terminal — dans la fièvre jaune, c'est la crainte de provoquer les vomissements noirs. Je citerai à cet égard le fait suivant qui me paraît saisissant :

Dans une localité où la fièvre jaune est endémique et exceptionnellement grave et où l'impaludisme n'est malheureusement contesté par personne, localité que l'on m'excusera de ne pas désigner autrement, je suis appelé par le médecin traitant auprès d'une jeune femme récemment débarquée, enceinte de trois mois et atteinte, dans ces conditions, d'une fièvre jaune au troisième jour. La température n'a jamais atteint 40° ; elle se maintient ce jour-là à 39° ; le pouls, de 100 est tombé à 80; les urines se prennent en gelée sous les premières gouttes d'acide nitrique ; l'état d'exaltation primitif a fait place à un état de calme inconscient ; l'accablement est extrême, mais la malade est gaie ; on y voit les signes avant-coureurs de la mort que chacun croit prochaine ; les douleurs de reins sont modérées, mais l'épigastralgie est intense ; la teinte de la peau est d'un jaune ecchymotique ; il y a partout, aux membres inférieurs, des suffusions ecchymotiques. C'est, pour tout le monde, une fièvre jaune exceptionnellement grave, malgré l'absence de vomissements et de selles noires. Il y a plutôt un peu de constipation.

Je prescrivis 1 gramme de quinine par la bouche, malgré l'épigastralgie et les répugnances du médecin, qui s'étonnait que l'on administrât la quinine dans la fièvre jaune ; 60 grammes d'huile de ricin, malgré l'adynamie ;

des frictions, etc. Le lendemain matin, la malade n'était pas morte, à l'étonnement de son entourage; on réitéra l'administration de la quinine, en injections à la dose d'un gramme; il n'y eut pas de vomissements; la malade reprit peu à peu ses forces; le cinquième jour, on jugeait conjuré le danger immédiat et l'albumine avait disparu de ses urines, ce qui excluait l'influence de la grossesse; la guérison était complète au bout de quelques jours.

Je cite ce cas, autant pour démontrer combien est inoffensive la quinine, même lorsque les vomissements noirs paraissent imminents, que pour donner une idée de la peur qu'on en a dans des cas où, d'une part, l'impaludisme est plus que probable; où, d'autre part, le diagnostic pourrait être contesté, à en juger de loin; où, par conséquent, la contre-indication est des plus chimériques, et où l'on se contente cependant d'administrer aux fébricitants, pour toute médication, du champagne frappé, quand on en possède; de l'eau glacée quand on n'a pas autre chose.

Par bonheur, cette proscription est exclusive à la fièvre jaune, et, bien qu'on exige encore l'association paludéenne, personne ne la repousse absolument, dans les autres formes y compris la « bilieuse inflammatoire; » et l'indication est de l'administrer le plus tôt possible dans les cas graves, sans attendre la rémission, qui paraît, dans les cas bénins, la phase la plus favorable à l'efficacité du médicament.

On a quelquefois de la tendance à exagérer les doses; dans la malaria nous ne dépassons jamais 3 grammes dans les vingt-quatre heures; et la plupart d'entre nous considèrent même cette dose comme excessive. Je ne conseille pas de dépasser 50 centigrammes pour la première dose stomacale des fièvres graves mais on y adjoindrait presque aussitôt 10 centigrammes en injections hypodermiques.

Ces injections n'ont pas les inconvénients que l'on suppose. « Comme notre collègue Borius (*Arch. de méd. nav.*, 1869, XII), dit Corre, nous pensons qu'on a beaucoup exagéré cet inconvénient (production d'eschares) et nous avons vu employer, sans accident sérieux, la solution suivante, à l'hôpital de Saint-Louis (Sénégal), pendant toute une année dans le service du Dr Friocourt : *eau acidulée 7 grammes, quinine, 1 gramme* (1 gramme de la solution renferme 0,07 de quinine, et 0,20 de quinine soit environ 3 grammes de la solution administrée par la voie hypodermique remplacent 1 gr. 20 du médicament administré par la bouche). La région où l'absorption paraît le plus rapide est l'épigastrique ; celle où elle est le moins active, la dorso-lombaire ; la face interne des cuisses présente des conditions intermédiaires. »

Je pense qu'il y a lieu de préférer pour les injections le chlorhydrate au sulfate, non qu'il y ait lieu de suspecter ce dernier aujourd'hui plus qu'autrefois (*CY*), mais en raison de la solubilité plus grande de celui-là, les doses demeurant les mêmes.

On peut employer, pour les injections, la solution de 50 centigrammes de chlorhydrate de quinine pour 2 grammes de glycérine et 2 grammes d'eau distillée (*Y*).

Après cette première administration, l'on se guidera sur la marche des symptômes ; mais il n'y a pas lieu d'hésiter à pousser jusqu'à l'équivalence de 2 grammes par l'une ou l'autre voie, dans les accès graves.

Et l'on n'abandonnera pas la quinine dans le début de la convalescence, si l'on veut éviter les récidives, toujours à redouter.

Si la quinine est souvent inutile dans les fièvres graves et dans les formes amariles en particulier, c'est que dans ces formes, la maladie évolue si rapidement, que l'on ne trouve pas le moment classique de l'indication, et que l'action de la quinine est trop lente pour enrayer un mal aussi foudroyant. Ce n'est, en effet, qu'au bout de quatre à cinq heures que l'action de la quinine s'est généralisée, à en juger du moins par les phénomènes du quinisme qui suivent la reprise du médicament chez les intoxiqués, et que j'ai éprouvées pendant un certain nombre de jours, ainsi que je l'ai raconté ailleurs (*N*[2], p. 390). L'ivresse de l'injection phéniquée trop copieuse est, au contraire, presque instantanée. Voilà pourquoi je la conseillerais plutôt au début de la fièvre grave, en même temps que l'on administre aussi la quinine par l'une et l'autre voie ; car les médications s'associeront ainsi sans se confondre.

Mais c'est là surtout le principal argument en faveur de la quinine préventive, dont je puis parler ici, pour n'y plus revenir, bien que l'étude des moyens prophylactiques de tout ordre soit reportée plus loin.

J'ai cru pouvoir soutenir devant l'Académie de médecine (*N*[4]), cette proposition paradoxale : que l'administration de la quinine, à titre préventif est très utile à Panama, bien que les fièvres y résistent souvent à la quinine, et d'autre part, puissent guérir sans quinine. On la retrouve à chaque pas dans l'Isthme comme ailleurs, mais de ce que des fièvres graves résistent souvent à la quinine, il ne s'ensuit pas qu'on doive s'en abstenir dans telle ou telle fièvre grave ; de ce que l'opium ne guérit pas toujours le choléra, tout le monde est d'avis d'administrer l'opium aux cholériques, parce qu'il suffit à arrêter une cholérine et un choléra léger qui s'aggraveraient sans lui, et que, en tous cas, il calme le ventre.

Et l'on peut voir des cas de choléra guérir sans opium, de même que l'on voit des cas de fièvre jaune guérir sans quinine, avec cette différence que, si l'on connaît beaucoup de remèdes contre les maux de ventre et la diarrhée qui constituent un symptôme capital dans le choléra, il n'y a en réalité qu'un spécifique de la fièvre, et ce spécifique, c'est la quinine.

On dit aussi que, chez une personne qui prend de la quinine, la sensibilité de l'organisme au médicament doit s'émousser à la longue. C'est possible et même probable ; mais le médecin en sera quitte pour forcer les doses quand éclatera la fièvre, et il n'est pas inutile, puisque la durée de l'absorption du médicament est relativement longue, de devancer la fièvre en en constituant, pour ainsi dire, un dépôt preventif dans l'estomac ou dans la circulation.

Il est vrai que l'action parasiticide de la quinine est faible, puisqu'il en faut 30 grammes, dit-on, pour tuer les microbes d'une culture ; mais croit-on qu'en deçà cette action parasiticide, qui n'est pas contestée, ne soit pas une entrave à la pullulation des germes, alors que l'on sait à quel point ces protoorganismes : bacilles, vibrions, schizomycètes de tout ordre, sont impressionnables aux variations chimiques ou physiques du milieu? (*DX*, p. 570.)

En tous cas, la quinine est le meilleur tonique. A Panama, par exemple, aucun ne lui est supérieur pour relever les forces dans les journées de chaleur énervante, si communes en toute saison. Il n'est personne qui ne retrouve un regain d'énergie après une prise de 20 et même 10 centigrammes de sulfate de quinine dans les moments d'énervement. Cet effet seul justifierait son emploi, de préférence à toutes les liqueurs plus ou moins alcooliques auxquelles on attribue à tort le même résultat. Et l'on ne saurait trop répéter que tous les succédanés, actuellement connus de la quinine, sont des trompe-l'œil, qui ont plus d'inconvénients qu'elle n'en n'a, sans avoir ses qualités.

Prendre autre chose que de la quinine contre la fièvre, c'est du temps perdu, si l'on ne prend pas de quinine ; et dans la fièvre, je le répète, le temps est précieux.

Dans ces pays où tout le monde est plus ou moins impaludisé et sous l'imminence d'une maladie paludéenne, la quinine ne s'adresse déjà plus à une prédisposition, mais à un état maladif latent dont les manifestations plus ou moins violentes couvent, pour ainsi dire, et n'attendent, pour éclore, qu'une occasion : excès de table ou de lit, accroissement dans l'atmosphère des germes morbides, diminution, par une cause quelconque, de la résistance de l'organisme... C'est un véritable remède que l'on prend, remède nécessaire, et du moins inoffensif.

Ce n'est pas que l'usage journalier de la quinine soit sans inconvénient dans des localités pareilles où l'indication se pose toute l'année. Il faut évidemment suspendre de temps à autre, même à Panama, l'usage du médicament, afin de prévenir le « mithridatisme », d'une part ; et, d'autre part, d'éviter le quinisme, la surdité et l'amaurose quiniques.

Tout cela n'est pas à craindre dans d'autres localités où la suspension du médicament est, au contraire, la règle, et son administration l'exception. Tel était le cas au Mexique, où l'on se contentait d'administrer la quinine à la dose de 20 centigrammes par homme, tous les deux jours, pendant l'hivernage, surtout au début et à la fin ; et aussi à l'entrée et à la sortie des estuaires ou des lagunes des régions malariennes en toute saison.

Dans nos campements, à Panama, j'ai établi les règles suivantes (*N*[5]) :

« 1° Deux jours avant l'arrivée à Colon, et pendant les deux jours qui suivront le départ *pour* l'Europe, du retour de l'isthme, prendre chaque jour 25 centigrammes de sulfate de quinine.

« Continuer l'usage de la même dose pendant les vingt jours qui suivront l'arrivée dans l'isthme.

« 2° Pendant la saison pluvieuse, prendre tous les jours 10 à 12 centigrammes.

« 3° En toute saison, les jours de fatigue exceptionnelle, prendre, avant de partir de chez soi et après le retour au logis, 20 ou 25 centigrammes chaque jour.

« Le médicament doit se prendre de préférence avant le repas, au moment de se mettre à table. »

Dans l'escadre du Mexique, on l'administrait aux équipages dans du café noir, aux officiers dans du vermouth.

VI. *Arsenic.* — Tommasi Crudeli, en particulier (*TC*[2]), insiste beaucoup sur l'efficacité prophylactique de l'arsenic, qu'il administre en pastilles contenant, chacune, 2 milligrammes d'acide arsénieux et dont il donne, aux adultes, de 1 à 6, soit : 2 à 12 milligrammes d'acide arsénieux. Ce traitement pourrait être suivi sans danger, dit-il, pendant trois ou quatre mois avec de courtes interruptions. Nous avons aussi expédié à Panama de l'eau de la Bourboule, qui est la mieux tolérée des préparations arsenicales et qui, à la station, réussit merveilleusement aux vieux paludéens; mais je la réservais, dans l'Isthme, plutôt aux cachectiques rebelles à la quinine ou qui ne peuvent la supporter.

Je dois dire que je n'ai jamais eu à me louer, sous les tropiques, des préparations arsenicales. Les médecins militaires semblent avoir abandonné la méthode de Boudin chez les vieux paludéens (*MRT*) et réservent l'arsenic pour des indications toujours restreintes.

§ 2. — *Indications symptomatiques.*

En dehors des indications précédentes, la principale préoccupation du médecin dans les fièvres graves doit être de régulariser l'innervation vaso-motrice; et les *frictions générales* ont, à cet égard, une portée considérable. Je trouve qu'on n'insiste pas assez, dans les livres, sur un moyen qui tient une si grande place dans la pratique.

Les frictions ou, si l'on veut, les lotions avec un mélange à parties égales d'eau-de-vie et d'eau, additionnée de suc de citron, ont pour effet immédiat de calmer les douleurs, et un résultat si important pour le malade ne peut être évidemment obtenu que parce que la circulation se régularise; que les stases musculaires ont plus ou moins cessé et que les résidus excrémentitiels s'éliminent dans une certaine mesure. Le massage serait en cela d'une grande utilité.

La température s'abaisse à mesure que la tonicité vasculaire se rétablit et, si peu que dure ce répit, c'est toujours un arrêt dans l'évolution.

On doit répéter les frictions plusieurs fois par jour, mais non trop souvent; car il ne faut pas épuiser la contractilité vasculaire dont l'énergie est faible, les manifestations lentes, et dont la réaction contre l'excitant sera suivie d'une dépression parésique d'autant plus intense et prolongée que l'excitation aura été plus forte et que l'innervation est plus affaiblie. C'est une question de mesure.

Une foule de moyens ont été essayés pour combattre directement l'hyperthermie des fièvres graves; aucun n'a donné de résultats, en ce sens que les médicaments qui, comme l'*antipyrine*, abaissent la température d'une manière plus ou moins précaire, n'agissent ni sur la contractilité vasculaire qu'il s'agit ici de relever, ni sur l'agent virulent qui, en désorganisant le sang, supprime l'excitant naturel de cette contractilité. Là est l'écueil du traitement de la malaria grave; et ainsi s'expliquent les échecs des médicaments nouveaux que j'ai vu essayer pour la plupart à Panama, où les médecins ont su se tenir au courant du mouvement thérapeutique, si accentué dans ces derniers temps. Toutefois l'action antifermentescible de ces médicaments : *antipyrine*, *kaïrine*, *antifébrine*, *résorcine*, etc., n'a pas encore été définie, et leur échec ne doit pas empêcher d'expérimenter de nouveau ceux d'entre eux qui sont sans danger, et qui s'attaqueraient à l'élément infectieux plutôt qu'à l'hyperthermie.

L'école de la jugulation par les alcaloïdes granulés a fait grand bruit de l'action de la *strychnine* dans les fièvres malariennes. Le Dr Burggræve, commentant ma communication à l'Académie en 1886, me prédisait un « Canossa » dosimétrique auquel je répugne encore, malgré la courtoisie de l'invitation ; mais, sans se préoccuper de la théorie de la jugulation, on peut trouver dans la strychnine un stimulant précieux de la contraction vasculaire. Son action sur le grand sympathique n'est contestée par personne, soit « qu'elle résulte d'une excitation du centre vaso-moteur directe (Sigmund Mayer) ou réflexe (Vulpian) » (*LR*); elle se traduit par le resserrement des vaisseaux capillaires dans la membrane interdigitale de la grenouille, par la contraction en masse de la rate. Grimaud (d'Angers) a signalé (*GM*) les propriétés fébrifuges de la strychnine, et Pearson Nash a confirmé cette assertion aux Indes-Orientales (*CZ*). De plus « la strychnine est un antiputride puissant, comme l'ont prouvé les recherches de Ch. Robin ; elle peut à ce titre agir contre la fièvre intermittente; car tous les fébrifuges sont antiputrides. D'autre part nous avons vu qu'elle a des effets constrictifs sur la rate, dont le volume diminue sous son influence, ce qui ajoute encore à ses vertus fébrifuges une qualité, puisque cet organe est nécessairement hypertrophié dans la fièvre intermittente vulgaire de forme chronique » (*LBB*). Il doit résulter de cette contraction splénique, comme de la contraction vasculaire généralisée, une action expulsive des résidus excrémentitiels dont la stase est le premier degré des dégénérescences et des inerties fonctionnelles dans les fièvres graves.

Le mode d'administration le plus avantageux me paraît être : 1° les granules à 1 milligramme qui masquent le mieux l'amertume de la strychnine. A leur défaut les pilules: sulfate de strychnine : 10 centigrammes pour 2 grammes d'un extrait. On fait 30 pilules, dont on donne une à deux dans les 24 heures; soit 2 centigrammes environ de strychnine. Mais ces préparations, dans l'état défectueux de l'absorption stomacale, seront souvent d'un effet incertain; mieux vaut; 2° l'injection hypodermique de la solution de Lafargue (de Saint-Émilion) : eau distillée 10 grammes; sulfate neutre de strychnine 10 centigrammes; soit 1 gramme 100, dont une seringue de Pravaz à vingt gouttes contiendrait 1 centigramme de sulfate de strychnine. On ne dépasserait pas deux injections dans les 24 heures, *en réservant le médicament pour la période de rémission.*

L'épigastralgie est souvent l'avant-coureur du vomissement; mais le vomissement ne suit pas nécessairement : l'épigastralgie résulte moins de l'état catarrhal que du trouble nerveux généralisé consécutif à la stase sanguine, et le vomissement peut être une simple indigestion de matières mélaniques, un effet réflexe ou sympathique que la céphalalgie seule expliquerait, ou enfin le symptôme d'un catarrhe saburral.

En dehors des révulsifs toujours utiles : teinture d'iode, sinapismes et même vésicatoires, que l'on oppose à l'épigastralgie, l'indication de la médication évacuante se pose différemment suivant ces circonstances. Les *vomitifs* sont inutiles dans le vomissement nerveux, que la glace, le champagne frappé, la potion de Rivière suffiront à arrêter; et leur arrêt n'est pas sans importance, en raison de la fatigue qu'ils déterminent. Il ne faut jamais traiter légèrement des vomissements nerveux persistants; on voit des cas mortels dont la gravité ne s'est révélée que par un hoquet apparu dès le début de la fièvre et persistant pendant toute la durée de son évolution. Au contraire, le vomitif, et l'on peut dire exclusivement : l'*ipéca*, à la dose de 1gr,20, est d'une efficacité réelle dans les formes qui *doivent* demeurer bilieuses et où le catarrhe gastrique est manifeste. La difficulté est de distinguer ces cas; sous la même latitude, l'indication n'est pas la même à Saïgon, à Sierra-Leone et à Vera-Cruz; j'ai vu l'ipéca administré, pour ainsi dire, *coup sur coup*, faire merveille dans les épidémies malariennes du Congo, tandis que les moindres doses étaient fatales dans le golfe du Mexique, sans que la physionomie de la fièvre fût sensiblement différente dans les deux régions.

Je crois, cependant, que l'on doit écarter l'indication du vomitif dans les épidémies où domine cette forme amarile « qui se résume dans l'exaltation congestive et les douleurs au premier jour, avec ou sans albuminurie; la divergence de la température qui monte et du pouls qui revient à la normale au second jour; l'aggravation de cette divergence et le vomissement noir (qui manque souvent) du second au troisième; leur persistance au troisième jour, malgré un sentiment de bien-être tout à fait satisfaisant pendant les heures qui précèdent la mort (*N*[1]). » Je conçois la tendance à débarrasser l'estomac des matières du vomissement noir, et il n'est pas douteux qu'il en résulte du soulagement; mais les cas où le vomitif réussit véritablement ont une allure différente : les troubles nerveux n'y sont pas, comme ici, prédominants; l'aspect est plutôt typhique; la teinte plutôt bilieuse qu'ecchymotique; la fièvre plutôt catarrhale. Dans les fièvres graves d'allure nerveuse, la médecine évacuante se résume dans l'emploi des *purgatifs*, et l'*huile de ricin* est celui qu'on préfère et qui remplit l'indication mieux que tout autre, en ce qu'il purge sans fatigue et sans constiper. On l'administre dès le début à la dose de 30 à 60 grammes et il n'y a pas d'inconvénient à renouveler la dose, dans les jours suivants, si les selles sont trop rares. On a essayé de découvrir dans les fièvres graves une indication spéciale du *calomel;* je n'en vois pas l'utilité. Ce n'est pas ici une maladie chronique où il soit nécessaire de varier la médication.

En général, la médication évacuante ne doit pas être spoliative; et il faut plutôt arrêter que provoquer les vomissements. Plusieurs praticiens des régions tropicales se louent des effets du « sirop de phénate d'ammoniaque » de Déclat pour remplir cette indication.

La rareté des urines dicte une autre indication qu'il est difficile de remplir. D'ailleurs, il n'y a pas intérêt à provoquer la diurèse quand l'uropoièse est entravée; à éliminer par le rein une urine qui ne s'élabore pas. Ce n'est que dans les cas d'albuminurie notable qu'il est réellement utile d'agir sur les reins par les frictions lombaires térébenthinées ou par les lavements nitrés camphrés. Autrement, il faudrait plutôt provoquer la diaphorèse par le *bain chaud*, ou le *bain tiède prolongé,* qui abaisse la température et modère la fièvre. Si l'on remarque une tendance à la congestion du cerveau, on maintient des compresses froides sur la tête.

Les autres moyens diurétiques : *lavements froids*, *ventouses* et *sinapismes* sur les reins, *café*, *vin blanc*, *lait*, etc., pourront trouver leur indication. Quant aux diaphorétiques directs, tels que les injections de *pilocarpine,* ils peuvent provoquer les vomissements et affaiblir encore l'énergie vasculaire. Je n'ai pas vu que leur emploi ait été très efficace, sans doute parce qu'on obtient difficilement une sudation abondante. Je n'ai pas vu, non plus, qu'elles aient été malfaisantes. Il n'y aurait pas d'inconvénient à y recourir dans des cas d'urémie véritable.

Je ne puis que signaler les indications banales ou exceptionnelles qui s'appliquent à la dyspnée (révulsifs locaux, ventouses sur la poitrine, frictions générales); aux hémorrhagies locales (hémostatiques divers); aux congestions cérébrales (glace, opium); à la diarrhée (opium; aux ulcérations, etc., et je complète cet exposé thérapeutique en passant en revue les formes morbides décrites par différents auteurs.

§ 3. — *Indications morbides.*

1° Contre la *fièvre intermittente* banale, on emploiera la quinine dans l'apyrexie, trois ou quatre heures avant l'accès, administrée au commencement du repas, dans du pain azyme, de la mie de pain (en boulettes) ou du café noir.

Au besoin, on ferait précéder l'administration d'un vomitif (ipéca en poudre : $1^{gr},20$) au début des accès d'une certaine intensité; et il est bon de maintenir le ventre libre dans les intervalles, au moyen de l'huile de ricin (30 gr.) ou du sulfate de soude (35 grammes).

Si la quinine est mal supportée par l'estomac, on recourrait aux injections.

Dans l'intervalle des accès : vin de quinquina, d'une manière régulière, ou même, dans les pays fortement malariens, petites doses de quinine (20 cent.) chaque jour jusqu'à ce que l'imminence fébrile paraisse supprimée.

On ne devrait pas hésiter à recourir aux injections phéniquées dans les cas rebelles.

Enfin les préparations arsenicales et, en particulier, l'eau minérale de la Bourboule, pourront rendre des services dans les cas où la quinine ne réussit pas.

2° Contre la *cachexie paludéenne*, il n'y a guère de médication efficace, sans changement de lieu, et je répète ici que le séjour sur les hauteurs n'est pas réparateur si l'altitude est trop considérable : au delà de 1,000 mètres, dans les pays tropicaux, il faut certainement compter avec l'anémie des altitudes.

On n'abandonnera pas la quinine préventive et les autres préparations indiquées ci-dessus.

Le régime substantiel et réconfortant joue le rôle principal dans le rétablissement.

Les hydropisies et les autres conséquences de la cachexie grave ne sauraient être traitées dans le campement; elles imposent le prompt rapatriement des agents et surtout des ouvriers.

3° La fièvre *bilieuse* ordinaire, qui peut être épidémique dans les campements des régions tempérées, sans être malarienne, réclame à peine un vomitif (émétique ou ipéca), ou un purgatif salin, et la diète; c'est une maladie généralement bénigne, en dehors des influences malariennes.

4° Pour établir nettement les indications dans la fièvre *bilieuse inflammatoire*, distincte de la fièvre jaune, il faudrait d'abord établir nettement cette distinction, ce qui n'est pas possible dans l'état actuel de la question. Même dans les descriptions des médecins de l'Inde anglaise, on cherche en vain le point de départ d'indications spéciales. On ne les trouve ni dans le rythme fébrile, malgré ce qu'on a pu dire du caractère des oscillations thermiques où des abaissements à 35° alterneraient d'un jour à l'autre, avec des ascensions à 42°, caractère qui n'a certainement pas la généralité qu'on a voulu lui attribuer; — ni dans la bénignité de certaines de ces fièvres dites bilieuses inflammatoires, qui ne seraient que des synoques banales ; — ni dans la prédisposition des non-acclimatés ou des pléthoriques, puisque, d'après certains observateurs, la fièvre « bilieuse inflammatoire » attaque aussi bien, dans des circonstances météorologiques particulières, les acclimatés noirs ou blancs ; — ni dans le caractère sporadique, puisque cette fièvre peut être aussi bien « pseudo-épidémique » ; — ni dans la non-transmissibilité, car elle est bien difficile à établir dans les « pseudo-épidémies », qui simulent plus ou moins des épidémies véritables ; — ni dans la marche : début soudain, évolution rapide, double période, l'une d'excitation, l'autre d'affaissement (*CR*, p. 61) ; car on ne définirait pas autrement le typhus amaril ; — ni dans les lésions nécropsiques ; — ni enfin dans l'absence d'influences malariennes dans les épidémies de fièvre « bilieuse inflammatoire » ; car je me demande comment Corre (*CR*, p. 62) réussit à les exclure lorsqu'il « ne saurait accorder une grande valeur aux observations recueillies *sous une influence amarile commune, bien avérée, au début, au cours ou au décours d'une épidémie de fièvre jaune classique* ». Les mots que je souligne l'ont été par lui.

C'est précisément tout ce qui reste aujourd'hui de la distinction dont il s'agit : la fièvre « bilieuse inflammatoire », vraiment grave, ressemble, à s'y méprendre, à la fièvre jaune ; mais elle se montre en dehors des épidémies de fièvre jaune « avérée... classique » ou dans des localités où son existence n'est pas *admise*. On voit qu'il y a là une pétition de principes qui me dispense d'insister : il ne manque à la fièvre inflammatoire, pour devenir fièvre jaune, que la cause épidémique, dit Dutroulau.

Je ne dis rien des récidives. Ni la fièvre inflammatoire ni la fièvre jaune ne récidivent, suivant Corre. Il est très affirmatif à cet égard, et beaucoup de nos confrères pensent comme lui. Je lui rappellerai cependant qu'à Vera-Cruz elle a récidivé chez notre aumônier de division, l'abbé A...y, qui est mort à la seconde atteinte, et le commissaire de division R...t, qui y a résisté deux fois et même trois fois, si ma mémoire est fidèle. Je ne cite que ces deux exemples; mon éminent confrère et ami a dû assister à l'une ou à l'autre de ces atteintes, toutes très graves, pendant le double séjour qu'il a fait à Vera-Cruz; le diagnostic n'a jamais été douteux chez ces deux malades, que je cite parce que ce sont des personnalités connues, et que leur cas est démonstratif en ce qu'ils n'avaient pas quitté le Mexique entre les deux atteintes. J'en pourrais citer d'autres, ayant eu moi-même deux atteintes de fièvre jaune — bénigne, il est vrai, — dans cette même campagne. Si la fièvre jaune récidive rarement, n'est-ce pas parce qu'on rapatrie assez généralement les malades qui n'en sont pas morts?

5° La *rémittence* confère aux formes bilieuses une gravité particulière, bien qu'il y ait aussi des rémittentes bilieuses bénignes. Ce sont, en somme, les formes graves de la malaria vulgaire, et leur gravité résulte, d'une part, de la continuité ou de la répétition sans apyrexie du mouvement fébrile, et, d'autre part, des difficultés de la médication, en raison même de cette persistance de la fièvre. Toutefois, dans le « chaos » (Dutroulau) des rémittentes bilieuses, une indication surgit : celle de la *quinine*, qu'il faut, suivant moi, faire absorber à tout prix dès le début du mal, en lui associant plus ou moins tôt la médication *évacuante*.

Si tous les médecins ne sont pas d'accord sur ce dernier point, tous le sont sur le premier. Je pense que la répugnance à administrer les évacuants tient, d'une part, au mauvais effet des vomitifs dans certaines circonstances, et je dirai dans certaines localités; d'autre part, à la perte du temps qui résulte de leur emploi. Les purgatifs ne sont pas passibles des mêmes objections, mais leur indication est moins précise. On peut résumer en peu de mots la méthode à suivre.

L'urgence de la quinine se règle sur l'intensité des symptômes du début. Les injections permettent de l'administrer de bonne heure et d'y associer toute autre médication.

Si l'*acide phénique* agit comme antiseptique malarien, la rémittente bilieuse sera le triomphe des injections phéniquées.

Le ventre doit toujours être libre, et il ne saurait y avoir d'inconvénients à assurer sa liberté.

L'indication des *vomitifs* se discute comme précédemment (p. 260).

Le *calomel* est plus nuisible qu'utile (Morehead, Bérenger-Féraud).

Certains praticiens (Bestion, Bérenger-Féraud) se louent beaucoup des préparations *opiacées* à haute dose (jusqu'à 15 centigrammes d'extrait gommeux d'opium et les équivalents), pour apaiser le mouvement fébrile et abréger la durée de la maladie.

6° La *bilieuse hématurique*, *mélanurique* ou *hémoglobinurique* comporterait des indications spéciales, en ce que, bien évidemment malarienne et assez grave, puisque la mortalité peut atteindre 25 (*BB*) et même 27 et 28 (*CR*) p. 100, elle suppose une altération du rein dans les cas où les urines, rares et rouges dès le début, contiennent des éléments anatomiques provenant des reins (cellules épithéliales, cylindres), ou une obstruction biliaire dans les cas d'ictère vrai précoce.

Dans le premier cas, on agira sur le rein, pour le décongestionner : *révulsifs*, *cataplasmes froids*, *lavements froids*, *lait*, en s'abstenant de la *digitale*, des *vins blancs*, des *sels de potasse*, du *café*, dont l'action diurétique est plutôt congestionnante.

Les *purgatifs* salins ont un effet spoliatif qui prévient l'urémie; mais on ne doit pas recourir aux drastiques, qui détermineraient cependant plus énergiquement cette spoliation.

Dans le second cas, la seule indication rationnelle me paraît être celle des *purgatifs* répétés à doses modérées, mais efficaces : huile de ricin, crème de tartre, sulfate de soude, et des *opiacés*, indiqués surtout quand il y a de la diarrhée, ce qui n'est pas rare.

En dehors de ces cas particuliers, les indications sont celles de la fièvre jaune, avec laquelle la fièvre hématurique a certainement été bien souvent confondue ; mais l'on s'accorde assez à prescrire à fortes doses (jusqu'à 3gr,50) la *quinine*, dont on ne saurait s'abstenir dans une affection où la malaria n'est nullement étrangère.

7° La *typho-malaria* appelle l'attention sur l'intestin et la rate ; je m'en réfère à ce que j'ai dit précédemment, sans m'appesantir sur les indications que comporterait la complication dothiénentérique véritable. Dans ces cas, l'association de la quinine au traitement du typhus abdominal ne peut être que salutaire à tous égards, et ce serait la seule indication spéciale que réclamerait la fièvre typhoïde en pays paludéen.

8° Dans la *fièvre à rechutes*, *typhus récurrent*, *relapsing fever*, la quinine me paraît indiquée dans tous les cas ; on en a même exagéré les doses. En dehors du spécifique malarien, on se réglera sur les symptômes, en combattant l'état saburral, les congestions et les stases hépatiques ou spléniques, la dysurie, etc., par les moyens énumérés précédemment.

9° Bien que les prodromes soient généralement nuls dans la *fièvre jaune*, il est bien rare qu'un frisson, la céphalalgie, la courbature n'annoncent pas l'accès ; la *quinine* (ou l'*injection phéniquée*) doit s'administrer dès lors sans perdre de temps, dans les localités suspectes, comme le sont, par exemple, en saison pluvieuse, la plupart de celles du littoral de la mer des Caraïbes ; et l'on ne doit pas craindre, en temps d'épidémie, de porter la dose à un gramme administré en deux prises, à une demi-heure d'intervalle.

On continuerait cette dose le jour suivant, pendant la période d'exaltation, en même temps que les injections phéniquées, jusqu'à la dose de 1 à 2 grammes d'acide phénique dans les vingt-quatre heures ; en même temps, aussi que les *frictions excitantes* (eau, alcool et citron) qui ont dû être mises en usage dès le début, dans les cas qui s'annoncent graves : en même temps, enfin, que le *champagne* ou le *vin blanc frappé*, s'il n'y a pas de signes d'altération rénale. Ces signes sont la présence d'éléments anatomiques dans l'urine ou les urines sanglantes précoces, car l'albuminurie ne contre-indiquerait pas ces moyens.

Cette première médication, instituée dans tous les cas, l'on jugerait alors de l'opportunité du *purgatif* à l'huile de ricin, qui est la règle, ou du *vomitif* à l'ipéca, qui est l'exception.

C'est la médication de la première période ; on la continuera pendant tout le temps qu'elle dure.

L'allure de la seconde, l'intensité de la défervescence de la rémission au collapsus, est affaire de chance, ou, si l'on veut, de résistance morbide, et c'est sur cette intensité que se règle le traitement de cette seconde période. Les indications deviennent purement symptomatiques, et l'indication dominante est de prévenir ou de modérer le collapsus.

Il ne faut guère compter alors sur la voie stomacale pour l'administration des médicaments; et la *glace* avec quelques gorgées de boissons *glacées*, *toniques*, *aromatiques*, sont les seules ressources pour combattre la soif ou même la faim plus ou moins illusoire.

Mais par la voie hypodermique on peut continuer, sans désemparer, les injections phéniquées et la quinine à moindre dose.

On voit que je ne tiens pas compte du type rémittent, continu ou intermittent, et que je ne me préoccupe pas de la distinction des fièvres jaunes malariennes et des fièvres jaunes non malariennes. D'une part, il n'y a pas de temps à perdre dans une maladie dont l'évolution est si rapide et qui, en trois jours, a parcouru ses phases, de la congestion à la stéatose généralisée; d'autre part, il est impossible, je le répète encore, de discerner ici l'influence malarienne.

Je ne me préoccupe pas non plus des moyens d'abaisser directement la température. Il ne faut pas oublier que la divergence de la température et du pouls est le caractère de la fièvre jaune, et c'est du pouls surtout qu'il faut se préoccuper, tout en surveillant la défervescence. Tous les moyens dépressifs aggraveront le collapsus terminal. Je ne répéterai pas ce que j'ai dit précédemment.

C'est surtout en ce qu'ils sont hyposthénisants qu'il faut arrêter, si l'on peut, les vomissements, comme les hémorrhagies. Ce n'est pas la perte, mais la désintégration du sang qui épuise le malade : le rétablissement des règles pendant la période de déclin serait une crise plutôt favorable, comme il l'est dans la dysenterie, qu'une cause nouvelle de débilitation.

L'injection sous-cutanée d'*éther sulfurique* pur, à la dose de 1 à 2 grammes au maximum, malgré les paralysies périphériques localisées qu'elle a provoquées quelquefois, me paraît trouver son indication dans le collapsus, hémorrhagique ou non, de la seconde période. On injecterait une fois ou deux par jour une pleine seringue de Pravaz d'éther en badigeonnant la peau, au niveau de l'injection, avec vingt gouttes de laudanum, renouvelées deux ou trois fois dans les vingt-quatre heures, s'il survenait un délire intense.

Quand la guérison devient probable, il convient d'alimenter légèrement le malade en tenant compte de l'intolérance de l'estomac, et l'on ne négligera pas la quinine à dose modérée, pour prévenir une récidive, qui n'est pas rare au déclin de la maladie.

Au reste, en dehors des cas d'une gravité exceptionnelle, où le rétablissement se fait longtemps attendre, la convalescence de la fièvre jaune est franche, au point que beaucoup de malades ont promptement repris leurs occupations, une fois guéris.

LIVRE III

LE TERRASSIER

Le nègre, l'Hindou, le Chinois, ces cosmopolites, sont désormais les grands terrassiers des mondes inexploités et les colons prédestinés des régions équinoxiales : ceux-ci, parce qu'ils représentent des nations populeuses et fécondes, à l'étroit dans leurs vastes cantonnements; celui-là parce qu'il y retrouve les conditions du milieu natal et qu'il y a toujours prospéré, à la faveur du croisement, même dans l'état d'esclavage — dont le blanc ne l'affranchit, d'ailleurs, qu'à regret, — alors qu'il périclite et s'éteint, comme tant d'autres races sauvages, dans son habitat primitif. Ce n'est pas cependant qu'il soit aussi réfractaire qu'on le suppose aux influences malariennes; l'industrie des grands travaux a besoin de savoir dans quelle mesure il y résiste; nous devons, tout d'abord, le rechercher, avant d'exposer les ressources que possède incontestablement l'hygiène pour accroître cette résistance; et c'est alors seulement que l'économie sociale, balançant le coût et le rapport, pourra essayer d'équilibrer les profits et affirmer, avec connaissance de cause, ce qu'elle affirme aujourd'hui prématurément, que la liberté colonise mieux que l'esclavage. Étudions donc :

1° Les conditions de résistance des races et des individus à l'impaludisme;

2° Les conditions d'adaptation du personnel dépaysé du campement;

3° Les conditions de recrutement des terrassiers pour les grands travaux des régions malariennes;

4° Les mesures hygiéniques applicables aux individus qui peuvent faciliter cette adaptation et accroître la résistance.

CHAPITRE PREMIER

RÉSISTANCE.

La résistance morbide d'une race doit être étudiée d'abord dans son milieu originel ; en second lieu, dans les contrées où elle a immigré et où elle s'est plus ou moins modifiée par le métissage. Cette étude, indispensable au point de vue de la colonisation, dépasse, il est vrai, notre cadre ; mais, d'autre part, la résistance malarienne n'est pas la seule qui nous intéresse chez nos terrassiers. Toutes choses égales d'ailleurs, le terrassier noir sera moins résistant que le blanc, et il n'est pas indifférent d'évaluer leur mortalité relative sous des climats divers. Les États-Unis nous donnent un premier aperçu intéressant de la question et nous permettraient de juger l'influence proportionnelle des différents facteurs morbides sur la résistance.

I

Aux États-Unis, la mortalité générale *mg* pour les *hommes* (1) des deux races blanche et noire, dans les États ou les villes dans lesquels la proportion a pu être établie (US^2), est représentée dans le tableau suivant :

(1) Pour 1000 de population, combien de décès masculins dans chaque race?

États.	Blancs.	G. de coul.	Villes.	Blancs.	G. de coul.
Alabama	12,7	15,9	Charleston.....	26,2	48,6
Columbia......	19,1	38,6	New-Orleans...	26,9	42,3
Florida........	12,3	11,3	Richmond.....	19,5	36,5
Georgia	12,8	15,6	Washington...	19,0	39,2
Louisiana......	17,4	16,0	Baltimore	24,40	44,05
Mississipi......	13,0	13,4	*Ensemble de l'Union.*		
North-Carolina.	14,1	17,3			
South-Carolina.	13,4	16,9	Hommes.......	15,08	17,19
Virginia.......	14,0	19,7	Les deux sexes.	14,74	17,28

Dans les États à l'est du Mississipi, y compris la Louisiane en entier, *mg* des deux sexes est de 14,04 pour les blancs et 17,22 pour les gens de couleur.

Dans l'ensemble de l'Union, les décès malariens pour 1,000 décès généraux (*lgp*) représentent, pour les *hommes* :

Blancs..	39,33
Gens de couleur..........	67,39
Indiens..	43,18

Pour dix des grands groupes énumérés *page* 88, où la statistique a pu être nettement établie pour les blancs et les gens de couleur; et, pour quatorze de ces grands groupes où elle a pu l'être pour la provenance irlandaise ou allemande, les décès malariens (pour 1,000 décès généraux), comparés aux décès par « consomption » (en y joignant ceux des Indiens des deux sexes des territoires et des réserves) sont représentés comme il suit :

	Consomption.	Malaria.
Blancs..............................	126,2	30,7
Gens de couleur..................	139,1	48,3
Irlandais..........................	198,4	12,9
Allemands..........	123,6	14,1
Indiens.............................	286,99	41,85

De 15 à 65 ans, *lgp* est un peu différente : blancs (hommes) : 35,41 ; gens de couleur : 49,48 ; Irlandais : 13,26 ; Allemands : 15,32.

Comme on le pense, la mortalité malarienne (*lgp*), pour chaque race, se répartit inégalement pour les grands groupes climatologiques. Voici ceux où elle a pu être évaluée :

Variations de *lgp*, suivant les races dans les grands groupes climatologiques de l'Union (*a*).

	Blancs.	G. de coul.	Irlandais.	Allemands.
1. Littoral nord-atlantique	»	»	3,5	6,2
2. — moyen	16,8	22,1	16,2	12,9
3. — sud	82,8	50,9	»	»
4. — du golfe du Mexique	72,0	58,7	»	»
5. Collines et plateaux du N.-E.	»	»	10,1	5,2
6. Région apalachienne centrale	»	»	12,2	7,2
7. — des Grands-Lacs du N.	»	»	9,8	6,5
8. Plateau intérieur	11,0	29,5	9,0	5,8
9. Rég. apalach. centrale du S.	23,3	24,1	»	»
10. Vallée de l'Ohio	18,2	16,5	11,6	13,3
11. Plateau intérieur S.	71,4	67,9	»	»
12. Vallée du Sud-Mississipi	84,0	86,7	»	»
13. — Nord-Mississipi	»	»	28,9	32,4
14. Rég. centr du S.-O.	72,6	65,8	»	»
15. Plaines et prairies du centre	29,1	25,1	»	»
16. La Prairie	»	»	23,4	18,0
17. Vallée du Missouri	»	»	53,7	35,6
18. Plaines de l'ouest	»	»	26,0	63,4
19. Forêts du N.-O.	»	»	17,1	7,4
20. Région cordillérienne	»	»	25,4	3,5
21. Littoral Pacifique	»	»	5,6	6,2
Total	30,7	48,3	12,9	14,1

On pressent dans ce tableau l'influence du confortable ou de la misère sur *lgp*. D'ailleurs la mortalité malarienne proportionnelle des villes et des campagnes pour l'Union est :

	lgp.	*mp.*
Villes	11,8	0,246
Campagnes	32,8	0,432

Elle est plus grande aussi aux âges où la vitalité est plus

(*a*) Pour les délimitations de ces groupes, voir la note de la page 88.

précaire ; il faut distinguer cependant à cet égard l'enfance, où domine l'assimilation, de la vieillesse, où domine la désassimilation ; il semble que l'infection malarienne soit, chez les adultes, en raison directe de l'activité de l'absorption, pour les gens vigoureux comme pour les chétifs. Dans tous les cas, pour le sexe mâle, de 15 à 65 ans, *lgp* est, dans 50 des principales villes, de 15657; dans le reste de l'Union, de 36,927. Dans l'ensemble de l'Union, sur 1000 décès malariens, on trouve :

De 15 à 20 ans	62,96	décès.
De 20 à 25 ans	72,08	—
De 25 à 30 ans	52,27	—
De 30 à 35 ans	37,85	—
De 35 à 40 ans	35,50	—
De 40 à 45	31,97	—

Le maximum de mortalité est, pour les hommes, de 0 à 1 an, 101,60 et de 5 à 10 ans, 105,91 ; elle décroît de 25 à 95 ans, d'une manière assez progressive; à 55-60 ans, elle n'est que de 30,40; à 80-85 ans, de 11,57 ; à 90-95, de 1,57.

Nous remarquons en outre, dans la statistique des grands groupes, que dans ceux où *lgp* est forte, la différence des deux mortalités s'atténue, et que dans les groupes 3, 4, 11, 14, celle des blancs dépasse celle des gens de couleur. Il en est de même dans les groupes 10 et 15 où *lgp* n'est pas élevée. Dans les autres : 2, 8, 9, la mortalité *lgp* des gens de couleur dépasse celle des blancs, comme il arrive pour l'ensemble de l'Union et l'ensemble des grands groupes indiqués plus haut.

En localisant de plus en plus cette statistique dans les États particulièrement malariens, nous trouvons pour *mp* de mortalité malarienne masculine (*a*) :

(*a*) Pour 1000 *hommes* vivants combien d'*hommes* morts de malaria?

	Blancs.	Gens de couleur.
Alabama.		
L'État	0,90	1,32
Mobile (ville)	1,05	1,51
Floride.		
L'État	0,96	1,21
Géorgie.		
L'État	0,64	0,82
Littoral atlantique	1,04	1,07
Plateau central	0,80	0,87
Louisiane.		
L'État	1,15	0,94
Littoral du golfe	1,23	1,00
New-Orleans (ville)	1,57	1,58
Vallée du Mississipi	1,13	0,92
Rég. centrale du S.-O	0,96	0,84
Mississipi.		
L'État	0,91	1,00
Plateaux	0,75	0,85
Vallée du fleuve	2,00	1,37
North-Carolina.		
L'État	0,66	0,72
Littoral atlantique	1,39	0,99
Plateau intérieur	0,58	0,61
South-Carolina.		
L'État	0,62	0,49
Littoral atlantique	0,76	0,52
Plateau intérieur	0,60	0,42
Tennessee.		
Plateau intérieur	0,94	0,89
Vallée du Mississipi	1,61	0,94
Texas.		
Littoral	0,78	0,78
Virginie.		
L'État	0,37	0,49
Littoral	1,07	0,65
Plateau intérieur	0,44	0,57

Villes.		
Charleston	0,66	0,25
New-Orleans	1,57	1,58
Richmond	0,23	0,41
Washington	0,46	0,71

Il résulte de ce tableau que la mortalité malarienne des blancs tend à prédominer d'autant plus que la localité malarienne est située à une latitude plus basse ou en d'autres termes sous un climat plus chaud. On en trouverait peut-être la raison dans la différence d'imminence morbide de chaque race pour chaque genre de fièvre, les fièvres mortelles atteignant surtout les blancs.

La Nouvelle-Orléans nous fournit à cet égard un élément d'appréciation. Voici, d'après le *Report* de 1884-1885 (*LH*), des données intéressant la question. J'ai introduit dans le tableau quelques affections autres que la malaria, mais qui n'influent pas moins sur la mortalité générale du campement. J'aurais voulu généraliser ce genre d'information pour apprécier les variations relatives de la malaria et d'autres maladies des noirs, mais il eût fallu trop élargir mon cadre et je me suis borné à cette localité en Amérique. D'autre part, une statistique des terrassiers serait bien plus instructive sans doute ; mais cette profession paraît inconnue des hygiénistes des deux mondes ; je n'ai rien trouvé qui leur fût spécial dans le *Report* monumental en 20 volumes *in-quarto* du *Census* de 1880. Il est vrai que la grande majorité des chemins de fer d'Amérique sont tracés en plaine.

Mortalité à New-Orleans, pendant la periode 1884-1885, pour les blancs et les gens de couleur des deux sexes.

		Pour 1000 habitants combien de décès ?		Pour 1000 décès combien de chacune des maladies désignées ?	
		Blancs.	Gens de couleur.	Blancs.	Gens de couleur.
Variole		0,17	1,87	7,36	45,40
Rougeole		0,30	0,34	14,23	8,38
Scarlatine		0,47	0,08	18,30	1,94
Fièvre typhoïde		0,18	0,25	7,59	6,23
Fièvres malariennes.	Intermittente	0,03	0,12	1,48	2,92
	Rémittente	0,15	0,32	6,10	7,79
	Congestive	0,71	0,47	7,95	11,49
	Typho-malar	0,12	0,12	4,71	3,11
	Indéterminées	0,58	1,30	22,78	31,56
Phtisie pulmonaire		3,21	6,61	124,61	15,99
Tabes mesenterica		0,77	0,93	30,14	22,60
Pneumonie		1,18	6,61	47,06	68,78
Insolation		0,02	0,05	0,92	1,36
Entérite		0,61	0,45	24,98	10,91
Dysenterie		0,41	0,55	16,33	13,34
Diarrhée		0,72	1,29	28,20	31,37

II

On trouve, pour les mêmes affections, à la Guyane française, dans la période de trente ans (1854-1884) étudiée par Orgeas (*O*), les données suivantes représentant la proportion des décès de chaque affection pour 100 décès généraux. On n'a, pour comparer les deux tableaux, qu'à reculer la virgule. Je dois ajouter que les calculs d'Orgeas visent un nombre de décès relativement restreint, mais que, dans les localités sur lesquelles il opère, la malaria sévit avec plus d'intensité.

Proportion des décès (pour 100 décès généraux) à l'hôpital militaire de Cayenne du 1er janvier 1854 au 1er janvier 1884.

	Européens libres.	Européens transp.	Nègres et métis libres.	Transportés nègres.	Arabes.	Hindous.	Chinois et Annamites.
Impaludisme.							
Accès pernicieux	11,5	27,1	11,6	15,5	13,3	12,8	5,4
Fièvres bilieuses	3,4	6,1	0,5	»	3,6	0,2	»
Cachexie paludéenne	3,2	4,9	2,2	1,0	12,3	3,5	8,1
Maladies infectieuses.							
Fièvre jaune	46,6	4,5	0,5	»	2,4	3,3	»
— typhoïde	5,0	1,4	1,9	»	2,1	0,8	»
Diverses	0,3	»	0,5	»	»	0,2	»
Maladies constitutionnelles.							
Anémie tropicale	3,3	10,0	13,1	7,2	11,4	10,1	2,7
Hydropisie, ascite	1,6	3,8	6,5	1,0	1.5	2,5	5.4
Diverses	0,2	0,2	0,2	2,1	0,6	3,9	2,7
Maladies de l'appareil circulatoire	0,6	0,9	2,2	1,1	0,6	0,8	2,7
Maladies de l'appareil respiratoire.							
Tuberculose pulmonaire	6,4	8,3	10,9	17,5	16,3	9,7	24,4
Pneumonie, etc	1,5	7,8	7,7	25,8	11,7	8,5	2,7
Appareil digestif.							
Mal. du tube digestif	5,1	10,2	13,5	13,4	9,3	16,9	10,8
— du foie	1,5	1,5	0,5	2,1	0,9	0.9	2,7
— du péritoine	0,3	0,4	1,7	»	0.3	0,4	»
Appareil génito-urinaire.	0.3	0,6	1.0	1,0	2,1	3,3	5,4
— *d'innervation*	3,2	3.0	8,9	6,2	4,5	3,5	10,8
— *locomoteur*	0,2	0,3	1,7	1,0	0,3	0,6	2,7
Auto-infection (ulcères, inf. putride, etc.)	2,0	3,9	5,6	1,0	3,6	14,0	8,1
Néoplasmes	0,6	0,5	1,4	»	»	0,4	»
Intoxications (alcoolisme, saturnisme. etc.)	0,5	0,6	0.2	1,0	0,3	0,4	2,7
Traumatismes	2,5	3,6	7,5	3,1	2,4	3,3	2,7
Causes mal définies	0,2	0,4	0,2	»	»	»	»

On voit, en rapprochant les deux tableaux dans ce qu'ils ont de comparable, que les décès des blancs (*lgp*) représentent à Cayenne, pour les fièvres bilieuses 34 et 61 p. 1000, et pour les accès pernicieux 115 et 271 p. 1000. Pour les noirs, ces chiffres sont respectivement 5 — 0; et 116 — 155.

Les gens de couleur libres meurent autant que les *Européens* libres d'accès pernicieux, mais ils meurent moins de fièvres bilieuses. Les transportés noirs meurent moins d'accès pernicieux et de fièvres bilieuses.

Aux Antilles, la fièvre dite bilieuse inflammatoire atteint indifféremment les Européens acclimatés, les créoles blancs et de couleur, les nègres mêmes (Bérenger-Féraud); et, si c'est l'état bilieux qui donne à ces fièvres leur caractère, que devient l'immunité de l'appareil biliaire chez le nègre ou le métis?

A New-Orleans, les gens de couleur meurent plus que les *blancs*, de toutes les fièvres, sauf les typho-malariennes.

Ce sont là, il est vrai, des valeurs de *lgp*, qui ne représente que la léthalité des fièvres, comparées aux autres causes de décès. Mais on voit qu'à la Nouvelle-Orléans, *mp* donne à peu près les mêmes résultats, puisque, à part les formes congestives qui sont plus nombreuses chez les blancs, et les typho-malariennes qui fournissent les mêmes valeurs de *mp* dans les deux races, c'est encore chez les noirs que *mp* l'emporte.

Donc les fiévreux noirs seront plus nombreux à l'ambulance du campement, dans ces régions, et la fièvre, chez eux, causera plus de décès que chez les blancs par rapport aux autres maladies mortelles.

Il résulterait aussi du tableau d'Orgeas que la mortalité malarienne, par accès pernicieux, est la plus forte chez les Européens transportés, mais que les nègres transportés meurent de ce fait plus que les Européens libres. La cachexie paludéenne est encore fréquente chez les nègres libres, mais elle l'est surtout chez les Arabes; ce sont les nègres libres qui présentent le maximum d'hydropisies, dans lesquelles, je pense, le béribéri, souvent méconnu, entre pour une grande part. Enfin, ce sont les Hindous, puis les nègres, qui présentent la plus grande mortalité par les maladies du tube digestif, et les Chinois et Annamites pour la tuberculose pulmonaire. L'hépatite est généralement bénigne dans les Guyanes.

Mais la statistique précédente ne donne qu'une idée imparfaite de la mortalité malarienne à la Guyane française. La malaria a, de tout temps, décimé les immigrants des placers et des pénitenciers, dont quelques-uns sont aujourd'hui assainis. A la Montagne-d'Argent, la mortalité des transportés européens atteignait 63 p. 100 en 1856 ; au pénitencier de Saint-Georges de l'Oyapock, elle était de 40,7 p. 100, en 1853-54.

Quoique le nègre figure pour un chiffre important sur ce tableau, dans la mortalité malarienne ; qu'il soit « loin d'être absolument réfractaire au poison paludéen, lorsqu'il est longtemps exposé à un foyer intense de malaria » et qu'il succombe, plus souvent qu'on ne pense, à un accès pernicieux : toutefois, la résistance du nègre à l'impaludisme est énorme » (*O*). Je le crois moins réfractaire à la cachexie que ne le pense Orgeas ; il présente assez fréquemment encore des accès périodiques dans les localités fortement malariennes, telles que celles de l'isthme de Panama ; mais on peut expliquer, en effet, par sa force réactionnelle moindre le caractère pernicieux que revêt chez lui la malaria. Il y a lieu de s'étonner néanmoins de la bénignité que présente chez lui la fièvre jaune, à laquelle il est sujet cependant, puisqu'il figure dans la mortalité amarile pour 5 millièmes, au lieu de 466 millièmes qui représentent la mortalité des Européens libres à Cayenne. Il convient de mettre ces chiffres en regard de la proportion de 45 millièmes qui représente la mortalité amarile des Européens transportés, lesquels se rapprocheraient ainsi des nègres. Orgeas l'explique par l'indigénisation relative des transportés comparés aux troupes. Dans les pénitenciers, la mortalité amarile des transportés européens (309 p. 1000) se rapproche de celle des troupes (329 p. 1000); elle est supérieure à la mortalité amarile générale : 282 p. 1000.

La fièvre jaune des nègres, à la Guyane, était plus dépressive, bien qu'ils n'eussent ni oligurie ni hémorrhagies; leur convalescence était également plus pénible.

L'histoire du pénitencier de Saint-Georges est instructive au point de vue de la morbidité des deux races, qui importe autant au campement que la mortalité. « Dans le courant du quatrième trimestre de 1860, on reçut à l'hôpital de Saint-Georges de l'Oyapock 28 p. 100 du personnel transporté blanc et 2 p. 100 du personnel nègre. Dans le courant du premier trimestre 1861, la proportion des entrants fut de 58 p. 100 de l'effectif européen et de 6 p. 100 de l'effectif africain » *(O)*.

La mortalité des *coolies hindous*, sur les placers de la Guyane, a été de 125 p. 1000 en 1874; de 121,5 p. 1000 en 1875; de 75 p. 1000 en 1876. L'Angleterre trouva ce chiffre excessif et fit supprimer cette immigration. « De toutes les races qui vivent à la Guyane française, la race hindoue est celle qui, considérée dans son ensemble, est la plus exposée aux coups de l'impaludisme. En effet, qu'ils soient occupés des travaux agricoles sur les habitations, ou au lavage de l'or, sur les placers, les coolies remuent le sol vierge et respirent les émanations qui s'en dégagent... » Mais, « plus exposés que les autres races à l'infection malarienne, les Hindous succombent à l'impaludisme beaucoup moins que les Européens et les *Arabes*, et à peine un peu plus que les nègres. Ils sont donc, à peu près autant que ces derniers, réfractaires à l'action du poison. Mais l'Hindou, comme le nègre, est doué de peu de résistance vitale, et la fièvre, lorsqu'elle éclate, a aussi chez lui une tendance à la perniciosité » (*O*).

L'immunité amarile du coolie est réelle bien que, dans l'épidémie de 1856, 250 coolies aient fourni 15 décès amarils. Cette immunité a donc été considérée à tort comme absolue; elle est moindre que chez le nègre.

En revanche, il faudra se garder, chez les Hindous, de la dysenterie, qui est, comme d'ailleurs l'hépatite, plus meurtrière, quoique moins fréquente chez eux, dans l'Inde, qu'elle ne l'est chez les Européens.

Le nombre des Chinois et des Annamites est, de son propre aveu, trop restreint à la Guyane pour qu'on puisse conclure rien de pratique des données fournies par Orgeas.

Le fait capital de cette statistique est donc l'aptitude différente des races à contracter la fièvre jaune. Orgeas admet que « le degré de susceptibilité pour la fièvre jaune est inversement proportionnel au temps de séjour antérieur des individus dans les pays. » Cette explication n'est pas applicable aux Hindous, et je n'ai jamais vu, pour ma part, qu'un long séjour à Vera-Cruz ou à Panama, qui prouve, il est vrai, la résistance, confère l'immunité.

Maurel (*MU*) n'a jamais vu un Indien Galibi, la seule tribu qu'il ait fréquentée, atteint de fièvre, et il est « assez porté à croire que moins que toute autre cette race y est sujette; mais, ajoute-t-il, elle ne lui échapperait pas d'une manière complète, ainsi qu'il résulte de certains documents sur les Caraïbes des Antilles. » Le fait certainement n'est pas général, car si le bassin de l'Orénoque est si désert, n'est-ce pas que la malaria en chasse l'Indien à l'égal de l'Européen? Dans la vallée du Magdalena et toute la Colombie littorale, l'élément nègre domine largement et le Colombien des plateaux meurt plus dans l'isthme de Panama, que les blancs eux-mêmes. D'après Ten Kate (*TK*) « les maladies les plus communes chez les Indiens de la Guyane et les Carbougres (métis de nègres et d'Indiens) sont les fièvres intermittentes, la dysenterie et les rhumatismes. »

A la Jamaïque, la mortalité des troupes anglaises est plus forte chez les noirs. Elle a été (*msg*) de 38,2 en 1837-55; de 27,33 en 1859-65; de 23,03 en 1866; de 14,67 en 1875. Pour les blancs, *msg* était en 1861-70 de 20,36; en 1871, 13,51; en 1867, 71,09 (*maximum*); en 1864, 7,35 (*minimum*); en 1875, 12,09. Cette mortalité des noirs est causée par les fièvres périodiques, la phtisie, les maladies intestinales (*PK*).

Il en est de même à la Trinidad (*msg* = pour les blancs, 7,48; pour les noirs, 20); à la Barbade (*msg* = en 1859-65, 6,98 pour les blancs; 20,46 pour les noirs); et, en général, dans toutes les Antilles anglaises. La phtisie et la dysenterie chargent surtout la mortalité des noirs (*PK*).

III

Il est intéressant de savoir comment se comportent les nègres relativement aux blancs dans leur pays natal. La guerre contre les Achantis, cette « guerre d'ingénieurs et de médecins », suivant le mot de lord Derby, où l'on a vu « ce que peuvent ajouter aux chances de succès militaire la connaissance et le respect des lois de l'hygiène » (RC^2), met en regard des Anglais, des noirs des Antilles et des noirs indigènes. Voici les résultats statistiques ramenés à la proportion de 1 pour 1000. Il s'agit des troupes, officiers non compris.

Morbidité et mortalité *(a)* **des troupes anglaises dans l'expédition contre les Achantis.**

	mbsg.	*msg.*	*mbssp.*	*mbssd* (*b*).	Autres maladies (*c*).	Rapatriement (*d*)
Européens.						
Soldats	710	10	590	130	280	430
Marins	950	20	560	360	80	390
Noirs des Antilles.						
1er régiment	460	3,6	290	30	680	»
2e —	640	28,6	210	170	620	»
Noirs indigènes	270	10	130	160	710	100

Dans les hôpitaux de Saint-Louis et Gorée (Sénégambie), d'après Borius (*BO*), la morbidité et la mortalité des deux races se répartissent comme il suit :

	Entrées : Sur 100 malades, combien de		Décès : sur 100 décès, combien de	
	blancs.	noirs.	blancs.	noirs.
Maladies endémiques.				
Fièvres paludéennes	36	9	»	»
Fièvre bilieuse mélanurique	2	»	7	»
Accès pernicieux	1	1	13	4
Insolation	»	»	»	»
Embarras gastrique	»	»	»	»
Dysenterie et diarrhée	15	12	29	17
Hépatite	3	2	5	2
Anémie	6	»	5	1
Coliques	»	»	»	»
Tænia	2	4	»	»
Maladies sporadiques.				
Bronchite	3	8	»	»
Pneumonie et pleurésie	1	4	7	16
Phthisie pulmonaire	1	2	8	10
Rhumatisme	1	1	1	»
Autres maladies internes	13	15	18	38
Maladies chirurgicales	10	30	7	12
— *vénériennes*	6	12	»	»

(*a*) Pour les deux mois de janvier et février 1874.
(*b*) Dysenteries et diarrhées.
(*c*) Sur 1000 malades, combien de maladies diverses?
(*d*) Sur 1000 hommes d'effectif, combien de rapatriés?

Dans la guerre des Achantis, l'avantage, au point de vue de la résistance, est demeuré aux noirs; cependant les noirs des Antilles du 2e régiment ont la plus forte mortalité, et comme les noirs indigènes, ils sont plus exposés à la dysenterie; si l'on fait exception de la fièvre paludéenne, on voit que les noirs indigènes fournissent la plus forte morbidité (5e colonne).

En Sénégambie, la fièvre paludéenne banale attaque moins les indigènes, et ils meurent moins de fièvres bilieuses; mais leur immunité dans cette colonie contraste trop, ce me semble, avec ce que nous avons vu ailleurs. D'après Berger, les noirs, qui fournissent trois fois moins d'entrées à l'hôpital que les Européens, y séjournent cinq fois plus; et, tandis que la mortalité des Européens y est de 119 pour 1000 d'effectif à l'hôpital, celle des noirs est de 132,8. L'Arabe y meurt encore plus : 176,4 pour 1000. Stanley préférait les noirs aux Arabes pour le labeur exceptionnel de son entreprise. Aux hôpitaux du Sénégal, c'est le traumatisme qui donne, pour les nègres, le plus d'entrées (Borius). Il en sera de même à l'ambulance du campement, surtout si, comme dans nos chantiers de Panama, on emploie beaucoup les explosifs et les machines.

Il importe d'établir que, hors de leur pays, dans des localités non malariennes, les noirs ne présentent, pas plus que nous, de fièvres intermittentes. Sur les navires de l'immigration africaine, ces maladies malariennes n'apparaissaient pas dans les contingents, et la grande mortalité du noir dépaysé, c'est-à-dire enlevé de sa case où il s'arrange un confortable à sa guise, s'alimente de maladies climatériques, en particulier de la dysenterie, comme il arrive au Sénégal où les dysenteries et diarrhées viennent immédiatement après le traumatisme comme cause d'entrées des noirs aux hôpitaux.

IV

Les races groupées dans une même localité ne se comportent pas de la même manière dans la même épidémie ; et ce fait, sur lequel on n'a jamais insisté suffisamment, obscurcit le problème, en même temps qu'il nous prouve que la forme morbide, son évolution, sa léthalité dépendent de la manière dont réagit l'individu contre l'agent morbide épidémique.

Nous l'avons vu déjà à propos de la résistance à la fièvre jaune des noirs de la Guyane (*O*) ; mais on a signalé une particularité des plus curieuses au sujet de la race hindoue dans les épidémies de *relapsing fever*. D'après Icery (*CR*), « la fièvre semble faire un choix, pour ainsi dire, parmi les personnes constituant la population de l'endroit où elle vient de se déclarer. Tantôt, elle frappe exclusivement les individus de Calcutta et semble dédaigner ceux de Madras, de Bombay, etc. ; tantôt, c'est aux originaires de Calcutta que l'immunité est assurée, et toutes les victimes se comptent parmi les coolies de Bombay ou ceux de Madras. Il est extrêmement rare que cette fièvre sévisse indistinctement sur toute la population indienne d'un établissement. Dans l'immense majorité des cas, son action se limite d'abord soit aux sujets de Calcutta, soit à ceux de Madras ou à toute autre caste ; et ce n'est que plus tard, quand elle commence à épuiser son pouvoir sur les Indiens de la caste la première atteinte, qu'elle s'adresse à ceux des autres castes ; mais alors, elle devient pour ceux-là plus discrète et d'une nature moins grave ». Mac Auliffe l'explique par les rapports de compatriotes et la contagion, Corre par le genre de vie. « A Bombay, les Européens et les Juifs ont joui d'une immunité à peu près absolue pendant la dernière épidémie; sur 50 000 Parsis, pas un n'aurait été atteint par la maladie; les indigènes chrétiens ont été peu éprouvés : la fièvre a sévi presque exclusivement parmi les Hindous de basse classe et surtout parmi les mahométans (ceux-ci, dont la population équivaut au quart de la population hindoue, ont fourni presque autant d'admissions dans les hôpitaux que cette dernière) (Carter). Au Sénégal, nous n'avons eu connaissance d'aucune atteinte observée parmi les nègres; mais la race n'a pas été indemne en d'autres contrées » (*CR*).

Le Dr Schaffli (*SF*) a signalé les mêmes sélections, en apparence capricieuses, pour les fièvres malariennes d'Albanie. A Janina, « les soldats albanais étaient moins gravement atteints que les Kourdes, qui se trouvaient complètement dépaysés et transportés dans une atmosphère paludéenne à laquelle ils étaient tout à fait étrangers. Les fièvres tierces prédominaient chez les Albanais, tandis que les quotidiennes et les rémittentes attaquaient surtout les Kourdes. Les Turcs-Rouméliotes étaient à peu près également atteints par les différentes formes de fièvre. Cette immunité comparative des Albanais a été observée en Algérie, où les soldats originaires de régions paludéennes sont moins gravement atteints que ceux qui viennent de régions indemnes à cet égard » (*LB*).

Ne voyons-nous pas la variole elle-même avoir ses préférences, comme il est arrivé à New-Orleans, en 1884, où cette maladie a donné (*HL*) chez les Blancs : 0,35 décès pour 1 000 habitants, 13,51 décès pour 1 000 décès généraux; et 3,81 décès pour 1000 habitants ou 83,69 décès pour 1 000 décès généraux chez les gens de couleur? On peut attribuer, il est vrai, ces différences à la vaccination; mais dans la même année, la rougeole donnait : chez les Blancs 0,66 de mortalité par rapport à la population et 25,42 par rapport aux décès généraux, tandis qu'elle donnait chez les Noirs *mg :* 0,62 et *lg :* 13,64.

On voit, dans tous les pays du monde, les indigènes épargnés dans des épidémies malariennes qui déciment les nouveaux venus, sans que ces indigènes soient pour cela à l'abri des fièvres malariennes graves ou bénignes, et à côté de ces fièvres, il s'en trouve qui sont exclusives aux indigènes et dont le caractère est mal défini. Les Chinois ont des noms très variés pour désigner ces fièvres locales qui sont plus fréquentes en Chine qu'ailleurs.

C'est une condition dont il faut tenir compte; mais un fait surnage, du moins, c'est l'immunité plus ou moins complète dont jouissent les nègres pour la fièvre jaune. C'est en les substituant aux Blancs, à Sierra-Leone, que les Anglais ont réduit la mortalité pour 1 000 des troupes de 630 et 350 qu'elle donnait en 1824 et 1826, à 24,48 (1859 et 1860); 40,53 (1861); et 28,36 (1862). On gagnera toujours à imiter cette pratique, ainsi que nous l'avons fait au Mexique, où l'Indien n'offrait pas les mêmes avantages non plus que l'Arabe.

On a cru que les Chinois y résistent à Cuba. « P. Selsis (*SS*), dit Corre, constate avec surprise qu'il n'a jamais eu à traiter de sujets de cette race. » A Panama, on les dit particulièrement décimés dans les épidémies; mais je n'ai pu vérifier le fait. Dans le sud de la Chine (*MOR*), les fièvres d'accès, la dysenterie, l'hépatite sévissent aussi bien sur les indigènes que sur les Européens, « quoique ceux-ci semblent plus éprouvés par l'action du climat ».

V

Il est assez difficile de se faire une opinion sur la résistance générale de cette dernière race; toutefois, le dernier *census* (*US*[2]) des États-Unis nous fournit, sur ce point, quelques données dont nous n'exagérons pas l'importance, eu égard à l'insuffisance des documents concernant les Chinois qui, pour les seuls États de Arizona, Californie (75 132), Idaho, Montana, Nevada, atteignent le chiffre de 87 322 individus.

Or, sur un total de 869 décès de Chinois enregistrés, on trouve pour les hommes de 20 à 55 ans :

Fièvre indéterminée..	9	décès pour	10	décès masc. de tout âge.
— typhoïde......	13	—	14	—
— malarienne....	17	—	19	—
Dysenterie..........	3	—	5	—
Entérite............	3	—	3	—
Consomption.........	170	—	186	—
Hydropisie..........	11	—	11	—
Pneumonie..........	27	—	27	—
Hépatite et abcès du foie..............	23	—	24	—
Traumatisme........	157	—	166	—

Il résulte de ce tableau que, pour les décès masculins des Chinois en Amérique, ou plus proprement, dans les États occidentaux de l'Amérique du Nord — situés sous la même latitude que la Chine, bien que les altitudes et le climat y soient différents, — *lgp* s'élève à 18,65, tandis qu'à Cayenne nous avions pour *lgp* les valeurs 54 pour les accès pernicieux et 81 pour les cachexies paludéennes.

A Hong-Kong, les Chinois engagés dans l'armée anglaise donnaient, en fiévreux, les 346 millièmes de l'effectif, tandis que les Hindous à Ceylan n'en donnaient que les 246mes,7 (*LB*)

Dans les îles Java et Madura de l'archipel Indien, on a trouvé pour l'armée néerlandaise (*LB*) :

	Décès pour 1000 cas observés.	Malades pour 1000 hommes d'effectif.
Fièvres malariennes.		
Européens	20	728
Nègres	16	143
Javanais	10	333
Dysenterie.		
Européens	216	106
Nègres	200	238
Javanais	396	20

Dans la population civile, on avait *lp* : 62; *ld* : 260.

Dans l'Inde (*PK*), la mortalité des troupes indigènes (*msg*) a été, d'après Sykes, en 1825-44, pour toute la contrée : 18; pour le Bengale : 17,9; Bombay : 12,9; Madras : 20,95. Dans la ville de Madras *msg* des indigènes était de 18 (Macpherson), en 1842-58; le choléra donnait chaque année une moyenne de décès de 6 p. 1000 chez les indigènes. C'est la principale cause de décès avec la dysenterie et la fièvre. En 1861-67 *msg* est de 14,57 pour les indigènes au Bengale; en 1860-66, elle est de 12,6 dans Madras. Dans la même année 1871, on trouve pour les trois présidences une mortalité pour 1000 d'effectif de :

	Bengale.	Bombay.	Madras.
Choléra	0,84	0,3	0,32
Fièvres	2,64	2,4	1,4
Dysenterie	1,09	0,4	0,64
Diarrhée	1,30	0,1	0,84
Hépatite	0,2	0,2	0,16
Maladies respiratoires	4,19	3,1	0,64
Phtisie	1,04	0,3	0,84
Anémie	0,48	0,1	0,16

. . . .

La mortalité (*msg*) des troupes européennes (*PK*) a été dans des périodes correspondantes: en 1838-56 pour le Bengale : 79,20; Bombay : 61,10; Madras : 62,90; en 1860-69, Bengale : 31,27; Bombay : 22,58; Madras : 22,53. Dans la période 1869-74, les causes de décès ont été pour les troupes européennes (*msg*) :

	Bengale.	Bombay.	Madras.
Choléra	4,66	1,45	1,77
Fièvres périodiques	1,72	1,20	0,47
— continues	1,99	1,76	1,54
— éruptives (comp. la dengue)	0,23	0,05	0,11
Phtisie et scrofulose	1,87	1,67	1,62
Maladies respiratoires	1,24	0,67	0,56
— digestives	5,82	3,79	7,17

. . . .

A Ceylan on a trouvé pour *msp* dans l'armée anglaise les nombres suivants (*BDN*) :

Nègres	1,1
Indigènes de l'Inde	4,5
Malais	6,7
Indigènes de Ceylan	7,0

Suivant d'Ormay (*OM*), la fièvre, en Cochinchine, atteint les Annamites aussi bien que les Européens, revêtant plutôt, chez les premiers, la forme tierce, qui est le type commun à tous les pays de marais, tandis que, chez les seconds, le type est plutôt quotidien. Les Arabes y sont exposés aussi bien que les Européens, puis viennent les Chinois et les Tagals de Manille. Tous, d'ailleurs, reconnaissent la vertu du sulfate de quinine, le seul de nos médicaments qui soit accepté des indigènes.

Il semble, toutefois, que les indigènes se portent mieux et jouissent d'une résistance morbide de beaucoup supérieure. Tandis que les troupes d'infanterie de marine (officiers non compris) fournissent à l'hôpital un effectif moyen journalier de 82,2 p. 1000 de l'effectif moyen au corps, les troupes du bataillon indigène (officiers non compris) n'ont qu'un effectif moyen journalier à l'hôpital de 19,8 p. 1000 d'effectif moyen au corps.

VI

Jousset (*J*), qui a, plus que personne, approfondi ces questions, envisage la résistance à un point de vue très général dans le passage qui suit.

« Le nègre est moins sujet (à la fièvre paludéenne) dans son pays ; mais quand il s'expatrie, il perd de son immunité. Boudin comparant la mortalité du noir et du blanc pour dix-sept localités réparties sur presque tous les points du globe, de Gibraltar à la Guyane, et de la Jamaïque à Ceylan, a trouvé que le chiffre des décès était plus considérable pour le blanc, mais qu'il montait ou s'abaissait à peu près toujours dans la même localité et en même temps pour les deux races. Les enfants indigènes sont plus souvent maltraités que les adultes : à la côte d'Afrique, la fièvre intermittente, sous différentes formes, enlève un grand nombre de sujets peu avancés en âge (*XJ*[1]). Les adultes ont des accès quelquefois fort graves (*XJ*[2]), prenant le plus souvent la forme tierce ; le nègre, le mulâtre, le maure, en souffrent dans leurs voyages sur les rives du Sénégal, où le commerce les attire (*XJ*[3]). L'hypertrophie de la rate, la cachexie, sont signalées chez ces hommes comme chez les traitants d'Europe (*XJ*[4]).

« Les Hindous sont également sujets à prendre la fièvre, il en est de même des Cochinchinois et des Chinois (*XJ*[5]). Les manifestations seules varient d'une race à une autre ; les accès contractés dans le même lieu et en même temps prennent des types différents (*XJ*[6]).

« Les croisements paraissent en augmenter plutôt qu'en diminuer les atteintes. On a remarqué que les mulâtres étaient plus vivement frappés que les noirs ; que les Tagals et les Européens, vivant côte à côte à Luçon, une des Philippines, étaient également sujets à la fièvre affectant différents types et menant rapidement à la cachexie (*XJ*[7]).

« Les accès pernicieux sont rares chez le noir adulte, cependant on en trouve des observations dans quelques thèses.

« La fièvre bilieuse hématurique, considérée par beaucoup comme l'expression la plus élevée de l'empoisonnement paludéen dans les climats chauds (*XJ*[8]), peut frapper l'homme de race tropicale... Le Dr Horton a cité de nombreux cas de fièvre rémittente bilieuse dans la population indigène de Sénégambie...

« La fièvre jaune n'épargne pas toujours les indigènes des régions placées sous les tropiques ou près de l'équateur ; cette affection paraît être sous la dépendance du milieu plutôt qu'une affection spéciale (*XJ*[9]).

« Les nègres du Soudan (?) et de la Nubie (?) transportés au Mexique résistèrent aux épidémies produites par le souffle empesté qui repousse la colonisation européenne des États mexicains de la Vera-Cruz, Tabasco, Yucatan. Les matelots nègres levés à la Martinique et à la Guadeloupe résistèrent également (*XJ*[10]). Mais Thévenot a pu constater de nombreux décès dans l'épidémie de 1830 qui frappa Gorée et Saint-Louis du Sénégal. Des apparitions nouvelles du typhus amaril emportèrent des noirs et des mulâtres en 1859 et 1866 (*XJ*[11]) ; la dernière épidémie, celle de 1881, fut marquée par des faits semblables.

« Les Chinois n'échappent pas à la maladie dans les milieux endémo-épidémiques, quoiqu'ils paraissent moins sensibles que les Européens (*XJ*[12]). Les Hindous à la Guyane, à la Martinique, à la Guadeloupe, fournissent un plus ou moins grand nombre de décès (*XJ*[13]).

« Les Arabes qui faisaient partie d'un bataillon de turcos à la Vera-Cruz, lors de notre expédition au Mexique, furent frappés avec sévérité (*XJ*[14]).

« Les Indiens eux-mêmes ne peuvent résister dans les terres chaudes à l'influence épidémique (*XJ*[14]); les Mexicains qui descendent des hauts plateaux augmentent encore le nombre des victimes (*XJ*[15]), lorsque la maladie frappe sévèrement. »

On jugera, en lisant ce passage, que l'immunité du nègre est loin d'être absolue et qu'il y a pour toutes les races indigènes un *quid ignotum* dans l'appréciation de cette immunité, même contre les maladies locales. En plusieurs points le lecteur aura noté un désaccord entre les opinions formulées par Jousset et les chiffres que j'ai donnés ci-dessus.

Suivant Mahé (*M*, p. 264), « la question des races et des nationalités vis-à-vis de la fièvre de malaria peut facilement se résoudre dans ce fait qu'aucune n'est exempte de ses atteintes. En Asie, comme en Amérique, comme en Océanie même, la fièvre paludéenne sévit sur toutes les populations, quelle que soit leur origine. Cependant il y a de grands privilèges sous ce rapport, notamment pour la race nègre, par exemple, à la côte occidentale d'Afrique. Mais il reste à se demander si l'immunité relative dont elle jouit incontestablement n'est pas plutôt le fait de l'acclimatement que de la race : or, cela ne paraît pas douteux. Même les créoles et les créolisés jouissent d'une semblable immunité dans plusieurs points des pays tropicaux. Cependant on a fait justement remarquer que la même race nègre jouit de privilèges analogues sur le sol des États-Unis d'Amérique et aussi aux Antilles et dans l'Amérique du Sud, alors qu'elle est transportée dans ces divers lieux. Il faut en conclure que le sang noir jouit d'une indemnité générale, seulement relative, mais considérable toutefois vis-à-vis de l'influence malarienne. Les autres races colorées paraissent également un peu moins atteintes que la blanche par la malaria ».

Cependant, malgré son impressionnabilité particulière au paludisme, il semble établi déjà que la race blanche occupe le premier rang parmi les races humaines au point de vue du cosmopolitisme (1), et que sa résistance aux différents climats est d'autant plus grande que l'individu dépaysé provient d'une région plus rapprochée du nord de la zone tempérée où, de fait, la lutte pour l'indigénisation primordiale a été le plus rude chez les ancêtres. Du moins, c'est celle qui supporte le mieux la fatigue sous toutes les latitudes; et elle le doit sans doute à un stoïcisme plus raisonné; j'ai la conviction que l'adaptation au climat est en raison de l'application intelligente et résolue des pratiques de l'hygiène, toutes les fois, du moins, que le milieu n'est pas infecté de ces surcharges des virus épidémiques qui ne trouvent plus d'organisme réfractaire; et là encore l'hygiène est une sauvegarde incontestable.

(1) Je n'envisage ici que la population masculine d'un campement industriel. Pour évaluer l'aptitude colonisatrice, il faudrait tenir compte de la résistance des femmes dans chaque race. C'est une étude à faire; et les éléments d'une appréciation judicieuse font partout défaut. Je crois les femmes moins résistantes. A Panama, j'évaluais la mortalité chez elles à 80 p. 100; Phillips (PHS) insistait récemment sur la faible résistance des blanches à la côte occidentale d'Afrique. Le métissage s'imposerait dans ces régions.

D'après Le Vasseur (VS) le nombre approximatif des représentants actuels de la race européenne sur le globe serait actuellement :

Europe, 335 millions; Afrique (moins l'Afrique tropicale, plus les îles de l'Atlantique et de l'océan Indien), 1,193,886; Asie (moins l'Asie occidentale), 3,134,000; Océanie, 3,070,000; Amérique du Nord, 60,500,000; Amérique du Sud, 14,460,000.

CHAPITRE II

ADAPTATION.

En fait d'impaludisme, tout le monde l'admet, il n'y a pas d'acclimatement, il n'y a que des résistances. Mais peut-on savoir quelles sont les conditions qui, dans la race ou l'individu, accroissent cette résistance ?

Remarquons d'abord combien il serait étrange que l'on observât les mêmes manifestations réactionnelles contre un virus tel que le virus malarien, chez le Pahouin, le Chinois et le Finlandais. Il est bien vrai que la symptomatologie du choléra est à peu près identique dans la zone tempérée et dans la zone équatoriale, bien qu'on ait signalé dans les allures d'épidémies sévissant aux mêmes époques (1886) en Cochinchine et en France (*OM*) des allures différentes qui en faisaient, ici, une maladie épidémique violente, là une maladie sporadique. Mais il est vrai également que le virus malarien paraît plus habituellement confiné dans l'individu atteint et ne se généralise pas avec la même universalité. En outre, nous avons vu que, dans une même localité, c'est le propre des fièvres d'exercer une sélection parmi les races, et cela est vrai des fièvres continues non malariennes, aussi bien que des fièvres intermittentes.

On n'a pas d'ailleurs approfondi suffisamment ce fait de la diversité des fièvres que j'appellerai ethniques ; et l'on a trop de tendance à suspecter les descriptions exotiques, qu'elles viennent de Roumanie, de Chine ou des Antilles. Les actions climatériques ne sont pas, dit-on, si complexes que l'on puisse expliquer par elles cette diversité. Cela serait vrai peut-être, s'il s'agissait du même individu atteint successivement par la malaria dans des localités différentes, mais le cas est du moins exceptionnel, tandis qu'il est naturel de penser que les races différentes, réunies dans une même localité et soumises aux mêmes influences malariennes, ne seront pas éprouvées de la même manière par l'agent malarien, suivant que les influences météoriques, qui favorisent ou contrarient son action, seront plus ou moins péniblement supportées par les unes ou par les autres.

Or la diversité des races dans les localités malariennes s'accuse, en général, d'autant plus que le virus malarien y agit plus énergiquement, puisque c'est surtout au voisinage des tropiques et de l'équateur que se produit ce conflit des races pour la conquête des mondes inexploités ; et nous savons de quelle importance est la complication climatérique dans la malaria tropicale.

C'est que la malaria et la chaleur agissent dans le même sens sur l'excitant vital, le sang, qu'elles altèrent concurremment, l'une en l'appauvrissant par les spoliations sudorales, l'autre en le désorganisant par la désintégration des globules. Et tandis que la malaria semble surexciter l'innervation vaso-motrice, la chaleur diminue son excitabilité et son énergie réactionnelle.

Tout ce que nous avons lu, vu ou écrit sur l'acclimatement, les uns et les autres, n'a rien expliqué; mais nous savons tous que l' « anémie » est la conséquence obligée de l'excessive chaleur longtemps prolongée et que l'énergie réactionnelle est en raison inverse de la durée du séjour.

Si j'en juge par ce que j'ai vu et éprouvé, l'énervement

joue un grand rôle dans la résistance, et il est bien plutôt déterminé par la chaleur humide que par l'intoxication malarienne. J'ai insisté sur ce point à Panama, où le brouillard humide représente un milieu favorable à l'évolution des germes malariens en même temps qu'il empêche l'évaporation des sueurs dont la sécrétion est suractivée, et qu'il entretient à la surface de la peau une cause de refroidissement dont les effets sont appréciés par tout le monde. Je n'ai vu nulle part incriminer le froid d'une manière aussi banale, dans la production de l'accès fébrile, et je ne doute pas que l'insalubrité de cette localité et de l'isthme tout entier ne résulte du concours de ces différents facteurs :

1° Spoliations sudorales excessives ;

2° Défaut d'évaporation et par suite du rafraîchissement compensateur qu'elle procure à l'organisme ;

3° Imminence perpétuelle du refroidissement de la peau constamment baignée de sueurs stagnantes ;

4° Facilité d'évolution des miasmes dans le brouillard permanent ;

5° Énervement résultant à la fois de la chaleur atmosphérique humide et « orageuse » qui déprime l'innervation, et de la chaleur interne que l'évaporation n'abaisse pas et qui agit dans le même sens.

On retrouve ces conditions mitigées, dans certaines journées de la saison chaude, en Cochinchine et dans les Guyanes ; mais je ne crois pas qu'elles persistent ailleurs avec cette continuité et cette intensité. L'énervement, qui n'a pas de nom dans la nosologie médicale, se traduit, à Panama, par « l'impuissance de la cérébration et le sommeil de la mémoire. J'ai signalé ailleurs la perte de mémoire qui résulte d'un séjour prolongé sous les tropiques ; mais je n'avais jamais vu ce phénomène se produire dès les premiers jours de l'arrivée, et cependant tout le monde l'observe à Panama. Il s'explique aisément par l'impuissance de l'effort d'attention nécessaire à la recherche du souvenir, dans le registre de la mémoire; en tout cas, il atteste la fatigue extrême de l'appareil de l'innervation.

« En outre, à Panama, l'insomnie est, pour ainsi dire, permanente, et c'est une insomnie d'énervement : l'insomnie de l'irritabilité cérébro-spinale, du nervosisme, des névropathes, des surmenés, pendant laquelle reparaissent toutes les élucubrations maladives et déprimantes du spleen, quand le cerveau manque de préoccupations d'autre genre. J'ai rapproché, il y a longtemps déjà, les douleurs courbaturales des fièvres de celles de la fatigue; il serait curieux d'étudier l'état du tissu nerveux dans ces insomnies de chaleur ou de surmenage et de rapprocher cet état de l'état des muscles, surmenés et surchargés de résidus que l'urine ou la sueur ont été impuissantes à éliminer.

« La transpiration provoquée par la chaleur de Panama est plutôt passive; on est constamment plongé dans un bain de linge mouillé ou, quand on est nu, dans une couche d'eau qui ne s'évapore pas; les appartements sont tendus de vêtements qui sèchent; et l'on est, par la force des choses, obligé de changer de linge et de costume et de renouveler ses ablutions quatre et cinq fois par jour, toutes les fois que l'on a fait un effort pour agir, pour parler, pour penser, et même en dehors de tout effort et de tout travail.

« Par une contradiction qui paraîtra paradoxale, on a froid dans ce bain de sueur. Les appartements n'étant pas clos, par suite de l'absence de vitres ou fenêtres, on est, pour ainsi dire, enveloppé de malaise ; la fatigue des nuits sans sommeil s'ajoute à la fatigue des jours, et peu à peu épuise la résistance » (*N*[4]).

Entre cette insalubrité maximum où la chaleur, l'électricité, l'humidité, le miasme, concourent pour compliquer l'anémie tropicale d'un énervement qui paralyse la réaction, et l'insalubrité des marécages de Suède et de Finlande, où l'influence malarienne s'isole absolument, les localités insalubres s'échelonnent à des degrés divers; il devient plus difficile de faire la part de chacun des facteurs morbides, et nous ne parviendrions pas à faire celle de la chaleur et du miasme, si le désert saharien ne nous démontrait péremptoirement qu'en l'absence d'humidité, la chaleur n'est pas énervante et qu'elle n'anémie pas quand les spoliations sudorales sont minimes ou suffisamment réparées. Toutefois la distinction en a été faite encore dans la malaria romaine par nos médecins de l'armée, qui indiquent Rome et l'Algérie comme des localités de transition entre les régions tempérées et les régions tropicales. Léon Colin (C^4, *Rome*, p. 163) fait même la part de la fatigue chez les touristes qui, après un voyage plus ou moins long et pénible, passent le temps à Rome en visites aux monuments et aux musées, et présentent des accès intenses et quelquefois mortels, dès les premiers temps de leur séjour, alors que ces accès demeuraient plus ou moins bénins chez les habitants ou même chez les soldats.

Dans ces localités intermédiaires, comme dans celles qui sont plus rapprochées des pôles, le virus malarien agit lentement et a besoin, pour manifester ses effets, que la déchéance progressive de l'organisme ait atteint un certain degré; la chaleur et les sueurs copieuses hâtent cette déchéance; mais les conditions défectueuses de l'hygiène, l'insuffisance de l'alimentation, etc., la hâtent plus encore en toute contrée, et tous les observateurs sont d'accord en ceci que la misère accroît l'imminence morbide en pays paludéen et que la bonne hygiène y accroît la résistance.

C'est ce travail qui s'opère dans « la période silencieuse

qui s'écoule entre le moment où l'agent morbide imprègne l'organisme et celui où réagit l'organisme », période à laquelle on a donné improprement le nom de période d'incubation ; « cette période est inégale suivant diverses circonstances, dont la plus importante est l'intensité de la cause toxique, fait qui éloigne la malaria des virus pour la rapprocher des poisons, avec lesquels elle offre cet autre caractère commun de ne conférer, par une première atteinte, aucune immunité pour l'avenir. Or, à Rome, il est facile de constater la différence de ces degrés d'intoxication. Dans l'immense majorité des cas, les soldats de notre armée ne contractaient la fièvre que pendant leur troisième année de séjour ; ce fait est la confirmation d'une règle plus générale : d'après une opinion répandue à Rome, et mentionnée par Clarke (*The influence of climate*, p. 149), les artistes anglais, français, allemands, qui résident en cette ville, sont atteints de fièvre plutôt la seconde ou la troisième année de leur arrivée qu'immédiatement après celle-ci. Conclusion : dans les conditions habituelles de résidence à Rome, quand on s'éloigne un peu du centre de la ville, le miasme ne paraît pas doué d'une énergie assez considérable pour impressionner immédiatement l'organisme. Mais dans les circonstances où les influences miasmatiques sont plus énergiques, l'affection apparaît bien plus rapidement » (*C*[t]. *Rome*).

C'est-à-dire, en d'autres termes, que s'il est livré à lui-même, le virus malarien mine lentement l'organisme, mais que maintes circonstances peuvent accélérer son travail et qu'il faut tout faire pour éloigner ces circonstances.

On aura trouvé que j'exagère le rôle des sueurs dans l'épuisement de l'anémie tropicale ; je crois, en effet, qu'il faut tenir un grand compte de cette cause un peu négligée d'appauvrissement du plasma sanguin, où les globules trouvent, par suite, un milieu moins favorable à leur réparation et à leur fonctionnement, puisqu'il est anormal.

Si l'on m'objectait les morts subites dans la mer Rouge, je répondrais que l'atmosphère de la mer Rouge, en de certaines régions tout au moins, est sursaturée d'humidité et fortement brumeuse, et que les morts d'insolation n'ont en rien le caractère de l'accès pernicieux malarien, dans les cas où il est possible de démêler les élements d'un diagnostic.

Ces considérations ne sont pas sans intérêt, car, pour qui les admet, le problème de l'acclimatation se définit nettement suivant les circonstances :

1° Il n'y a pas d'acclimatement possible en pays malarien ; l'assainissement du sol s'impose, et tout ce que l'hygiène peut faire pour l'individu c'est de l'aider à ménager ses moyens de résistance, ce qui n'est pas indifférent, et de s'aider de la thérapeutique pour l'accroître.

2° Au contraire, on s'acclimate à la chaleur sèche, pourvu que les oscillations thermiques permettent des compensations entre le jour et la nuit, des répits pour la désassimilation et une alimentation réparatrice.

3° Les climats humides sont les plus favorables à la malaria. Froids, ils ne font qu'y ajouter la complication catarrhale ; chauds, ils dépriment l'innervation, aggravent la spoliation sudorale et les conséquences du refroidissement, lorsque l'atmosphère sursaturée féconde pour ainsi dire le miasme, et facilite les ruptures brusques d'équilibre de la calorification et de la circulation, qui sont solidaires. Dans les localités de cette catégorie, l'assainissement du sol est encore très utile, en ce qu'il dépouillera l'atmosphère des germes malariens ; il sera possible par les mesures d'hygiène individuelle de prévenir ou de modérer les effets de l'humidité excessive et du refroidissement, et c'est ainsi que l'on retardera le rapatriement inévitable.

CHAPITRE III

RECRUTEMENT.

Deux circonstances se présentent pour le choix des terrassiers de nos chantiers :

1° Ou le travail peut s'exécuter au moyen d'ouvriers vivant dans le pays ;

2° Ou il faut les faire venir d'ailleurs.

Dans les deux cas, le choix de ces ouvriers importe beaucoup, comme il résulte de ce qui précède.

I

Dans le premier cas, voici ce que prescrit Léon Colin (C^1) pour les terrassiers de France. Je cite le passage entier :

« Nous voudrions qu'il pût être inséré au cahier des charges qu'il ne sera embauché que des hommes sains et vigoureux ; si, néanmoins, conformément à l'usage, les entrepreneurs demeurent libres du choix de leurs ouvriers, au moins doivent-ils être officiellement prévenus des risques particuliers d'intoxication de tous ceux dont la résistance organique est insuffisante ; ils comprendront ainsi qu'il y a pour eux-mêmes entrepreneurs, grand avantage à ne pas engager d'individus débilités par quelque maladie et destinés d'avance à devenir rapidement des non-valeurs ; il faut de plus et surtout leur faire savoir qu'il y a intérêt spécial à exclure tout individu sujet à la fièvre intermittente ; le fait d'une atteinte antérieure, loin de constituer une garantie, est au contraire l'indice presque certain de rechutes parfois nombreuses en présence surtout de nouvelles chances d'intoxication.

« Non pas cependant que l'Académie préconise comme spécialement avantageux le recrutement du personnel des chantiers en des régions absolument soustraites à l'impaludisme et aussi éloignées que possible des points du littoral (il s'agissait du canal de Tancarville), sur lesquels il va falloir l'affronter...

« C'est, en effet, une transition souvent redoutable, que celle qui livre soudainement l'organisme à une double impression, *climatérique* et *miasmatique*, absolument nouvelle.

« Dans nos premiers travaux sur les *Fièvres intermittentes*, nous avons signalé le danger du passage brusque d'un climat salubre en un pays à fièvres ; si l'habitant d'un tel pays est trop souvent tributaire de l'anémie et des autres conséquences *chroniques* de l'impaludisme, il est moins exposé que le nouveau venu aux accidents aigus, et en particulier aux fièvres pernicieuses. Nous avons signalé notamment les graves désastres entraînés par le transport subit des armées d'une région saine en une contrée palustre et confirmé ainsi la vérité de l'adage de Lancisi : *qui puro e cœlo ad palustre se conferunt, eo deterius afficiuntur quo feliciori assueverint.*

« Ce n'est point d'ailleurs contre la malaria seulement que l'assuétude confère une certaine sauvegarde »... il y a une sorte de demi-vaccination contre la variole confinée par la résidence antérieure dans les foyers morbifiques...

« Pourquoi... les soldats sont-ils si particulièrement prédisposés aux atteintes des foyers miasmatiques ? Est-ce réellement en raison des fatigues de leur profession, des vices de leur alimentation, des dangers de l'encombrement qu'on leur impose? N'est-ce pas en grande partie parce qu'ils sont si souvent des nouveaux venus dans ces foyers; nouveaux venus dans les villes où règnera la fièvre typhoïde; nouveaux venus dans les campagnes infestées par la malaria; nouveaux venus enfin dans les localités où allaient s'éteindre, vu l'accoutumance des anciens résidents, la fièvre jaune, le choléra, dont les germes semblent se revivifier au contact de ceux qui n'ont pas le bénéfice de cette assuétude? (Léon Colin, *De l'épidémie de variole des Esquimaux et de la réceptivité spéciale des nouveaux venus dans les foyers épidémiques. Bull. de l'Ac. de méd.*, mars 1881.)

« Pour en revenir à notre sujet, il importe de noter que les foyers fébrigènes du littoral français sont loin, heureusement, d'offrir une énergie toxique comparable à celle de certaines régions, même voisines de la nôtre, où la totalité de la population est invalidée par l'influence miasmatique, et où il faut bien recourir à des bras étrangers pour l'exécution des travaux privés ou publics.

« Dans les zones impaludées de France, au contraire, à côté de ceux que l'intoxication condamne à la maladie et au repos, il s'en rencontrera toujours un bien plus grand nombre dont la santé et les forces sont demeurées intactes, et dont l'assuétude garantit jusqu'à un certain point l'immunité future : c'est à ce dernier groupe qu'il sera spécialement opportun de demander des ouvriers; sinon on les empruntera surtout aux populations avoisinantes, offrant au moins le bénéfice de l'accoutumance climatérique. »

II

La question devient particulièrement intéressante, dans les contrées de l'Europe centrale ou méridionale, où les travaux de terrassement se généralisent chaque jour de plus en plus au milieu du conflit des races qui s'y sont de tout temps mélangées et qui offrent aux terrassements des ouvriers de valeur différente.

Nous pouvons considérer comme acquis ce premier point qu'entre deux ouvriers bien portants, l'indigène offrira toujours une plus grande résistance : 1° parce qu'il est déjà le résultat d'une sélection parmi les hommes de son âge, ce qui est un grand point ; 2° parce qu'il a, comme on dit, ses habitudes dans le pays, ce qui est très important au point de vue physique, en ce que son organisme sait s'orienter d'instinct, que l'on me pardonne cette manière de parler, contre les intempéries, et aussi au point de vue moral, car il est exempt des regrets attristants qui paralysent toujours quelque peu l'énergie du dépaysé. Tout le monde a remarqué à Panama la supériorité de résistance des marins. Elle résulte de ce que la sélection malarienne est déjà opérée chez eux et que cette sorte d'exil est presque leur état normal.

On serait tenté de considérer les bruns comme supérieurs aux blonds au point de vue de la résistance malarienne, ce qui pourrait être un élément d'appréciation dans telle contrée où l'on se trouverait en présence de Slaves, de Hongrois, de Tziganes, etc., chez qui domine l'une ou l'autre nuance. Aux États-Unis, les blonds de vingt à vingt-cinq ans fournissent plus de malades et d'infirmes que les bruns ; mais de Candolle, interprétant ces résultats de l'enquête de Baxter, émet l'avis (*CL*) que la prédominance des blonds dans les réformes résulte de ce que la race allemande qui les fournit en partie est, en général, peu résistante. Partout où il apparaît, l'Allemand envahisseur surcharge la mortalité ! Entre deux frères magyars, l'un brun, l'autre blond, réunis dans le même chantier de la *poustza* danubienne, les chances seraient, je crois, pour le brun ; mais poser ainsi la question c'est montrer combien elle est futile et insoluble. On ne saurait évidemment se baser sur de pareilles données pour choisir entre deux individus ; cependant il est utile d'y songer pour diriger le recrutement vers telle ou telle race dans les grandes entreprises. C'est un point de vue que je me permets d'indiquer aux anthropologistes de l'Europe centrale ; jusqu'ici cette ethnologie pathologique a peu tenté nos statisticiens ; cependant on sait que la race et l'origine déterminent non seulement la résistance, mais les aptitudes, dont il ne faut pas moins tenir compte. Dans la péninsule des Balkans, « tel groupe ethnique n'a jamais donné un forgeron ou un marin, et tel autre (les Tziganes, par exemple) n'a pas un seul individu apte à faire le commerce... Quand on classifie et que l'on étudie les groupes ethnographiques d'après l'ensemble de leurs caractères, on arrive à prévoir ce que l'on pourrait appeler les phénomènes d'ordre social ou politique, on arrive à prédire de quoi sont capables telles ou telles populations de telle province que l'on vient d'ériger en État autonome » (*OB*).

Dans ces contrées, le meilleur terrassier sera le Roumain celtique, à tête ronde, à taille moyenne, trapu, ou le Bulgare, ou le Ciangaï hongrois, plus que l'Albanais, le Tzigane, l'Arménien, le Russe ou le Juif ; malgré sa prétendue immunité l'homme des plaines plutôt que le montagnard, l'agriculteur plutôt que le berger, le guerrier ou le commerçant, quelles que soient les apparences chétives des uns ou vigoureuses des autres. Le plus résistant, toutefois, semblerait être le Tzigane ; mais il ferait un piètre terrassier. En tous cas, c'est l'une de ces contrées où l'industriel ne devra pas hésiter à changer les habitudes hygiéniques de ses ouvriers, en particulier leur alimentation. Il y a, du reste, en deçà de la cachexie, une assuétude à la fièvre : les étrangers, « les hommes à tempérament sanguin, à constitution robuste, qui arrivent de l'Allemagne, de la Suisse, de l'Autriche, etc., après cinq ou six ans de fièvre, deviennent pâles, anémiques, débiles ; ils perdent complètement le courage, l'énergie morale, l'amour du travail; ils sont démoralisés et demandent à s'en aller comme les hommes atteints du mal de mer demandent à quitter le navire... » (*OB*).

III

Au canal de Panama, où il s'est agi, dès le début, d'importer rapidement des terrassiers par milliers, la double question des aptitudes et de la résistance s'est posée d'une manière absolument nouvelle. Les travailleurs s'offrirent de toutes les parties du monde : ingénieurs, médecins, comptables, mécaniciens, mineurs, ouvriers de toutes les professions, que l'attrait de fortes soldes excitait à risquer leur vie intempestivement, avec d'autant plus d'insouciance que l'opinion s'accréditait : d'un côté, que le pays était moins insalubre qu'on ne l'avait cru ; d'un autre, que l'insalubrité défiait toute hygiène ; que toutes les précautions étaient inutiles; que ce climat meurtrier ne respectait pas plus les tempéraments vigoureux que les constitutions maladives. La Compagnie du Canal n'en a pas moins fait, dès le début, tous les efforts possibles pour améliorer les conditions hygiéniques et sociales du sol ou du personnel, et j'ai, pour ma part, combattu de toutes mes forces l'une et l'autre opinion, convaincu, d'une part, qu'il faut tout d'abord découvrir les plaies pour les panser et les guérir; d'autre part, qu'il ne faut en aucune circonstance désarmer devant le miasme malarien; que l'on peut beaucoup pour l'assainissement en quelque lieu que l'on opère; que l'hygiène individuelle a d'autant plus d'importance dans ces contrées que la vie y est plus précaire ; et qu'il faut estimer comme une conquête suffisamment encourageante le moindre abaissement de la mortalité.

« La première condition pour se bien porter dans l'Isthme, disais-je dans les *Instructions sur l'hygiène individuelle* distribuées à nos agents de la *Société des Travaux publics et constructions*, c'est d'y arriver en parfaite santé.

« C'est donc agir contre son propre intérêt que de dissimuler, au moment de son engagement, toute maladie, toute infirmité, toute *tare* maladive de nature à compromettre là-bas la résistance.

« Il n'est pas juste de dire qu'un homme bien équilibré court, à Panama, les mêmes risques qu'un autre infirme, malade, valétudinaire, et que les précautions hygiéniques sont superflues sous ce climat. C'est le contraire qui est vrai : dans toutes les épidémies, les victimes sont principalement des gens affaiblis, chez qui l'opinion publique dénonce l'une de ces tares...

« Un embonpoint exagéré est une tare. Les obèses sont mous, transpirent d'une manière excessive même en Europe, ont le cœur paresseux et toujours menacé de la dégénérescence graisseuse, qui est elle-même une des conséquences de la cachexie paludéenne et de certaines formes aiguës de la fièvre ; ils ont un plus grand besoin d'air, respirent plus difficilement, avec plus d'efforts ; et l'on peut se demander, en théorie, si en introduisant plus violemment l'air dans leurs poumons, ils n'introduisent pas en même temps plus de germes morbides. Toujours est-il qu'on ne peut pas compter sur la résistance des obèses.

« Il est superflu d'énumérer toutes les tares résultant du valétudinarisme à tous ses degrés et à toutes ses formes. Il tombe sous le sens qu'un estomac qui digère mal dans nos contrées digérera plus mal encore sous les tropiques, où le choix des aliments est borné ; où les sucs digestifs sont appauvris ; où l'appétit est languissant ; où la soif, toujours ardente, sollicite le dyspeptique à introduire en abondance dans son appareil digestif des boissons alcooliques, qui accroissent sa torpeur habituelle chez les uns, ou des boissons aromatiques qui accroissent son irritabilité maladive chez les autres.

« Le tempérament nerveux est une bonne condition de résistance ; mais il n'en est pas de même de l'état nerveux sous ses formes maladives. Les troubles de nature nerveuse sont des tares ; en particulier ceux qui caractérisent l'énervement en Europe : vertiges, insomnie habituelle, paresse de l'attention et de la mémoire, fatigue du regard, crampes de l'estomac, etc. »

Nous nous sommes montrés sévères pour l'envoi des femmes européennes, dont la mortalité est considérable. « Les femmes chez lesquelles, disais-je, la rupture mensuelle de l'équilibre physiologique est souvent accompagnée de phénomènes maladifs, présentent une résistance particulièrement précaire.

« Beaucoup d'employés ont eu à se repentir d'avoir amené leurs femmes. Bien portantes, elles ont été pour eux un embarras, une préoccupation, un souci de tous les instants ; malades, elles paralysent l'énergie de leurs maris, les retiennent au logis, épuisent leurs forces par les veilles autant que par le chagrin, si bien qu'il n'est pas rare, la femme étant rétablie, de voir le mari tomber malade à son tour dans ces conditions d'épuisement, et finalement succomber. L'employé sur les travaux du canal de Panama ne peut que gagner à se placer dans les conditions du soldat et du marin en campagne ; le chagrin de l'absence est encore préférable aux soucis de la vie en commun dans l'Isthme ; si l'on ne se sent pas de force à subir sans découragement le célibat militaire, mieux vaut rester chez soi. »

Je n'ai pas changé d'avis ; mais il s'agit ici de Panama. En pareille contrée, les femmes, sujets de discorde dans le campement, sont d'autant plus gênantes qu'elles sont plus rares, et leur énergie y est généralement éphémère, si résolues qu'elles puissent être au départ de France.

Mais il n'en serait pas de même en toute autre circonstance; bien qu'il soit toujours vrai que le stoïcisme du marin est une bonne condition de résistance, l'employé qui n'a pas subi le même *entraînement* ne peut que gagner à vivre en ménage ; et je ne méconnais pas les avantages économiques, hygiéniques et sociaux du mariage.

Il s'agit là, d'ailleurs, des agents européens. Pour les autres races, le problème se pose tout autrement. Au nègre, en particulier, il faut des femmes. Le Chinois s'en passe parce que les lois de son pays s'opposent à l'expatriation des femmes ; mais il se rattrape sur la prostitution ou autrement, dit-on. L'Hindou aime également à vivre en ménage. Il semble que ceux de ces émigrés qui sont plus ou moins sauvages sont plus dépaysés encore s'ils n'ont pas de femmes. J'ai pu me convaincre sur les navires de l'Immigration africaine, combien est impérieux le besoin sexuel, quand il se manifeste chez le nègre, même chez le nègre esclave, qu'on croirait plus résigné à l'abstinence. Les nôtres, hommes et femmes, bravaient les châtiments les plus rigoureux pour satisfaire ce besoin, et ces châtiments se résumaient, faute de mieux, en coups de garcettes en nombre plus ou moins copieux. Les récidives n'étaient pas rares.

En ceci, ce n'est pas le châtiment que je trouve cruel, mais le motif. Je l'ai toléré sans scrupule : la loi est la loi ! mais dans mon for intérieur, je n'ai pu que regretter une loi, nécessaire il est vrai, dans ces circonstances, mais injuste, comme le serait toute loi d'abstinence dont l'utilité n'apparaît pas aux gens auxquels on l'applique. Les nôtres ne comprenaient pas dans quel but on les empêchait d'utiliser des femmes qui n'étaient à personne; ce raisonnement était commun aux deux sexes.

Dans le campement, les inconvénients de la promiscuité n'existent pas comme à bord, les mariages se régularisent aisément et les ménages se respectent dans une mesure suffisante. Pourquoi ne pas expédier des convois de femmes à ces hommes?... Pourquoi, du moins dans les recrutements d'Afrique, ne pas favoriser les départs de femmes? On me dira que la prostitution y pourvoit. Je le veux bien, mais encore faut-il que cette prostitution soit alimentée, et les femmes manquent presque toujours. Il faut surtout qu'elle soit réglementée, ainsi que le demandait à l'origine le docteur Companyo (*YOC*) dans son intéressant *Projet d'organisation*... Je ne pense pas qu'il soit plus immoral de la transformer en la légitimant. En tous cas, il faut que les prostituées, dans ces agglomérations de célibataires, soient maintenues sous la surveillance de la police du campement.

Tout le monde reconnaît aujourd'hui l'importance de ne faire les envois de personnel qu'aux époques de moindre insalubrité. C'est essentiel pour les noirs aussi bien que les autres races. Et surtout il ne faut faire ces envois qu'après s'être assuré que les logements sont prêts à recevoir les nouveaux venus. Un campement hasardeux, un mauvais couchage, une nourriture mal préparée, compromettent le premier établissement dans les pays les moins insalubres.

Faut-il exclure du recrutement les sujets qui ont été une première fois plus ou moins éprouvés par les fièvres? C'est poser la question des récidives, qui sont niées pour la fièvre jaune, d'où il résulterait qu'une première atteinte confère l'immunité. C'est, comme on dit, dans le langage du jour, une vaccination.

D'abord, un « paludéen », qui dans une région aussi insalubre que les placers des Guyanes, Sierra-Leone, l'isthme de Panama, Guyaquil, etc., n'aura eu que des fièvres intermittentes, semble garanti contre les autres : la sélection s'est opérée en sa faveur. Cependant cette garantie est absolument illusoire. Si cet impaludisé s'est guéri en Europe, il se trouve dans les mêmes circonstances à son retour au campement : il est peut-être moins exposé qu'un autre à la fièvre jaune; mais il est prédisposé aux accès périodiques.

Un homme atteint une première fois de fièvre jaune semble posséder, il est vrai, une certaine résistance, puisqu'il n'est pas mort; cependant, lorsqu'il est complètement rétabli de sa première atteinte, il se trouve dans les mêmes conditions qu'auparavant. Sa « vaccination » est également illusoire.

Un homme porteur de congestions du foie, de même qu'un dysentérique, doivent être éliminés d'une manière absolue. On ne les réformerait pas dans l'armée ou la marine; mais ici les conditions sont différentes : l'armée ou la marine sont une carrière, tandis que nos réformés ne sont pas plus liés à nous que nous ne sommes liés à eux.

L'examen des ouvriers doit, pour ce même motif, être des plus sévères. Si j'en juge par ce que j'ai éprouvé à mes débuts, la manière de procéder dans cet examen, tout simple qu'il est, peut embarrasser les jeunes médecins.

J'ai résumé à la fin du volume (APPENDICE : *A*) les règles à suivre dans cet examen.

IV

Reste la question d'aptitudes, qui sort de mon cadre, mais sur laquelle je donnerai quelques indications. Notre campement réunit des ouvriers de diverses professions ; dans nos chantiers de Panama, un grand nombre étaient représentées; je ne m'occuperai que du recrutement des races importées.

Bien qu'il n'y ait pas lieu d'être sévère sur l'âge des terrassiers et qu'au delà de cinquante-cinq ans l'impaludisme soit moins à craindre, il est évident que ces ouvriers doivent être choisis à cette période de l'âge adulte où le rendement est supérieur, bien que les chances de mortalité soient plus grandes. En pays tropical, les limites d'âge pour les employés européens seraient vingt-trois à quarante-cinq ans. C'est l'âge de l'impaludisme; mais il faut tenir compte de ce que c'est aussi l'âge où l'on s'y expose davantage.

Malgré leur aptitude supérieure, il faut exclure absolument les *blancs* des travaux de terrassement au voisinage de l'équateur. Il est clair que les travaux des ateliers mécaniques leur sont aussi préjudiciables; mais pour ceux-là, on ne peut guère s'en passer. Pour les autres, les essais faits à Panama ont été à ce point démonstratifs que nous avons, en ce qui nous concerne, repoussé toutes les offres, même celles qui pouvaient paraître les plus avantageuses. Je citerai entre autres celles d'ouvriers mineurs, qui se trouvaient dans de certaines conditions d'accoutumance à l'anémie, mais qui, je pense, n'eussent pas résisté à ce travail, d'une autre nature que le leur, sous les tropiques.

Et cependant, l'on ne doit point avoir à cet égard de parti pris. Nous parlons là d'un pays extrêmement insalubre et où la malaria est pour ainsi dire généralisée dans l'atmosphère. Mais, dans d'autres contrées tropicales, elle se limite dans l'atmosphère, parce qu'elle est plus ou moins localisée dans le sol; de plus la vie, en dehors de l'état maladif, y est au moins supportable, comme elle le sera un jour dans l'isthme même, lorsque le pays environnant aura été progressivement assaini. Aussi ne faut-il pas renoncer au blanc pour les terrassements en dehors des localités où la consommation d'hommes est absolument brutale.

Au chemin de fer du Sénégal (*BOI*) « il a été employé à la construction, du 3 décembre 1882 au 26 juillet 1883, comme personnel européen, 50 ingénieurs et agents, 570 ouvriers; pendant la deuxième campagne, du 10 décembre 1883 au 26 juillet 1884, 53 ingénieurs et agents, 750 ouvriers; enfin, dans la dernière, du 12 décembre 1884 au 1er avril 1885, 55 ingénieurs ou agents, 707 ouvriers. Au chiffre de ces ouvriers il faut ajouter, pour chaque campagne, plusieurs centaines de noirs.

« La mortalité sur les ingénieurs européens a été nulle. Quant aux ouvriers européens, il en est mort, la première campagne, 6; la deuxième, 8; la troisième, 11; soit, au total, 25 sur 2027, en 24 mois; ce qui, en comptant les ingénieurs et agents, donne à peine un peu plus de 1,2 pour 100 de déchet par 12 mois de travaux. C'est un minimum qui n'a pas toujours éte atteint en France, et peut-être jamais en Algérie. »

Comme valeur, l'expérience faite pendant la construction du chemin de fer de Dakar à Saint-Louis a permis, dit M. Blondelet, directeur des travaux (*BOI*), de reconnaître que trois ouvriers maçons indigènes ne produisent pas plus qu'un maçon européen. Les noirs ne peuvent rendre quelques services comme terrassiers qu'à la condition d'être encadrés avec des Européens; malgré cela, le noir ne produit pas le tiers du travail de l'Européen. »

Le *Yankee* a les qualités du blanc, et possède une résistance supérieure, dans de certaines conditions ; cependant, à Panama, je n'ai pas fait d'exception pour lui, malgré son tempérament de fer, son caractère aventureux et la crânerie avec laquelle on le voit évoluer sous le soleil équinoxial. Je l'ai dit sans mauvaise intention, car, dans ma pensée, c'est un éloge qui ne préjuge en rien ses qualités intellectuelles : la plus belle expression de l'animalité dans l'homme, c'est le Yankee !

Le *Chinois*, excellent agriculteur, est moins bon terrassier. Il faut distinguer le Chinois du nord du Chinois du midi ; celui-là travaillerait mieux, mais il résiste moins sous les tropiques ; celui-ci ne vaut guère. « Aptes à tous les travaux, les hommes (les Chinois) préfèrent ceux de l'intérieur, tels que le ménage, le commerce, l'industrie (*XK*[1]). Mais ils sont, dans quelques cas, difficiles à conduire et rebutants par leur saleté (*XK*[2]). Ils forment une population souvent irritable (*XK*[3]), toute masculine, étrangère par la langue, la religion et les mœurs ; ils greffent les vices asiatiques sur les vices européens et africains (*XK*[4]). Ces faits expliquent l'augmentation du chiffre des crimes et des délits dans beaucoup de colonies (*XK*[5]), la haine que leur portent les hommes chez lesquels ils se sont implantés (*XK*[6]), et les représailles cruelles par lesquelles on a quelquefois arrêté leurs révoltes, comme les Hollandais ont dû souvent le faire dans les îles de la Sonde (*XK*[7]). » — (*J*).

Quoi qu'il en soit, les Chinois, qui servaient plutôt de « bonnes à tout faire, » au début de leur immigration aux États-Unis, n'en n'étaient pas moins appréciés alors comme mineurs et terrassiers. Mais leur aptitude est autre : il faut, pour qu'ils se résignent à ce métier, qu'ils n'aient pas d'autre moyen de se tirer d'affaire ; or, en ce moment, ils sont en assez grand nombre dans les pays nouveaux pour que les compatriotes débarquant dans ces pays, y trouvent tous de l'emploi comme domestiques ou associés; c'est ainsi qu'à Panama, les nouveaux venus disparaissent des chantiers, à peine arrivés, et il n'en serait autrement, je pense, que si les convois étaient assez nombreux pour que les débouchés de ce genre soient fermés à la plus grande partie des engagés. Or quelle que soit l'opinion de l'empereur de la Chine sur le fameux traité Burlinghame, qui légitimait l'émigration aux États-Unis, il n'est pas moins vrai qu'un recruteur de Chinois, sur le littoral du Sud, tout au moins, risque la pendaison, ou tout autre moyen prohibitif qu'il plaît aux mandarins de lui appliquer...

Les *Hindous* « sont plus recherchés à cause de leur docilité et de leur intelligence; ils ont rendu quelques services à Bourbon (*XK*[8]), c'est-à-dire à peu de distance de leur pays; mais dans les Guyanes et les Antilles, ils n'ont pas répondu à ce qu'on attendait d'eux. Quelques essais faits pour employer les Indiens noirs communément appelés Malabars, en qualité de travailleurs des champs ou d'hommes de peine à Nossi-Bé, une dépendance de Bourbon, n'ont pas réussi (*XK*[9]). Ces hommes se plient difficilement, malgré leur douceur, aux habitudes des colonies. Appartenant, comme les Chinois, non à des sociétés primitives dont les membres sont prêts à se fondre par un instinct naturel dans les sociétés plus avancées, mais à des sociétés vieilles et décrépites, ils conservent avec ténacité leurs habitudes et leurs mœurs anti-européennes. Leur langue, leur culte sont des obstacles infranchissables à une union avec les autres éléments des îles ou colonies continentales; c'est une juxtaposition de population que rien ne justifie et que rien n'atténue. Empruntée généralement aux couches les plus basses et les plus viles des peuples, privée de famille, ne comptant qu'une femme sur dix hommes et souvent moins, cette tourbe prend des mœurs d'un cynisme révoltant » (XK^{10}) — (J). Comme il ne s'agit pas pour nous de colonisation, nous passerons condamnation sur beaucoup de points, et, pour un temps donné, l'Hindou, au demeurant, n'est pas mauvais terrassier.

Somme toute, « la comparaison du nègre, de l'Hindou et du Chinois, transportés dans les mêmes colonies et destinés aux travaux réguliers des champs et des usines, paraît, dit Jousset (J), toute à l'avantage du premier. Le noir est plus apte à supporter les fatigues d'un travail suivi ; l'Hindou n'en est guère plus capable que l'Européen lui-même ; le Chinois aime mieux les occupations de l'intérieur et du commerce. Des preuves statistiques ont montré dans quelques colonies que les Hindous ne peuvent pas toujours travailler sans danger et que leurs services sont parfois onéreux (XK^{11}). D'après M. Leroy-Beaulieu, l'émigration des deux derniers groupes serait déplorable, au point de vue économique et social ; les colonies se seraient chargées de bras, tandis qu'il fallait des machines pour rétablir l'ordre matériel (XK^{12}). Les coolies de races aryennes, c'est-à-dire congénères des peuples d'Europe, quoiqu'ils aient vécu dans un climat chaud, ne peuvent donc fournir de travailleurs remplaçant le nègre africain. Appartenant à des races différentes, l'homme d'Afrique supporte beaucoup mieux et le climat et les fatigues (XK^{13}). La supériorité de ce travailleur n'est plus à démontrer au point de vue des services rendus aux colons (*BDN*). »

Mais il y a noirs et noirs. A Panama, les *Martiniquais* n'ont jamais rendu de grands services comme terrassiers ; ils préfèrent s'engager comme domestiques ; les *Jamaïcains* leur sont de beaucoup supérieurs. Les noirs d'Afrique présenteraient les mêmes contrastes. Les *Kroomens* font d'excellents travailleurs, mais la profession de terrassiers ne leur est pas familière : ils sont plutôt marins, et, loin de leurs pays, ils n'ont plus la même énergie ni la même résistance. Il est indispensable, quand on les engage, de leur bien préciser les conditions de l'engagement, la durée de l'absence, et, autant qu'on le pourra, la situation du pays où on les transporte. A l'époque de l'immigration africaine, un convoi de ces hommes fut recruté par surprise à la côte d'Afrique et transporté à Cayenne, où on ne put les retenir : ils s'évadaient dans les bois ou sur des embarcations qu'ils menaient en mer au hasard. Dans ces conditions le moindre désagrément serait le désordre mis dans le campement par des hommes de cette vigueur.

Les *Cabindas* du Loango se rapprochent des Kroomens plus qu'aucune autre race de la côte, sinon par les caractères anthropologiques qui font de ces derniers l'une des plus belles races d'hommes du globe, du moins pour l'énergie, la vigueur et l'aptitude aux travaux maritimes ; on en trouverait aussi aux environs du Congo, si l'autorité consentait à y tolérer le recrutement des noirs vigoureux et aptes aux terrassements, quoique cette race bantou, disséminée dans toute l'Afrique équatoriale, soit en général molle et sans grande résistance aux intempéries. D'ailleurs pour les recruter à l'intérieur, on ne pourrait éviter les procédés de la traite, et on y répugnerait, malgré les avantages de l'émigration pour des esclaves de nègres qu'elle affranchirait ; car, selon la courte définition de l'empereur Napoléon III, l'émigration, c'est la traite au départ, mais la liberté à l'arrivée. Au reste, rien n'est varié comme ces races du Congo qui parlent cependant des langues sœurs (*Voyez en particulier : JN*).

Parmi les peuplades *arabes*, il en est une qui se prêterait à l'émigration et aux terrassements. Je veux parler des *Marocains*. Ils semblent n'avoir pas réussi au chemin de fer du

Haut-Sénégal, puisque sur 600 hommes, 400 seraient tombés malades dès le début, d'après Bayol (*BY*), mais les résultats ont été différents plus tard ; car le colonel Bourdiaux qui a dirigé l'entreprise s'en est beaucoup loué, et il considère comme très possible de recruter au Maroc de 1200 à 1500 terrassiers qui, convenablement embrigadés sous des chefs responsables, fourniraient d'excellent travail (*Com. verb.*).

Les *Égyptiens* vaudraient mieux encore, mais le recrutement doit en être difficile, puisque M. de Lesseps ne l'a pas tenté, que je sache.

Je ne parle pas des nègres de la côte orientale d'Afrique, auxquels on aura rarement l'occasion de recourir.

CHAPITRE IV

HYGIÈNE.

Le premier écueil, à l'arrivée sous les tropiques, la cause banale des décès subits, même dans les régions d'excessive insalubrité, chez les noirs, comme chez les blancs, ce sont les excès. Les excès de tout genre déterminent en tout temps un valétudinarisme momentané, qui est une porte ouverte à la maladie. Les exemples ne nous ont pas manqué, à Panama, d'employés surpris par la fièvre au lendemain d'une débauche, et, s'il est faux et injuste de dire que la maladie frappe seulement les débauchés, il est bien vrai du moins qu'un écart accidentel de régime, pour le peu qu'il aura ébranlé l'équilibre vital, affaiblit la résistance d'une manière souvent irréparable et fatale.

Les excès de travail intellectuel sont presque aussi dangereux que les excès dans le boire, le manger ou dans tout autre exercice fonctionnel. C'est surtout dans ces localités éminemment malariennes qu'il faut savoir, comme je l'ai dit ailleurs, « capituler » avec le climat tropical, s'arrêter en deçà de la fatigue, ne pas prolonger outre mesure l'effort cérébral. C'est le meilleur moyen d'assurer le travail du lendemain et de rendre fructueux le travail du jour. Il arrive un moment, dans ces localités, où la tête devient lourde ; il y a tout avantage à se reposer à ce moment-là, et péril à prolonger au delà la fatigue de l'attention. Mais un repos de quelques instants suffit, et je ne voudrais pas être accusé d'encourager la paresse ; car la nonchalance des paresseux est elle-même une tare, comme, au contraire, l'énergie des courageux est une garantie de résistance.

Le précepte de ne rien changer à ses habitudes, qui est parfaitement justifié dans nos épidémies d'Europe, n'est pas de mise sous les tropiques, où les conditions de la vie sont essentiellement différentes. Il est utile, il est vrai, là, aussi bien que partout ailleurs, de conserver aux actes de la vie cette périodicité régulière à laquelle la nature elle-même nous invite et qui constitue l'habitude : la régularité des repas, du travail, du sommeil est, là comme en Europe, une condition de bonne santé; mais la périodicité se règle autrement, et, s'il est utile aussi de respecter certaines habitudes qui passent pour vicieuses, il est peut-être nuisible, par contre, d'en conserver d'autres qui passent pour bonnes sous d'autres latitudes. C'est le rôle de l'hygiène de discerner les unes des autres ; la conduite à tenir doit résulter des conseils qui vont suivre, et la lenteur relative de la traversée en mer est utile, en ce qu'elle facilite la transition sans brusquerie de la vie d'Europe à la vie tropicale.

Le point difficile, c'est l'alimentation. C'est par elle que je commence, en généralisant la question.

§ 1er. — *L'alimentation.*

Un grand propriétaire, de Paris, me posait, il y a peu de temps, cette question : « Quelle est, selon vous, la ration qui convient à un travailleur aux Philippines? » Il est inutile de dire que j'y répondis très gauchement et de façon très insuffisante. Si cependant la question m'était ainsi posée, c'est qu'elle a son utilité pratique, et c'est ainsi qu'elle se pose, en effet, dans ce livre.

Voyons donc comment doit se constituer et comment doit varier la ration normale d'un terrassier, en nature ou en quantité, dans les contrées malariennes disséminées entre l'équateur et les pôles. On sait qu'elle varie considérablement en fait, et, d'une manière générale, chez les habitants des contrées malariennes, elle est insuffisante. Basée, en général, sur la prédominance de tel ou tel élément féculent dans la flore indigène, elle vaut, en substance, ce que vaut cette fécule; mais, la plupart du temps sinon toujours, les fébricitants des classes inférieures sont des pauvres qui « trompent » la faim plutôt qu'ils ne l'apaisent, et la cuisine nationale n'a souvent pas d'autre but. La religion a quelquefois été à l'encontre de l'hygiène. « Étant données les plaines marécageuses de la vallée du Bas-Danube, dit Obédénare (*OB*), si un de ces législateurs des pays primitifs, qui font entrer dans les commandements de la religion les prescriptions hygiéniques, si un pareil législateur avait pour but précisément d'obtenir que le nombre de la population diminue, que les hommes deviennent chétifs, et qu'ils s'appauvrissent de manière que cette population soit facilement envahie, asservie économiquement, puis peu à peu remplacée par une autre population voisine; si, disons-nous, un pareil législateur désirait avoir le résultat que nous venons d'exposer, il prescrirait, au nom de la religion, un régime pareil à celui que la religion d'Orient impose aujourd'hui encore aux populations du Bas-Danube. »

Il faut respecter cependant l'attachement aux mets traditionnels que l'on constate chez tous les peuples; car ces mets sont toujours ceux qui stimulent le mieux l'appétit;

mais ce respect ne doit pas nuire à l'hygiène ; il est souvent très difficile de concilier ici, plus encore qu'ailleurs, l'habitude et l'hygiène, et le premier soin des chefs du campement doit être, à cet égard, de satisfaire l'une et l'autre : d'utiliser autant que possible la cuisine indigène et de suppléer à l'insuffisance des aliments traditionnels. On sera presque toujours trop disposé à ne pas s'occuper de ces détails : l'ingénieur se cantonnera dans sa tranchée, le comptable à sa caisse, le médecin à son infirmerie ; tout le monde sera satisfait lorsqu'on se sera entendu sur le taux du salaire. C'est, la plupart du temps, un mauvais calcul ; l'Entreprise fera mieux, au contraire, d'intervenir dans l'alimentation, soit en se chargeant elle-même de la nourriture des ouvriers, ce qui, dans quelques campements, en pays désert, est obligatoire ; soit en leur offrant dans les autres conditions, un repas supplémentaire qu'elle rendrait aussi substantiel qu'il convient, et qui, pris sur les travaux mêmes, retiendrait les ouvriers au chantier aux heures du travail ; soit, dans tous les cas, en surveillant les cantines, où elle ne laissera débiter que des denrées de bonne nature.

Ce contrôle ne peut, de toutes façons, s'exercer qu'à la condition de se mêler d'assez près à la vie des ouvriers : c'est l'affaire du médecin, qui est un agent indispensable des grandes entreprises et dont toutes reconnaissent aujourd'hui l'utilité. Le médecin est l'hygiéniste naturel du campement, parce que lui seul est compétent en hygiène, la plupart du temps ; mais il serait à désirer qu'il en fût autrement et qu'il trouvât chez l'ingénieur ou le directeur les connaissances que nos médecins de la marine sont heureux aujourd'hui de trouver chez le second du bord ou le commandant ; car il est bien plus aisé pour le « commandement » d'avoir à exécuter des mesures qu'il a prévues, que de condescendre à ordonner celles qu'un subalterne lui conseille. Nous sommes ainsi faits que le conseil nous humilie toujours quelque peu, et d'autant plus que nous sommes plus ignorants, car il n'y a pas de honte à ne pas tout savoir, quand on a beaucoup appris.

I

LE RÉGIME ET LE CLIMAT.

I. — En France et sous les climats analogues, l'homme, dans les conditions de la vie ordinaire, perd chaque jour 20 grammes d'azote et 310 grammes de carbone; le régime doit réparer ces pertes journalières; et suivant les calculs de Moleschott, il faut toujours qu'il y ait un rapport constant entre les matières azotées, les matières féculentes et les corps gras. Ce rapport doit être pour les matières azotées et l'amidon comme 1 est à 3,47; pour les corps gras, comme 1 à 0,45. « En se rapportant à ces proportions, l'homme adulte devrait prendre 124 grammes de matières azotées, 430 grammes d'amidon et 55 grammes de graisse, ce qui correspond à 819 grammes de pain et 219 grammes de viande (*Y*). »

En rapportant les quantités de carbone et d'azote consommées au poids du sujet, Hervé-Mangon trouve, en moyenne, par jour et par kilogramme de poids du corps :

	Carbone.	Azote.
Pour Paris......	5,675	0,320
Pour la campagne....................	5,808	0,275

La ration de travail représenterait un supplément que l'on peut évaluer, en moyenne, pour le carbone au 1,64; pour l'azote au 2,28 de la ration d'entretien.

Tels sont les principes qui doivent servir de base au

régime, que Gautier (*GA*) a formulés de la manière suivante :

Ration.	Pain.	Viande.	Graisse.	Contenant en Carbone.	Contenant en Azote.
Ordinaire	829 gr.	239 gr.	60 gr.	280 gr.	20gr,00
De travail	361	175	33	170	8 ,74
Total d'un bon ouvrier	1190 gr.	414 gr.	93 gr.	450 gr.	28gr,74

Parkes (*PK*) donne les proportions suivantes des éléments du régime pour l'ouvrier employé aux travaux les plus pénibles et le soldat en campagne :

	Onces (avoir).	Grammes.
Matières albuminoïdes	6,0 à 7,0	170,10 à 198,45
Graisses	3,5 à 4,5	99,225 à 127,575
Hydro-carbures	16,0 à 18,0	453,60 à 510,30
Sels	1,2 à 1,5	34.020 à 42,525
Total du régime sec	26,7 à 31,0	756,945 à 878,850

D'après de Gasparin, la Compagnie du chemin du fer de Rouen, après divers essais, obtenait le rendement maximum de travail de ses ouvriers avec le régime suivant (en grammes) :

Viande	660
Pain blanc	550
Pommes de terre	1000
Bière	1000

Et Gautier décompose ainsi qu'il suit l'alimentation habituelle de plusieurs catégories de travailleurs :

	Carbone.	Azote.
Ouvriers agriculteurs des fermes de Vaucluse (d'après de Gasparin)	502 gr.	22gr,15
— — des fermes de la Corrèze	710	24 ,16
— — — de la Lombardie.	694	27 ,60
— anglais du Nord	420	20 ,00
— irlandais	670	18 ,50
— français et anglais (au chemin de fer de Rouen)	484	31 ,90
— anglais tisserands et couturières (d'après E. Smith)	267	11 ,00

Le tableau suivant, que j'emprunte à Dujardin-Beaumetz et Yvon, donne l'équivalence en poids (p. 100) des principaux aliments. « Pour établir la ration alimentaire d'un individu, il suffira de jeter un coup d'œil sur ce tableau, de connaître le poids de l'individu et de savoir qu'il faut par jour et par kilogramme de poids du corps, de 6 à 9 grammes de carbone et de 0,25 à 0,360 d'azote (*Y*), » suivant la dépense résultant du travail.

Équivalences alimentaires.

Nom de l'aliment.	Azote.	Combustibles (hydrocarbures) calc. en carbone.
Viande de bœuf	3,00	11,00
Bœuf rôti	3,53	17,76
Foie de veau	3,09	15,68
— gras (d'oie)	2,12	65,58
Rognons de mouton	2,66	12,13
Chair de raie	3,83	12,25
— morue salée	5,02	16,00
— harengs salés	3,11	23,00
— — frais	1,83	21,00
— merlan	2,41	9,00
— maquereau	3,74	19,26
— sole	1,91	12,25
— saumon	2,09	16,00
— carpe	3,49	12,10
— goujon	2,77	13,50
— anguille	2,00	30,05
— moule	1,80	9,00
— huître	2,13	7,18
— homard crue	2,93	10,96
Œufs	1,90	13,50
Lait de vache	0,66	8,00
— de chèvre	0,69	8,60
Fromage de Brie	2,94	35,00
— de Gruyère	5,00	38,00
— de Roquefort	4,21	44,44
Chocolat	1,52	58,00
Blé dur du Midi (moyenne variable)	3,00	41,00
— tendre (moy. var.),	1,81	39,00
Farine blanche (Paris)	1,64	38,58
— de seigle	1,75	41,00

Nom de l'aliment.	Azote.	Combustibles (hydrocarbures) calc. en carbone.
Orge d'hiver	1,90	40,00
Maïs	1,77	44,00
Sarrasin	2,20	42,50
Riz	1,80	41,00
Gruau d'avoine	1,95	44,00
Pain blanc de Paris (33 p. 100 d'eau)	1,08	29,50
— de munition français (ancien)	1,07	28,00
— — (actuel)	1,20	30,00
— de farine de blé dur	2,20	31,00
Châtaignes fraîches	0,64	35,09
— sèches	1,04	48,00
Pommes de terre	0,33	11,00
Fèves	4,50	42,00
Haricots secs	3,92	43,00
Lentilles sèches	3,87	43,00
Pois secs	3,66	44,00
Carottes	0,31	5,50
Champignons de couches	0,60	4,52
Figues fraîches	0,41	15,50
— sèches	0,92	34,00
Pruneaux	0,75	28,00
Infusion de 100 grammes de café	1,10	9,00
— — thé	1,00	10,50
Lard	1,28	71,14
Beurre ordinaire frais	0,64	83,00
Huile d'olive	traces.	98,00
Bière forte	0,05	4,50
Vin	0,15	4,50

« Il n'y a qu'à multiplier par 6 le chiffre de l'azote pour avoir celui des matières protéiques (*Y*). »

J'ajoute ici quelques analyses (p. 100) de produits en partie exotiques empruntées à différents auteurs.

	Matières		
	protéiques.	grasses.	hydrocarbonées.
Banane (*Corenwinder*)	4,820	0,63	19,632
Patate (batate rouge, *Payen*)	»	»	20,000
— (batate igname, *Payen*)	»	»	15,000
Igname (récolté à Paris, *Frémy*)	1,50	1,10	16,000
Cacao (*Mitscherlich*)	14,2 à 19,5	45 à 49	14,6 à 18,6
Millet commun (*Panicum miliaceum*) (PK)	9,27	7,43	68,27

	Matières protéiques.	Matières grasses.	Matières hydrocarbonées.
Millet (*Penicillaria spicata*) (PK).	10,13	4,62	71,15
— Sorgho (*Sorghum vulgare* (PK).........................	8,64	3,9	75,41
Sarrasin (PK).......	2,645	0,943	83,658
Fèves et *Pois de l'Inde décortiqués* (*Forbes Watson*) *Pisum sativum*.	27,96	1,47	56,36
Cajanus indicus (Dholl des Hindous)........................	22,18	1,95	62,13
Phaseolus (Oored)..............	24,73	1,36	58,76
Soja hispida (Bhoot)...........	38,83	10,56	26,65
Dolichos.......................	23,27	2,20	59,38
Cicer arietinum (Gram)..........	22,70	3,76	63,18
Ervum lens (Mussoor, Dholl, *lentilles*)	25,15	1,26	59,85
Ghee (beurre indien)...........	11,73	399,16	

Ces aliments ne sont pas les seuls que l'on puisse emprunter à la flore exotique ; mais nous n'avons pas sur les autres d'indications aussi précises.

Au reste, la constitution chimique ne doit pas seule guider dans l'usage des aliments, que l'on peut pratiquement diviser (*SE*) en cinq classes :

1° Les substances albuminoïdes ou azotées pures (viandes, œufs, etc.) ; 2° les aliments complets, dont le type est le lait; 3° les aliments à la fois féculents et azotés, qui comprennent le pain et les légumes azotés; 4° les aliments exclusivement féculents (riz, pommes de terre); enfin 5° les végétaux azotés et féculents au minimum (légumes herbacés et fruits).

Cette distinction est d'une haute importance au point de vue de la digestibilité et de l'*assimilabilité;* et, bien qu'il faille rentrer ici dans l'hygiène générale, j'en dirai quelques mots.

II. — A mesure que l'on remonte vers le pôle, le besoin de combustion s'accroît pour maintenir la chaleur animale. Le froid a d'abord contracté les capillaires, d'où le ralentissement du cœur et du pouls et la concentration de la chaleur dans ces viscères; mais cette rétraction capillaire est bientôt suivie d'une paralysie, dont les engelures sont la première conséquence, et d'une inertie de la circulation et des leucocytes, comme engourdis eux-mêmes (Ranvier), ainsi que beaucoup d'autres éléments anatomiques. La respiration se ralentit également, et l'augmentation d'acide carbonique exhalé n'est qu'un effet d'endosmose, proportionnel à la solubilité des gaz, qui augmente à mesure que la température s'abaisse (Graham); la fixation de l'oxygène par le sang est en raison inverse de la température de l'air mis à son contact (Mathieu et Urbain); et, si l'animal ne peut pas lutter contre ces circonstances, il s'endort du sommeil hibernal, ou succombe. L'excitation musculaire, qui combat ces effets n'est elle-même que passagère; car finalement le froid paralyse les muscles aussi bien que les nerfs.

Chez les paludéens, fébricitants ou dysentériques, la sensibilité au froid s'exagère, et comme les animaux inanitiés, ils résistent moins à ses conséquences.

Heureusement l'appétit surnage dans cette déchéance des fonctions, et sans négliger les abris protecteurs et le chauffage artificiel, c'est à l'alimentation qu'il faut demander, comme le font les Esquimaux, l'excitant de la calorification compromise, en même temps que le travail active la circulation et favorise l'élimination des déchets de l'oxydation suractivée.

Disons-le dès maintenant : l'alcool ne combat pas directement le froid et ne facilite pas directement le travail. « D'après Knüll, l'armée russe ne fait pas usage d'alcooliques en temps de marche par les grands froids. Les guides dans les Alpes suisses et à Chamonix se prononcent à l'unanimité contre l'emploi des liqueurs fortes pour leurs courses d'hiver ; ils se bornent à prendre un peu de vin. Enfin les baigneurs de Dieppe, qui ont à passer de longues heures dans l'eau, ont également constaté que l'alcool leur est très nuisible... En thèse générale, les ouvriers qui sont appelés à développer beaucoup de force musculaire constatent qu'il est préférable de s'abstenir de liqueurs fermentées. Les pugilistes anglais pendant l'entraînement s'en privent complètement » (*PR*).

Je pense, toutefois, que ces remarques ne concernent que l'abus d'alcool ; en effet, « il paraît démontré qu'une faible quantité d'alcool, environ 30 grammes, relève les forces chez un homme fatigué, surtout s'il y ajoute un peu plus de nourriture solide » (*PR*), et « toutes les expériences faites sur des animaux pour démontrer que l'alcool diminue la température du corps et qu'il est éliminé à l'état d'alcool ne prévaudront pas contre l'expérience des voyageurs qui ont séjourné dans les pays froids et qui ont constaté les excellents effets des boissons alcooliques, ni contre le goût si prononcé des habitants du Nord pour ces boissons » (*LA*). Ne pourrait-il pas se faire que l'alcool excite les oxydations sans les alimenter ?

Mais le principal apport de combustibles, ce sont les matières grasses, non sans doute que l'organisme utilise directement toutes celles qu'on ingère, mais parce que, le travail activant les combustions, celles qui font partie des éléments anatomiques se brûlent en plus grande quantité, dans l'intimité des tissus où la vie est alors concentrée, et parce qu'il faut renouveler l'approvisionnement.

Il est bon, par conséquent, de donner aux travailleurs dans ces conditions un supplément de matières grasses : le lard est alors un excellent aliment ; et quelques petits verres ne nuiront pas pour en activer l'utilisation. Je crois inutile d'insister.

III. — A mesure que l'on descend vers l'équateur, la fixation théorique du régime devient de plus en plus difficile. L'effet le plus général et le plus appréciable du séjour dans les pays chauds, c'est l'alanguissement des forces et des fonctions : la respiration, après s'être tout d'abord accélérée, comme pour accroître l'exhalation pulmonaire rafraîchissante, se ralentit ensuite d'une manière persistante ; l'hématose se restreint, en conséquence, dans un air déjà raréfié, et, les combustions diminuant, comme l'atteste l'abaissement du chiffre de l'urée, l'excès de chaleur ambiante est compensé intérieurement ; le cœur bat plus vite et se vide plus aisément par suite de la dilatation des capillaires cutanés, qui favorise en même la sudation plus ou moins spoliatrice. Nous avons vu l'hypoglobulie en être la conséquence, et nous savons de quelle manière l'impaludisme la complique.

D'autre part, l'appétit est amoindri notablement, après les premiers jours, et, sans doute, le suc gastrique est sécrété en moindre abondance, ce qui compromet la digestion et par suite l'assimilation réparatrice.

L'indication ici est bien nette : quand le besoin de nourriture est moindre, alors que la dépense pour l'entretien de la vie entraînerait seule le dépérissement; quand l'activité des combustions ne peut qu'accroître la chaleur et les pertes non compensées; quand tout commande un régime alimentaire en rapport avec la paresse digestive, le travail est un contre-sens physiologique, et toutes les entreprises que le besoin impérieux de progrès impose à l'activité humaine sont périlleuses, en dehors même de l'impaludisme, dans un milieu où la nature réclame le repos.

Il en résulte que le régime du terrassier en pays malarien tropical doit être établi sur d'autres principes que celui de l'indigène, du métis, et même du marin et du soldat, sauf le cas où ces derniers — et, pour le soldat, ce cas est fréquent — se font terrassiers eux-mêmes ; dans ce cas, la ration doit être constituée sur des bases différentes.

Un premier point, toutefois, semble acquis, c'est l'inutilité des graisses dans le régime du travailleur, comme du blanc sédentaire. Les graisses, si elles sont brûlées, accroissent la chaleur animale ; si elles ne le sont pas, elles s'emmagasinent et produisent une surcharge qui, chez le blanc sédentaire, détermine l'obésité, si commune sous les tropiques parmi les Européens, même jeunes, qui peut-être l'eussent évitée sous d'autres climats. L'élément carboné serait avantageusement représenté, au contraire, par les féculents : « ils produisent peu de chaleur ; ils sont dissous lentement dans l'appareil digestif ; ils exigent un travail digestif continu ; leur usage permet des repas convenablement espacés, ce qui ne pourrait avoir lieu pour les sucres, matériaux alimentaires du même ordre » (*BH*, p. 99). Ils conviennent surtout aux sédentaires, parce qu'ils « réclament peu d'exercice pour être détruits, quand ils sont lentement convertis en glycose » (*Ibid.*). D'autre part, le sucre est très copieusement représenté dans la flore ; l'appétence pour cet aliment, chez les indigènes, est assez générale, comme d'ailleurs pour les matières grasses, également très abondantes dans ces contrées.

Une seconde indication qui ne sera pas moins facilement comprise, c'est de ne faire usage que d'aliments facilement digestibles. On ne saurait traiter, il est vrai, des terrassiers comme des malades dyspeptiques ; mais la dyspepsie ne sera pas rare dans le campement, et les agents doivent savoir qu'ils se trouveront mieux de faire usage d'aliments substantiels sous un petit volume ; que les substances féculentes sont plus digestibles quand on les a débarrassées de leur enveloppe corticale ; que les viandes maigres, molles, aqueuses, le sont plus que les viandes dures, compactes; que les viandes salées doivent une digestibilité plus grande à ce que la salaison, comme la fumure, a réduit les tissus rebelles à la digestion qui enveloppaient les éléments nutritifs; que la mastication consciencieuse est indispensable; que la digestibilité des viandes est, dans une certaine mesure, en raison de leur degré de cuisson; le jus de la viande accroît la digestibilité, les sauces la ralentissent; le poivre active la salivation, comme le sel, et peut-être aussi la sécrétion gastrique : c'est le rôle des condiments en général; l'alcool est certainement utile.

Ce dernier produit est l'un des plus discutés. G. Sée lui est absolument favorable. « En général, dit-il (*SE*[2]), l'usage, à la fin des repas, d'une petite quantité de vin alcoolisé pur (vin d'Espagne, etc.) ou mieux encore d'une liqueur non sucrée (il s'agit ici des dyspeptiques *N.*), favorise singulièrement la digestion.... Sous les climats les plus opposés, dans les contrées les plus variées, chez les races les plus diverses, on a imaginé des boissons fermentées, tant pour subvenir à l'entretien des forces que pour faciliter la digestion; il est rare de rencontrer des exceptions; la plupart des individus ne peuvent se passer d'une boisson alcoolique pour digérer; les buveurs d'eau constituent une infime minorité, qu'on rencontre et qu'on cite comme des anomalies.... Au-dessous d'une certaine dose, il n'y a pas le moindre effet sur la digestion; en prenant la valeur de 20 grammes de liqueur, soit 4 à 5 grammes d'alcool éthylique à 90 degrés, on est bien sûr, surtout si le liquide vient se mêler à la masse alimentaire à la fin des repas, de produire les effets les plus favorables; il est inoffensif d'en répéter l'usage à chaque repas; le danger existe lorsqu'on prend cette même quantité avant le repas, et surtout lorsqu'on la dépasse, de façon à produire les phénomènes de l'intoxication aiguë. C'est uniquement une question de mesure ; dans l'hygiène comme dans la posologie, il est peu de substances alimentaires ou médicamenteuses dont les effets soient plus diamétralement opposés, c'est-à-dire plus utiles ou plus nuisibles selon l'usage ou l'abus qu'on en fait, c'est-à-dire selon la dose qu'on met en usage. »

Je dois dire cependant qu'à Panama, j'ai éprouvé une inappétence très marquée et tout à fait imprévue pour l'eau-de-vie pure. Il est bien certain que les boissons alcooliques sont moins nécessaires dans les pays chauds, et les liqueurs, l'alcool sucré et aromatisé, y sont bien plus utiles à la digestion que l'alcool pur. A un autre point de vue, j'ai patronné, à Panama, le fameux « cock-tail » américain, auquel étaient attribués tant de méfaits. C'est de l'alcool aromatisé battu avec de la glace pilée, et constituant ainsi une boisson stimulante, rafraîchissante et tonique, très appréciée sous ce climat énervant. Il est vrai que si un cock-tail soutient, plusieurs peuvent abattre. On connaît le mot de l'ivrogne, plus pittoresque que toute démonstration scientifique.

Ainsi donc : peu d'aliments pour l'homme sédentaire, — quantité proportionnée au travail et aliments substantiels sous un petit volume pour le travailleur ; — pas ou peu de graisse ; féculents sous forme de farine ; — viandes maigres, molles, plutôt rôties, sans abus de sauces, bien mâchées ; — épices en quantité modérée ; — liqueurs alcooliques à faible dose après le repas : telle est la base du régime tropical.

IV. — Partant de ces principes, comment établirons-nous la ration du terrassier sous les diverses latitudes ?

Si nous distinguons d'abord le cas où il est libre de se nourrir à sa guise, nous aurons à étudier les mets indigènes et à fixer leur valeur alimentaire, et notre intérêt alors est d'y ajouter ce qui leur manque ; car nos ouvriers, laissés libres, pècheront probablement moins par excès que par défaut.

Le calcul n'en est pas toujours facile à faire ; mais, tout en respectant les appétences, tout en conservant à chaque race, autant qu'il se peut, la fécule nationale : orge, maïs, riz, manioc ou sorgho, on n'aura pas grande peine à les suppléer par l'addition du pain et de notre fécule du blé, la plus riche de toutes.

C'est la partie fondamentale de la ration sous toutes les latitudes ; et suivant les latitudes, la pomme de terre, la patate, l'igname, les légumes féculents, en particulier le haricot cosmopolite, s'y adjoignent pour compléter l'élément hydrocarboné de la ration, dont on proscrit plus ou moins, dans les pays chauds, les graisses, qui la surchargent utilement dans les pays froids.

On ne doit pas cependant se limiter aux féculents : « L'usage exclusif des substances végétales, longtemps continué, peut déterminer l'appauvrissement du sang, qui consiste dans la diminution simultanée et proportionnelle des globules, de l'albumine et de la fibrine. Il est des cas où cet appauvrissement est porté très loin et produit soit une anémie par diminution des globules, soit une hydropisie regardée autrefois comme essentielle et qui est due à l'abaissement du chiffre de l'albumine » (*BQ*). Ici, comme partout ailleurs, le régime sera mixte, et il est inutile d'ajouter que le sel, l'eau, la matière inerte elle-même, jouent dans la digestion, l'assimilation, la nutrition, un rôle important.

L'apport azoté, sous les tropiques, peut être fourni, dans une foule de circonstances, par le poisson frais, au voisinage de la mer ; fumé ou salé (morue), dans l'intérieur des continents, de préférence aux viandes dures d'animaux sauvages ou surmenés, qui sont souvent les seules à portée.

Les salaisons, quoiqu'elles soient facilement digérées, ainsi que je l'ai dit, sont, d'autre part, peu réparatrices et ne sauraient s'employer seules comme nourriture habituelle et surtout exclusive. Mais elles rehaussent le régime et s'associent très bien aux féculents pour compléter la ration. L'aliment azoté est le *sanguifiant* par excellence ; le chlorure de sodium combat thérapeutiquement l'hypoglobulie ; on ne saurait donc négliger cet élément nutritif chez les noirs eux-mêmes, qui n'y répugnent en aucune façon et n'en souffriraient que si la dose en était abusive, ce qu'il n'est que trop facile d'éviter.

Cela posé, voici comme je concevrais la ration modèle du terrassier :

1° *En France.* — Respectant l'expérience acquise, j'adopte pour ration du terrassier en France, celle indiquée précédemment pour les ouvriers du chemin de fer de Rouen :

Viande	660	grammes.
Pain blanc	550	—
Pommes de terre	1000	—
Bière	1000	—

Dans le cas où l'on voudrait remplacer l'un de ces aliments par tout autre, on se reporterait au tableau des équivalences alimentaires établi ci-dessus.

Il faut prévoir que les ouvriers jugeront cette ration insuffisante et les aliments de mauvaise qualité. Il faut, pour prévenir ce dernier reproche, instituer, dès l'abord, dans le campement la « commission à la cambuse » de la marine, qui est composée d'un certain nombre de « chefs de plat » fonctionnant à tour de rôle, sous la présidence d'un contre-maître. Cette commission examine les aliments et formule son opinion, qui est appréciée par les chefs du campement en cas de refus des denrées. Il sera bon que le médecin assiste à ces commissions, sinon tous les jours, du moins une, deux, trois fois par semaine, à des jours non fixés d'avance et qu'il rende compte de ses visites au chef du campement, par écrit, sur les *Situations journalières* qu'il seratenu de fournir tous les matins.

Pour prévenir la première objection, il serait délivré à chacun des chefs de plat un supplément de pain, dont il aurait à rendre compte le lendemain. De cette manière on évite les réclamations, et le pain, qui généralement n'est pas mangé, ne peut être vendu sans que, du moins, l'on s'en aperçoive.

Ces aliments seront répartis entre les divers *repas*, de la manière la plus commode, il n'y a lieu d'insister que sur le repas du matin. Tout le monde est d'accord, en pays malarien, sur ce point que « la résistance de l'organisme sera assurée encore par la prescription, absolument réglementaire, d'un repas chaque matin avant le commencement du travail ; nous disons un repas, afin qu'il soit bien entendu qu'il ne doit pas s'agir d'une de ces collations légères en usage chez les ouvriers, se réduisant souvent à un morceau de pain et à un verre de vin ou de liqueur, mais bien d'un plat relativement substantiel et chaud, comme une soupe, dont le bouillon peut être avantageusement remplacé, ainsi que le fait a lieu dans notre armée d'Afrique, par une infusion de café » (C^1). La raison de cette prescription est que l'absorption est plus active à jeun, et qu'alors l'organisme est plus ouvert, pour ainsi dire, aux miasmes, qui se dégagent avec plus d'activité aussi dans le brouillard du matin.

2° En *pays inhabité*, il sera utile de faire des approvisionnements particuliers et, dans cette prévision, je crois utile d'indiquer de quelle manière se compose la *ration de campagne* du matelot français et l'ordonnancement de ses repas (*F*) :

Nature des denrées.	Quantité par ration.	Division par repas.		
		Déjeuners.	Dîners.	Soupers.
Pain frais	750 gr.	250 gr.	250 gr.	250 gr.
ou Biscuit	550	183 1/3	183 1/3	183 1/3
Eau-de-vie, rhum ou tafia	6 centil.	6 centil.	»	»
Vin de campagne. marins	46 —	»	23 centil.	23 centil.
Vin de campagne. mousses	30 —	»	15 —	15 —
Café	20 gr.	20 gr.	»	»
Sucre, cassonnade	25	25	»	»
Conserves de bœuf	200	»	200 gr.	»
Soit avec fayols ou pois	60	»	60	»
Soit avec légumes desséchés (mélange d'équipage)	18	»	18	»
ou Lard salé	225	»	225	»
Soit avec fayols ou pois	60	»	60	»
Soit avec légumes desséchés (mélange d'équipage)	18	»	18	(3)
ou Viande fraîche	300	»	300	»
Avec légumes verts	$0^{fr},02$	»	$0^{fr},02$	»
Fromage	80 gr.	»	80 gr.	»
Avec fayols	60	»	60	»
Sardines à l'huile	70	»	70	(4)
Avec fayols	60	»	60	»
Légumes secs, fayols (1)	120	»	»	120 gr.
— pois (2)	120	»	»	120
Riz	80	»	»	80
Avec lard salé	80	»	»	80 (5)

ASSAISONNEMENTS.

Choucroute	20	Par souper en légumes secs.
ou Achards	75 décigr.	Id.
Huile d'olive	8 gr.	Id.
	4	Pour chaque dîner, le vendredi avec les fayols.
ou Graisse de Normandie	12	Pour souper en légumes secs.
	6	Pour chaque dîner, le vendredi, avec les fayols.
Graine de moutarde	2	Pour chaque dîner en lard salé.
Poivre	15 centigr.	Pour chaque dîner gras.
Sel	24 gr.	Par jour.
Vinaigre	8 millil.	Id.

(1) Quatre fois par semaine.

(2) Deux fois par semaine.

(3) Les dimanche, lundi, mardi, mercredi, jeudi, samedi.

(4) Le vendredi.

(5) Une fois par semaine (un autre jour que le vendredi).

3° Pour les *contrées du Nord,* il suffirait de modifier fort peu la ration précédemment indiquée pour la France, par exemple en augmentant la bière et ajoutant 60 à 100 grammes d'eau-de-vie. La ration de guerre, dans ces contrées, est constituée de la manière suivante (en grammes) :

Prusse (1867). — *Grande ration :* pain, 750 ; ou biscuit, 500 ; viande, 500 ; riz, 160 ; ou orge perlée, 160 ; ou légumes secs, 320 ; ou pommes de terre, 2,000 ; café torréfié, 24.

On peut remplacer dans la *petite ration,* la viande, 375 par bœuf salé, 375 ou lard 160 (*MOR*).

Danemark. — Pain, 750 ; viande, 300 à 500, orge, 80 à 100 ; eau-de-vie, 250 (*UH*).

Suède (*UH*). — Viande fraîche, 135,06, viande salée ; 90,96 ; porc frais, 23 ; porc salé, 23 ; morue, 40 ; harengs, 74 : pain, 850 ; farine, 7 ; orge entière, 150 ; orge mondée, 10 ; pois secs ; 93,42 ; pois frais, 186,86 ; pommes de terre, 687,42 ; légumes frais ; 4,5 centièmes ; beurre, 32.

Russie (*MOR*, d'après *PK* et *HF*). — Pain noir, 453 ; viande, 453 ; kwass (bière), 1,250 ; choucroute, 500 ; orge, 500 ; sel, 22 ; raifort, 2 ; vinaigre, 25 ; poivre, 2.

Ces indications sont suffisantes pour établir une ration appropriée dans les pays correspondants.

4° Pour le *midi de l'Europe*, on peut, de même, prendre pour bases les rations militaires, que l'on compléterait en ce qu'elles ont de défectueux pour le terrassier.

Italie (*MOR*, d'après *MTT*). — Pain, 750 ; viande, 300 ; riz, 120 ; graisse, 15 ; sel, 15 ; sucre, 20 ; café, 15 ; vin, 0l,025.

Espagne (*MOR*, d'après Kirchner). — Viande, 230 ; morue, 172 ; graisse, 112 ; biscuit, 517 ; pommes de terre, 460 ; riz, 172 ; café, 9.

Turquie (*Ibid.*). — Pain, 900 ; viande, 240, graisse, 9 ; riz, 71 ; pois, 21.

5° L'ouvrier *chinois* est généralement sobre, comme le sont tous les Asiatiques. Dans le Houpé, à Kang-Kéou (*ltn*, 30), vers le coude du Yang-tse-Kiang, contrée fortement marécageuse, le tisseur, d'après M. Champion (*MOR*), gagne 85 centimes par jour, le logement et la nourriture, fait trois repas par jour ; la nourriture mensuelle est fixée à 24^{kil},76 de riz, 6 kilogrammes de poisson salé, 4 kilogrammes de porc, 1^{kil},812 de volailles et une quantité de légumes verts ou secs, évalués en moyenne à 3 francs. « La partie azotée de ce régime est donc d'environ 12 kilogrammes, soit en moyenne 400 grammes par jour ». Ces ouvriers qui représentent la classe supérieure, coûtent par jour à l'entrepreneur environ 1 fr. 20. Dans cette somme le thé et le tabac figurent pour 15 centimes.

Les maçons à Hang-Kéou travaillent 12 heures avec trois repos d'une demi-heure pour les repas. Ils gagnent 60 centimes et reçoivent une ration mensuelle consistant en 1 livre de porc frais, 3 livres de poisson salé, 30 livres de légumes frais, et 45 livres de riz, « ce qui donne par jour 133 grammes de produits azotés et 1 kilogramme 250 de produits carbonés ».

A Pékin (*ltn*, 40) « les maçons travaillent en moyenne 9 heures par jour, ils gagnent 50 à 60 centimes et sont nourris par leur patron, dont ils reçoivent, en trois repas, 562 grammes de pain de maïs, 300 grammes de pain de froment, un bol de millet bouilli et environ 200 grammes de légumes salés ; deux fois par mois seulement chaque ouvrier a droit à une demi-livre de viande. Pour eux la substance azotée n'est presque représentée que par les

300 grammes de froment, car le millet et le maïs sont peu riches en azote. »

A Shanghaï (*ltn*, 31), « le même ouvrier mange en moyenne par jour, 1 livre de riz, 730 grammes de poisson sec, un peu de légumes frais, pour une somme de 8 centimes, et deux fois par mois de la viande de porc ; il gagne 50 centimes par jour » (*MOR*, d'après *CHP*).

Partout en Chine, l'Entreprise devra nourrir ses ouvriers ; la main-d'œuvre pour les travaux ordinaires de l'agriculture vaut 15 à 20 centimes par jour, et la nourriture en plus... A la campagne on donne aux ouvriers 25 à 30 centimes, sans compter la nourriture. La journée d'un ouvrier d'art est payée 50 centimes ; celle d'un dessinateur ou d'un peintre jusqu'à 60 centimes, mais on ne les nourrit pas. On sait qu'une visite de médecin coûte 25 centimes et même moins, jamais plus de 50.

J'emprunte ces dernières évaluations à G.-Eug. Simon (*SI*), et le passage suivant de son livre récent ne peut manquer d'intéresser mes lecteurs :

« Je connais au Sé-Tchuen une fonderie qui, avec un capital de 50 à 60,000 francs, produit de 40 à 60,000 kilogrammes de fonte par jour. Quand la fonte a été de 40,000 kilogrammes, on arbore un pavillon rouge à l'une des cheminées ; à 45,000, on ajoute à la solde des ouvriers 2 onces de viande ; à 50,000, 4 onces ; à 60,000, 4 onces et deux verres de vin (fait de riz et sorgho). Elle occupe à la fabrication 12 ouvriers qui ont droit à ces largesses, et elle en emploie 300 autres, soit à l'extraction, soit au transport du minerai... Elle paye à l'État un impôt de 5 à 600 francs, non pas comme droit de fabrication, puisqu'il n'y en a pas, mais comme droit d'extraction, les mines étant la propriété de l'État. C'est de la grande industrie. L'industrie ordinaire n'emploie guère que les bras de la famille et un, deux, trois, six ou au plus huit ouvriers avec un ou deux apprentis. Les ouvriers étrangers ne demeurent pas dans la famille qui les occupe; s'ils sont de la localité, ils retournent chez eux, et c'est le cas le plus fréquent; sinon, ils vont à l'auberge. Très souvent, enfin, dans certaines industries, les patrons s'associent les principaux de leurs ouvriers ou leur font une part dans les profits. Une forme de travail que les Chinois, patrons ou ouvriers, aiment beaucoup et qui est très pratiquée, c'est le travail à la pièce ou à l'entreprise. Le salariat n'est donc point la forme ordinaire du travail industriel ou agricole en Chine. La propriété industrielle s'est, en quelque sorte, modelée sur la propriété rurale, et il y a bien plus d'individus travaillant pour leur propre compte ou associés dans la famille, que d'ouvriers salariés. J'ai indiqué plus haut les salaires ordinaires; je dois maintenant, pour compléter ce premier renseignement, donner le prix des objets usuels. En voici quelques-uns pour les provinces du centre :

« Un bol de riz tout préparé, 3 centimes; il en faut deux ou trois pour un repas. Bœuf, la livre de 604 gr., 10 à 15 centimes; porc, 30 centimes; mouton, 20 centimes; poisson, 10 à 15 centimes; une poule 35 à 50; un canard, 40; thé, 1 centime le bol; vin de sorgho ou de riz, 10; tabac, 25 à 75; un coucher à l'auberge, 4 centimes; une paire de souliers en velours, 2 fr. 50 ou 3 francs; un bonnet de feutre double, 50 centimes à 1 franc; une robe d'hiver ouatée, 7 francs à 10 francs; une robe d'été, 2 francs à 2 fr. 50; une pèlerine 6 à 7 francs; jambière, 2 fr. 50 à 3 francs; un collet, 50 centimes à 1 franc; un pardessus double en peau de mouton, 8 à 10 francs; un chapeau de paille, 5 à 10 centimes; une paire d'espadrilles de travail en corde, 8 à 15 centimes » (*SI* p. 116).

Voici d'autres détails que j'emprunte à Morache (*MOR*) sur l'alimentation des Chinois.

La viande de mouton est celle que le Chinois préfère ; il est peu amateur de bœuf, mais consomme le porc frit dans la graisse, et « la température de la graisse et de l'huile bouillante suffit pour y détruire tout genre de parasite. » Le cheval et le chameau entrent pour une part réelle dans l'alimentation des classes pauvres, mais non les rats et les chiens, sauf dans le Sud, les jeunes chiens de lait, comme chez nous les cochons de lait.

Le beurre si désagréable que le Chinois reçoit de Mongolie forme, avec le thé, le millet en grains ou la farine d'avoine et de l'eau, une soupe qui est un riche aliment. On se sert pour cet usage d'un thé en briques, sorte de conserve dans le genre des légumes Chollet ; l'on en met dans la soupe autant que de légumes dans nos pot-au-feu.

Le poisson vaseux des cours d'eau sales de Pékin ne vaut pas les poissons *artificiels* du centre où la pisciculture est si développée. Le poisson frais ou séché forme, avec le riz, la base d'alimentation d'une bonne moitié de la Chine.

Les produits de basse-cour entrent pour une très large part dans la consommation publique, ainsi que le gibier, l'hiver surtout, où de nombreuses caravanes viennent l'apporter depuis les frontières du Thibet jusqu'à Pékin.

Le riz, le millet, le seigle, le blé noir, le maïs, l'avoine et le froment, sont les principales céréales consommées en Chine ; le premier est emphatiquement appelé le « soutien de la vie. » Il est décortiqué et se mange seul ou plus souvent accompagné de condiments, de légumes salés, de poisson ou de viande. Le blé, le seigle le maïs et l'avoine sont réduits en farine et mal blutés. Outre d'autres usages, on en fait des galettes plates, des gâteaux, des sortes de nouilles, et du pain cuit à l'étouffée. Le blé est en général inabordable aux classes pauvres : 46 francs les 100 kilogrammes en moyenne.

Les haricots variés sont un objet de consommation journalière; on en fait un fromage.

Le *soï* est une pâte d'apparence caséeuse que les Chinois mélangent à la plupart de leurs préparations culinaires, que l'on débite partout en Chine et que l'on obtient en faisant bouillir dans de l'eau avec un peu de plâtre, la graine rôtie et broyée d'une variété de dolique.

Ces légumes sont presque tous aussi conservés dans la saumure.

Les Chinois sont très amateurs de fruits, et surtout, comme on sait, de thé, qui diffère beaucoup de celui qu'on nous exporte. On sent l'importance de procurer aux Chinois leur thé national. C'est d'ailleurs une excellente boisson. « En été, pris à une température élevée, le thé procure une sensation de fraîcheur due à une sorte d'action réflexe sur le système nerveux ; il désaltère beaucoup mieux qu'une boisson glacée », dit Morache, et je professe depuis longtemps la même opinion.

Le Chinois « boit rarement de l'eau pure, il la sait trop mauvaise ; en été il éprouve un besoin absolu de glace ; tous les fruits sont à la glace ; de plus il en prend en cristaux et la fait fondre dans sa bouche ; les plus jeunes enfants en font aussi usage, et l'on croit que les en priver les rendrait malades. »

Il aime une nourriture épicée ; aussi le nombre des condiments est-il considérable.

6° Si je me suis autant étendu sur le régime des Chinois, c'est que cette race est, comme on le sait, attachée plus qu'aucune autre à ses habitudes et rebelle à toute innovation. On fera bien, cependant, de ne consulter ses caprices que dans la mesure d'une bonne hygiène, et d'astreindre le Chinois comme tout autre ouvrier à la police sanitaire du campement.

L'*Hindou* est plus commode. On trouvera d'ailleurs, dans ce qui précède, beaucoup d'indications qui lui sont applicables.

Un Hindou des Cipayes reçoit une ration (*PK*, d'après Godwin) qui équivaut à

	Onces.		Grammes.
Matières protéiques	4,387	ou	124,37
Graisses	1,278	—	36,23
Hydrocarbures	18,584	—	526,85
Sels	0.64	—	18,14

Cette ration est supérieure à celle du soldat anglais dans l'Inde. Les principaux éléments de la ration sont 24 onces d'attar (froment brut), 4 onces de dholl (pois) et une once de ghee (beurre). D'autres fois le riz se substitue au froment. L'Hindou compose son régime soit de blé, soit de l'un des millets (cholum, raggée, cumboo) de la contrée, de riz, légumineuses (*cajanus indicus*. V. plus haut), de légumes verts, d'huile, d'épices. On peut composer sur ces bases la ration de nos terrassiers. Un prisonnier hindou employé comme travailleur au Bengale reçoit (en grammes) :

	Total.	Matières protéiques.	Graisse.	Amidon.	Sel.
Riz	567,00	28,35	4,53	481,57	2,835
Dholl (*Cajanus indicus*)	120,48	25,515	2,26	83,96	3,40
Légumes	170,10	3,40	0,85	9,63	1,13
Huile	9,35	»	9,35	»	»
Sel	9,35	»	»	»	9,35
Épices	9,35	»	»	»	»

Dans certaines prisons du Bengale, on ajoute 56,7 gr. de poisson ou viande.

7° La ration du soldat *japonais*, qui se rapproche de celle du soldat *annamite*, comprend 1,091 grammes de riz brut et une allocation de 29 centimes par homme et 40 centimes par officier, pour l'achat des aliments populaires : poisson frais ou séché; *tofou*, pâte de haricots fermentés, légumes tels que choux-raves (daïko), oignons, radis, cornichons, patates et herbes aquatiques; mets spéciaux : crevettes, homards; graines et tiges de nénuphar, gingembre confit; maïs grillé ou bouilli; champignons séchés; confitures de haricots rouges, prunes salées; concombres fermentés, etc.

La cuisine est rehaussée par des condiments dont l'emploi ou l'association nous paraissent bizarres : où nous mettons du sel ou du poivre, les Orientaux mettent du sucre et réciproquement. Les sauces fermentées sont très prisées; la plus répandue est le *shoyou*, résultant de la fermentation de la pâte de haricots.

Le *saki*, eau-de-vie de riz, fait concurrence au thé pour la boisson ordinaire. (*Rev. sc.*, avril 1888.)

8° Pour évaluer la *ration tropicale* de nos travailleurs, il faudrait connaître de quelle quantité la chaleur des tropiques diminue la perte de chaleur du corps humain; à quelle quantité s'élève la dépense résultant du travail; quelle quantité produit l'alimentation.

Cette dernière quantité peut toujours être évaluée d'après les tableaux de Frankland (*FK*).

Énergie effective développée en chaleur et en force mécanique) par un kilogramme de différentes matières alimentaires brûlées dans l'oxygène (*Nous n'avons conservé du tableau que les quantités d'aliments à l'état naturel, eau comprise*).

Substances alimentaires. — État naturel.	Unités de chaleur.	Unités de force. — Kilogrammètres.
Pommes de terre	1013	430525
Gruau d'avoine	4004	1701700
Farine	3941	1674925
— de pois	3936	1672800
— de riz	3813	1620525
Arrow-root	3912	1662600

Substances alimentaires. — État naturel.	Unités de chaleur.	Unités de force. — Kilogrammètres.
Carotte	537	228225
Choux	454	184450
Sucre blanc	3348	1422900
Cacao	6873	2921025
Beurre	7264	3087200
Huile de foie de morue	9107	3870475
Gras de bœuf	9069	3854325
Pain (mie)	2231	948175
— (croûte)	4459	1895075
Bœuf (maigre)	1567	665975
Veau (maigre)	1314	558450
Jambon (maigre)	1980	841500
Maquereau	1789	760325
Merlan	904	384200
Blanc d'œuf	671	285175
Œuf dur	2383	1012775
Jaune d'œuf	3423	1454775
Lait	662	281350
Bœuf salé (Parkes)	»	569000
Porc salé (Parkes)	»	751000
Lard (Parkes)	»	3195000
Porc gras (Parkes)	»	2200000
Poisson (Parkes)	»	470000
Volaille (Parkes)	»	556000
Crème (Parkes)	»	1045000
Lait écrémé (Parkes)	»	213000
Pemmican (Parkes)	»	3000000

Pour évaluer la dépense résultant du travail, il faut d'abord apprécier le travail accompli. On l'a évalué pour un homme bien portant travaillant huit heures à 316 800 kilogrammètres; mais nous croyons avec Parkes que, même dans nos pays, cette évaluation est excessive. Lui-même n'a jamais vu l'homme le plus fort qu'il ait connu dépasser 723 *tons-foot*, soit : 219 756 kgm., et il estime à 300 ou 500 *tons-foot* ou 91 185 à 151 975 kgm. comme la bonne moyenne des travailleurs.

Il s'agit là d'Européens ; les autres races leur sont bien inférieures ; mais nous n'avons pas de données positives à leur endroit.

D'ailleurs, si la chaleur ambiante économise la combustion, nous savons qu'elle diminue les forces dans une large mesure.

Si donc le soldat européen des tropiques pèche plutôt par excès, et n'a pas besoin d'une ration aussi copieuse que sa ration d'Europe, il ne faut pas craindre, ce semble, d'exagérer la ration de l'indigène qui travaille et dont l'estomac la digère d'ailleurs.

Le noir utilise largement, sous les tropiques, le manioc qui représente l'élément féculent du régime, qui devra tenir une place importante dans sa ration et dont le tapioca dérive. Il trouve également dans la canne à sucre, la banane, l'orange, etc., que la nature lui offre à profusion, les produits sucrés dont il est friand, et il ne dédaigne pas plus les corps gras que ne le fait l'Esquimau des climats polaires.

Il faut même se dire que ces éléments de la flore tropicale s'ajouteront pour ainsi dire d'eux-mêmes à la ration réglementaire ; l'indigène recherchera toujours les mets nationaux qu'il aura toujours à sa portée ; le Dr Mac Namara calculait que le soldat du Bengale absorbait 76 onces d'aliments au lieu de 52 que prévoit la ration, et qu'ils péchaient ainsi plutôt par excès ; les Kroomens venus d'Afrique avaient des morts d'indigestion dans les premiers temps de leur séjour sur nos campements. L'essentiel est donc de fournir le nécessaire, sans trop se préoccuper d'équilibrer réglementairement l'apport et la dépense.

Pour le blanc qui travaille, il faut admettre que la même dépense réclame sous tous les climats le même apport, en quantité du moins ; car si la chaleur ambiante diminue les combustions destinées à maintenir ou à relever la chaleur animale, elle détermine des pertes progressives qu'il faut réparer; c'est la qualité des éléments de la ration qu'il faut approprier au climat et non leur quantité.

On suivra donc les règles exposées plus haut au point de vue de la digestibilité; on diminuera plutôt la quantité des corps gras, qui, non brûlés, s'emmagasinent; on répartira l'apport entre les hydrocarbures et les albuminoïdes plutôt suivant la susceptibilité de l'estomac et les nécessités économiques que pour satisfaire des indications hygiéniques encore indéterminées; et l'on ne doit pas s'étonner de voir des médecins expérimentés: C.-A. Gordon et Iglis, aux Indes, par exemple, réclamer l'augmentation de la ration de viande.

En tous cas, le régime doit être différent pour l'Européen et l'indigène, ou, pour mieux dire, rien n'autorise à les identifier. Chez l'indigène comme chez le blanc, l'habitude n'est pas indifférente en fait d'alimentation; rien ne démontre que le régime traditionnel qu'il suit est le meilleur à suivre; et si l'estomac chez une race ne s'arrange pas des mets d'une autre, cela prouve-t-il qu'il n'y ait pas intérêt pour elle à l'y accoutumer peu à peu? « Il ne faudrait pas, disais-je avec Rattray (*RTT*), il y a bientôt vingt ans, calculer dans les pays chauds les quantités d'aliments destinés aux matelots dont la vie est si active, d'après celles que consomment les naturels indolents ou les Européens inoccupés, ou même les soldats anglais de ces contrées; et, bien que l'alimentation végétale suffise à compenser les dépenses qu'entraînent les exercices, il faut tenir compte des habitudes qui réclament une alimentation animale, et il serait imprudent de réduire celle-ci de plus d'un quart. »

J'ai repris bien des fois cette question, toujours quelque peu tenté de diminuer la quantité de viande, mais subordonnant timidement le régime « aux *besoins*, au *genre de vie*, à la nature des *approvisionnements* ou des *ressources* »

(N^2, p. 354). J'étais guidé surtout par le souvenir de la mauvaise qualité des viandes qu'ils ont à leur portée, lorsque je conseillais aux résidents de l'Afrique centrale le « régime *pastoral*, dans lequel, aux végétaux s'associaient le *miel* comme condiment, les *œufs*, le *lait* et ses dérivés représentant l'apport en éléments protéiques » (p. 356). Mais, depuis que j'ai quitté la côte d'Afrique, les conditions ont bien changé sur tous les rivages du globe ; et l'on n'en est plus à ce pis-aller des conserves et des salaisons. La viande n'a plus d'inconvénients et reprend ses avantages. Plus l'insalubrité malarienne est prononcée, plus la viande est nécessaire.

Le régime des noirs sur les chantiers de terrassement de la Louisiane se compose *en qualité* de : porc salé ou fumé ; viande fraîche trois fois par semaine ; pain à tous les repas ; pommes de terre, haricots, riz, maïs concassé (*grus* des créoles, *homming* des Américains) ; mélasse, comme condiment associé à presque tous les mets ; café avec cassonade deux fois par jour ; tartes de pommes séchées. Ces noirs sont très friands de sucre.

Avant d'aller au travail, on leur fait faire, au petit jour, un déjeuner de hachis de viande pour lequel on utilise les restes de la veille ; pommes de terre, café sucré ; pain, mélasse.

Ils dînent à midi de : soupe, viande salée ou fumée, ou bœuf frais, ou les deux réunis ; pommes de terre ; pain ; mélasse ; *grus*, ou haricots ; tartes, ou puddings au riz et au pain.

Ils soupent, après le travail, de porc salé ou fumé ; pommes de terre, pain, mélasse, café sucré.

La ration journalière revient à 40 cents, soit 2 fr. 12.

Au canal de Panama, les Jamaïcains usent peu de viande fraîche ; ils préfèrent les salaisons, la morue et les préparations de farine américaine. La patate, l'igname, la grosse banane s'y associent comme aux Antilles ; mais ces produits sont ici plus chers; car l'isthme n'est, pour ainsi dire, pas cultivé.

Les Kroomens étaient, au contraire, très friands de viande fraîche.

Inutile de dire que tous sont friands d'eau-de-vie.

II

L'EAU POTABLE.

Ce que j'ai dit précédemment au sujet des liqueurs alcooliques me semble suffisant pour en établir les avantages et les dangers. J'ai résumé ainsi qu'il suit la question des boissons dans l'isthme de Pānama, où elle est plus intéressante que partout ailleurs :

« En général, dans les pays chauds, il faut boire le moins possible et résister à la soif autant qu'on le peut. On y gagne d'avoir moins soif et de moins transpirer. Les boissons, quelles qu'elles soient, entretiennent la soif, en ce qu'elles provoquent la transpiration, qui est une perte d'eau débilitante, et le besoin de boire pour réparer cette perte. C'est un cercle vicieux.

« Dans l'Isthme, toutefois, il y a une réserve à faire à ce précepte trop absolu. Les pertes d'eau par les sueurs y sont toujours excessives ; et, dans les journées énervantes, boire rafraîchit, tonifie et soulage. Il est donc plutôt utile que nuisible d'y ajouter des doses supplémentaires de boisson au régime d'Europe. Si l'on ne buvait qu'aux repas, l'on aurait trop de tendance à ingurgiter une grande quantité de liquide, qui *noierait* les aliments et surchargerait l'estomac en le *délavant* sans profit.

« On se trouvera bien, par conséquent, de boire en dehors des repas; mais encore faut-il boire alors le moins possible, à des heures régulières, et méthodiquement, en faisant frôler au liquide les parois de la bouche : il faut s'en gargariser, pour ainsi dire, avant de l'avaler. Cette manière de faire apaise plus sûrement la soif que l'ingurgitation brusque d'un plus grand volume de liquide. Le besoin de boire qui caractérise la soif a plutôt son siège dans la bouche, bien que l'eau réparatrice soit réclamée par tout l'ensemble des tissus du corps.

« Tout le monde connaît, d'ailleurs, les exemples cités de morts subites causées par l'ingestion brusque de boissons trop fraîches, le corps étant en sueur.

« L'usage de la glace est très général dans l'Isthme. L'eau glacée est, en effet, une excellente boisson. Elle produit mieux que toute autre ce triple résultat : rafraîchir, désaltérer, délasser.

« Toutefois, les boissons chaudes auraient leur utilité à certains moments. Après de grandes fatigues, le jour, ou aux heures de repos, le soir, on se trouverait bien d'une tasse de thé un peu chaud ou même de bouillon substantiel qui tonifierait l'estomac en réparant les forces.

« L'addition de boissons aromatiques à l'eau glacée est également très utile. Presque toutes ces boissons sont alcooliques; mais lorsqu'elles sont fortes en alcool, on peut en diminuer la dose sans en atténuer l'effet.

« Il faut se garder de l'abus de l'alcool dans l'Isthme, comme dans tous les pays chauds. Autant, d'ailleurs, le goût réclame ce genre de boisson dans les pays froids, autant il y est indifférent dans l'Isthme. La meilleure eau-de-vie y est sans saveur et ce défaut d'appétence serait une sauvegarde, si l'on ne passait outre. L'usage même de l'alcool est périlleux dans ces contrées, parce que l'habitude de boire souvent s'y contracte d'autant plus facilement que la boisson est plus excitante. L'ivrognerie s'ensuit progressivement, à l'insu du buveur.

« Le vin a des propriétés particulièrement toniques qu'il faut utiliser.

« La bière glacée, prise en petite quantité, n'a rien de nuisible.

« Le chocolat, le matin, a des propriétés laxatives que les Espagnols apprécient justement.

« Les limonades acides et écœurantes ne valent pas l'eau pure sucrée et aiguisée d'un peu de vin. L'eau vineuse sucrée est la meilleure des limonades et les remplace à moins de frais. Elle tonifie l'estomac sans l'irriter, comme font les limonades. »

La meilleure boisson est toujours l'eau, à la condition qu'elle soit bonne et surtout inoffensive; et la question de l'eau potable est une des plus importantes à résoudre dès le début de l'installation des campements et même avant l'installation; car tout le monde comprend combien il est important d'avoir à portée de l'eau pure pour la boisson et même de l'eau abondante pour le nettoyage, sans parler de l'alimentation des machines.

J'ai dû me préoccuper de cette question, dans l'Isthme, aussitôt que j'y ai pris le service; elle présentait dans nos campements des difficultés particulières ; je crois que nous étions parvenus à la résoudre et j'en ai fait, en 1887, l'objet d'une communication à l'Académie (*N*[6]) résumant un long rapport adressé à notre directeur M. Th. Villard. C'est toujours une question des plus actuelles; je suis bien loin d'accepter toutes les idées nouvelles sur la contagion par l'eau; mais je devais, en ce qui concerne l'Entreprise, mettre les choses au pire, supposer à l'eau toutes les propriétés qu'on lui attribue, et rechercher les moyens d'obtenir non pas une simple clarification, mais une purification complète, tant au point de vue des substances qui compromettent sa valeur alimentaire, qu'au point de vue des microbes de toute nature.

Me renfermant dans mon cadre, je ne dirai qu'un mot du rôle de l'eau dans l'infection, avant d'étudier successivement :

1° La provenance, la nature, la salubrité relative des eaux que l'on peut utiliser dans les campements ;

2° L'examen de l'eau sur place ;

3° Les procédés d'assainissement applicables ;

4° Les modes de distribution et d'utilisation.

A. — *La contagion par l'eau.*

Mosny (*MSN*), de son étude récente de l'eau potable à Vienne, d'où le choléra et la dysenterie ont disparu depuis que l'on n'y fait plus usage de l'eau du Danube, où la fièvre typhoïde aujourd'hui de plus en plus rare n'apparaîtrait que dans les maisons qui en sont encore alimentées, conclut que « l'eau est le principal agent de transmission de la fièvre typhoïde, et qu'il suffit, pour faire presque complètement disparaître cette affection d'une grande ville où elle est endémique, de distribuer aux habitants de l'eau d'une qualité incontestable et en quantité suffisante. »

En réalité, rien n'est moins prouvé que ces relations de causalité entre l'eau et la fièvre typhoïde en particulier, si savamment défendues par des observateurs très recommandables, en tête desquels se place Brouardel (*BDL*). Bechmann (*BNN*), entre autres, le démontrait tout récemment pour Paris; Port l'a démontré pour Munich (*PO*); et aux conclusions de Mosny je me contente d'opposer celles de l'article très étudié d'Arnould (*AD*). « Les observations tendant à prouver la propagation de diverses maladies infecticuses par l'eau ne sont pas suffisantes pour édifier une doctrine, mais elles sont assez nombreuses et considérables pour imposer aux administrations publiques l'obligation de se mettre à l'abri de tout reproche, en ne perdant pas de vue que l'eau d'utilisation, par ses contacts divers avec le corps des individus, n'est pas beaucoup moins importante que l'eau de boisson, au point de vue de la dissémination des agents pathogènes » (p. 500). Il faut faire la part de l'assainissement général des quartiers alimentés d'eau pure : « 1° L'hygiène s'est développée un peu partout, et il est inévitable que, dans les communes qui ont fait les frais d'une distribution de bonne eau, il n'y ait eu tout un ensemble de mesures d'assainissement, dont celle-là n'était qu'une partie; 2° les endémies et les épidémies n'ont pas toujours la même intensité ; même en pays malarial, il y a parfois des séries d'années pendant lesquelles les fièvres sont relativement rares et bénignes. On a donc pu se tromper en attribuant à l'amélioration de l'eau une amélioration secondaire qui était toute spontanée » (p. 495).

Ces réflexions s'appliquent à la dysenterie, bien que les effets des eaux impures, quelles qu'elles soient (celles des rizières par exemple), paraissent plus vraisemblables dans cette affection que dans toutes les autres. Il n'est pas indifférent d'introduire des eaux souillées dans un intestin que le climat prédispose à la maladie ; peut-être y a-t-il des dysenteries purement parasitaires déterminées par l'eau ; mais il n'est pas douteux qu'à bord des navires, par exemple, une épidémie de dysenterie peut éclore sans qu'on puisse incriminer l'eau.

En ce qui concerne la malaria, la preuve semble faite :

l'eau d'alimentation n'y est pour rien. Le cas des passagers du navire *Argo* est le seul qui me laisse des doutes : de trois navires partis d'Alger pour Marseille, avec des passagers militaires provenant de Bône et se trouvant, dit-on, dans des conditions identiques, deux des navires n'ont pas de malades, seul l'*Argo* perd 13 hommes sur 120 dans cette courte traversée. Or les deux navires préservés avaient de l'eau saine ; l'équipage de l'*Argo*, qui fut indemne également, buvait une autre eau que celle distribuée aux passagers et et qui, puisée dans un marécage, avait une odeur et un goût désagréables (*BDN*). Malgré l'autorité de Boudin qui cite le cas et qui avait lui-même diagnostiqué les fièvres, cette étiologie paraît suspecte à plusieurs. Voici comment Colin (*C*[1]) résume la question dans sa généralité :

« Le miasme fébrigène n'étant pour nombre d'auteurs que le résultat de la putréfaction végétale, l'eau marécageuse renfermait à leurs yeux tous les éléments de l'infection, et le développement des fièvres par l'ingestion de cette eau leur paraissait une vérité élémentaire.

« Il est bien difficile d'affirmer que, dans tel pays, où les fièvres sont endémiques, l'habitant s'empoisonne, soit par la malaria qu'il respire, soit par l'eau marécageuse qu'il boit. Aussi faut-il regarder comme d'une valeur toute particulière pour la solution de ce problème, les observations recueillies en certaines conditions spéciales, où l'individu n'a pu subir l'infection que par une seule de ces deux voies, muqueuse digestive ou muqueuse pulmonaire ; par conséquent, *d'une part*, chez ceux qui, soustraits aux émanations miasmatiques d'un sol dangereux, à bord d'un bâtiment en pleine mer, par exemple, ou dans une résidence à terre suffisamment élevée ou éloignée, sont obligés de faire usage alimentaire d'une eau marécageuse ; *d'autre part*, chez ceux qui, habitant un pays à émanations insalubres, y boivent de l'eau de bonne qualité.

« Dans une étude spéciale sur cette question (C^5), votre rapporteur croit avoir démontré combien la puissance fébrigène de l'eau des marais, prise en boisson, était problématique, relativement à l'influence de l'atmosphère palustre : combien les faits le plus souvent invoqués à l'appui du danger de cette eau, notamment la relation de Boudin (*Argo*)... sont passibles d'une sévère critique ; combien sont communs les exemples de populations n'ayant à leur disposition que de l'eau saumâtre et vivant indemnes de fièvre, grâce aux avantages de leur résidence et de la pureté de l'air qu'elles respirent ; combien, en revanche, il est fréquent de voir de telles agglomérations munies d'eau irréprochable, comme les habitants de Rome, comme les équipages de certains navires remontant les fleuves de l'Afrique, être décimées par le mauvais air où elles sont plongées.

« Nous avons même rappelé les résultats négatifs des expériences pratiquées avec le liquide à bon droit le plus suspect, celui qui résulte de la condensation du brouillard des pays à fièvres. Minzi en a recueilli, en certaines localités notamment insalubres, aux environs immédiats soit de Rome, soit de Terracine, des quantités suffisantes pour en avaler lui-même plusieurs onces, ainsi que huit autres personnes qui se prêtèrent à cette expérimentation ; bien que l'on eût choisi la saison la plus changeante de l'année (seconde quinzaine d'août), cette ingestion ne fut suivie d'aucun accident.

« Mais qu'on ne nous attribue pas l'opinion que dans les pays marécageux, l'usage interne de l'eau stagnante soit indifférent au point de vue du développement des fièvres. Devant le poison palustre, comme devant tout autre poison, toute cause d'affaiblissement, comme l'inappétence, la diarrhée qu'entraîne si fréquemment l'eau saumâtre, augmente les chances d'intoxication. D'ailleurs, si l'on peut révoquer en doute la puissance fébrigène des eaux marécageuses, l'expérience ne prouve que trop la part qui leur revient dans la production de maladies tout aussi graves, plus graves même que l'impaludisme, notamment dans celle de la dysenterie. A défaut d'eau de bonne qualité, nous conseillons donc la distribution de boissons toniques et nourrissantes ; on augmentera les conditions de résistance individuelle en généralisant parmi les ouvriers l'usage du thé, usage si répandu en Chine, et que justifient aussi bien la valeur alimentaire de cette infusion que la mauvaise qualité de l'eau dont elle déguise le goût. »

Je le répète : il ne faut pas, dans la pratique, s'arrêter à ces discussions, et, en attendant que l'opinion soit fixée sur la contagion par l'eau, le plus sûr est de n'employer dans l'alimentation que de l'eau absolument pure.

Dans quelles conditions l'est-elle ?

B. — *Provenance des eaux.*

Le campement se trouve dans des conditions différentes, au point de vue de l'eau potable, suivant qu'il est établi près des rivages, dans le steppe aride ou la montagne : sur les rivages, on peut, à défaut de sources, distiller l'eau de la mer; dans la montagne, on a l'eau relativement pure des torrents; dans le steppe on n'a souvent que la ressource éventuelle du puits artésien. Voici comme se posait pour nous la question dans notre entreprise de Panama (*N* [5]).

« A mes yeux, disais-je, toutes les eaux de l'Isthme, dans les limites de notre entreprise, sont contaminées ou suspectes.

« Les eaux pluviales ont drainé ce que j'ai appelé le

marais aérien de l'Isthme, cette couche de brouillards perpétuels, alimentée par les brumes des marécages. S'il est vrai que le paludisme germe dans l'eau stagnante, si l'air est le véhicule du poison malarien, de tels brouillards doivent être éminemment infectieux, et les eaux de pluie, qui s'y engendrent ou qui les traversent, éminemment malsaines.

« Purifiée, l'eau de pluie, bien que naturellement fade, lourde et indigeste, en raison de sa faible minéralisation, peut devenir une eau parfaitement salubre; mais il n'y aura jamais là pour nous qu'une ressource précaire. Il y a dans l'Isthme des mois absolument sans pluie. Lorsque Fonssagrives calculait que les 600 millimètres de pluie qui tombent annuellement à Paris pouvaient donner un approvisionnement de 5 millions de mètres cubes d'eau potable, il comptait sur les 876 hectares de toitures rassemblées pour les recueillir; mais, dans l'Isthme, les toitures sont trop rares. Le procédé que j'ai vu appliqué aux Bermudes : des champs recouverts d'une couche de ciment qui en fait de vastes réservoirs à ciel ouvert, nous donnerait ici autant de marais où pullulerait rapidement la végétation des eaux stagnantes, en admettant que nous puissions l'adapter au terrain trop accidenté de nos campements... Donc, sans renoncer tout à fait à utiliser l'eau pluviale, nous ne pouvons y compter que dans une mesure restreinte.

« On ne connaît pas de sources dans cette région. Les rechercher dans le fouillis de la forêt vierge qui borde nos campements serait une opération à la fois délicate et hasardeuse.

« En supposant qu'on en découvre, elles seront toujours suspectes, en raison de leur origine dans ces terrains volcaniques et de leur température, qui, réglée sur celle du sol fortement échauffé par le soleil des tropiques, laissera toujours indécise leur nature thermale.

« Nous ne renonçons pas à utiliser celles que l'on pourra découvrir; mais nous exigeons qu'on ne les mette en usage qu'après une analyse rigoureuse, qui ne peut se faire qu'à Paris.

« Des puits ont été creusés déjà; mais leur eau m'est également suspecte, en ce que c'est une eau d'infiltration qui a traversé l'humus tropical; en donnant à ces puits une certaine profondeur, en maçonnant et cimentant, au besoin, leurs parois, de manière à n'y recueillir que l'eau des couches profondes ayant subi la filtration du sol, au-dessous des limites de la germination, on pourrait obtenir une eau potable; mais les travaux longs, pénibles, coûteux détourneront les ouvriers du travail capital de l'entreprise; et, en tous cas, cette eau de puits doit être analysée comme la précédente, d'autant plus qu'elle est puisée plus profondément. On sait quelles déceptions ont souvent causées les puits artésiens, en raison du degré de salure de leurs eaux.

« Les lacs et les étangs sont, la plupart du temps, des marécages, qui peuvent donner cependant de bonne eau, si l'on prend quelques précautions particulières pour le captage; mais nous n'avons pas un seul lac à portée; et l'on devra toujours craindre que ces lacs de montagne, dans une telle contrée, ne soient alimentés par des sources trop minéralisées dont l'eau se sera condensée encore par l'évaporation.

« On voit que les eaux courantes restaient notre dernière ressource. Originairement, l'eau des fleuves, des rivières, des torrents, dans les montagnes, est presque exclusivement pluviale; dans cette contrée volcanique, malgré l'éventualité d'un apport thermal dans le cours d'eau, elle doit être peu minéralisée, mais bien qu'elle se purifie par l'écoulement torrentueux à l'air libre, elle doit contenir une grande partie des poussières organiques aériennes, auxquelles se sont jointes celles qui sont fournies par le sol balayé par les pluies. Cette eau participe donc des avantages et des inconvénients des eaux pluviales. Comme celles-ci, elle peut devenir salubre, si on la débarrasse des matières organiques.

« Il faut remarquer que ces eaux sont souvent boueuses; elles seront même rarement limpides dans la saison des pluies.

« Comme l'eau pluviale, elles sont peu sapides.

« Je n'oublie pas que les eaux de montagne sont accusées de produire le goître, la scrofule, les diarrhées. Mais il n'y a pas lieu de se préoccuper, dans nos chantiers, des deux premières affections; et quant à la diarrhée des montagnes, je l'ai observée, pour ma part, dans des localités bien différentes; et je ne puis y voir qu'une affection climatérique, de nature nerveuse, occasionnée par les vicissitudes atmosphériques en temps d'orage. Si l'eau des torrents y est pour quelque chose, c'est en tant qu'eau froide, et non pas à cause des particules siliceuses qu'elle charrierait toujours, suivant quelques-uns. Dans les pharmacies des pays de montagne, la vente du bismuth donne une courbe inverse de celle du baromètre.

« Nous n'avons donc rien à craindre de ce côté; et, d'autre part, les eaux courantes, dans nos campements, auraient cet avantage de n'avoir subi aucune pollution d'origine humaine, si nous parvenions à les capter en amont des campements, ce qui dépendra de la configuration du terrain, de la situation et de la direction des cours d'eau.

« Malheureusement, nos campements sont à cet égard dans des conditions défavorables. Groupés sur les crêtes d'une série de mamelons, ils ont à gauche le lit du canal; à droite, la vallée tortueuse de la rivière Obispo, qui serpente le long des campements dans une direction parallèle. Le chemin de fer de Colon à Panama dessine dans cette vallée ses courbes plus ou moins adoucies, de même que le lit du canal est occupé par les lignes des voies ferrées servant au transport des déblais, et continuellement parcourues par le va-et-vient des locomotives et des wagons. De part et d'autre, à gauche du canal, à droite du « Panama-Rail-Road », le terrain se relève en collines, que recouvre partout la forêt vierge plus ou moins inexplorée.

« On ne peut guère songer à utiliser les cours d'eau sur la rive gauche du canal. Affluents du Chagres ou de l'Obispo, qui s'y déverse et appartient comme lui au bassin de l'Atlantique, ces cours d'eau comme le lac artificiel qui doit emmagasiner les eaux du Chagres, en vue des inondations, seront toujours séparés de nous par le lit de plus en plus profond du canal.

« De l'autre côté, sur la rive droite du chemin de fer de Colon à Panama, il n'y a guère de cours d'eau à notre portée. Le Rio Grande, qui appartient au bassin du Pacifique, prend sa source, il est vrai, à quelque distance ; il y a même, non loin de là, une dépression de la vallée du fleuve, dont, au moyen d'un barrage peu coûteux, l'on pourrait faire un lac artificiel, fournissant une eau excellente, puisque sa minéralisation ne dépassse pas 184 milligrammes de résidu fixe. Mais nous sommes là en dehors de l'entreprise ; et, sans parler de la difficulté de mener une conduite en pleine forêt, nous trouvons là l'obstacle du « Panama-Rail-Road », qui devient une véritable barrière.

« On ne peut guère songer à barrer quelques lits de torrents accidentels, dont on ferait dans la saison sèche autant de marécages. Et j'ai fait remarquer combien ces marais éventuels, créés souvent par un dépôt de déblais dans un ravin alors à sec, avaient été funestes aux campements du voisinage.

« Nous en sommes donc à peu près réduits à la rivière Obispo qui débouche dans notre entreprise à son extrémité orientale en traversant le canal dans une direction perpendiculaire et va se jeter dans le Chagres, à l'autre extrémité, après avoir longé parallèlement nos campements et perdu ses qualités d'eau courante de montagne, souillée qu'elle est par les immondices de toute nature qu'on y déverse, d'autant plus que l'eau serait puisée en aval. Au contraire, elle est pure à son arrivée dans l'entreprise, dans une étendue malheureusement trop restreinte. »

Dans tous les cas, l'analyse s'impose. Je reproduis, à la fin du volume (*Appendice : B*) les *Instructions* qui s'y rapportent (*Rapport cité*).

C. — *Assainissement de l'eau.*

Cette analyse aura démontré :

1° Ou que l'eau contient des substances minérales ou organiques qui la rendent insalubre ;

2° Ou qu'elle est trop pure pour être potable.

Ce n'est pas, je le répète, qu'une eau chimiquement pure soit impotable ; mais, n'étant pas savoureuse, elle n'a pas les qualités alimentaires que l'organisme exige.

Il faudrait donc :

1° Si elle est trop pure, lui ajouter les substances qui la rendront savoureuse ;

2° Si elle est impure, la débarrasser de ses impuretés.

1. *Amendements additionnels.* — Partant de l'eau distillée qui peut être considérée comme chimiquement pure, Fonssagrives proposait de la salifier au moyen d'un mélange qui, dans sa pensée, représentait, sans doute, l'eau

potable idéale (préalablement aérée). Il ajoutait par kilolitre d'eau un paquet de sels assortis contenant chacun 4gr,08 de chlorure de sodium; 3gr,4 de sulfate de soude; 48 grammes de bicarbonate de chaux et 14 grammes de carbonate de soude.

Le carbonate de chaux n'étant soluble que dans de l'eau chargée d'acide carbonique, on pourrait le remplacer par du chlorure de calcium ou du nitrate de chaux (Fonssagrives).

D'autre part, Reichardt a donné pour l'eau idéale les préparations suivantes qui sont maximum pour 100 000 parties :

Résidu fixe	10,0 à 50,0
Chaux en totalité	18,0 à 20,0
Acide nitrique	0,1 à 0,4
Matières organiques	1,0 à 5,0
Chlorure	0,2 à 0,8
Acide sulfurique	0,2 à 6,3
Ammoniaque	0,1 à 0,4

Mais il ne faut pas se dissimuler les tendances utopiques de ces fixations; sans doute, le sujet vaut la peine d'être étudié; ce n'est qu'en tâtonnant que l'on parviendrait à rendre savoureuse une eau qui ne l'était pas; les problèmes d'hygiène se posent ici sur des bases un peu imprévues; il s'agit de réaliser un idéal, en somme, très accessible; et aucun sujet ne mérite peut-être plus d'attention et de soins, mais en somme l'eau chimiquement pure est, à tous les points de vue, très acceptable.

II. *Amendements purificateurs.* — Plusieurs substances ont été proposées pour purifier l'eau chimiquement. Tels sont l'alun et d'autres sels d'alumine, les sels de fer, le tannin, le carbonate de soude, la chaux, la poussière quartzeuse (Frankland), le permanganate de potasse. « En réalité, sauf ce dernier qui est un oxydant, la plupart de ces agents produisent un effet mécanique équivalent à une décantation rapide et relativement satisfaisante, car elle n'est jamais complète (les meilleurs ne précipitent pas plus des deux tiers des matières organiques). Ils ne fournissent aucune garantie que les micro-organismes et les matières dissoutes soient détruits, annulés ou précipités. En revanche, ils mettent dans l'eau une substance nouvelle ou un composé nouveau qui ne peut pas être inoffensif et est toujours gênant. Ce composé fût-il neutre, on ne sait pas bien ce qu'il faut employer de l'agent clarifiant pour neutraliser d'une manière exacte la substance que l'on veut éliminer, et pour en mettre assez, on en met habituellement trop, ce qui arrive avec l'alun, par exemple. Ces procédés augmentent toujours fâcheusement le prix de revient de l'eau, surtout si, comme il convient, on la filtre après le traitement chimique » (*AD*). Les propriétés microbicides de substances analogues à la *saccharine,* récemment découverte, pourront, un jour, résoudre le problème.

III. *Épuration.* — On épure l'eau : 1° par la *décantation;* 2° par la *distillation;* 3° par la *filtration.*

A. Décantation. — La décantation sera toujours insuffisante; mais presque toujours indispensable, même dans les montagnes, eu égard à l'origine torrentielle des eaux.

Elle s'opère automatiquement dans les réservoirs et les citernes d'approvisionnement ménagés sur le trajet des conduites, ainsi que nous le verrons ci-après.

B. Distillation. — La première idée qui m'est venue à l'esprit, à Panama, c'est que l'on pourrait assainir nos eaux de l'Isthme en les distillant. « J'avais (N^6) tout d'abord écarté l'*ébullition* qui, à mes yeux du moins, est un procédé d'assainissement des plus défectueux, tout au moins inapplicable sur cette échelle. Il s'agit, en effet, d'une boisson habituelle, et, si l'ébullition tue les microbes, elle n'enlève pas à l'eau les produits qui la souillent et que la coction ne rendra ni moins répugnants, ni peut-être moins pernicieux.

« Au contraire, la distillation me semblait un moyen expéditif et sûr ; car, si l'on peut craindre que des substances organiques, volatiles, des « diastases » ou des « ptomaïnes » virulentes passent à la distillation, il est certain aussi que la chaleur de l'ébullition stérilisera l'eau marécageuse et y tuera les germes morbides, comme elle les tue dans toutes les circonstances; d'ailleurs, si l'eau distillée n'est pas agréable à boire, elle est du moins salubre, — le fait n'est plus douteux aujourd'hui, — à la condition de la débarrasser de certaines substances telles que le plomb, les matières grasses ou empyreumatiques qu'elle dissout ou retient pendant son parcours dans les conduits et son séjour dans les réservoirs.

« Aujourd'hui, je pense qu'une opération aussi compliquée et aussi dispendieuse n'est pas nécessaire ; et j'y ai surtout renoncé après avoir reconnu que la distillation gâterait, au contraire, une eau que j'obtenais pure autrement.

« La distillation a surtout pour but d'utiliser l'eau de mer en boisson. Elle est exclusive à la marine, ou, si certaines localités, comme Aden, y ont recours, c'est qu'elles ont la mer à portée et n'ont pas la ressource d'une eau quelconque qui puisse les dispenser d'une opération aussi coûteuse.

« Elle l'est même à bord des navires, où cependant elle est particulièrement simple ; où l'alimentation du générateur de vapeur peut s'opérer par la machine même du navire en marche ou même au mouillage ; et où la réfrigération s'opère, aujourd'hui, automatiquement par l'introduction directe, dans le réfrigérant, de l'eau de mer, qu'on laisse hardiment traverser le navire. Autrefois, cette réfrigénération nécessitait l'usage de pompes à bras; et, pour s'épargner un travail aussi pénible, on continuait à s'approvisionner d'eau à tous les mouillages, la distillation n'étant qu'un adjuvant.

« Dans nos campements, l'installation d'appareils distillatoires nécessiterait :

« 1° Un système d'alimentation : prise d'eau, conduites à l'appareil distillatoire, générateur de vapeur;

« 2° Un système de réfrigération de l'eau en vapeur : condenseur, prise d'eau froide, conduites de la prise d'eau au condenseur, pompe ou machine d'alimentation du réfrigérant, si l'eau n'a pas, à l'arrivée, une pression suffisante; conduites d'échappement de l'eau du réfrigérant qu'il faudra bien déverser quelque part;

« 3° Un second système de réfrigération de l'eau distillée, qui ne peut être utilisée à la température de la condensation, et devra être emmagasinée dans des réservoirs de médiocre capacité et de peu de profondeur, l'eau se refroidissant lentement sous ces latitudes, puisque celle de certaines cascades du voisinage n'a que trois ou quatre degrés de moins que l'air ambiant;

« 4° Un système de filtres retenant : le plomb des tuyaux et des joints, les acides gras, les produits empyreumatiques, les matières organiques volatiles d'origine suspecte qui auront pu passer à la distillation. Dans la marine de guerre, où les appareils ont atteint toute la perfection désirable, loin de se passer des filtres, on les a multipliés. »

Telles sont les conditions de l'emploi de l'eau distillée ailleurs qu'en mer, où la distillation a réalisé un immense progrès, en ce qu'elle économise une perte de temps pour l'approvisionnement d'eau en cours de campagne; en ce qu'elle rend inutile le rationnement parcimonieux d'autrefois; en ce qu'elle préserve surtout de l'emploi des eaux d'aiguades toujours plus ou moins suspectes dans les pays chauds; en ce que surtout on n'a, comme on dit, qu'à se baisser pour en prendre.

C. Filtration. — Mais « la complication d'un tel outillage me conduisit à rechercher si la simple filtration, au moyen des appareils perfectionnés que nous livre aujourd'hui l'industrie, ne donnait pas des résultats assez satisfaisants pour nous borner à leur emploi.

« Or, en supposant l'un de ces filtres sur la conduite d'arrivée de l'eau au générateur, en vue de retenir les boues suspectes, et au besoin les germes malariens, on s'aperçoit que cette eau ainsi filtrée sort assez pure, pour que la distillation ne puisse que l'altérer, en lui enlevant sa minéralisation et en la chargeant plus ou moins des produits enlevés à la machine elle-même.

Dès lors le problème est résolu, et nous avons réussi à combiner certains systèmes de filtrage de manière à nous donner toutes les garanties désirables.

« Ces systèmes sont ceux de MM. Chamberland et Maignen.

« Le filtre Chamberland est bien connu.

« Le filtre Maignen l'est moins. Il consiste dans l'emploi d'une toile d'amiante recouverte d'une composition de noir animal mélangé de chaux, auquel on donne le nom de *carbo-calcis* (1).

« L'eau chargée d'acétate de plomb ou de sulfate de zinc, qui passe par ce filtre, ne donne plus à sa sortie les réactions du zinc ni du plomb; l'urine qui en sort ne contient plus trace de matières organiques. En enlevant la matière organique, le filtre doit, sans doute, enlever, en même temps, une partie des germes morbides; toutefois, il ne

(1) La fibre d'amiante est la plus fine des fibres connues. Voy. (*MLL*). Cet article contient des détails complets sur les filtres. Voy. aussi (*DM*).

m'a pas paru offrir, à cet égard, de garanties suffisantes.

« Mais le filtre de Chamberland, qui n'agit pas, lui, sur les substances dissoutes, qui a le défaut d'exiger une certaine pression, dont dépend le débit du filtre, possède cette propriété incontestée de retenir les microbes, à ce point que de l'eau, qui a filtré sous 1 à 2 mètres de pression, ne contient plus aucun germe cultivable.

« Ainsi outillés, je pense qu'il n'est pas d'eau de fleuve ou de rivière que nous ne puissions utiliser.

« Nous plaçons un filtre Maignen dans chaque ménage pour purifier, d'une manière définitive, l'eau destinée à l'usage alimentaire; mais je tenais à ce que cette eau arrivât au filtre déjà privée de ces microbes plus ou moins hypothétiques, auxquels nous attribuons aujourd'hui un rôle capital. Or la difficulté était de fournir au filtre Chamberland de l'eau sous une pression suffisante, à l'altitude des campements, pour que son débit correspondît aux besoins de notre personnel.

« Je fixais à 6 litres par homme et par jour l'eau destinée à la cuisine et à la boisson; mais en observant que celle qui sert aux usages culinaires est soumise à l'ébullition, nous pouvions nous contenter de 3 litres par homme et par jour, soit 30 000 litres pour 10 000 hommes. Et, comme nos hommes sont à peu près groupés en trois principaux campements, c'était un appareil de 10 000 litres qu'il s'agissait d'établir dans chacun des trois campements.

Je tenais beaucoup à ce que le filtre Chamberland fût placé sur la conduite afférente de l'eau au réservoir. C'était une difficulté de plus; mais, autrement, l'eau impure s'y corromprait d'une manière des plus favorables à la pullulation des germes. Tandis que, si l'eau du réservoir est déjà pure, on peut la puiser directement; et, comme ces réservoirs de 10 000 litres qu'il faut envoyer tout montés dans l'Isthme seront mieux placés au niveau du sol qu'à la hauteur nécessaire pour obtenir la pression exigée, nous avons donc avantage à placer le réservoir au-dessous et le filtre au-dessus.

« La disposition de l'appareil devient des plus simples. Elle serait plus simple encore en employant le filtre Chamberland dit *universel*, qui agit par aspiration et qui, en France, serait préférable.

« Mais ces filtres aspirateurs doivent encore être élevés et manœuvrés à 2 ou 3 mètres de hauteur. Nous avons cru devoir nous en tenir au dispositif suivant.

« En bas un réservoir en tôle ordinaire de 10 000 litres, garni de robinets, à la portée de la main pour faciliter l'approvisionnement dans les ménages.

« Sur la conduite afférente, deux batteries de filtres Chamberland, chacune de cinq filtres à 21 bougies, donnant, sous une pression de 5 mètres, 10 000 litres d'eau par vingt-quatre heures.

« Enfin, à 5 mètres au-dessus des filtres, relié à eux par une conduite, un collecteur d'une capacité réglée sur celle des filtres, et où débouche la conduite de prise d'eau.

« La multiplicité des filtres les rend plus maniables, prévient le chômage, en ce qu'ils se suppléent les uns les autres, à la condition de placer des robinets sur les conduites afférentes ; de cette manière aussi on rend possible un fréquent nettoyage.

« D'ailleurs, il est nécessaire ici de faire subir à l'eau d'arrivée une certaine décantation dans un bassin grossier ménagé sur le parcours de l'eau, pour éviter un maniement trop souvent répété de cette boue particulière, qui rend si insalubre la profession des plongeurs chargés du nettoyage des puits des oasis du Sahara.

« J'aurais voulu épurer de même les eaux de toilette ; mais notre effectif n'atteignant pas tout à fait 10 000 hommes, nous aurons plus d'eau qu'il n'en faut pour la boisson, et qui pourra nous servir à cet usage, en attendant que nous ayons multiplié nos appareils.

« Nous avions préparé des « filtres de chantiers : » grandes bâches en fer, montées sur chariots et munies de filtres Maignen ; mais l'eau y serait toujours chaude, et nous avons craint surtout que la manœuvre de ces chariots ne fût trop difficile, sur nos voies ferrées du canal. L'installation ci-dessus suffira, à la condition d'obliger les porteurs d'eau des chantiers à puiser aux réservoirs » (N^6).

La filtration en grand est établie ailleurs sur d'autres principes ; mais les garanties qu'elle donne dans les autres procédés m'ont paru insuffisantes. Avec une pression ou une hauteur de chute plus grande que celle que j'indique, le système Chamberland serait de beaucoup moins coûteux, et il serait très facile de monter l'eau dans un récipient supérieur à la hauteur que l'on voudrait.

D. — *Distribution. Utilisation.*

Ce qui suit est encore plus que ce qui précède du ressort des ingénieurs. Mais, en ce qui concerne l'hygiène publique, les deux sciences sont si intimement unies qu'il est difficile de les séparer, et le succès d'entreprises de ce genre dépend de leur accord.

1° *Utilisation.* — Il sera bon, sans doute, d'organiser, dès le début dans son ensemble, le service des eaux, de manière à desservir du même coup : la boisson, les cuisines, les appareils d'hydrothérapie et de toilette, qui ont une importance particulière dans les pays chauds malariens, le nettoyage du campement, les buanderies, les chaudières des machines, etc., bien que, dans l'usage, il soit utile de distinguer, au point de vue de la purification qu'elles devront subir, les *eaux de boisson* ou *de toilette*, les *eaux culinaires*, les *eaux industrielles*.

En effet, les machines, le nettoyage, les buanderies même peuvent utiliser la première eau venue; les cuisines n'utilisent que des eaux ayant bouilli; pour la toilette et la boisson, on n'emploie, au contraire, que des eaux froides, et si le degré de pureté peut être inférieur dans le premier cas, j'ai déjà signalé, ailleurs, l'inconvénient qui pourrait résulter de l'emploi en ablutions d'une eau marécageuse ou de toute eau contaminée.

Les eaux *pluviales* seront, suivant moi, toujours dans ce cas, si l'on ne prend pas certaines précautions pour les recueillir; et le mieux sera toujours de les purifier comme les eaux courantes. On se souviendra que l'eau de pluie est toujours moins aérée que l'eau de rivière (1), surtout quand la température est élevée; que les premières pluies accomplissent un véritable nettoyage, non seulement des toits qu'elles balayent, mais de l'air lui-même : 1 litre d'eau de pluie lave 300 litres d'air (Frankland); que la richesse en azote, déterminée par l'analyse chimique, ne renseigne qu'incomplètement sur le degré de pollution organique : l'eau de pluie est ordinairement très favorable aux cultures microbiennes; « à la dose d'une simple goutte, elle produit habituellement (à Paris) l'infection des conserves de bouillon neutre, en les peuplant de micrococcus, surtout de *bacillus*, de *bactériums* et plus rarement de vibrions » (Miquel); et, si l'air contient, à la vérité, une plus

(1) Suivant Péligot, la richesse comparative de l'eau de pluie et de l'eau de Seine, en gaz d'air, serait :

	Eau de pluie.	Eau de Seine.
	c. c.	c. c.
Oxygène	7,4	10,1
Azote	15,1	21,4
Acide carbonique	8,5	22,6

grande abondance de ces organismes dans les journées de sécheresse; si l'air de l'Isthme, au niveau de nos campements, est exempt des poussières nocives qui caractérisent les atmosphères urbaines, je le considère comme toujours dangereux, en ce qu'il est constamment approvisionné, par l'humidité des brouillards ascendants, de germes paludéens; et M. L. Miquel, qui a particulièrement étudié cette question à Montsouris, a constaté que la pluie, plutôt défavorable aux germes de l'ordre des bactéries, favorise, au contraire, la fructification, dans l'air, des organismes de l'ordre des moisissures, soit que leur mycélium fructifie réellement dans l'air, soit que les zones en soient plus facilement désagrégées et soulevées par les vents.

Enfin l'eau de pluie, pauvre en sels, est particulièrement propre au savonnage. Elle peut représenter dans le campement un adjuvant d'une grande importance; les ingénieurs auront à faire sur les lieux la distinction prévue ci dessus au point de vue de l'utilisation, et la feront mieux que personne; mais on ne saurait trop insister sur l'intérêt qu'il y aura toujours à ne donner au personnel de toute catégorie qu'une eau garantie, dans laquelle il aura confiance; pour le nettoyage même, il n'est pas indifférent de voir circuler dans les ruisseaux du campement une eau limpide; « le plaisir de voir couler dans les rues une eau pure, fraîche et abondante, est une réelle jouissance pour l'homme le moins raffiné; il serait étonnant que cette satisfaction ne contribuât pas à la santé, en même temps que l'eau balaye les immondices, fait tomber la poussière, rafraîchit l'atmosphère, etc. » (*AD*). J'en appelle au souvenir des résidents de Panama et de Colon : n'est-il pas vrai que le manque d'eau, dans la première des deux villes, l'altération générale des eaux de toute provenance dans la seconde, et la notion du rôle que jouent ces eaux impures dans la salubrité publique, entraient pour une part dans le malaise moral que chacun éprouvait en se sentant, pour ainsi dire, enveloppé par l'infection et désarmé contre elle?

2° *Quantité d'eau à fournir.* — Les évaluations de la quantité d'eau à fournir au campement de pays chauds malariens doivent être établies sur les bases suivantes :

1° *Hommes.* — Par homme et par jour (litres).

Boisson	3	*Report*	39
Cuisson des aliments	3	Entretien de la maison	10
Lavage des ustensiles de cuisine	3	Lessivage	10
Toilette corporelle	10	Lieux d'aisances	20
Hydrothérapie	20	Perte	21
A reporter	39	Total	100

2° *Chevaux.* — Par cheval et par jour	60
3° *Machines à haute pression.* — Par cheval et par heure	35
4° *Arrosages.* Par surface de 100 mètres carrés.	
1. Rues (une fois par jour)	100
2. Jardins (une fois tous les deux jours, en moyenne)	50
Total général	345

Mais ces évaluations, en particulier les dernières, sont basées sur la quantité d'eau d'apport, qui dépendra du débit des sources captées, des eaux pluviales recueillies, des cours d'eau dérivés, du rendement des nappes souterraines que l'on peut atteindre par le forage des puits à creuser.

Comme terme de comparaison, je rappellerai que Paris fournit aujourd'hui 230 (et bientôt 250) litres par jour à ses habitants; Berlin, 80 litres ; Francfort-sur-le-Mein, 138 litres; Southampton, 250 litres; les villes anglaises, en général, 142 litres; les villes allemandes, 179 litres en moyenne, soit : de 41 à 163; les villes françaises importantes, de 100 à 500 (Marseille) litres; New-York, 300 à 400 litres...

3° *Collection et captage.* — Je dois me borner ici à des

données très sommaires, plutôt pour énumérer les modes de collection et de captage qui me sont connus que pour tracer les règles de ce genre d'opérations.

a. Une *source* étant découverte, il faut analyser l'eau, puis approfondir et isoler la source, dont l'eau sera collectée dans un réservoir maçonné et cimenté, placé à proximité et uni à elle par un conduit, sur lequel s'aboucheront latéralement les canaux des sources voisines que l'on rencontre souvent dans les alentours, et qu'il vaut mieux capter et collecter séparément, afin que la surveillance et l'inspection en soient plus faciles dans le cas où l'on suspecterait ultérieurement l'eau du réservoir.

b. Les *puits* doivent, ainsi que je l'ai dit, être établis en pays malarien de manière à ce que l'eau y pénètre le moins possible par des infiltrations latérales; leurs parois seront maçonnées jusqu'à une certaine profondeur et le fond en serait avantageusement recouvert d'une couche de cailloux ou de fragments de roches inaltérables. De cette manière, ces puits ne recevront qu'une eau déjà filtrée à travers les couches profondes du sol.

Il ne faut pas compter que les puits creusés au bord d'un cours d'eau s'alimenteront de l'eau de ce cours d'eau. Il paraît démontré qu'ils s'alimentent dans ce cas des eaux d'infiltration latérale dont le cours est déjà établi vers le ruisseau, la rivière ou le fleuve, qui sont les canaux naturels de drainage du sol environnant. Il est à craindre que la végétation n'envahisse ces puits. Je rappellerai le cas bien connu de Berlin, où l'on avait espéré trouver de l'eau potable dans la nappe souterraine profonde et où les puits creusés à 24 et 30 mètres ont été envahis par une algue, qui, aujourd'hui, y pullule.

Quant aux puits plus profonds, leur rendement ne justifierait pas les travaux qu'ils réclament, quoique nos filtres

Maignen puissent encore les purifier, comme d'ailleurs l'eau artésienne.

L'établissement de puits *artésiens* exige des conditions géologiques particulières. L'opération est toujours dispendieuse, et la salure de ces puits est toujours excessive en certaines régions. Je n'en parle qu'au point de vue de l'hygiène; mais le forage des puits artésiens a un tout autre but. Sans parler de la fertilisation des déserts, l'industrie française utilise leur pression pour mouvoir ses machines, leur chaleur pour le chauffage. A Grenelle, l'eau qui provient d'une profondeur de 500 mètres a une température assez élevée pour chauffer un hôpital voisin. A Pesth où se trouve le puits artésien le plus profond du globe, fournissant par jour 800 000 litres, l'eau a 70 degrés, et l'on continue le forage pour atteindre 80 degrés. A Saint-Augustin en Floride, il est question de percer un puits artésien de 30 centimètres à une profondeur suffisante pour chauffer les édifices et les appareils domestiques.

La *pompe Norton* a donné de bons résultats à l'armée anglaise en Abyssinie, et l'on pourrait rencontrer au voisinage de certains chantiers permanents des nappes souterraines superficielles ou profondes, où le procédé serait applicable. Il consiste, comme on sait, à faire pénétrer dans le sol une sorte de sonde dont l'extrémité se termine en pointe ou en vis. Dans le premier cas, on l'enfonce à coups de bélier; dans le second, on l'enfonce par rotation.

La sonde est un tube de fer forgé, de 30 à 80 millimètres de diamètre; des trous, garnis ou non de toile métallique, donnent accès à l'eau. Quand on l'a rencontrée, on adapte une pompe à l'extrémité supérieure du tube. Si l'on n'a pas atteint la nappe, on visse un second tube sur le premier et on continue le forage.

c. L'eau *pluviale* ne peut être collectée avantageusement qu'en recueillant celle des toitures par des chéneaux et des conduites installées de telle sorte que l'on puisse laisser écouler l'eau des premières pluies. Étant données les difficultés des travaux dans l'isthme, je pense que les caisses en tôle sont encore ce qu'il y a de plus économique pour son emmagasinement

L'eau se corrompra, sans doute, dans ces réservoir d'emmagasinement, quels qu'ils soient ; mais il arrivera un moment, s'ils sont clos, où l'épuration s'opérera d'elle-même, par la mort des organismes auxquels l'oxygène fera défaut. On disait jadis dans la marine que l'eau d'approvisionnement n'était bonne que si elle avait pourri deux fois ; il arrivait, sans doute, que les fructifications et les germinations d'algues ainsi détruites faute d'aliment restituaient leur oxygène à l'eau après leur mort. Je cite ce fait, sans y attacher d'autre importance ; mais dans les cas où l'eau sera abondante, il pourra être utile de ménager cette ressource pour les jours où elle deviendrait rare.

d. Il sera tentant d'appliquer dans les pays de montagnes le système des *barrages*, qui transforment en lacs artificiels des ravins plus ou moins profonds, desséchés dans la saison sèche, mais où coule une eau plus ou moins torrentielle dans la saison pluvieuse. Malgré bien des mécomptes, survenus ailleurs, dans des opérations de ce genre, la ville de Roanne a décidé, en 1883, le barrage d'une gorge où l'on doit réunir 2 millions de mètres cubes d'eau. Le Dr Reuillet, rapporteur du projet, conseillait de faire la prise d'eau dans ce lac artificiel par deux tunnels s'abouchant, l'un à 25, l'autre à 6 mètres au fond, pour obtenir de l'eau toujours fraîche.

Dans les régions montagneuses des tropiques, ces barrages, d'ailleurs faciles à établir en tant de points, auraient le double inconvénient de créer peut-être des marécages dans les eaux ainsi retenues et d'occasionner, aux époques des crues, des éboulements qui, sans parler des dégâts possibles, créeraient d'autres marécages aux abords des lacs. Cependant il n'en coûte rien, on peut le dire, d'essayer en choisissant bien son terrain et en surveillant le barrage au double point de vue que j'indique.

e. On compléterait ce procédé, en ménageant l'*égouttement* superficiel des ruisseaux et des ravins avoisinants, dont on dirigerait l'eau existante ou éventuelle vers le barrage.

f. On peut utiliser l'eau des *lacs* ou des *étangs* d'une certaine étendue, si elle s'offre dans des conditions acceptables. Dans tous les cas, il faut alors faire partir la prise d'eau du milieu du lac ou de l'étang, en y ménageant un petit réduit en maçonnerie, où s'aboucherait la conduite par une ouverture munie d'une porte métallique ou d'une crépine ; l'accès du réduit serait en outre protégé par une grille, de telle sorte que l'eau du lac fût deux fois tamisée avant de pénétrer dans la conduite.

g. Le plus simple et le plus sûr serait de puiser de l'eau dans une rivière à portée par une large saignée en amont des campements ; l'eau arriverait aux réservoirs par une conduite à air libre s'abouchant directement avec le cours d'eau. Plus la prise d'eau sera éloignée des chantiers, plus l'eau sera pure, toutes choses égales d'ailleurs.

Au résumé, je crois qu'avec une filtration combinée comme je l'ai dit plus haut, on pourrait recueillir et utiliser à peu près toute espèce d'eau de dérivation des réservoirs, des sources naturelles ou artificielles, des puits artésiens, et la question se poserait pour l'hygiène comme elle se pose pour l'agriculture, en ce qui concerne les moyens d'obtenir de l'eau.

4° *Conduites. Réservoirs.* — Les conduites d'eau se

font : *à ciel ouvert*, *en maçonnerie*, *en argile*, *en fonte*, *en plomb*.

Cette dernière substance, généralement condamnée par les hygiénistes, ne peut être cependant suppléée pour le tuyautage de distribution domestique. On a reconnu que, dans la pratique, elle pouvait être inoffensive ; dans nos campements, l'eau pourra être relativement très pure au point de vue minéral et de nature à attaquer le plomb au point de constituer un danger de ce seul chef, malgré l'action des filtres, qui généralement clarifient sans purifier ; d'autre part, un tuyautage de distribution à domicile y sera tout au moins superflu, chacun pouvant s'approvisionner aux bornes-fontaines qu'on établirait dans le campement ou directement à nos réservoirs ci-dessus.

Donc, en dehors du travail sur le chantier, pour lequel on peut installer dans des conditions favorables des filtres portatifs, les ingénieurs n'auront à étudier que les moyens de conduire l'eau de la prise à la borne-fontaine.

Dans ces conditions, toutes les conduites sont bonnes, et leur choix dépendra du terrain et des nécessités de la distribution.

Dans le cas d'un pays montagneux et d'une prise d'eau de rivière en amont, je n'hésiterais pas à me prononcer pour la simple tranchée à ciel ouvert toutes les fois qu'elle sera possible. L'emploi des conduites closes serait alors borné au passage de la voie d'eau au travers des chantiers ou des campements.

Malgré l'avantage de raccourcir le trajet par des conduites directes, je pense qu'il vaudra mieux atténuer les pentes partout où on le pourra, afin de favoriser le dépôt des boues abondantes en tous temps dans l'eau du fleuve, mais dont il n'y a pas lieu de se préoccuper au point de vue de la salubrité si l'on parvient à s'en débarrasser dans les réservoirs et les filtres.

Étant donc faite une large saignée au fleuve, on conduirait l'eau par un canal à ciel ouvert jusqu'à un premier bassin de décantation, ménagé à proximité et creusé grossièrement dans le sol naturel. Il n'y a pas lieu de se mettre beaucoup en frais pour ce premier bassin, ni pour la conduite large et courte qui le relie au fleuve : cette première partie de la voie sera, en effet, à chaque instant détériorée par les crues, quoi qu'on fasse, et il sera bon, tout en ménageant des issues méthodiques latérales pour évacuer le trop-plein, de se placer tout d'abord dans des conditions de réparation facile, prompte et peu coûteuse, quand se produiront ces détériorations.

Un ou deux autres bassins de décantation seront ménagés sur le parcours de la canalisation. On pourra les établir avec plus de soin, et mieux vaut en avoir plusieurs de moindre capacité qu'un seul de grand diamètre.

Une grande surface est favorable à l'aération et à la purification de l'eau dans les circonstances ordinaires. Sous les tropiques, je crois qu'une masse d'eau profonde végète moins, et je me prononcerais plutôt pour une certaine profondeur.

Dans tous les cas, le nettoyage du bassin de décantation doit être facile ; la multiplicité des bassins permettra de les nettoyer l'un après l'autre ; et l'on devra ménager des vannes latérales et une pente perpendiculaire à la direction de la conduite pour faciliter ce nettoyage.

La conduite d'arrivée peut déboucher librement dans le bassin ; l'autre doit être protégée, au contraire, à son orifice par des grilles et des crépines. On devra avoir un double jeu de ces cribles, afin de n'avoir, sur place, qu'un échange à faire et de pouvoir effectuer le nettoyage à loisir dans l'atelier.

Quant au *réservoir collecteur*, aux *réservoirs de distribution*, aux *réservoirs domestiques*, je me borne, pour ces derniers surtout, à proscrire, d'une manière absolue, le plomb et le zinc dans la composition de leurs parois et de leurs jointures. Les autres sont l'affaire des ingénieurs ; on me permettra, toutefois, de rappeler que, s'il plaisait d'instituer la canalisation d'eau sur de plus larges bases, on aurait dans les cours d'eau mêmes une force motrice qui, actionnant des turbines d'une installation relativement peu coûteuse, pourrait fournir de l'eau à tous les campements du voisinage avec une pression suffisante, suppléant à la pesanteur aux points où celle-ci fera défaut.

5° *Débit des filtres.* — Il est utile de connaître le débit des filtres employés. Je me borne aux deux systèmes que nous avons adoptés.

1° Filtre Chamberland à une bougie (en litres) :

Pression. — Kilogrammes. (10 mètres).	Par minute.	Par heure.	Par 24 heures.
1	0,108	6,420	154,080
2	0,190	11,400	273,600
3	0,243	14,580	343,920
4	0,304	18,240	437,760
5	0,357	21,420	514,080
6	0,404	24,240	581,760
7	0,445	26,700	640,800
8	0,485	29,100	638,400
9	0,514	30,840	740,160
10	0,542	32,520	780,480

Pour les systèmes à 3, 7, 21, 100 bougies, il suffirait de multiplier ces nombres par 3, 7, 21, 100.

2° Quant aux filtres Maignen, ils débitent en litres, environ :

	Contenance totale en litres.	Débit par heure.
Filtre n° 1.............	4 1/2	2 à 3
— 2.............	9	4 à 6
— 3.............	13 1/2	8 à 10
— 4.............	27	12 à 15
— 5.............	40	18 à 20
— 6.............	54	25 à 30

Les substances (*carbo-calcis*) délivrées avec les filtres devront être renouvelées tous les trois ou six mois, suivant l'état de l'eau. Il suffira donc des trois paquets délivrés lors de l'acquisition du filtre, pour l'approvisionnement de chacun d'eux pendant une année.

3° Je signalerai, pour mémoire, le « filtre de touriste », du système Maignen, qui pourra rendre de grands services à nos agents sur les travaux. Ce sont des filtres individuels portatifs. On cite comme les ayant employés : lord Wolseley et le colonel Bütler au Soudan, et Stanley au Congo. Les Anglais n'envoient plus aujourd'hui une armée en campagne dans les pays chauds sans munir chaque soldat d'un petit filtre individuel.

L'un de ces filtres de touriste a reçu le nom de *filtre-montre* en raison de sa forme. C'est une boîte métallique nickelée qui porte à chaque extrémité d'un même diamètre un orifice ; l'un de ces orifices sert de tétine ; l'autre reçoit un tube en caoutchouc d'une certaine longueur, suffisante pour que le voyageur puisse boire assis ou debout en employant le tube dans l'eau d'un ruisseau ou d'une source.

Je ne m'arrêterai pas plus longtemps à décrire ces filtres qui rentrent dans l'approvisionnement privé.

4° C'est également le système Maignen que j'adopterai pour nos *filtres de chantiers*.

M. Chamberland livre un filtre portatif qui est excellent sous plusieurs rapports. Dans l'espèce, je lui reproche d'exiger la manœuvre d'une pompe et de ne pas modifier chimiquement l'eau. En outre, il exige le transport de deux chariots : l'un portant le filtre et la pompe, l'autre portant le tonneau d'approvisionnement. Il est vrai qu'au voisinage d'un cours d'eau, on peut se contenter de plonger dans le cours d'eau le tuyau d'alimentation du filtre ; l'eau est, d'ailleurs, toujours contenue dans un vase quelconque, où l'on peut la puiser de la même manière ; mais je trouverais plus avantageux de fournir nous-mêmes l'eau à nos ouvriers et de faire suivre chaque escouade sur les chantiers d'un chariot qui peut être traîné à bras d'homme, et qui porterait le tonneau rempli de l'eau nécessaire à l'approvisionnement et les filtres spéciaux de Maignen prévus pour cet usage.

Ces filtres se composent d'un cylindre en fonte de 44 centimètres de long sur 22 de diamètre, dans l'intérieur duquel se trouve un châssis métallique à jour garni d'une toile d'amiante. L'une des extrémités des filtres est munie de deux tubulures destinées, la première, à l'introduction de l'eau à filtrer, la seconde à la sortie de l'eau filtrée. L'eau impure pénètre dans l'intérieur du châssis métallique et traverse la toile d'amiante pour pénétrer dans l'intervalle ménagé entre la toile et les parois du cylindre.

Cet intervalle a été rempli de charbon (*carbo-calcis*) en poudre.

Dans une expérience faite au Val-de-Grâce, le filtre a donné avec un mètre de pression jusqu'à 114 litres d'eau filtrée par heure ; soit 2 litres par minute. Il est toujours facile d'avoir cette pression qui n'est pas indispensable. « L'eau filtrée est très pure, même lorsqu'on fait arriver dans le filtre une eau très trouble obtenue en délayant de la boue dans l'eau ; les cultures faites sur la gélatine montrent que ce filtre ne laisse passer qu'un très petit nombre de germes. En mélangeant de l'urine altérée à l'eau du filtre, et en examinant l'eau filtrée avec une solution de permanganate de potasse et avec le réactif de Nessler, on constate que le filtre retient une grande partie de la matière organique en dissolution; cette épuration chimique se fait d'autant mieux que la filtration est plus lente ». (A. Laveran, *Des filtres Maignen*, dans *Arch. de méd. mil.*, sept. 1886.)

J'ai fait répéter plusieurs fois devant différents chimistes l'expérience faite par le savant professeur du Val-de-Grâce. L'eau sortie du filtre et dans laquelle on avait dissous soit de l'acétate de plomb, soit du sulfate de zinc, ne donnait rien aux réactifs ; l'urine semblait ne pas contenir trace de matière organique.

§ 2. — *Vêtement.*

En pays tempéré, il n'y a pas d'autre conseil à donner aux terrassiers que celui de se garder des intempéries, et qui se résume dans le port de la flanelle, même dans les contrées méridionales : « A l'imitation des habitants de l'Algérie, et encore de ceux des maremmes italiennes, il serait utile de faire porter de la flanelle aux ouvriers; c'est là aussi un moyen à opposer au frisson initial et à l'arrêt de l'action éliminatrice de la peau » (*C*[1]). De bonnes chaussures ne seront pas non plus sans utilité pour préserver des maladies abdominales.

Dans les pays chauds, le costume de l'ouvrier noir est assez élémentaire. Il l'est trop. Les refroidissements ont une grande part dans les maladies mortelles des régions tropicales. Pour lui, également, la flanelle est préservatrice. « Le passage du jour à la nuit, dans la saison sèche, fait grelotter l'homme des pays chauds (*XK*[12]). Nos médecins des Antilles ont pu constater ce fait maintes fois. Les Anglais l'ont observé également dans la guerre contre les Ashantis en 1873 : les noirs transportés des Antilles à la Côte d'Or, au moment de la saison fraîche, souffraient d'affections pulmonaires et de douleurs rhumatismales par suite des variations entre la journée et la nuit (*XK*[13]). Les diarrhées compliquées d'état bilieux sont signalées aux mêmes époques, lorsque le thermomètre descend beaucoup au moment du coucher du soleil (*XK*[14]). Les mulâtres paraissent souffrir de ces variations tout autant que le nègre (*XK*[15]). Cette sensibilité au froid est accusée par les Hindous, même dans leur pays natal. Dans ses notes sur Mahé, le Dr Chanot (*XK*[16]) indique la chose en parlant des changements nycthéméraux. Cette observation n'a rien qui puisse surprendre, puisque nous savons cette race peu vigoureuse (*XK*[17]).

« La même remarque peut être répétée pour les Chinois ; ces hommes résistent difficilement aux variations de température quand ils n'ont pas une nourriture appropriée (*XK*[18]), ou bien quand ils ont une affection légère. Ils prennent une foule de précautions dans leur pays pour se garantir du froid (*XK*[19]). Placés à côté des Hindous, ils semblent un peu moins susceptibles, ils se plaignent moins que le Coolie de l'Inde de la fraîcheur de certaines nuits (*XK*[12]). »

En somme, il faut surveiller le costume de tous les ouvriers et les forcer, par tous les moyens possibles, à se garantir du froid.

Le vêtement, sous les tropiques, doit « par sa forme, sa disposition, l'agencement des pièces qui le composent, l'étoffe dont il est fabriqué, satisfaire aux conditions suivantes :

« 1° Protéger le corps contre la radiation solaire ;

« 2° Le maintenir dans des conditions de température modérée ;

« 3° Favoriser l'évaporation compensatrice qui s'opère à la surface de la peau ;

« 4° Prévenir les refroidissements trop brusques ou trop intenses, qui résultent soit de cette évaporation même, soit de l'abaissement de la température ambiante ;

« 5° Ne pas devenir pour le corps une cause nouvelle d'excitation par les frottements qu'il occasionne et qui sont plus ou moins irritants, suivant la nature de l'étoffe et suivant la forme du vêtement. Ils le sont d'autant plus que les sueurs sont plus abondantes et que le prurit des éruptions cutanées est déjà intolérable » (*N*[2]).

Dans l'Isthme, où la transpiration est excessive, voici comme je comprenais cette partie de l'hygiène individuelle.

« Le costume le plus avantageux dans l'Isthme serait :

1° Chemise de couleur, en soie, laine ou coton, non empesée, avec gilet de flanelle, ou chemise de couleur en laine sans gilet de flanelle. Pas de cravate ;

2° Veston de flanelle bleue sans gilet ;

3° Pantalon de flanelle bleue sans caleçon ;

4° Chapeau de paille à larges bords et haut fond, ou casque ;

5° Souliers découverts en cuir fort, et bottes.

« Tous les vêtements doivent être très amples.

« On se munira au départ d'un approvisionnement qui permette de changer souvent — au besoin deux ou trois fois par jour — le linge de corps et même les vêtements extérieurs.

« Il faut changer de vêtements toutes les fois qu'on le peut, quand une transpiration excessive a imprégné ceux que l'on porte.

« La laine a l'avantage de mieux absorber la sueur et d'exposer moins aux refroidissements. Bien que le gilet de flanelle ne soit pas indispensable, je suis très partisan d'un double vêtement de dessous : gilet de flanelle et chemise. Mais l'empesage du linge de corps est à la fois coûteux et gênant ; et la couleur blanche, obligeant à un blanchissage plus fréquent, n'a que l'avantage d'une fraîcheur relative, largement compensé par l'ennui d'un renouvellement dispendieux et de la malpropreté apparente.

« Il ne faut jamais dormir le corps nu. Le meilleur vêtement de nuit me paraît être le gilet de flanelle sous le drap de lit. On change toutes les fois qu'on se réveille, en faisant, au préalable, une ablution d'eau froide, à l'éponge humide, le corps fût-il couvert de sueurs. Le drap sur le corps prévient les refroidissements qui résulteraient de l'évaporation plus ou moins rapide à la surface du corps nu.

« Il ne faut jamais dormir les fenêtres ouvertes. Outre que l'on s'expose ainsi aux refroidissements et par suite à l'hépatite et à la dysenterie, sinon aux fièvres, on donne en même temps passage aux miasmes aériens, qui, étant des corps solides, quelle que soit par ailleurs leur nature, tombent sur le sol pendant la nuit, par le refroidissement des couches aériennes où ils étaient suspendus aux heures chaudes du jour.

« Le pantalon dit *mauresque* est un excellent vêtement pour le jour, dans la maison ; je préfère, pour la nuit, le gilet de flanelle qui protège suffisamment la poitrine et même le ventre et qui est suffisamment frais, sous l'abri du drap de lit.

« Le casque est utile dans les premiers temps de l'arrivée : il protège mieux du soleil. Mais c'est une coiffure incommode ; et, au bout de quelque temps de séjour, mieux vaut un bon chapeau de paille. Ni l'un ni l'autre ne dispensent du parasol.

« Les bottes sont bonnes pour la forêt et le chantier dans la saison pluvieuse. Par ailleurs, je préfère de bons souliers découverts.

« La *moustiquaire* bien close est indispensable la nuit. Sans attribuer aux piqûres de moustiques une relation quelconque avec les microbes paludéens, on peut être certain que l'irritation qu'elles causent entretient l'insomnie et dispose à la fièvre. »

§ 3. — *Travail.* — *Repos.* — *Sommeil.*

Il ne saurait être ici question que des pays chauds et des travailleurs blancs, car le nègre de nos jours a son opinion faite sur les avantages relatifs du travail et du repos.

Livingstone les discutait : le meilleur moyen, suivant lui (*LV²*), de prévenir la fièvre est une vie active, un travail intéressant, une nourriture abondante et saine sans excès de table. Elton, mort d'ailleurs d'une insolation singulière, pensait aussi (*EL*) que l'exercice jusqu'à la fatigue pouvait favoriser l'élimination du miasme et que les malaises de l'arrivée sont le résultat et la preuve des efforts que fait l'organisme pour se débarrasser du poison qui, finalement, produit la fièvre. « Ménagez-vous, dit-il, des occupations, évitez le désœuvrement, et vous vous porterez bien. En suivant ces préceptes, on peut attendre un an ou deux le premier accès de fièvre. »

Sans doute il faut craindre le désœuvrement; mais « c'est surtout, en dehors des épidémies, l'exercice excessif dans les premiers jours de l'année, ai-je dit ailleurs (*N²*, p. 374), qui est funeste aux Européens : beaucoup de nos camarades ont été victimes de ces imprudences du début. Nous aimons mieux la manière de faire du Dr Schweinfurth : « Dans toutes mes courses, dit-il, j'ai toujours eu soin de ne rien omettre de ce qui pouvait, sans grosse dépense, contribuer à la réparation de mes forces. Plus le voyageur s'épargne de fatigue, plus il est capable de remplir sa tâche (*SW*). »

Ainsi du terrassier ; ainsi de l'agent, dans les pays fortement malariens. A Panama et dans les localités analogues, « il faut savoir se ménager des repos dans le cours du travail assidu. Il faut toujours s'arrêter en deçà de la fatigue. On parviendra à appliquer, dans les limites du devoir, le conseil que je donnais de capituler avec la fatigue et le soleil, en se tenant dans un juste milieu entre la nonchalance dépressive et le surmenage ici précoce.

« J'ai été jusqu'ici le défenseur de la *sieste*. Panama est intervenu pour me démontrer une fois de plus qu'en hygiène, aussi bien qu'ailleurs, il n'y a rien d'absolu.

« Partout la sieste alourdit un peu ; à Panama, elle accable. Dans les derniers temps de mon séjour, je me trouvais mieux de travailler chez moi, presque en sortant de table, où nous faisions, d'ailleurs, un séjour assez long pour que la digestion fût à moitié faite lorsque nous la quittions. Chacun, en ceci, consultera ses tendances et son genre d'impressionnabilité ou d'énergie.

« L'insomnie est habituelle dans l'Isthme. Je conseille, lors de l'arrivée à Colon et dans les premiers jours, de la combattre par une vingtaine de gouttes de teinture de valériane prise dans un peu d'eau sucrée avant de se mettre au lit. On continuera l'usage du médicament tant qu'il sera efficace. Il ne l'est pas longtemps ; mais, facilitant l'initiation, il sert encore à quelque chose.

« Contre l'énervement et les refroidissements, que les

sueurs rendent plus dangereux qu'on ne le suppose, j'ai conseillé la douche ou l'ablution à l'éponge le jour et la nuit. L'eau froide sur la peau tonifie l'appareil nerveux, tout en rafraîchissant, et la réaction qu'elle provoque suffit à prévenir le fâcheux effet de l'air extérieur sans exagérer la température propre du corps.

« Il faut éviter l'*ennui* aux heures de désœuvrement. Les promenades, qui créent une distraction partout si efficace, sont ici presque impossibles. Le jour, il y a trop de soleil et trop de chaleur; la soirée n'existe pas, puisqu'il n'y a pas de crépuscule; la nuit est perfide, en ce que les vapeurs de l'air saturé se déposent avec le froid relatif des premières heures qui suivent le coucher du soleil et même jusqu'au matin. Comment faire?

« J'ai dit qu'il faut respecter les traditions locales; or, les Panaméniens redoutent les sorties nocturnes ; quand le soleil se couche, chacun rentre chez soi, et tout le monde est unanime pour vous déconseiller les promenades et même le travail du soir.

« Je ne crois pas cependant qu'après le dîner, quand l'organisme est bien repu, que l'absorption est, par suite, moins active, qu'on est sagement vêtu, ni trop chaudement, ni trop légèrement, il puisse y avoir grand inconvénient à se permettre cette grande distraction que procure la plus courte promenade. Si donc je condamne les parties de chasse, les excursions de nuit, compliquées surtout du couchage « à la belle étoile », qui sont un véritable appel à la maladie des marécages, à la fièvre paludéenne, jaune, bilieuse ou quelque nom qu'on lui donne, je suis tout indulgence pour la promenade en plein air après dîner; car le *bar* n'y supplée qu'à la condition d'agrémenter la conversation de rasades alcooliques, plus dangereuses encore que le brouillard vespéral.

« C'est que la promenade appelle la conversation et que la conversation distrait par la discussion comme par le simple échange des idées, dût l'épidémie régnante ou imminente, passée ou future, en faire les frais, avec les petites histoires scandaleuses de l'Isthme, vraies ou fausses d'ailleurs, mais toujours agréables à écouter, comme toute médisance.

« J'en aurai fini avec ces leçons d'hygiène du moral, quand j'aurai dit qu'elle se résume dans un stoïcisme froid, dans le fatalisme de « l'advienne que pourra », qui n'exclut ni la gaieté insouciante ni l'épanchement sentimental. Je le disais ailleurs avec plus de solennité, « ce qu'il faut aux travailleurs du canal de Panama, c'est le courage stoïque et raisonné, qui subit l'épidémie sans peur, la monotonie sans tristesse, le chagrin sans abandon (*N*[4]). »

Ces conseils sont partout applicables et je ne trouve rien à y ajouter pour les régions moins insalubres, si ce n'est que la fatigue y sera moins directement redoutable; mais il faut partout l'éviter. A Rome, les imprudences sont également mortelles, nous l'avons vu (*C*[4], *Rome*, p. 146), dans les premiers jours de l'arrivée, et les promenades vespérales s'y aggravent des conséquences des intempéries (p. 149).

Il y aurait lieu pour les directeurs des Entreprises de s'ingénier à occuper la soirée des ouvriers en leur créant des distractions salutaires. C'est surtout pour les races inférieures que ce conseil est utile. « La résistance aux conditions nouvelles de l'existence est encore moins grande quand le moral est affecté. Le milieu moral pour les races inférieures semble autrement dangereux que le milieu atmosphérique nouveau ; le nègre lui-même, qui paraît avoir peu de soucis, qui vit surtout par les sens, se laisse déprimer par la nostalgie et par la crainte de la maladie. La civilisation, en troublant la morne tranquillité dans laquelle il vit, paraît l'affecter (*XK*[20]). Le coolie hindou, qui n'a quitté son pays que poussé par la misère, devient également et fréquemment la proie de la nostalgie ; il se montre triste, indolent, et l'on peut constater que la nutrition souffre, que sa faiblesse musculaire devient extrême (*XK*[21]). La mort ne tarde pas alors à survenir. Il en est presque de même du coolie chinois, qui se laisse facilement abattre. Employés en grand nombre (?) à la construction du chemin de fer de Panama, les Célestials virent leurs rangs ravagés par les épidémies. Au lieu de réagir, ils se portèrent sur les bords de la mer et se laissèrent engloutir par la marée montante en portant leur regards vers les lieux où ils supposaient la patrie absente (*XK*[22]). »

Le fait est que les Chinois dépaysés sont très enclins au suicide et que beaucoup d'entre eux se sont suicidés à Panama. « C'était comme une autre épidémie, dit H. Cermoise, — qui accepte l'étymologie fantaisiste du nom indien du village *matachin*, auquel on attribue une origine espagnole, en le faisant dériver de *matare chinos*, on trouvait des grappes de pendus aux branches des arbres » (*CER*). Wyse (*WY*) a démenti la légende de l'hécatombe chinoise de Panama ; il n'y a eu, en réalité, qu'un petit nombre d'ouvriers de cette race employés aux terrassements du chemin de fer.

Je ne connais aucun fait qui démontre mieux l'influence du moral sur le physique, en ces circonstances, non seulement sur les races inférieures, mais aussi sur des blancs, que la fin de la dramatique odyssée de Stanley sur le *Livingstone :* « Après une dépense extraordinaire de force physique et morale, dans ce voyage mémorable, accidentés de trente-deux combats contre des cannibales, d'émotions de toute nature et de travaux gigantesques, ces hommes intrépides, arrivés au terme du voyage, sont pris d'une torpeur sans analogues. Stanley lui-même, moins gravement atteint que ses noirs compagnons de cette *nostalgie des cataractes*, était maîtrisé par une somnolence délirante; le vin ne lui plaisait pas, et « la conversation le fatiguait » (*ST*). Un de ces vaillants nègres qui ont enduré avec une énergie héroïque toutes les privations, meurt à Cabinda, entouré de tout le confortable possible; et *huit* autres succombèrent à ce mal étrange, quatre à Loanda, trois à bord de l'*Industrie*, et le dernier — une femme — à Zanzibar même, son pays natal! Au reste, des affections analogues, qui rappellent la nostalgie, ne sont pas rares chez les nègres » (*N*², p. 374).

Il n'est pas difficile d'imaginer les distractions que je réclame; il est vrai qu'elles dégénéreront aisément en orgies; et là encore, on éviterait les conséquences du refroidissement qui en fait le danger, en garantissant les noirs du froid de la nuit. Si l'on pouvait discipliner des terrassiers libres, comme le sont les soldats et surtout les matelots, dans cette servitude militaire, — dont je ne vois plus, de loin, que la grandeur, — on pourrait leur imposer l'hygiène, qui se borne ici... à porter le soir le vêtement de drap sous le vêtement de toile. Mais je me garderai bien, par ce temps de liberté, de formuler le drap obligatoire!

Durand-Claye résume ainsi (*DCL*) l'hygiène d'un terrassier dans un chantier malarien de nos climats.

« Des baraquements en bois aérés et chauffés,

« Les vêtements déposés dans la pièce à feu.

« L'obligation de manger dans la cuisine sinon auprès du feu;

« Vie régulière, — ne pas sortir à jeun, — manger chaud.

« Le soir, la tête dans la laine.

« Ne pas fumer (?) dans la journée.

« Emploi de vêtements de flanelle.

« Planter aussitôt que possible en cultures intensives les terres fraîchement remuées. »

Si je souligne l'indication de ne pas fumer, c'est que l'on a donné quelquefois, et tout récemment encore, le conseil contraire, sous prétexte que le tabac est antiseptique. Cela est vrai; mais si la fumée du tabac peut, en effet, troubler un peu les microbes à leur passage à travers les narines, elle n'entravera guère le courant d'air qui les transporte et qui en entraînera bien encore, malgré la fumée.

LIVRE IV

LE CAMPEMENT

Fonssagrives, dans la préface de son *Hygiène des villes* (*F*[2]), se défendait d'avoir eu « l'idée de construire une *Salente* hygiénique, et encore moins, faisant le voyage d'*Utopie*, à la suite de Thomas Morus, d'édifier une *Amaurote* quelconque ». L'hygiène, aujourd'hui, n'a plus de ces scrupules. L'année suivante Richardson (*RDS*) fondait *Hygéia*, la ville hygiénique idéale. Mentor, lorsqu'il réformait le royaume d'Idoménée, n'allait pas, en fait d'hygiène, au delà de la sobriété; il ne savait que proscrire les « ragoûts » et les sauces, qui stimulent l'appétit au profit de la gourmandise, ou la « musique bachique, qui n'enivre guère moins que le vin et qui produit des mœurs pleines d'emportement et d'impudence ». En Utopie, la musique, il est vrai, est recommandée pendant les repas comme un excellent apéritif, et Morus ne donne que l'excès pour limite au plaisir; mais il est loin de songer à prolonger la vie : si quelque Utopiste tombe gravement malade, le phylarque l'exhorte à boire une potion calmante, qui l'enverra dans l'autre monde. A Hygéia, au contraire, la mortalité s'abaissera à 8 pour 1000 à la première génération, à 4 pour 1000 à la suivante, selon le calcul de Chadwick. De Chaumont (*CHM*) trouve, à ce compte, que la vie probable atteindrait 137 ans et la longévité banale 250. La population du Royaume-Unis s'élèverait ainsi à 1 120 000 000 d'habitants en l'an 2000. Malgré cette multiplication un peu inquiétante, qui, pour la ville d'Hygéia, accroîtrait la population de 10 000 à 3 450 000 âmes à la même époque, l'auteur se préparait, en août 1876, à bâtir sa ville dans le comté de Sussex. Je n'en ai pas de nouvelles depuis lors ; mais si Richardson a réellement donné suite à son idée, nos ingénieurs feraient bien de pousser une visite de ce côté, au lieu de lire ce qui va suivre.

Car pour nous aussi, moins confiants, il est vrai, dans nos procédés, le campement doit être un village, plus tard une ville d'une salubrité idéale ; et c'est là bien souvent, pour nos entreprises, une question de vie ou de mort. On l'a bien compris à Panama, où, dès le début, l'hygiène a été mise au premier rang et où les mesures qu'elle a inspirées grandissent encore ce travail.

CHAPITRE PREMIER

ÉTABLISSEMENT.

I. Pour s'épargner des déceptions, qui coûteraient du temps et de l'argent, en obligeant plus tard à *déplacer* le campement, le premier soin de l'ingénieur chargé du premier établissement doit être de se renseigner sur les conditions climatologiques de la localité où s'opéreront les terrassements.

Les exemples ne manquent pas de ces déplacements obligés et dispendieux, qui sont inévitables lorsque le campement deviendra ville, comme il arrivera de beaucoup de nos campements du canal, qui ne pourront demeurer perchés sur les collines lorsque le canal atteindra le niveau de la mer; comme il est arrivé pour tant de villes des États-Unis, pour Kansas, par exemple, qui, accrue en trente ans de 5000 à 120000 âmes, déménage tumultueusement des hauteurs vers le rail des tramways, en attendant que l'on ait généralisé l'ascenseur.

Au canal de Panama on a dû déplacer prématurément des campements, qui paraissaient par ailleurs bien choisis, sur des *cerros*, où les habitations étaient malheureusement noyées dans le brouillard, ou sous le vent d'un marais éventuel. Dans les premiers temps, à Colon, on ne savait où fuir les effluves mortels de la lagune que le Fox River alimente au cœur de la ville. Il fallait cependant un port.

« A défaut d'un port de mer, on pouvait organiser un port fluvial. A 9 kilomètres de Colon, en suivant la ligne du chemin de fer, et à 14 kilomètres de l'embouchure du Chagres, se trouve le village de Gatun, lequel est entouré de plateaux suffisamment élevés pour offrir un aspect de salubrité... Abandonner le port insalubre et encombré de Colon, et créer de toutes pièces à Gatun un port fleuvial indépendant, avec ses bassins et ses ateliers sur le bord du Chagres, ses maisons sur le haut du plateau, telle fut la conception de M. Blanchet, le représentant dans l'Isthme de MM. Couvreux et Hersent, lorsqu'il donna l'ordre d'élever la *Cité de Lesseps*. Malheureusement le climat se déclara contre cette entreprise. Les premiers agents envoyés à Gatun n'ayant même pas, comme à Colon, la ressource de quelques hôtels à peu près habitables, durent se loger soit dans les ranchos des indigènes, soit dans les baraques inachevées. Ils gagnèrent les fièvres paludéennes; quelques-uns périrent et, un peu de panique aidant, Gatun fut déclaré plus malsain que Colon. Le projet de port intérieur était alors condamné. Les critiques arrivèrent en foule, et cette idée, inspirée par un sentiment juste et humain, fut reprochée à son auteur comme une faute lourde. Cette première déception fut pour le malheureux Blanchet le premier pas vers la tombe. En abandonnant Gatun, où s'élevait la nouvelle ville triste et déserte, il fallait retourner à Colon... » (*YG*[1]).

C'est alors que l'on décida à édifier le *Terre-plein*, qui, pour établir le port et les habitations du personnel, demandait 350000 mètres cubes de remblais, que l'on ne pouvait emprunter aux décharges du Canal, parce qu'elles consistaient en vases malsaines sans doute, et pour lesquels on en enleva les petites collines de Mindi, situées à proximité, et composées d'une argile compacte provenant d'un tuf décomposé et simulant la pierre.

J'ai habité ce *Terre-plein*, qui est aujourd'hui la petite ville de Christophe-Colomb, d'où la statue de ce grand homme domine la rade; ces *douze cents hectares* de terrain rapporté, les allées de palmiers, les habitations coquettes, contrastaient avec le chaos de Colon récemment ruiné par l'incendie et sa révolution. On peut s'en rendre compte dans le charmant récit illustré qu'a publié de notre voyage mon camarade de chambre Albert Tissandier, dans son livre si intéressant sur les États-Unis que j'aurai l'occasion de citer encore (*T*). Je pense que le terre-plein de Colon est l'une des œuvres hygiéniques les plus hardies et les mieux réussies (*YG*[1]); elle était justifiée, comme on le voit.

Panama ne valait pas beaucoup mieux : « Panama-les-Bains », comme nos Français gouailleurs appelaient cette vieille capitale sans eau. « Plutôt que d'y retourner, s'écrie mon ancien voisin de table du *Medway*, G. de Molinari (*MLN*), qu'on me ramène aux Montagnes-Rocheuses! » Pour imaginer ce que durent souffrir nos premiers travailleurs de l'Isthme, qui étaient bien loin du confortable relatif dont jouissait, malgré tout, l'éminent rédacteur des *Débats*, il faut avoir habité quelque temps ce grand Central-Hôtel dont il a gardé si mauvais souvenir et où nous comptions au thermomètre de mon ami l'ingénieur J. Bonnafous, notre directeur des travaux, 35 degrés de température, le jour, ce qui n'est pas excessif; et 30 degrés la nuit, ce qui est pire. Notre Société de travaux publics, après s'être installée tout d'abord à Panama, a dû le quitter pour établir son personnel et ses bureaux sur la ligne, à une altitude de 80 mètres environ, qui, sans être bien élevée, garantissait au moins des nuits fraîches et le sommeil, sinon la salubrité. La Compagnie du Canal eût voulu pouvoir en faire autant, et l'on songeait récemment, m'a-t-on dit, à chercher sur la ligne un site convenable pour la fondation d'une ville nouvelle ; malheureusement, il était douteux que ses principaux bureaux pussent quitter Panama, qui est le siège du gouvernement provincial.

On voit combien la question acquiert d'ampleur quand l'Entreprise évolue dans des contrées pareilles ; mais partout le déplacement est une mesure dispendieuse à laquelle on se résigne avec peine. On eut plus d'une fois à la discuter en Algérie, au début de l'occupation ; il y avait alors quelque mérite à professer que « lorsqu'on veut fonder une colonie, il ne suffit pas de choisir des rades propres à la navigation, des positions avantageuses pour la défense en temps de guerre, des points de centre ou d'arrivage favorables au commerce en temps de paix ; il ne faut pas faire d'une localité un entrepôt de spéculation purement, uniquement, ou plutôt il faut faire toutes ces choses, en tenant compte, d'abord, du plus ou du moins de salubrité que présentent les lieux préjugés aptes à devenir ce qu'on veut qu'ils soient. La santé avant le commerce, la santé avant la guerre, la santé des peuples, disons-le mille fois, avant toutes autres considérations ultérieures » (*BN*).

Aux Antilles, les Anglais, gens pratiques, ont néanmoins fait plus d'une école de ce genre. « L'histoire des anciens casernements de Saint-James à la Trinidad est trop instructive, dit Parkes (*PK*, p. 636), pour être passée sous silence. On décida de construire un fort puissant — un second Gibraltar — sur les éperons (*spurs*) inférieurs des collines qui dominent la plaine où sont les casernes actuelles. Le travail était déjà depuis quelque temps en cours d'exécution quand on découvrit que l'ouvrage ne pourrait pas contenir les troupes. On donna l'ordre alors d'établir les casernements dans la plaine, sous le couvert des canons du fort. Avant que le fort ne fût achevé, on s'aperçut qu'il était tellement insalubre que ni blancs ni noirs n'y pouvaient vivre, et on l'abandonna. On dit qu'alors la caserne n'était pas encore commencée; cependant, quoi qu'il n'y eût plus de raison d'en établir en ce lieu, elle n'en fut pas moins bâtie sur un pan de terrain voisin des marécages (Cocorite et Great Western Marsh) au-dessous du niveau général de la position, et exposée aux vents qui balayaient les ravins des montagnes voisines. Et cette situation défectueuse (où la phtisie dépassa en mortalité l'Angleterre et le Canada et où la fièvre jaune fit d'énormes ravages), était moins insalubre encore que l'installation sanitaire de la vieille caserne de Saint-James. »

A la Jamaïque, ce n'est pas sans tâtonnements et sans hésitations qu'on a transporté les casernements à New-Castle à 1 200 mètres d'altitude, et, comme les premiers campements de Maroon Town, de Stoney-Hill, New-Castle est de moins en moins salubre, depuis l'occupation.

Mêmes tâtonnements dans la Guyane française lors des installations de pénitenciers.

Quand la situation du campement est bien choisie, il peut arriver encore que les travaux de premier établissement entraînent des explosions malariennes passagères, comme on l'a vu dans l'installation des Russes à Maghellan (Turkestan), où ils avaient émigré pour fuir l'insalubrité de Khiva. Il ne faut pas s'empresser de revenir alors sur une décision sagement mûrie. Il faut savoir surtout, dans l'aggravation de la morbidité et de la mortalité qui s'observe alors, faire la part des excès de tout genre, y compris les excès de travail qu'entraîne l'installation elle-même, et du défaut de confortable dont souffrent les hommes avant que l'installation ne soit achevée. C'était peut-être le cas à Gatun, dont j'ai parlé ci-dessus.

II. « Choisir l'emplacement d'un camp, c'est faire la topographie, l'étude médicale d'une localité, en d'autres termes, c'est étudier les trois éléments qui constituent la caractéristique de toute localité, le sol, l'air et les eaux » (*LY*). Il en est de même de nos campements de terrassiers, et de toutes les conditions météorologiques sur lesquelles il importe d'être fixé tout d'abord, il n'en est pas de plus importante à connaître que la direction des *vents* dominants, leurs variations saisonnières et surtout leurs variations diurnes; non que les vents soient l'élément le plus important de la climatologie, mais parce que l'hygiène comme la pathologie peuvent trouver en eux un puissant auxiliaire, ainsi que nous l'avons déjà reconnu maintes fois.

Sur le littoral, il s'établit — en tous temps sous les tropiques, en temps chaud sous les hautes latitudes — une périodicité régulière entre les vents de mer qui soufflent le jour, vers 10 heures, dès que le sol s'échauffe, et les vents de terre qui soufflent la nuit dès qu'il se refroidit. Il y a tout avantage, en pays malarien, à s'abriter contre ceux-ci, qui ont balayé les marécages environnants, s'il s'en trouve dans la direction des campements ; tandis que ceux-là sont plutôt hygiéniques, réconfortants et salutaires, à moins qu'ils n'acquièrent une intensité exceptionnelle, comme cela se voit sur les côtes orientales des pays tropicaux. Tout en profitant alors de la fraîcheur qu'ils procurent, il faut se ménager les moyens de s'abriter aussi contre eux pour éviter les refroidissements brusques, dont l'influence est partout funeste, soit sur le ventre dans les pays chauds, soit sur le ventre et le poumon dans les pays tempérés. Il arrive encore, du moins sur les côtes du Chili (Maury) et de Java (Jansen), que la brise de mer souffle pendant la nuit, vers minuit en été, avec une violence extrême, contrastant avec le calme soudain qui lui succède ; mais ce sont là des conditions exceptionnelles qui profitent plutôt à la salubrité, et dont il est facile de se garantir, comme font les habitants de Valparaiso, qui s'enferment chez eux, pendant la tempête, et que l'on retrouve en foule dans les rues, lorsqu'elle est passée : « les femmes en toilette de bal, alors qu'il n'y a plus même dans l'air un souffle de vent assez fort pour déranger les plumes de leur coiffure » (*MAY*).

Mais, si la direction des brises de mer est toujours à peu près normale au rivage, il n'en est pas de même des brises de terre, qui peuvent être déviées par les accidents du sol, suivant des règles qu'il n'est pas facile de prévoir. C'est de cette manière que des vents généraux, salubres ailleurs, peuvent devenir insalubres dans une localité donnée, parce qu'ils ont été ainsi déviés ; et les brises de mer, salubres sur la côte, peuvent devenir, de même, insalubres dans l'intérieur des continents, lorsqu'elles atteignent les localités marécageuses.

Cette différence dans la salubrité d'un même vent est surtout appréciable dans les archipels ou les péninsules de peu d'étendue relative. En Grèce, les vents chauds et humides sont les vents du nord pour certaines localités, les vents du sud pour d'autres.

Les vents du nord, parmi lesquels comptent les vents *étésiens*, « sont généralement secs, froids et sereins. Quoiqu'ils rendent sensible en plusieurs endroits le froid de l'hiver encore plus intense par leur violence et qu'ils portent les neiges sur les montagnes, ils sont généralement considérés, de même que dans l'antiquité, comme salubres, » et ils le devraient « surtout à ce qu'ils dispersent les nuages et les vapeurs accumulés dans l'atmosphère par des vents du sud, état qui alourdit l'organisme, et encore à ce qu'en été, en particulier, non seulement ils tempèrent considérablement la température élevée de l'atmosphère, mais raréfient en bien des localités par leur violence les miasmes qui se développent précisément à cette époque et les dispersent ou les chassent vers la mer ». Cependant « les vents du nord ne présentent pas toutes ces mêmes qualités sur toute l'étendue de la Grèce. Ainsi le vent N.-E. soufflant de la mer Noire vers les eaux plus chaudes de la mer Egée, apporte des nuages et souvent de la pluie aux Cyclades, à l'île d'Eubée et l'Attique. Le même vent est beaucoup plus humide que celui du sud dans la partie de la Béotie située entre l'Hélicon et le lac Copaïs, comme apportant les vapeurs de ce lac, qu'il ne parvient pas à chasser facilement au delà de l'Hélicon..... Ce vent et celui du N... sont peu salubres à Corfou parce que, pour y arriver, il passe par les montagnes stériles et les terres marécageuses et peu cultivées de l'Épire. Il en est de même à Zante, à Cythère et ailleurs ». Les vents du sud, vents nébuleux et pluvieux par excellence, d'autant plus désagréables qu'ils soufflent moins fort, le sont surtout dans les localités éloignées de la mer et à la fin de l'été ou au commencement de l'automne. « A cette époque ces vents chargent l'atmosphère de vapeurs, facilitent le développement de la malaria par des pluies passagères, ou même simplement par leur humidité, et rendent ainsi les organismes épuisés par la température élevée de l'été plus aptes à être affectés de fièvre palustre. » Le *sirocco* lui-même n'est pas partout également incommode. (*CS*).

Dans les pays de montagnes, il ne faut pas moins tenir compte de la périodicité régulière des vents de jour et de nuit, qui, d'une manière générale, balayent les vallées : le jour, d'aval en amont, la nuit, d'amont en aval. Ceux-ci, soufflant d'en haut avec plus ou moins d'intensité, accumuleront aux plus bas niveau les miasmes des marécages échelonnés dans la vallée et accroîtront l'insalubrité nocturne, en pays tropical. On sera, d'ailleurs, prévenu de leur existence, comme de leur insalubrité, par le témoignage des habitants, qui, dans tous les pays, donnent à ces vents périodiques des noms particuliers, et il y a toujours intérêt à se garder des vents qui ont balayé les vallées tropicales, où la convergence des eaux torrenticlles intermittentes provoque, du jour au lendemain, sous les tropiques, la formation de marécages, en même temps que la convergence des courants d'air en concentre les émanations délétères.

S'il fallait réunir des séries d'observations météorologiques pour se former une opinion à cet égard, on se trouverait dans le cas d'un physicien qui chercherait sa formule pour rétablir son centre de gravité, quand il perd l'équilibre. En pays habité, on consulte les habitants, en pays neuf, on se règle un peu sur l'instinct, à la condition de l'éclairer d'avance par la notion des lois climatologiques générales, puisque l'homme est contraint pour agir de raisonner ses actes et que son instinct est absolument borné.

III. On n'a guère d'autre moyen que cette observation personnelle, en dehors du témoignage des résidents, pour connaître, dans les montagnes, les régions où stationnent de préférence les *brouillards* périodiques ou permanents qu'il faut éviter en pays malarien pour les motifs que j'ai donnés. Treille (*TR*) attribue à l'élévation de la tension de la vapeur d'eau atmosphérique l'hydrémie tropicale. « Dans tous les pays, dit L. Colin, où la température est assez élevée pour permettre le développement de la malaria, les terrains plats et nus sont dangereux, non seulement par la difficulté d'écoulement des eaux, mais encore par la puissance avec laquelle, grâce au mouvement nocturne, bien plus intense que sur les sols accidentés, ils condensent à leur surface les effluves dégagés pendant la chaleur du jour » (C^4). C'est le cas dans la campagne romaine. « Chaque matin en été, dit Léon Colin, dans la description pittoresque qu'il en donne, en arrivant sur les hauteurs du Quirinal où se trouvaient nos hôpitaux, nous apercevions à nos pieds une vaste nappe blanche, qui, des portes de la ville, se déroulait jusqu'à la base des montagnes qui limitent le bassin de Rome; constitué par la précipitation nocturne des vapeurs atmosphériques, ce brouillard couvrait uniformément toute la Campagne romaine, sauf la cime du mont Mario, reconnaissable à ses cyprès gigantesques ; à part cette cime, nous ne voyions émerger que la ville même, près de nous, et, au loin, les nombreuses cités appendues aux flancs des monts Albains, Frascati, Marino, Albano, Rocca di Papa, etc., cités à chacune desquelles nous aurions pu, de notre observatoire, assigner approximativement son degré de salubrité d'après son degré d'altitude au-dessus de ce brouillard. Ainsi Albano à 381 mètres au-dessus du niveau de la mer, comme Frascati à 336 mètres, confinent, dans leurs quartiers inférieurs, à cette couche de brouillards fébrigènes, à la *malaria*, tandis que leurs rues les plus élevées pénètrent dans la zone d'*aria buona* ou *fina;* au-dessus de ces deux villes, l'atmosphère est complètement salubre (*aria ottima*) dans les villages de Rocca Priora (717 mètres) de Rocca di Papa (807 mètres), et surtout au couvent des moines passionistes qui occupe au sommet du Monte-Cave (954 mètres) l'emplacement du temple de Jupiter Latial... En 1865, sur deux compagnies françaises casernées dans les hauts quartiers d'Albano, il n'y eut de fiévreux que parmi les soldats obligés par leur service de descendre et de séjourner, pendant la nuit, à la station du chemin de fer (à 120 mètres au-dessous du niveau de la ville). La même année, à Frascati, malgré l'état sanitaire satisfaisant de la population, il se manifesta beaucoup de cas de fièvre, et même des accès pernicieux chez les zouaves pontificaux, casernés dans la partie la plus basse de la ville, au voisinage de la gare » (C^4).

IV. Alors même que l'on possède ces notions qu'il est facile de généraliser, on trouvera bien capricieuses encore les localisations de la malaria dans les diverses parties d'une même chaîne de montagnes ou de collines, et le témoignage des résidents devient alors le seul guide. Si j'insiste souvent sur ce point, c'est en raison du dédain avec lequel est accueilli, la plupart du temps, ce témoignage.

On trouve de ces caprices dans la Campagne romaine, où l'insalubrité malarienne se répartit assez inégalement. « Quant aux altitudes que l'on rencontre soit dans cette campagne, soit dans les villes mêmes, aucune, sauf peut-être le point culminant du mont *Mario*, n'atteint, au-dessus de la zone fébrigène, la hauteur voulue pour échapper aux émanations de la plaine. Quelques-unes des célèbres collines de Rome, le Quirinal et le Capitole, par exemple, sont d'une salubrité remarquable ; mais ce n'est point grâce à leur altitude (50 à 52 mètres), car celle-ci est comparable à celle de l'Aventin, du Viminal, du Palatin, du Cœlius, qui sont presque inabordables, et bien inférieure à celle du Janicule (72 mètres), voisin de la villa Pamphili (84 mètres), dont le séjour est impossible en été... Les collines Aventin, Viminal, Palatin, Cœlius, Esquilin, nous paraissent devoir à leur élévation le fâcheux privilège de recevoir, par les moindres courants atmosphériques, les exhalaisons fébrigènes de la campagne environnante, tandis que par cette même élévation, elles protègent d'une manière malheureusement incomplète, contre ces influences, les quartiers les plus bas de la ville, quartiers dans lesquels s'est réfugiée la population. La région la plus salubre de la Rome moderne est cette plaine basse dont les anciens Romains avaient fait leur Champ-de-Mars, et dont le niveau est si bas que le Tibre la recouvre presque entièrement à chaque inondation (*C*[1]). » Léon Colin que je cite au long, complaisamment, dans la pensée que je ne saurais trop détailler ces recherches d'hygiène locale, considère ces « altitudes insuffisantes » (*C*[3]) comme « plus dangereuses que maintes localités situées au-dessous d'elles et plus voisines du foyer fébrigène ». « Ce n'est pas là, ajoute-t-il, un fait exceptionnel, spécial à Rome ; nos confrères de l'armée, spécialement Coindet et Libermann, ont constaté que, dans la vallée de Mexico, les plus grands centres de fièvre ne se trouvent pas au bord des lacs et des marais, mais bien dans les villages situées sur les flancs des montagnes qui bornent le bassin de cette vallée. En Bresse, dit Montfalcon, on regarde généralement les hauteurs comme des lieux dont l'insalubrité est plus grande que celle des habitations situées dans les bassins occupés par les étangs (*C*[4]). »

Il ne faut donc pas accepter sans contrôle les données que l'on recueille sur les localités de montagne. Des altitudes de 60 à 100 mètres sont souvent plus dangereuses que les bas niveaux ; et ce n'est même que sous ces réserves que l'on a donné pour limites à la malaria (*PK*) :

En Italie....	400 à 500 pieds.	(130 à 160 mèt. env.)
En Amérique (Apalaches)............	3000 —	(1000 mètres).
En Californie........	1000 —	(300 m. env.)
Aux Indes...........	2000 à 3000 —	(600 à 1000 m. env.)
Aux Antilles.........	1400, 1800 à 2200 —	(400 à 700).

Nous avons vu, en effet, la malaria gravir des altitudes de 500 et même de 2 000 mètres, en Asie Mineure, à la latitude de l'Italie. Elle dépasse les altitudes de 700 mètres aux environs de Damas (*ltn :* 33,30); de 1 000 mètres dans le Kunduz (*ltn :* 36 à 38) ; de 2 000 mètres dans la vallée de Mexico (*ME*)... Suivant Vallin (*VA* p. 739), il ne s'agirait, dans les évaluations de Parkes, que d'altitudes comptées au-dessus des foyers marécageux.

Il en est de cette évaluation comme du rayonnement horizontal, que l'on a évalué à 700 ou 1 000 pieds ; les courants d'air jouent ici un rôle important ; mais Parkes admet que s'ils ne sont pas rapides et violents, la diffusibilité des miasmes et la propagation de la malaria au delà du foyer ne dépasse pas 2 milles (3 000 mètres) ; il doute de la justesse des évaluations de 10, 20, 100 milles. Tout en partageant cette manière de voir en ce qui concerne la faible extensibilité de la malaria émanant d'un foyer déterminé, j'ai fait la remarque, au sujet des oasis, que l'éclosion de la malaria y serait spontanée, si l'on admet que les germes ne peuvent survivre dans une atmosphère aussi stérilisante que celle des déserts de sable, pendant le parcours des steppes lointains à l'oasis. C'est encore une condition dont il faut tenir compte dans l'appréciation de la salubrité d'une localité de montagne, à proximité des marécages, qui est comme la résultante du conflit des modificateurs hygiéniques.

Au point de vue des variations thermiques, on trouve (en fractions de degré centigrade) un abaissement de : 0,51, (Himalaya au Thibet) à 0,65° (Ceylan) par 100 mètres, sous les tropiques ; et de 0,45 (Caucase) à 0,63 (Pikes-Peak du Colorado) hors des tropiques ; la moyenne est de 0,58 par 1000 mètres (*H*)[2] ; mais les influences locales sont bien souvent prépondérantes.

Au point de vue de l'humidité, la plupart des montagnes ont un côté sec et un côté humide, suivant la provenance des vents qui y soufflent; et les vents humides étant les vents marins, le côté humide sera le côté oriental ou le côté occidental, suivant la région. Dans les contrées exposées aux alizés, c'est le côté oriental, surtout lorsque l'alizé souffle directement de la mer; sous les hautes latitudes, c'est le côté occidental, parce que les vents d'ouest y sont prédominants. Dans l'Asie méridionale, la mousson sud-ouest est le vent humide, c'est le côté ouest. Le côté humide d'une montagne sera toujours le côté opposé au vent qui provient de la mer et des basses latitudes. L'humidité est la même sur les deux versants lorsque l'axe de la montagne est parallèle à la direction des vents dominants. Dans le cas contraire, les différences indiquées plus haut peuvent être considérables (H^2).

Le principal avantage des montagnes au point de vue de l'insalubrité, est de modérer l'échauffement du sol pendant le jour, aussi bien que le rayonnement nocturne, de déterminer des courants d'air qui mettent en mouvement l'humidité miasmatique visible ou latente, condensée ou diffuse, et de prévenir ainsi la stagnation des brouillards, qui entretient l'insalubrité des plaines; mais, bien que la situation des campements soit subordonnée à celle des chantiers, il n'y a pas entre eux une solidarité telle que l'Entreprise ne puisse tirer parti des avantages des altitudes, même faibles, pour assurer le confortable des ouvriers et favoriser le rétablissement des malades, en s'éloignant de la plaine marécageuse ou du rivage, surtout des estuaires, des lacs, des étangs, des lagunes; et, quelque tentant que soit le voisinage d'un cours d'eau pour le campement, il faut l'éviter également si l'eau y est tant soit peu stagnante.

V. — L'établissement sur une hauteur est assuré du moins d'être à l'abri des écoulements d'immondices d'amont en aval, s'il n'en est pas de placé au-dessus, et c'est un motif, dans ces conditions, de ne pas échelonner les maisons d'un même campement dans la même direction en hauteur, mais de les bâtir plutôt en échiquier à des hauteurs parallèles.

La nature du sol, la direction des cours d'eau qui le sillonnent, le degré de perméabilité du sous-sol, les conditions dans lesquelles s'effectue le drainage naturel du terrain, ont une importance que nous avons déjà fait ressortir au sujet de la malaria et qui intéressent la salubrité d'une manière générale.

Les maisons d'Hygéia (*RDS*) devaient reposer sur l'argile dans le haut de la ville, sur le gravier dans le bas; le désavantage de l'argile, au point de vue de l'emmagasinement des eaux, devait être compensé par la précaution de bâtir, d'une manière générale, les maisons sur des voûtes en briques. Tout en approuvant ce mode d'aération du sous-sol, je crois qu'il vaudrait mieux chercher ailleurs un autre terrain que l'argile, à laquelle tous les hygiénistes préfèrent les granites, les calcaires compactes, non friables, les terrains de roches volcaniques modernes, à l'exclusion des laves, qui représentent le plus mauvais de tous les terrains, après les roches madréporiques. Si l'on est forcé de construire les maisons sur l'argile, il faut que le terrain ait une certaine pente ou qu'on y ménage la circulation et l'écoulement régulier des eaux.

Les sables sont en général favorables, qu'ils soient d'origine granitique, trachytique ou calcaire; toutefois il faut, dans les plaines, se défier du sous-sol, où l'on trouve souvent les dépôts limoneux, qu'y a laissés un cours d'eau disparu, ou des couches d'argile imperméable qui, lorsque la pente n'est pas considérable, retiennent l'eau qui a traversé les sables. Mieux vaut un sous-sol également sablonneux, ou caillouteux, graveleux, compacte.

Les sols limoneux sont plus ou moins salubres, en raison de la quantité d'argile qu'ils contiennent et aussi de la nature du sous-sol, qui est souvent presque exclusivement argileux et réclame un drainage assuré. C'est un terrain propice en général, à la stagnation des eaux, comme nous l'avons vu; et nous aurons, dans le chapitre suivant, l'occasion d'y revenir.

En tous cas, il faut savoir, en plaine, profiter des moindres pentes, ménager pour l'écoulement des eaux, dans chaque rue du campement, une ou deux rigoles, que l'on revêtirait, au besoin, d'un pavage en cailloux ou en pierres brutes.

Rien n'empêchera, sans doute, de faire les rues spacieuses. Richardson (*RDS*) détermine la superficie d'Hygéia, à raison de 4 000 acres pour 20 000 maisons contenant les 100 000 habitants, soit : 5 maisons et vingt-cinq habitants par acre; ou environ 800 mètres carrés par maison et 161 mètres carrés par personne (hk : 6,2). C'est un minimum : $hk = 6,2$ dans le quartier de Bercy à Paris; sur 471 villes de France, hk dépasse 6 dans 167 ; il est inférieur à 6 et supérieur à 2 dans 168 ; il est inférieur à 2 dans 136. Quand le campement en arrivera à se concentrer dans la plaine ou la montagne, il y aura tout intérêt à ne pas dépasser $hk = 6$. Au début, il y a tout intérêt à espacer les maisons ; à les entourer d'un enclos cultivable ; et une bonne orientation dans des rues larges importe plus que leur alignement. Certains services du campement seront avantageusement isolés, ou distancés ainsi que nous le verrons chemin faisant.

CHAPITRE II

ASSAINISSEMENT.

L'occasion ne manquera pas, dans les pays chauds, surtout, d'assainir le campement. Il faudra s'y résoudre lorsqu'il y a intérêt à ne pas le déplacer, ou qu'il n'y a pas d'intérêt à le faire. D'ailleurs la question de la prophylaxie malarienne se résout d'une manière exclusive par l'assainissement. Il n'y a pas d'autre manière d'assurer l'acclimatation sous les tropiques. Nous avons vu qu'au canal de Panama, la question s'élargissait considérablement, puisqu'il s'agissait d'assainir les deux villes de Panama et Colon ; et, s'il est vrai que le cas ne se présente pas tous les jours, il arrivera néanmoins très souvent que nos ingénieurs et nos médecins seront consultés sur les mesures à prendre pour l'assainissement de localités qui avoisinent les campements, et appelés même à y concourir. Le plus simple est donc d'exposer, dans leur ensemble, les procédés d'assainissement, sans sortir des limites d'un résumé net et concis, que j'écris surtout en vue des médecins qui ne seraient pas familiarisés avec cette branche du génie civil ; des colons inexpérimentés et privés des lumières des ingénieurs sous les tropiques ; des marins, qui ont si souvent des terrassements à faire, en dépit de l'incompatibilité apparente des deux professions.

§ 1er. — *Déboisement.*

En pays chaud malarien, il n'y a pas d'assainissement possible sans déboisement préalable, je ne dis pas des chantiers, bien entendu, mais du terrain choisi pour le campement et de ses alentours.

Cette nécessité est regrettable, car la forêt malsaine est, à d'autres égards, bienfaisante ; et le reboisement sera aussi utile demain que l'était le déboisement hier. Aussi les hygiénistes protesteront-ils contre la formule si absolue qui précède. « C'est surtout dans les pays chauds qu'il faut conserver les forêts », dit Mabé, dans un de ces articles de vaste érudition du *Dictionnaire encyclopédique*, où il expose avec tant de charme la *géographie médicale* (*M*).

En réalité, les forêts tropicales sont nuisibles autant qu'elles sont utiles.

Sans doute c'est l'arbre qui a créé le sol, aussitôt que la désagrégation des roches cristallines, sous l'action de l'atmosphère humide, eut permis à des semences d'origine inconnue d'y développer des racines le long desquelles pénétrait l'eau, et de pousser dans l'air des feuilles qui, en lui enlevant son excès de carbone, préparaient un aliment raffiné aux poumons de l'homme, pressenti aux horizons lointains de la vie naissante. Mais l'arbre aime toujours le brouillard insalubre, où il est né, en un temps où « la différence entre le milieu aquatique et le milieu atmosphérique devait se réduire à presque rien » (*SP*), où les fougères, ces arbres premiers-nés de la flore fossile, qui « ne prospèrent jamais autant que dans une atmosphère brumeuse » (*SP*), égayaient seules la forêt monotone et alimentaient la tourbière, fondement de l'humus primordial.

Sans doute, l'arbre abaisse la température ambiante quand « le laboratoire chimique des appareils foliaires transforme l'acide carbonique de l'air en oxygène rendu au dehors et en carbone qui se fixe dans la trame du bois... acumulant ainsi les provisions de calorique dans ses tissus pour le rendre ultérieurement à l'atmosphère par la combustion ; et le bois à brûler ou la houille et ses essences nous rendent aujourd'hui en source de chaleur et de lumière les inépuisables réserves acumulées pendant les temps écoulés jusqu'à nous » (*M*), et que le déboisement tarirait dans l'avenir. Mais si, en forêt, le refroidissement et l'échauffement se produisent avec plus de lenteur; si la température est plus égale du jour à la nuit, d'un jour à l'autre, de saison à saison; si les chaleurs et les froids subits de courte durée ne s'y font pas sentir; si les forêts diminuent ainsi les écarts thermiques et éloignent les météores dangereux, en même temps qu'elles abaissent la température générale de la contrée (*MT*), c'est en augmentant les précipitations pluviales dans une proportion de 6 p. 100 (*MT*), ou même de 8 p. 100 (Fautrat) supérieure à celle des régions dénudées : le couvert de la forêt retient un dixième de cette eau ; mais, comme l'évaporation est cinq fois moindre sous bois que hors bois, le sol de la forêt conserve encore sa fraîcheur après que les terres labourées sont depuis longtemps desséchées. « Le sol dénudé s'échauffe vite, communique son calorique à l'air embrasé qui s'élève et emporte sans les condenser les vapeurs de la mer ; ces vapeurs ne se résolvent en pluies que lorsqu'un vent contraire venant à arrêter le courant primitif, en comprime les couches, qui alors abandonnent l'eau qu'elles contiennent. En région boisée, au contraire, l'air ne s'échauffe pas, et l'humidité qu'il contient se condense naturellement et en dehors des perturbations atmosphériques » (*M*) (1).

(1) Tout n'est pas dit sur cette question. Il résulte de recherches plus

Sans doute, « on connaît la réputation proverbiale de salubrité des forêts, où les organismes fatigués par la vie sédentaire ou affaiblis par toute autre cause, viennent chercher l'air pur et vivifiant, parfois balsamique, toujours stimulant de grands bois » (*M*) ! Mais qu'est-ce, auprès de l'énervement mortel des forêts colombiennes ou du *mato virgem* brésilien, où « une atmosphère d'une chaleur accablante, imprégnée d'une odeur de pourriture, resserre le cœur, qui aime à se dilater par la vue de larges perspectives et se trouve soulagé par la vue illimitée de l'espace ! » (Tschudi).

S'il est des essences véritablement hygiéniques, telles que l'*Eucalyptus globulus* qui draine le sol et rend à l'atmosphère plus d'eau qu'il n'en reçoit, il en est d'autres telles que le manglier (*Rhizophora mangle*), qui, « au milieu des argiles demi-liquéfiées, par les flots saumâtres, ... forme d'inextricables lacis de racines aériennes et de branches aquatiques, vaste ramas de rejetons palustres, qui couvrent au loin le littoral de l'Inde, de l'Archipel, comme du reste des îles et des terres tropicales » (*M*).

D'ailleurs ce ne sont pas les arbres géants, qui, comme les *sequoia* de Californie, forment des forêts colossales entre 30 à 50 degrés de latitude nord ; ce ne sont pas les palmiers majestueux, les sapins de Californie, les platanes du Taurus, les cèdres du Liban, les chênes du Caucase, les peupliers des Thiang-Chan, ni même les bambous de Chine, qui engendrent l'insalubrité : souvent

précises faites récemment en Suède par Hamberg (*HG*), que l'influence des forêts sur la température moyenne d'une contrée est très variable. Les forêts abritent, il est vrai, contre le vent et par suite contre le froid ; mais elles abritent aussi contre la chaleur, et le déboisement serait plutôt utile que nuisible à l'agriculture. Pour la malaria, il doit en être de même : abri contre les miasmes, arrêt de leur évolution qui exige de la chaleur ; mais aussi, maintien des marécages. Drainons les forêts et tout sera pour le mieux.

le paludisme sommeille et les germes meurent sous le couvert des forêts ombreuses, où les rayons ardents du soleil s'émoussent sur l'écran de l'épais feuillage, au voisinage de l'équateur comme au voisinage des pôles ; la forme la plus perfide de la végétation sauvage, c'est la broussaille : le maquis corse, le buisson du Bushland de l'Afrique australe, le Shrub australien, la jungle hindoue, où se tapit la malaria, garrottée par les lianes, comme un faucon chaperonné, fécondée par le brouillard qu'alimentent les nuées de la mer des Indes, en se heurtant au Teraï subhimalayen. Là, comme dans beaucoup d'autres contrées, où des montagnes bordent le littoral à une certaine distance, c'est surtout le brouillard qui détermine l'insalubrité de la forêt broussailleuse, et qui « empoisonne trop souvent les séjours délicieux des Européens » dans les contreforts de l'Himalaya, où « les jungles des deltas des fleuves sont des laboratoires de maladies ou de mort pour le voyageur qui s'y hasarde » ; où « le miasme de la malaria semble tellement concentré qu'il suffit d'une dose minime ou d'un effet passager de son poison pour corrompre le sang de l'homme » (*M*).

Et ce qui nous consolerait du déboisement tropical, c'est qu'il s'attaque plutôt à la broussaille ; car la végétation, au voisinage de l'équateur, est tellement hâtive que l'arbre n'y pousse guère qu'en largeur, étalant dès sa naissance des rameaux exubérants, repoussant de sa tige de çà, de là, de tardives racines, qui lacèrent le sol et y retiennent l'eau stagnante. « L'immense lisière de forêts de palétuviers qui servent de bordure aux mers et aux estuaires des océans intertropicaux est devenue tristement célèbre par son insalubrité, à tel point qu'elle est presque synonyme de paludisme. Rien, d'ailleurs, n'est aussi meurtrier pour l'homme que ces forêts marécageuses, ces savanes tremblantes des Guyanes et de l'Amazone, sorte de mélange intime des arbres et des boues paludiques, du conflit desquels se dégagent des effluves léthifères » (*M*). « Là, le sol ne perd jamais de son humidité, et le feuillage pourrit sans jamais se dessécher ; la nature vivante est frappée de mort, la forêt est muette, et le peu d'oiseaux qui s'y trouvent ont une voix plaintive. Variée dans ses formes, réunissant les représentants des climats tempéré et tropical, riche en teintes diverses, abondante en produits les plus rares et à configuration la plus délicate, cette magnifique végétation ne se développe point sous l'action de l'haleine réchauffante d'un printemps serein, mais croît mytérieusement au milieu des épais brouillards, privée du ciel azuré et des rayons radieux du soleil, sans convier les oiseaux chanteurs et sans offrir aux animaux une nourriture suffisante : indifférente aux torents de pluie qui l'inondent, elle développe, sans s'inquéter, ses bourgeons, ses fleurs et ses fruits » (Hooker).

Il est vrai que si le déboisement assainit la montagne, il infecte l'estuaire; car déboiser, c'est raviner dans l'avenir, et le ravin c'est le torrent; le torrent c'est l'inondation imprévue, désastreuse, provisoirement stérilisante, malarienne toujours. Ce fléau terrible a troublé les établissements des hommes à l'aurore de toutes les histoires : comme, de nos jours, « se multiplient des inondations terribles, à mesure que la hache et le feu des *squatters* découronnent les hauts plateaux des Montagnes-Rocheuses » (*POO*). C'est la principale objection faite au déboisement et le principal argument en faveur du reboisement qui est à l'ordre du jour, en attendant que l'on adopte un moyen terme, ce que fait en ce moment la colonie du Cap (XN^2), où l'on régularise la coupe des forêts, pour en prévenir la destruction brutale et imprévoyante.

En 1886, on inaugurait la « fête des arbres », qui sanctionne les institutions nouvellement établies en vue d'en modérer le gaspillage inconscient et d'en assurer l'exploitation méthodique et rémunératrice dans le pays même.

L'arbre diffuse la pluie par ses feuilles, régularise les ruisseaux, en les multipliant le long des tiges, et la circulation dans l'intérieur du sol, que drainent méthodiquement ses racines. Quand les arbres disparaissent, et que le sol offre à nu ses irrégularités, aux pluies diluviennes, le ruisseau déborde : « les eaux qui ruissellent à la surface du sol après une pluie abondante entraînent tant soit peu de limon; réunies dans un pli de terrain, elles roulent des graviers; elles rongent les berges qui leur donnent, en s'écoulant, un nouvel aliment; puis toutes ces matières se déposent à mesure que la vitesse du liquide diminue, soit que le lit s'élargisse ou que la pente devienne moins raide. Il s'opère une sorte de triage entre les matériaux charriés. Les plus gros s'arrêtent les premiers, le gravier se dépose ensuite quand le torrent a pris les allures tranquilles d'une rivière ; le sable que son extrême ténuité maintient plus longtemps en suspens descend jusqu'à la mer » (*BL*), où il élargit le terrain fertile et prochainement malarien de l'estuaire.

Il est naturel que l'homme, déshabitué des inondations, regrette les forêts disparues, soit fauchées par les conquérants, « ces grands fléaux des hommes et des forêts » (Rougier de la Bergerie) ; soit défrichées pour la culture, qui féconde la végétation sauvage, en maîtrisant son exubérance ; soit ravagées, dans leurs jeunes pousses et leurs bourgeons par la dent des herbivores, qui, après la plaine, dévastèrent la montagne, quand les hommes primitifs devenus pasteurs, cherchant de nouveaux pâturages pour leurs bestiaux, « continuèrent dans la montagne l'œuvre de défrichement qu'ils avaient commencée sans inconvénient à de moindres altitudes et, ce faisant .... détruisirent l'obstacle que la nature avait élevé contre les eaux malfaisantes » (*BL*) ; soit exploitées d'une manière abusive par l'industrie insatiable.

Et, désarmé contre ce fléau de l'inondation, le plus épouvantable de tous, parce qu'il n'y a ni sauvegarde, ni abri, ni lutte possible contre lui, il rêve de reboiser les montagnes qui retiendront les neiges, et les plaines, où les arbres moins clairsemés abriteraient ses cultures ; depuis qu'à la suite de Surell (*SLL*), les ingénieurs s'accordent — avec Gras (*GS*), Breton (*BRT*), Costa de Bastelica (*BCA*) Frochot (*FH*), Demontzey, Muller, Rohr, Culmann, — à trouver dans le reboisement le remède à l'inondation.

Le déboisement ne sera d'ailleurs pour nous qu'une opération préliminaire d'assainissement que devront compléter, dans les conditions normales, le défrichement, les plantations, la culture, et tout au moins le drainage ; et nous hésiterons moins encore à entreprendre ces déboisements en pays tropical, en considérant avec quelle rapidité la nature aura spontanément pratiqué le reboisement.

§ 2. — *Desséchement.*

« Dans un marais, l'élément nuisible par excellence, c'est la nappe d'eau croupissante, c'est l'humidité qui imprègne la couche superficielle ou profonde du sol ; un marais desséché n'est pas encore un marais inoffensif, mais il se trouve dans les conditions les plus favorables pour arriver à l'assainissement complet. » (*VA*, p. 743). Il est telle circonstance où il faudra dessécher même les marais éloignés du campement ; et surtout, s'ils sont isolés, restreints, localisés, le desséchement s'impose, en un campement de terrassiers où l'ingénieur a toutes les ressources à sa disposition. Il s'impose, tout au moins, pour le terrain même où est établi le campement; et cette opération nous intéresse d'autant plus qu'elle fait partie de l'art du terrassier et que notre entreprise peut n'avoir pas d'autre objet, aujourd'hui que les travaux d'assainissement sont entrepris sur une très grande échelle.

Les moyens de desséchement diffèrent selon certaines circonstances qu'il faut d'abord déterminer. Durand-Claye, au *Cours* duquel (*DCL*) j'emprunterai, pour plus de précision, la plus grande partie de ce qui va suivre, les résume ainsi :

« 1° *Situation topographique*. Terrains inférieurs aux terrains environnants et imperméables. Impossibilité d'écoulement des eaux ou insuffisance de l'écoulement (Hollande, Angleterre, lac Fucino, lac Grand-Lieu);

« 2° *Marées* donnant la situation précédente pendant un certain temps, à l'heure des marées hautes (Hollande, environs de Dieppe, Normandie, Angleterre);

« 3° *Deltas* et manque de pentes des fleuves à leur embouchure (Loire, Camargue, Pô, Adige);

« 4° *Détérioration* de cours d'eau par abandon et incurie, — herbes, hauts-fonds, — atterrissements, — érosions;

« 5° *Ouvrages* volontaires ou involontaires de l'homme. — Barrages mal entretenus, étangs trop nombreux.

— « Toute opération de desséchement comprend deux parties essentielles :

« 1° Écouler les eaux du marécage (émissaire et machines);

« 2° Empêcher l'introduction d'eau étrangère.

« Les diverses solutions à adopter rentrent dans les catégories suivantes :

« A. Suppression ou régularisation des ouvrages qui créent ou favorisent des marais artificiels; assainissements généraux (Dombes, Landes, Sologne, etc.).

« B. Desséchement par écoulement continu.

« C. Desséchement par écoulement discontinu.

« D. Desséchement par élévation mécanique.

« E. Desséchement par exhaussement (dans le cas de rivières troubles : *colmatages*).

« F. Desséchement par endiguement et exhaussement (au voisinage de la mer : *polders*) ».

Dans ces deux cas, on utilise les parties solides entraînées par les eaux pour relever le niveau primitif du sol et arriver ainsi au desséchement.

Il faut au préalable étudier : 1° le terrain : sa configuration, sa constitution hydrologique, sa nature géologique et spécialement la perméabilité des couches et leur disposition relative ; 2° l'alimentation en eau.

« On sait que les pluies donnent un ruissellement direct, des sources, des nappes et que l'évaporation intervient pour rendre à l'atmosphère une partie de l'eau tombée. Les résultats sont variables suivant les climats et les terrains..... »

A. Les desséchements par simples assainissements généraux ont lieu, soit par écoulement ou *suppression d'obstacles naturels*, comme dans les Landes, le Forez, la Sologne (l'*Agro romano*); ou *artificiels*, comme dans les Dombes, — soit par *endiguement* et *régularisation des cours d'eau* (Hongrie); la rectification du Danube à Vienne peut même à la rigueur être citée comme un cas particulier de ces travaux.

Les travaux d'assainissement général assurent l'écoulement des eaux par rigoles et canaux à ciel ouvert, répartis sur l'ensemble du territoire et creusés à la charrue, à la bêche (griffe spéciale pour les mottes) ou à l'excavateur, dont on a plusieurs modèles. Ils doivent remédier au manque de pente naturelle et faire disparaître les obstacles naturels ou artificiels. Il faut étudier la disposition géologique du sol; il arrive assez souvent que des terrains perméables sont entremêlés de terrains imperméables; cette disposition peut produire une sécheresse exagérée et de mauvaises cultures en terrains perméables, des suintements et un excès d'humidité sur terrains imperméables.

« En principe, il faut commencer par une étude générale du territoire, faire un nivellement soigné, en cherchant autant que possible, la ligne de plus grande pente. Dans les cas assez fréquents de très faibles ondulations, on peut exécuter un nivellement en quadrillage. Tout réseau de distribution comprend : un réseau principal, un réseau secondaire et un réseau tertiaire... »

Dans le système à ciel ouvert (par rapport au drainage), il y a « une plus grande place occupée, un effet plus superficiel et un entraînement d'engrais; mais, d'un autre côté, le système superficiel comporte une grande facilité d'établissement et une économie dans la main-d'œuvre. »

B. Les dessèchements par écoulement continu sont établis sur les principes suivants : un *canal de ceinture*, arrêtant les eaux affluentes provenant soit de pluies, de sources ou de ruisseaux; un *canal émissaire*, qui sert à écouler le débit courant; un *réseau de canaux de dessèchement* amenant l'eau du périmètre à l'émissaire; enfin des *bassins régulateurs* retenant les eaux, soit en cas d'avaries à l'émissaire, soit en cas d'apports exceptionnels...

« On doit user de toute la pente disponible : la pente doit être continue. En cas de réduction (du canal) à l'aval, les dépôts se produisent. Dans le cas où une pente raide est *nécessaire* ou *économique*, on fait emploi de chutes pas trop hautes et pas trop rapprochées...

« Le tracé du canal émissaire est tout indiqué par le thalweg, quelquefois l'émissaire est en souterrain, soit maçonné, soit non maçonné. Des fossés latéraux sont nécessaires pour égoutter les terres voisines. Il est bon de ménager l'introduction d'eau en été dans les canaux afin d'éviter la dessiccation exagérée et les dégradations, et de conserver au sol une humidité convenable...

« Les bassins régulateurs permettent une certaine économie dans la section de l'émissaire, en emmagasinant temporairement les débits exceptionnels. Ils présentent, de plus, une sécurité en cas d'accident (comme au lac Fucino et au marais de Baux)...

« C. Les dessèchements par écoulement discontinu, pratiqués surtout sur les terrains voisins des côtes soumises aux marées de l'Océan, comportent essentiellement : 1° une *digue latérale au rivage;* 2° des *canaux collecteurs des eaux;* 3° les *ouvrages de sortie à la mer*, » je ne les cite que pour mémoire.

« D. Les dessèchements par épuisements mécaniques comportent deux opérations :

« 1° Un premier épuisement qui se fait au moyen de machines motrices actionnant des machines élévatoires;

« 2° L'épuisement continu que l'on obtient par la création d'un canal de ceinture, de canaux collecteurs évacuant les eaux qu'ils amènent aux machines élévatoires. »

1° Pour le premier épuisement, les machines à employer sont :

« 1. Machines motrices :

« *a*. Des *machines à vapeur*. Il y a avantage à employer des machines simples, faciles à réparer (machines Cornouailles, Angleterre).

« *b*. Des *machines hydrauliques*, employées rarement (en Corse, par exemple).

« *c*. Des *moulins à vent*. Les moulins ont été et sont employés utilement dans les pays à découvert, tels que la Hollande et le nord de la France. » Ils sont très nombreux dans les pays de plaine du Nord-Amérique.

« 2. Machines élévatoires : *pompes Le Testu*, *chapelets*, *épuisement à bras* (au seau ou au panier, très usités autrefois sur les chantiers : l'homme produit ainsi 4600 kgm. en 12 heures), *écope hollandaise*, *roues à augets;* et les appareils spéciaux d'épuisement : *a*, *roues d'épuisement*, du type hollandais, attelées aux moulins à vent, ou des types français et anglais perfectionnés attelés à une machine à vapeur; *b*, *vis* anciennes à enveloppe adhérente, ou modernes à enveloppe indépendante; *c*, *tympans; d*, *auges mobiles*, *écopes; e*, *pompes* spéciales et *f*, appareils divers tels que *béliers hydrauliques*, machines de Japelli, etc.

2° « L'épuisement continu et définitif est lié avec le premier épuisement; son but est d'enlever l'eau affluente au bassin, provenant soit des pluies, soit des sources. Généralement, ce sont les machines qui ont servi au premier épuisement qui sont utilisées au travail discontinu; elles servent ultérieurement à enlever les eaux recueillies et accumulées provisoirement dans les canaux et collecteurs formant réservoirs. Le tracé du canal de ceinture est le même que dans les dessèchements ordinaires. Les canaux intérieurs sont généralement de grande largeur, afin de servir de réservoir pour l'eau à élever... Il est nécessaire de maintenir l'eau à $0^m,60$ environ du sol, pour éviter la dessiccation et l'infertilité; et, pour de grandes surfaces, il est bon de les partager en zones avec digues et machines spéciales pour éviter des pertes de pente et de travail inutile. »

E. « Les *colmatages* sont des dessèchements opérés par l'eau elle-même, lorsqu'elle dépose les matières solides dont elle est chargée. Cette dénomination, employée quand on opère avec de l'eau douce, se change en celle de *polders*, quand il s'agit de l'eau salée... On introduit un volume déterminé d'eau, avec une vitesse nulle ou réduite, puis on écoule les eaux décantées... Dans la pratique, un bassin unique est rarement exécuté. Les bassins successifs sont beaucoup plus fréquents... ils sont moins dispendieux » (*DCL*). « Pendant les opérations de colmatage, il faut toujours qu'il y ait une couche d'eau de 50 centimètres au moins, pour empêcher le dégagement des émanations putrides, formées par l'action du soleil sur un limon riche en matières organiques » (*VA*).

F. Le *terrement* est un colmatage pour ainsi dire artificiel. « Sur un point situé en contre-haut de la plaine marécageuse, on choisit et l'on détourne un cours d'eau assez rapide qui, après avoir traversé le bas-fond, va trouver plus bas une issue naturelle; on projette incessamment dans ce cours d'eau la terre qui forme les parois de ce canal, soit au moyen de herses traînées par des animaux, soit avec la pelle et la pioche; l'eau peut ainsi transporter à une grande distance une quantité de matières égale aux quatre cinquièmes de son poids, qu'elle abandonne par un repos suffisamment ménagé; l'exhaussement du sol se fait ainsi d'une manière rapide et uniforme » (*VA*).

G. Le *warping* ou *warpage* est « le colmatage des rivières dans lesquelles l'action de la marée se fait sentir. On emploie généralement des vannes et des portes de flots et de retenue. L'introduction de l'eau se fait à la haute mer, et l'écoulement a lieu après le dépôt. En cas de trous et de grandes profondeurs, on fait, au préalable, un remplissage avec des galets. Lorsqu'on agit sur de grandes surfaces, on fait des opérations successives à l'aide d'un canal central qui traverse les parties déjà colmatées » (*DCL*).

H. « On donne le nom de *polders* à des terrains conquis sur la mer, même par simple endiguement (comme les polders de Hollande), sans intervention du colmatage » (*DCL*). On conçoit que les polders pourraient demeurer longtemps insalubres ; mais si « tout ce pays (Hollande) qui, derrière ses digues, vit au-dessous du niveau de la mer et des canaux, représente l'image d'un marais, c'est un marais inoffensif, assaini, utilisé, fertilisé par des travaux admirables et une vigilance continue » (*VA*). « L'opération comprend, en principe, la fixation et l'enclôture des limons des rivages de la mer, provenant soit des fleuves, soit des côtes, tels que falaises, galets et esquilles. La fixité des dépôts naturels, classés par ordre de grandeur, aux embouchures de certaines rivières est chose remarquable, il se forme comme des lieux de repos. Le cube de ces dépôts est considérable : 6 milliards de mètres cubes environ sur les côtes ouest de la France.

« Il existe trois modes d'exploitation : 1° la *formation naturelle :* dans ce cas, c'est une émergence naturelle des côtes (comme les prés salés)... ; 2° l'*exploitation à sec :* ce mode consiste à extraire, transporter et vendre les alluvions marines ; 3° l'*endiguement.* » On distingue : les *tangues*, les *vases*, les *terres d'alluvion.* Suivant la définition de Duponchel (*DPL*), une terre végétale est « un mélange, en proportions variables, d'une matière inerte, sable quartzeux ou autre, et d'un limon fécondant argilo-calcaire. »

Je rappelle, pour mémoire, les *Grands travaux de desséchement,* dont les principaux appartiennent à la fin du siècle ; on y trouvera des exemples à imiter et aussi l'application des préceptes de l'hygiène des terrassements qui doit se plier à ces conditions variées.

I. La *Sologne* a une réputation proverbiale d'insalubrité et de misère. Elle embrasse un territoire qui confine aux trois départements du Loiret, du Cher et de Loir-et-Cher. Le sol est argilo-siliceux variant du sable pur à l'argile compacte. Au nord, se trouvent des affleurements calcaires et marneux (terrains tertiaires) ainsi qu'au sud et à l'est (terrains crétacés). Le déboisement y a, dit-on, favorisé les dispositions marécageuses du sol. Aujourd'hui le pays se transforme; le chemin de fer de Vierzon y a contribué, aussi bien que le desséchement, le reboisement et la culture; le vin récolté chasse la fièvre, quoique cette récolte soit moins rémunératrice que la pêche; et il faut espérer qu'on arrivera à concilier, là comme ailleurs, l'hygiène et la bourse.

Burdel, prenant en considération tous les intérêts, pensait tout arranger en faisant trois parts des marécages : 1° on supprimerait les étangs insalubres; 2° on classerait les marécages par ordre de salubrité; 3° on endiguerait suffisamment pour que l'abaissement des eaux pendant l'été ne laisse pas à découvert de larges surfaces marécageuses.

Quoi qu'il en soit, le rapport de l'ingénieur Sainjon, en 1873, démontrait que l'intervention de l'État avait du moins résolu la question d'assainissement.

La Mothe-Beuvron marque à peu près le centre des localités insalubres; un canal relie la Sauldre à la Beuvron; on a établi des routes agricoles, des curages et des redressements, des règlements d'eau, des irrigations, du drainage, du marnage, et le résultat de ces travaux se traduit par une plus-value de 68 p. 100 du revenu de la propriété; une diminution de 7,7 p. 100 des exemptions de service pour infirmités, de 7,5 p. 100 de la population, et une diminution de 2,4 sur *mg*, qui donnait, en 1849 : *mg* = 26,9 ; en 1869 : 24,5.

II. — Le desséchement de la plaine du *Forez* était moins important, puisque le territoire marécageux n'est que de 62000 hectares, au lieu de 505000. Ce territoire marécageux est situé entre les chaînes du Beaujolais et du Forez et les plateaux de Neutize et Saint-Étienne. La pente s'élève dans un sens de 50 mètres par 40 kilomètres, dans l'autre de 4 à 6 mètres par kilomètre. Le sol argileux reçoit des eaux torrentielles, qu'il retient dans des marais à faible pente, où les étangs sont deux années sous l'eau, deux années cultivés en céréales et occupent le dixième de la superficie totale. Comme exemple des travaux terminés, Durand-Claye cite :

1° Le bassin de la Mare, où l'on a curé les cours d'eau d'eau déjà existants, ouvert de nouveaux fossés maîtraux sur 112 kilomètres de longueur et supprimé les établissements insalubres (plus-value de la propriété, 25 p. 100).

2° Le bassin de Vigezy, où des travaux analogues trouvent des oppositions de moins en moins nombreuses de la part des habitants, autrefois très récalcitrants.

III. — Les *Dombes* (Ain) sont la partie méridionale du plateau (*alt.* : 400) de la Bresse, enclavé entre l'Ain et la Veyle, affluents de la Saône, qui borde, à l'ouest, le plateau. Cette portion méridionale, qui correspond aux Dombes, est constituée par un sol particulièrement argileux où l'eau séjourne en une infinité de petits étangs, dont quelques-uns représentent les vestiges d'un lac préhistorique, qui aurait autrefois occupé tout le plateau, et dont les autres seraient les résultats d'anciens barrages établis par les habitants pour augmenter, au moyen d'étangs artificiels peu coûteux, le territoire de pêche. Le sous-sol est chargé de matières organiques; des calcaires s'y montrent qui n'existent pas dans le sol. Les rapports de la surface submergée à la longévité ressortent du tableau suivant (*DCL*) :

	Rapport des étangs à la surface totale.	Vie moyenne.
Virieux....................	0,426	14 ans 2 mois.
Saint-Germain.............	0,270	19 — 5 —
Villars.....................	0,346	23 — 4 —
Chalerant..................	0,251	29 — 0 —

Cet état de choses, il est vrai, va s'améliorant chaque jour : d'une part, la surface submergée diminue par le desséchement; d'autre part, la vie moyenne qui n'excédait pas 24 ans, il y a quelques années, s'élève aujourd'hui, dit-on, à 35.

En réalité, le département de l'Ain donne, dans la moyenne des trois années 1856, 61, 66, d'après les calculs de Bertillon (*BT*) :

hk : 65 (France : 69); on y compte pour 1 000 habitants, 619 de 15 à 60 ans (Fr. : 618); 1 000 habitants de la période 1801-1810, y sont devenus : 1235 (Fr. : 1300); *mg* a été, en 1801-1810 : 31; en 1811-21 : 29; en 1821-30 : 26; en 1831-40 : 26,5; en 1841-50 : 24,7; en 1851-60 : 24,4; en 1861-69 : 22,1. Les nombres correspondants, pour la France, sont : 28; 26; 24; 24,7; 23,3; 23,7; 22,5.

Il est vrai que la Dombes n'occupe que la portion occidentale du département : l'arrondissement de Trévoux; toutefois, il est difficile, sur la carte, de se faire une idée de la répartition de l'insalubrité, de Virieux à Villars, et le mieux est de s'en rapporter au témoignage des médecins locaux, car ce que j'en dis n'est pas pour désapprouver l'assainissement.

On a, dans les Dombes, curé les rivières, fait des règlements d'eau, des barrages, amélioré les routes qui ont permis, dès lors, le transport de la chaux, des engrais et des matériaux de construction, établi un chemin de fer, qui a été livré en 1866. Routes et chemins de fer concourent ainsi à l'assainissement. La partie submergée se localise autour de Villars en perdant peu à peu sur sa périphérie : vers Trévoux, Montluel, Meximieux, Chaumont, Pont-d'Ain, Bourg, Châtillon, Saint-Trivier. On labourait à la charrue Dombasle, avec laquelle des labours profonds commencèrent *ipso facto* le desséchement des étangs, que les habitants achevèrent dans la suite. De 1853 à 1878, 5 275 hectares étaient desséchés, 434 étangs avaient disparu. En même temps on forait 32 puits pour trouver l'eau potable.

Alors le blé a succédé au seigle et à l'avoine dans la culture ; des prairies artificielles, des vignes ont vivifié la terre en friches; l'hectare se loue 50 à 60 francs au lieu de 8 ou 10; *mg* de 40,4 en 1850 est tombée à 25,4 en 1870. La vie moyenne était en 1870 de 35 ans, 3 mois, 18 jours, au lieu de 25 ans, 3 mois, 14 jours; *hk* de 20,21, s'est élevé à 31,12. Le chiffre des réformés est tombé de 52 p. 100 à 9 p. 100.

IV. — Dans les *Landes* de Gascogne, où le sol sablonneux, sans argile ni calcaire, se superpose à l'*alios* formé d'une couche de sable siliceux agglutiné, se débitant à l'air, et interposé lui-même à des sables sous-jacents, la chaleur solaire a une action extrêmement énergique. Tandis qu'en hiver il y a une humidité générale et constante, parce que des pluies très abondantes ne trouvent pas d'écoulement vers les parties profondes, en été il y a une sécheresse absolue. La nappe souterraine descend, dans cette saison, à 1 ou 2 mètres au-dessous du niveau du terrain, en restant en communication avec les étangs. Sur les bords de cette nappe se déposent des matières végétales qui se sont décomposées en hiver dans la couche supérieure et qui forment une sorte de *cémentation* du fer fer hydraté et de la silice.

Il existe donc ici des particularités caractéristiques : *a,* formation d'une couche générale, par la permanence annuelle du même effet; *b,* cette couche générale n'existe pas dans les marais, qui sont toujours pleins, ni dans les dunes, qui sont toujours desséchées; *c*, création, grâce à l'alios, d'une végétation qui disparaît quand ce terrain n'existe pas; *d,* la nappe souterraine a forcément une limite : les fissures qui se présentent lui permettent de pénétrer tout l'alios; les anciens puits forés au-dessus de l'alios donnent une eau saumâtre qui se montre, par suintement, sur les parois des puits plus profonds; ces premières couches de la nappe souterraine au-dessous de l'alios sont également chargées de matières organiques; les eaux sont froides en hiver, chaudes en été et n'ont aucun mouvement. En cas de pente insuffisante, les eaux ferrugineuses sont entraînées et laissent, dans les bas-fonds, un dépôt de minerais limoneux que l'on exploite.

Dans ce pays plat, marécageux, il existe un faîte entre le bassin de la Garonne et la mer — la Leyre et la Garonne, — la Leyre et l'Adour. Les pentes sont sillonnées de bourrelets, qui retiennent les eaux, lesquelles, d'autre part, s'écoulent mal vers l'Océan, où elles rencontrent la barrière envahissante des dunes. Le climat, toutefois, n'est pas mauvais.

Dessécher coûtait trop; le drainage, également dispendieux, était rendu impossible par l'absence d'argile dans le sol et la perméabilité du sous-sol. Il fallait aussi défoncer l'alios.

De simples fossés furent ouverts pour conduire les eaux soit à la Garonne, soit à la mer, soit aux étangs, d'où elles se rendent dans la partie sud à la mer; dans la partie nord, les uns dans les autres pour déboucher à la mer par l'étang d'Arcachon. Les pins réussirent sur les terrains assainis. Sur les autres, où l'eau absorbait la chaleur, ils échouèrent.

Duponchel (*DPL*) est l'auteur d'un projet de fertilisation des Landes, dans lequel il se propose pour but la préparation artificielle du limon, en délayant le calcaire des Pyrénées et du plateau du Lannemayan, et en l'entraînant sur les Landes. Chaque mètre cube de ce limon reviendrait de 0 fr. 04 à 0 fr. 06. « Cette idée hardie semble n'avoir pas une grande valeur pratique » (*DCL*).

D'après Chambrelent (*CBR*), qui a eu l'initiative de ces travaux et y a pris la part la plus active, la vie moyenne qui, en 1853-1859, était de trente-quatre ans neuf mois, s'élevait à trente-neuf ans en 1865-1869. Pour la période correspondante, elle était en France de trente-sept ans et demi. La consommation de quinine s'abaissait en même temps dans la proportion d'un dixième : 100 grammes suffisaient là où il en eût fallu autrefois un kilogramme.

V. — Comme les précédents, les dessèchements des marais de *Hongrie* rentrent dans notre première catégorie. On obtient d'excellents résultats en endiguant et rectifiant des cours d'eau.

VI. — Ainsi du *Bolonais*, où l'on a desséché au moyen de rigoles et canaux permanents.

VII. — Le dessèchement du *lac Fucino* fait époque dans les grands travaux de dessèchement. C'est une œuvre gigantesque qui, commencée en 1854, terminée en 1876, immortalisera le nom du prince Alexandre Torlonia, mieux que n'eût pu le faire une statue sur les places de Rome ou de Naples. Quelque chose comme le Pont-Grant, aux États-Unis, édifié avec l'argent de l'immortalisé.

Le lac Fucino est ou plutôt était situé à l'est de Rome, dans l'Abruzze ultérieure, au sud d'Aquila, à l'est de Sormona. Il occupait le fond d'une vaste cuvette de 65 000 hectares; les eaux elles-mêmes occupaient 15 000 hectares. Elles n'avaient aucune issue : le mont Salviano formait barrière vers la vallée du Liri, qui coule dans le sud-ouest du côté de Gaète. Les alternatives d'élévation et d'abaissement des eaux entretenaient l'insalubrité, qui préoccupa les Romains dès l'antiquité; et les travaux inachevés qu'ils y entreprirent ne laissent pas que de nous émerveiller, nous qui creusons nos tunnels avec la poudre et la machine à vapeur.

L'entreprise, soutenue par le prince Torlonia dès 1851, avait d'abord à installer des chantiers dans un pays montagneux, privé presque absolument de vivres, de communication, au milieu d'habitants sinon hostiles, du moins profondément ignorants.

Il s'agissait de rétablir le canal émissaire, en tunnel, des Romains, demeuré inachevé, et qui avait pour but de relier le lac au Liri. Une partie des puits et des galeries latérales (*cuniculi*) inclinées vers le fond de la fouille du tunnel pour le passage des ouvriers et les déblais, furent rétablies. Partout l'ancien émissaire dut être refait, abaissé et agrandi. Sous les Romains, il devait avoir 5 700 mètres de longueur avec une section moyenne de 10 mètres; 40 puits servaient à l'extraction et à l'aérage. L'émissaire actuel a 19^{mq},609 de section.

Il nous faut passer sous silence les accidents qui rendent l'œuvre encore plus intéressante pour les ingénieurs et font honneur à la hardiesse et au talent de l'ingénieur Montricher, qui dut remédier à un éboulement où l'eau jaillissait avec une pression de 20 à 23 mètres, à une profondeur de 80 mètres au-dessous du sol, et à une distance de 3500 mètres de la tête du nouvel émissaire. Aujourd'hui, la surface totale gagnée par le desséchement du lac atteint 15 775 hectares, dont 14 175 hectares forment le domaine du prince Torlonia, et 1 600 ont été abandonnés aux communes et aux riverains. Sur cette vaste étendue, 400 maisons de colons doivent être construites avec 25 hectares de domaine pour chacune d'elles. Le sol est extrêmement fertile. La dépense dépasse 43 millions, dont plus de 24 millions pour les travaux de desséchement proprement dits : 3043 francs par hectare.

VIII. — Les marais d'*Arles*, sur la rive gauche du Rhône, ont été assainis par des systèmes de canaux, avec ponts, écluses, aqueducs et travaux divers.

On a opéré de même pour les marais de *Bourgoin* (Isère), de Gotland (Suède), etc.

IX. — Les colmatages de l'*Isère* avaient pour but principal de remédier à l'insalubrité de la vallée, en un point où le lit de la rivière s'élargit et se déplace, en amont de Grenoble. On se proposa d'abord de fixer le lit de la rivière par des digues insubmersibles, en lui donnant une largeur de 100 mètres à l'étiage entre Albertville et l'Arc, et de 130 mètres en aval de cet affluent ; de colmater les terrains, d'aménager les eaux provenant soit des affluents, soit des filtrations de l'Isère, et, enfin, d'étendre ces mêmes travaux à l'Arc sur une longueur de 5 kilomètres avec une largeur endiguée de 60 mètres. Les travaux définitifs tels qu'ils ont été entrepris après l'annexion, comprennent, pour chacune des quinze sections dans lesquelles on les a répartis, moitié sur chaque rive : 1° plusieurs prises d'eau ; 2° un bourrelet d'enceinte ; 3° un fossé de colature extérieur pour recevoir les infiltrations ; 4° des bassins successifs divisés par des *turcies;* 5° des déversoirs intermédiaires de superficie ; 6° un pont déversoir donnant issue aux eaux clarifiées et aux eaux du fossé de colature extérieur. En outre, des passerelles nombreuses furent installées pour le service des piétons.

Les résultats sont remarquables. Les bas-fonds ont disparu ainsi que les marécages, et l'état sanitaire s'est amélioré.

Des travaux analogues ont améloré la vallée du *Var*, celle de l'*Arve* (les travaux s'exécutent au moyen de branchages, de chevalets, de pierres sèches), du *Rhône*, entre Sion et le lac de Genève, de la *Durance* (canaux de Craponne, colmatage de la Crau), etc.

Les colmatages exécutés dans les *vallées normandes* sont plutôt des *limonages* donnant des dépôts en même temps que les irrigations sur une faible couche : vallées de la Touque, de l'Orne, de l'Aure, de la Seulle, etc.

Le double endiguement effectué sur la *Seine* pour assurer la navigation a permis de colmater ses rives ; on a conquis de la sorte 8600 hectares de prairies, dont 5750 constituaient d'anciens marais et 2851 ont été gagnés sur le lit du fleuve.

X. — A l'étranger, Durand-Claye cite comme exemples de colmatage : 1° le *val de Chiana* (Italie, près du lac de Trasimène), dont l'antique fertilité s'était perdue depuis le moyen âge ; les terrains abandonnés s'étaient transformés en marécages, par suite des atterrissements des divers cours d'eau et de l'absence de pente définie entre les deux bassins de l'Arno et du Tibre, situation aggravée encore par la création du barrage des Moines (par un moulin) à 4 kilomètres de l'Arno. On établit un canal, on rectifia les cours d'eau en les encaissant. Un colmatage progressif a été obtenu par les divers affluents, dont les lits ont été maintenus et encaissés dans leurs alluvions respectives. Mais la continuation des afflux limoneux en excès a forcé à relever progressivement les lits qui surplombent en partie la plaine. On eut l'idée d'utiliser les limons encore charriés pour relever les parties hautes de la vallée, en limonant des terrains, même fertiles, opération trop tardive. Les affluents sont reçus par deux canaux latéraux, avec une pente suffisante pour entraîner les dépôts. La partie basse de la vallée a été améliorée, et on a pu abaisser le barrage des Moines de 4^{m},10 sans aucune crainte d'inondation à Florence, puisque la Chiana, dont la pente est de 35 à 65 centimètres par kilomètre, est en retard certain sur l'Arno, qui a une pente de 3^{m},10 par kilomètre.

La population croît progressivement : hk est supérieur de 60 à ce qu'elle est en France.

2° Les célèbres *maremmes de Toscane*, de Civita-Vecchia à Livourne, occupent en largeur 16 à 24 kilomètres. Ce sont des dunes maritimes dans lesquelles des marais se sont formés par les cours d'eau dont les dépôts irréguliers ont dévié les cours primitifs. L'infection a été produite par des limons qui auraient pu enrichir le pays.

On y a créé le canal Ximénès, navigable, et des canaux de colmatage avec écluses à flot qui préviennent en même temps le retour des eaux de la mer.

XI.—Comme warpings élémentaires des rivières à marée situées en France, Durand-Claye cite les *Toucques* et la rivière d'*Eu*, qui arrosent les prés salés.

Les warpings de la *Humber*, en Angleterre, sont un autre exemple plus complet. Ils sont formés de digues sableuses derrière lesquelles on pratique plusieurs colmatages successifs, les premiers étant les plus sableux. On étudie avec soin la forme du terrain, en comblant, au besoin, les fortes dénivellations par un sous-sol artificiel. La compacité du sol exige un drainage.

XII. — Comme exemples de polders, on peut citer, en France, la *baie de Bourgneuf* en face de l'île de *Noirmoutiers*, endiguée également sur certains points; la *baie du mont Saint-Michel*; la *baie des Veys*...

Dans les travaux de ce genre, le desséchement est, pour ainsi dire, automatique, après l'élévation de la digue, qui limite le territoire à polder, choisi dans de certaines conditions. « Il faut préférer les lieux de dépôts naturels de formation antérieure d'alluvions suffisamment élevées. C'est une folie, au point de vue financier, de vouloir enclore des terrains d'une profondeur exagérée; il y a impossibilité d'écoulement des eaux sans l'intervention de machines puissantes, et la dépense est énorme. On choisit des terrains mûrs vers les niveaux des hautes mers de morte eau, c'est-à-dire 2 mètres environ au-dessous des hautes mers. La maturité est indiquée par un commencement de végétation : les graminées succèdent aux premières herbes salées. » Les digues sont plus ou moins empierrées sur les deux côtés pour prévenir les effets du choc direct et du ressaut des lames. Elles sont plantées au sommet. On ménage sous les digues des aqueducs pour l'écoulement naturel et prompt des eaux intérieures de l'endiguement, pluviales ou autres. Il faut ménager des rigoles et des fossés d'écoulement, reliés à un collecteur général, autant pour activer l'opération du desséchement que pour prévenir l'insalubrité...

XIII. — Plus récemment (*YG* — 1886) on inaugurait en Grèce l'émissaire de Karditza destiné au desséchement du lac de Copaïs, bassin marécageux de 25 000 hectares, situé au nord de Thèbes, à une altitude moyenne de 95 mètres et à une distance de 6 à 15 kilomètres, à vol d'oiseau, du canal de Négrepont. Outre les cours d'eau à débit variable qui l'alimentent en drainant le Parnasse, l'Hélicon, etc., le lac est traversé par une rivière intérieure, le Mélas. Le niveau de l'eau varie notablement; en été le fond est presque à sec, par le fait de l'évaporation et de l'absorption des fissures (Katavothres) que l'eau pratique dans la roche par effet chimique et surtout mécanique, grâce aux sables qu'elle charrie. Le fond est argileux, avec mélange du limon à l'argile. On a tenté des travaux de desséchement bien avant Strabon.

Le projet en cours d'exécution, de M. Léon Pochet, comprend des travaux de desséchement et des travaux d'irrigation du lac desséché. Les premiers se subdivisent en : 1° canaux de desséchement proprement dits; 2° ligne des émissaires.

Il y a trois canaux de desséchement projetés, en vue de recevoir les eaux des rivières tributaires du lac et les eaux de pluies pour les amener à la baie de Karditza, dans l'émissaire. Un canal de ceinture suit les rives est et sud du lac; le canal du Mélas recueille les eaux du Mélas et du Céphyse à la partie septentrionale et conduit ces dernières pendant les travaux au grand katavothre de la baie deKéphalari. Le troisième canal utilise un thalweg naturel au fond du lac et vers son milieu et débouche dans l'émissaire.

La ligne des émissaires a pour fonction de conduire les eaux depuis le lac jusqu'à la mer, à travers les petits lacs Likéri ou Hylicus et Paralimni. Elle comprend : 1° une grande tranchée et un tunnel de 672 mètres à Karditza, qui écoulent actuellement les eaux du Copaïs dans le Likéri; 2° un déversoir de 50 mètres de largeur à Moriki, destiné à déverser le trop-plein des eaux du Likéri dans le Paralimni; 3° un tunnel de 860 mètres à Anthédon pour écouler les eaux du Paralimni à la mer.

Ces travaux, comme on le prévoit, ne sont pas sans danger. Les fièvres obligent à interrompre le travail pendant quatre mois de l'année, où la chaleur dépasse souvent 35 degrés à l'ombre. Du reste, la dernière catégorie de travaux, les colmatages et les polders, seraient une cause d'insalubrité, si l'on ne prend soin de l'atténuer, dans le cours des travaux, par d'autres mesures d'assainissement qui nous restent à décrire, et qui sont également applicables aux entreprises de colonisation. Utilisées pendant le cours des travaux, elles rendraient moins insalubre cette profession qui n'effectue l'assainissement qu'au prix d'une mortalité variable suivant les climats, mais toujours élevée, comme on le pense.

§ 3. — *Irrigations.*

On voit quel rôle joue la canalisation dans les travaux de dessèchement. L'irrigation, qui est proprement un arrosage, en est la contre-partie, mais l'irrigation ne va pas sans égouttement, et si, dans le campement et le chantier, la canalisation a presque exclusivement pour but le dessèchement, dans le marécage des deltas, des vallées sans pente, des forêts déboisées, elle devra servir à la fois au desséchement et à la fertilisation ; car le meilleur procédé d'assainissement et de désinfection d'un sol souillé — nous l'avons déjà vu maintes fois, — c'est la culture.

Ce qui constituera le grand art de l'irrigation pour le chef du campement, comme pour le colon placé à la tête d'une grande exploitation en pays malarien, surtout tropical, c'est, dirai-je, en élargissant une définition que j'emprunte à l'ouvrage de Cossigny (*CSS*), de savoir au besoin chercher et découvrir les eaux et leur provenance; « c'est de les prendre au point convenable, de les amener, par des pentes habilement calculées, sur des hauteurs où, en apparence, elles n'auraient jamais pu aller » ; si l'on se propose exclusivement le dessèchement, de leur faire suivre, au contraire, les pentes descendantes ; et si l'on veut, en même temps, puiser dans les rigoles l'eau potable à filtrer, de leur faire suivre une direction intermédiaire, sur des pentes modérées qui allongent leur parcours et leur permettent de se clarifier par décantation, pendant le trajet ; « c'est de tracer avec sagacité les canaux de répartition, pour distribuer l'eau de la manière la plus simple sur toute l'étendue à irriguer ; c'est de faire en sorte que, sur chaque pièce de terre, l'écoulement de l'eau soit aussi facile que son introduction, et que les colatures retournent, autant que possible, au réseau des canaux d'arrosage, afin que cette eau, superflue sur un point, serve de nouveau sur un autre, et que la plus grande partie possible en soit finalement utilisée ; c'est de remplir ces diverses conditions sans morceler les cultures au delà de ce qui est indispensable ; c'est de ménager heureusement, à travers le dédale des canaux et des rigoles, des voies de communication donnant un accès facile pour tous les champs ».

Les procédés varient dans les détails, comme dans l'ensemble, suivant les localités. « C'est en barrant le canal d'amenée, de manière à faire gonfler et déborder les eaux, que l'on produit le plus généralement les arrosages. Pour obtenir une égale répartition de l'eau, on a recours à un fossé à pente modérée, rigole d'arrosage, dont un des bords est surélevé, de manière que le débordement ne puisse avoir lieu que du côté du champ à arroser, que la rigole doit, d'ailleurs, longer dans la partie la plus élevée de son pourtour. Si le sol est uni, on divise l'eau en nappe à sa surface. Si le champ présente une série de planches ou de billons séparés par des sillons, c'est dans ces derniers que l'on fait ruisseler l'eau d'arrosage, qui humecte alors les intervalles par une infiltration presque superficielle. Si le champ est presque horizontal, on l'entoure quelquefois sur les trois côtés que n'occupe pas la rigole d'arrosage, par un rebord saillant qui évite les colatures et qui permet, au besoin, de maintenir la superficie immergée pendant un certain temps. Si le champ est trop étendu proportionnellement à la quantité d'eau qui afflue dans un temps donné, on le subdivise, à l'aide de petits bourrelets provisoires en terre, en un certain nombre de planches que l'on arrose » ou que l'on dessèche « successivement. Les méthodes les plus employées dans les contrées où l'irrigation est la mieux entendue s'appliquent, sauf la dernière, aux terrains à peu près horizontaux, comme à ceux dont l'inclinaison est la plus prononcée ; elles suffisent donc à presque tous les besoins..... L'irrigation par submersion de terrains en pentes, bien que quelquefois pratiquée, n'est pas à recommander, parce qu'elle nécessite, ou des terrassements considérables pour décomposer le sol en compartiments horizontaux, ou des digues trop élevées, ainsi que des épaisseurs d'eau trop inégales; enfin, qu'elle entraîne dans l'un ou l'autre cas, un trop grand morcellement du sol... Il faut, toutefois, faire la réserve des cas particuliers des rizières et des colmatages... » (*CSS*).

Mais en dehors de ces pratiques d'ensemble, que ne pourrait-on pas obtenir, au point de vue de l'assainissement, que j'appellerai extemporané, par la moindre rigole creusée à propos, dans le cours du travail! Il importe, du moins, disais-je, (*N'*) de ne pas combler, sans dérivation préalable, le lit des moindres ruisseaux, qui seront des torrents dans la saison pluvieuse ; et souvent un coup de bêche ou de mine, qui favorisera l'écoulement d'une eau stagnante, suffira pour assainir un chantier. C'est en vue de cette pratique que je crois devoir entrer dans les détails techniques des méthodes d'irrigation.

D'une manière générale, les travaux que nous avons à faire, soit en vue de détourner l'eau, soit en vue de l'utiliser, auront pour objet : A, de la contenir dans un lit naturel, par l'endiguement dont nous avons parlé plus haut, ou dans un réservoir artificiel par un barrage ; B, de la diriger méthodiquement sur le territoire agricole ou vers une issue.

A. *Barrages*. — Une simple saignée peut suffire à dériver l'eau vers un point de plus facile écoulement. On la pratique dans une direction oblique au courant, en établissant sur l'embranchement un éperon (*épi*), dirigé en amont, pour amortir le choc et empêcher les dépôts qui obstrueraient la prise d'eau. On construit ces éperons, « soit en pieux et clayons, en pieux et en fascinage ou en terrassements, avec manteau (cuirasse protectrice) en pierre sèche » (*DCL*). Il faut protéger les berges de part et d'autre par des enrochements.

Lorsqu'une saignée est insuffisante, on a recours à des barrages. Les uns sont établis normalement au courant, les autres sont disposés en V ouvert en aval (*chevrons*), et ont l'avantage de concentrer le courant.

On distingue (*DCL*) les barrages submergés en temps d'étiage (basses eaux) et les barrages insubmersibles. Des barrages assez importants, comme celui du Genil, en amont de Grenade, sont établis en terre et en fascine ; ils peuvent être facilement réparés après chaque orage, ou bien on les fait en pierres sèches avec ou sans revêtement, ou, enfin, en maçonnerie. Les détails varient. Pour une prise d'eau dans un cours torrentiel et à gravier, on établit plusieurs vannes à des hauteurs différentes, permettant de laisser passer l'eau sans gravier. Dans le cas de rivières torrentielles, roulant des galets ou des blocs, on interpose en travers de la prise d'eau de fortes grilles à barreaux horizontaux.

Les barrages mobiles intéressent surtout la navigation.

Réservoirs. — On alimente (*DCL*) les réservoirs, soit en emmagasinant des cours d'eau, soit par l'eau qui ruisselle d'un bassin. Leurs dimensions peuvent varier, depuis le simple pli de terrain, jusqu'aux énormes réservoirs espagnols. Il y a intérêt à placer les digues dans un rétrécissement de la vallée, en évitant les portions de terrain perméables. Le cube disponible dépend de la quantité d'eau reçue, que l'on calcule par le jaugeage des cours d'eau et le pluviomètre, et du rapport du volume recueilli au volume tombé; les terrains ont une grande influence, par leur plus ou moins grande perméabilité. Le rapport moyen est de 0,25 à 0,33. L'influence de l'évaporation est proportionnelle à la surface. On admet, au centre de la France, une hauteur d'eau évaporée de $0^m,55$ à $0^m,60$; et, au midi, on va jusqu'à 1 et 2 mètres. On a intérêt à maintenir une certaine profondeur, au moins 4 ou 6 mètres. pour un étang réservoir. Pour l'arrosage, en France, on admet, par hectare : 200 mètres cubes sur l'argile, 300 mètres cubes sur une terre franche, et 400 à 500 sur un terrain perméable (Polonceau).

Sur la pente des coteaux, on établit des rigoles venant converger vers un fossé situé en amont d'une prairie; ce sont les réservoirs-fossés. Pour l'arrosage, on ménage l'écoulement au moyen de vannes, buses, robinets, etc.

Les *barrages-réservoirs* constituent des lacs artificiels, ménagés en barrant des gorges ; ces lacs sont alimentés par le cours d'eau barré ; leur caractère spécial est d'avoir une grande hauteur et une faible largeur à la gorge où se trouve le barrage. La forme est celle d'une voûte en plan. Les réservoirs espagnols (Alicante), qui remontent, quelques-uns aux temps des Maures, d'autres aux dix-huitième et dix-neuvième siècles, sont intéressants par la simplicité des procédés employés en face d'énormes envasements. Pour le curage, on démolit, après avoir fait un trou de vérification, le barrage en bois formé de pièces de bois de pin verticales et de pièces horizontales placées derrière les unes et les autres de $\frac{0,30}{0,80}$; puis on creuse une chambre dans la vase et on établit la communication par le haut, à l'aide d'une barre à mine. Le *desarenador* est la galerie de curage qui aboutit au barrage en bois; elle a une forme évasée sur les côtés pour permettre l'écoulement facile des vases. On cure tous les quatre ans; la hauteur de vase est alors de 12 à 16 mètres. La vase est plus ou moins compacte, suivant qu'elle est plus ou moins ancienne (*DCL*).

Les barrages-réservoirs sont, à la fois, l'espoir et l'écueil de ce genre d'entreprises. Outre qu' « en ce qui concerne l'exhaussement du fond du barrage, la science de l'ingénieur est en défaut » (*BEN*), aucun système ne peut prétendre régulariser l'inondation torrentielle qui est essentiellement inconstante dans son régime et ses allures, et dépend non seulement du point de la forêt et de la montagne où s'est abattu le nuage pluvieux cyclonique, mais encore des barrages éventuels que se crée le torrent lui-même, par les arbres déracinés qu'il charrie et qui font obstacle au cours des eaux torrentieuses, dès qu'ils *viennent en travers*.

A n'envisager que l'exhaussement. l'hygiène donnerait toute approbation aux ingénieurs (*DO*) qui se placent au point de vue du curage continu plus ou moins automatique, prévenant la stagnation des vases et assurant la propreté constante et plus ou moins radicale du radier. Nous aurons à y revenir.

Lorsqu'on constate des suintements (*DCL*), soit par l'humidité du sol, soit parce qu'on y voit pousser des touffes de cresson, on s'assure, par de petits sondages, des points où se produit le suintement. On y creuse alors de petites excavations, où l'on place un tonneau sans fond et percé de trous sur les parois, et l'on achève de remplir le trou, autour du tonneau, avec des pierres sèches. On forme ainsi de petits réservoirs où l'eau s'accumule, et qu'on fait communiquer entre eux, s'ils sont assez rapprochés. L'eau, recueillie dans ces réservoirs, est ensuite distribuée aux terrains qui ont besoin d'être irrigués, au moyen de conduits en planches ou poterie. Lorsque le suintement se produit sur une assez grande étendue, on place plusieurs tonneaux, à environ 3 mètres de distance les uns des autres.

B. — Les moyens de *diriger* l'eau nous intéressent davantage.

La canalisation se compose (*DCL*) de deux parties : 1° le canal d'amenée conduit les eaux depuis la prise d'eau jusqu'au périmètre à arroser ; 2° le canal d'arrosage distribue les eaux au fur et à mesure qu'on s'avance ; son débit décroît avec la distance.

La plupart des conduits sont en terre. Le profil en travers est un trapèze dont les côtés font, avec l'horizontale, des angles qui varient avec le terrain ; rectangulaires dans les terrains très résistants, revêtus en maçonnerie ou en béton lorsque le terrain est perméable. Les conduites à ciel ouvert, plus économiques, laissent s'élever la température de l'eau. « Elles occupent une plus ou moins grande partie du terrain, elles opposent à la culture de véritables obstacles, elles exigent un entretien continuel, et n'atteignent que d'une manière imparfaite le but proposé dans l'assainissement, puisqu'elles n'enlèvent, en général, que les eaux de la surface du sol, qui s'écoulent en entraînant une partie des principes fertilisants de la terre et des fumiers » (*HV*), mais elles sont d'une exécution facile et peuvent rendre de grands services.

Lorsque l'eau est en pression (distribution d'eau des villes), la section circulaire est indispensable. Les parois, dans ce cas, sont en maçonnerie, en fonte ou en tôle.

Le canal d'arrosage doit embrasser le maximum de terrain irrigable. Il suivra l'horizontale supérieure avec une faible pente. Le tracé revient à celui d'une route à pente constante. Pour la traversée des vallées, dans les grands ouvrages, on établit soit des aqueducs, soit des siphons, plus économiques. Dans le cas de pentes exagérées, on fait une série de chutes, afin de modérer la vitesse. Il faut éviter les ravinements qui tendent à se produire à la partie inférieure des chutes, au moyen d'une masse d'eau dérivée en contre-barrage, ou bien, si la chute est faible, au moyen d'un radier.

Les procédés d'irrigation, dont il nous faut dire un mot, sont : la submersion, l'ados, le déversement, l'infiltration, dont le principe commun est de faire arriver l'eau partout et de ne la laisser séjourner nulle part.

La submersion (inondation générale de surface, séjour, imbibition de l'eau, écoulement de l'excédent) s'applique aux terrains à faible pente (limite 0,0005); elle se pratique dans le midi de la France, en Italie, Espagne, Algérie.

Le système des ados consiste en un nivellement artificiel du sol, le disposant en une série de faîtes, avec rigoles d'amenée au sommet de vallées dont les pentes sont les ailes, avec rigoles d'égouttement au thalweg. Il s'emploie dans les pays peu inclinés, à climat tempéré.

Le principe du système de déversement est l'amenée de l'eau par rigoles tracées suivant l'horizontale du terrain, avec déversement latéral. Applicable aux terrains de forte pente : $0^m,04$ à $0^m,05$. Pour un ruisseau de montagne, la rigole horizontale représente une dérivation, où l'eau est dirigée par un barrage de ruisseau, au niveau de l'embranchement, ou une vanne; le ruisseau lui-même forme colateur (pour l'égouttement), en aval de ce barrage. Des rigoles plus ou moins normales à la rigole horizontale la relient à peu près au ruisseau en aval, suivant la ligne de plus grande pente; elles sont coupées par d'autres rigoles en croix sur elles. D'une manière générale, le réseau comprend une rigole supérieure, suivant plus ou moins l'horizontale, et un réseau relié à elles; mais l'entretien et la distribution sont d'autant mieux assurés que le réseau est plus régulier.

Dans le système de l'infiltration, l'eau est amenée par des rigoles qui se subdivisent comme ci-dessus, en une série de rigoles parallèles, mais ces rigoles laissent pénétrer l'eau par absorption.

L'irrigation, dans les grandes entreprises d'assainissement, se combine d'ordinaire avec le drainage, qui nous intéresse plus directement. Sous sa forme la plus simple l'irrigation d'assainissement est un tracé ou une série de tracés de petites rigoles, s'écartant plus ou moins de l'horizontale, et débouchant comme les nervures d'une feuille sur le pétiole, en une rigole plus large et plus profonde tracée dans le sens de la pente et menant les eaux au fossé du thalweg. Le nombre et l'espacement de ces rigoles d'égouttement varient suivant la configuration, le degré d'humidité, etc., des terrains.

§ 4. — *Drainage.*

Le drainage (*DCL*) a pour but l'écoulement de l'eau qui se trouve en excès dans le sol et le maintien de la terre en état convenable (10 à 24 p. 100) d'humidité à l'aide de canaux souterrains.

En principe, un drainage se compose d'une série de tuyaux souterrains à joints discontinus avec pente régulière débouchant dans un ruisseau collecteur. Comparé aux rigoles d'assainissement à ciel ouvert, le drainage a l'avantage de ne pas perdre de place, d'effectuer un assainissement plus profond avec un terrassement moindre et d'aérer le sol. Le drainage est aujourd'hui une opération courante de génie rural. On peut citer les drainages considérables exécutés en Angleterre et ceux qui ont été faits en France sur 100 000 hectares d'étendue. La plus-value peut aller aujourd'hui à 15 p. 100.

Le travail s'exécute toujours de l'aval vers l'amont afin d'assurer l'écoulement de l'eau. Dans les terrains graveleux on emploie des bêches plates résistantes et la drague pour le curage du fond de la tranchée; dans les terrains très durs on se sert de pics. Les tuyaux sont en poterie de $0^m,03$ à $0^m,20$ de diamètre; $0^m,30$ à $0^m,40$ de long; $0^m,01$ d'épaisseur. Les extrémités de deux tuyaux voisins sont souvent protégées par des manchons qui empêchent leur écrasement; mais avec une bonne pose de tuyaux ordinaires, des manchons sont inutiles. Les tuyaux doivent être résistants et sans aucun grain de chaux pouvant amener un certain gonflement. Il faut, en outre, qu'ils rendent un son sec, qu'ils soient réguliers et qu'ils n'absorbent, en quinze heures, que 15 p. 100 de leur poids d'eau. Au bout de ce laps de temps, aucune absorption ne doit se manifester. Déposés sur un pré, ils doivent résister aux premières gelées d'hiver, et ne subir aucun changement après avoir été immergés dans un bain composé de deux parties de sulfate de soude pour une partie d'eau et exposés à l'air.

On les pose à la main, à la broche ou à la vapeur. De bons ouvriers posent 100 tuyaux de drains à l'heure. On pose de l'amont à l'aval pour éviter l'engorgement par la terre délayée. Des regards doivent être établis sur le parcours des drains afin de pouvoir examiner comment se comporte l'écoulement de l'eau. Les uns sont formés de tuyaux en poterie fermés, à l'extrémité supérieure, par une dalle ou une tuile. Les tuyaux de drainage qui viennent y déboucher font saillie dans l'intérieur du regard. On obtient ainsi une chute sonore de l'eau, ce qui annonce le bon fonctionnement. Les regards les plus importants sont construits en maçonnerie. On leur donne généralement une dimension de $0^m,60$ au minimum. Pour prévenir les dégâts dus à la malveillance et empêcher l'entrée dans les drains, d'animaux tels que souris, grenouilles, mulots, etc., il est utile d'établir, au débouché, une grille métallique.

Le drainage s'effectue également au moyen de *pierres concassées* ou de *galets* disposés au fond des tranchées, les grosses au-dessous, les petites au-dessus; de *pierres plates*, formant de vrais aqueducs, difficiles à exécuter et faciles à obstruer par les éboulements et les taupes; de *fascines;* de *tuyaux en bois* porforés d'un trou central percé à la mèche suivant l'axe; de *mottes de tourbe* accolées par deux chacune formant demi-tuyau; de *tuiles;* de *ciment*, inférieur aux drains en poterie pour les petits diamètres: il faut une épaisseur notablement plus grande, et il y a danger de décomposition par l'acide carbonique de l'eau. Enfin, quelques essais ont été faits de drains sans tuyaux, avec de la terre simplement moulée sur madrier. La main-d'œuvre est chère et la fragilité très grande.

L'entretien des drains est une des conditions importantes de leur bon fonctionnement. On doit régulièrement vérifier l'écoulement aux grilles et visiter les regards. Les dangers d'obstruction sont assez nombreux : tassements inégaux, ruptures, mal-façons; animaux; racines s'introduisant dans les joints des tuyaux. Le chevelu se développe et obstrue le tuyau. On écartera les arbres de 15 à 20 mètres de la ligne du drain. — *Dépôts minéraux* par l'évaporation de l'acide carbonique en excès des eaux calcaires et dépôt de carbonate de chaux. Dans ce cas la construction de regards pneumatiques favorise l'action de l'air et concentre le dépôt dans les premières parties du tuyau d'échappement, lequel part du regard au-dessus du tuyau d'amenée. — *Dépôts organisés :* matières ferrugineuses rouges (*queue de renard*) composées d'acide crénique ou apocrénique avec FeO^3; à l'air, il y a formation de Fe^2O^3 et d'acides précipités. On empêche ces dépôts en évitant l'action de l'air et en employant des *regards pneumatiques*. — *Végétations diverses* et *indéterminées*, qui se développent lorsqu'il y a de la terre dans le tuyau et lorsque l'écoulement est permanent. Une bonne pose prévient cet inconvénient.

Dans les terrains perméables, le drainage est inutile, puisque l'eau est absorbée par le sol et le sous-sol. Une exception cependant doit être faite pour les prairies tourbeuses et marécageuses des bas-fonds des thalwegs, où se trouvent des sources, des cours d'eau à faibles pentes souvent en saillie et des usines.

Dans les terrains imperméables, au contraire, il y a utilité générale à se servir du drainage pour enlever l'eau qui tend à séjourner à la surface et dans la couche superficielle. Le drainage ne doit pas être exécuté dans les prairies qui doivent conserver une certaine humidité (lias, crétacé inférieur, pâturages du Bray et de la vallée d'Auge).

Il est applicable aux prairies du granite (*DCL*).

Applications. — Les applications du drainage seul ou combiné avec les irrigations, sont très nombreuses. C'est en Italie surtout qu'ont été appliqués ces moyens à l'assainissement comme à la culture. D'après une statistique officielle récente (*YG* 1884), les canaux d'irrigation, dans le Piémont, débitent 564 975 litres par seconde, répartis sur 536 000 hectares, et ceux de la Lombardie 429 097 litres, répartis sur 672 100 hectares. Le canal de Cavour, alimenté par le Pô et la Dora Baltea, fournit 135 000 litres par seconde, arrose près de 16 000 hectares et a coûté 40 millions de francs, soit 503 000 francs par kilomètre. Sa construction a duré quatre années, et l'on s'occupe déjà d'augmenter son débit de 23 850 litres par seconde. Après ce canal viennent ceux de Muzza, d'Ogliano, de Noviglio-grande. Le plus petit fournit 59 400 litres par seconde.

Tommasi-Crudeli (*TC*) a fait connaître des travaux de canalisation des collines romaines, dont la première découverte est due à Di Tucci, et qui démontrent que le drainage était pratiqué dès le temps des Romains. Des galeries intérieures où l'on trouve même parfois, occupant le fond des galeries, de véritables drains à pierres plates, se retrouvent sur tout l'Agro romano, destinées vraisemblablement à recueillir les eaux d'infiltration des collines. Sur les parois et sur la voûte de ces *cuniculi* les couches volcaniques sont à nu et les galeries sont souvent plus ou moins obstruées par les mêmes sédiments argileux que l'on rencontre dans les drains d'aujourd'hui. Les réseaux cuniculaires font défaut dans les collines formées par la lave ou des graviers d'alluvion. Ils sont, au contraire, plus ou moins nombreux dans les collines dont la masse principale peu perméable est constituée par des tufs. Souvent on en trouve de superposés. Desobstrués, ils fonctionnent de nouveau. Selon Tommasi-Crudeli, ce drainage contribuait à maintenir l'ancienne salubrité du territoire romain. « La masse des eaux qui sont retenues maintenant dans les sous-sols de ces collines doit être énorme, en comparaison de ce qu'elle était lorsque tous ces drainages fonctionnaient activement et déversaient dans les vallées, dans les fontaines ou dans les puits, une grande partie de ces eaux souterraines. Quand on voit, par exemple, que, sur une longueur de 82 mètres, peut fournir au nouvel abreuvoir de la ferme de Marcigliana Vecchia, on arrive facilement à se persuader que le régime hydraulique de ces terrains devait être dans l'antiquité très différent de ce qu'il est aujourd'hui ». Et, ajouterai-je, la probabilité de ces infiltrations ramènerait la Campagne de Rome dans le cas des autres localités malariennes. Le marécage, pour être souterrain, n'en existerait pas moins, et cette exception disparaît dans l'étiologie de l'impaludisme.

En Chine, où l'irrigation est élevée à la hauteur d'une institution, où la population agricole lui voue un culte artistique, elle profite à l'hygiène, au point de donner le change sur l'incurie du Chinois, consacrée par l'attachement de ce peuple à ses traditions routinières. En ceci, du moins, la routine a du bon, et c'est l'une des pratiques d'économie générale que nous pourrions lui envier. Il corrige ainsi les défectuosités hygiéniques du régime fluvial dans toute la contrée : l'endiguement retient les cours d'eau dans leur lit ; le colmatage élève peu à peu le niveau des plaines en contre-bas ; son industrie, exclusivement agricole, n'emploie, il est vrai, que de petits procédés et de petits capitaux ; « la charrue est en bois ; le versoir est de bois, sauf quelquefois une petite pointe en fer quand il y a des pierres à écarter ; le coutre est le plus souvent en bois » (*SI*) ; mais, avec ses procédés primitifs, il obtient quatre ou cinq récoltes par an, et loin de redouter l'engrais humain que nous gaspillons, « la mort dans l'âme », il le sollicite et le recueille de la manière qu'on sait, pour en faire — le mot n'est pas déplacé — des conserves !

En Égypte, l'irrigation aurait encore plus d'importance, non pas seulement pour émanciper le Nil, encaissé dans un lit de plus en plus profond à mesure que ses eaux l'affouillent, tout en colmatant la plaine ; mais pour assainir ses berges, quand l'eau les déborde encore, partout où se continue l'inondation fécondante et pernicieuse, qu'on gouverne aussi mal aujourd'hui qu'au temps où les Pharaons l'endiguaient dans les bassins de la Haute-Égypte ; où le lac Mœris, le plus grand réservoir que l'industrie ait réalisé, ou même conçu avant le projet de barrage du Chagres, emmagasinait plus de 3 milliards de mètres cubes d'eau, ce qui n'empêchait pas les disettes d'affamer périodiquement la population, alors copieuse et déjà variée, en ces temps lointains, comme elle l'est demeurée toujours dans les steppes sablonneux que le Nil abandonne en nivelant ses cataractes.

Le gouvernement égyptien fait aujourd'hui de grands efforts pour étendre et généraliser les travaux d'irrigation qui profiteront à l'assainissement malarien, Boghos Nubar à publié l'année dernière dans le *Génie civil* une série d'études (*NB*) des plus intéressantes sur ces travaux, qui ne sont que les tâtonnements d'un projet grandiose dans lequel l'industrie rêve de relever le lit du fleuve et de rétablir le seuil des rapides et des cataractes, comme les Américains, dans un but plutôt esthétique, songent à sauvegarder le seuil entamé du Niagara au saut de l'Érié. Pour le moment, on se contente de généraliser l'endiguement pour substituer à l'inondation brutale, accidentelle, tour à tour insuffisante et excessive dans sa périodicité, la canalisation méthodique, qui seule permet de varier les cultures et de régulariser la production agricole, en répartissant sur toute l'année la fertilisation. On a barré le Nil à la pointe du delta, où il se divise en deux branches aboutissant, l'une à Damiette, l'autre à Rosette ; on a curé les canaux de prise d'eau ; pour assurer les prises d'eau à tous les niveaux, on a, en même temps que l'on restaurait les anciennes machines, établi des machines nouvelles : d'abord de colossales vis d'Archimède, bientôt rompues; puis des pompes centrifuges d'un nouveau modèle « à axe vertical, avec pivot hors l'eau et une commande directe de la machine », qui débitent 3 500 000 mètres cubes par jour. On a pourvu d'eau potable Rosette et Damiette, menacées par l'entrée de la mer dans le lit du Nil à l'étiage ; enfin l'on s'est préoccupé du drainage des terrains irrigués, ce qui complète utilement l'opération au point de vue de l'assainissement.

Il s'en faut que le problème soit résolu dans sa totalité. La corvée, ce vestige de la servitude, ne donne plus son rendement du temps des Pharaons; et, sous le régime de la liberté, en pays noir, les grands travaux d'utilité générale languissent, alors même que le capital ne fait pas absolument défaut. MM. Jacques et Ch. Cotard (*CO*[2]) qui ont repris, les derniers, la question, sont favorables à l'idée d'un barrage au-dessous d'Assouan, pour réaliser le programme de M. de la Motte, qui était des plus vastes : protéger l'Égypte contre les inondations excessives, obvier à l'insuffisance des crues; utiliser la plus grande quantité d'eau possible pour la culture des terres, mais en donnant d'abord aux terres cultivées aujourd'hui toute l'eau dont elles ont besoin ; améliorer le régime du Nil pour le rendre navigable jusqu'au delà du Soudan égyptien ; créer des forces motrices en divers points du fleuve...

Les Anglo-Américains, chez qui la passion du drainage hygiénique atteint des proportions maladives, se préoccupent plus qu'aucun autre peuple de l'assainissement dans l'irrigation. Parmi ces travaux récents nous citerons les irrigations de Victoria (Australie) en cours d'exécution, qui ont pour principal objectif l'agriculture (*YG* 1887, p. 274) et le drainage de Boston (États-Unis), qui a pour principal objectif l'assainissement (*YG* 1887, p. 211). Toutefois ces travaux se rapportent plutôt à l'assainissement urbain, qui est ici hors de cause, et je n'en parle que pour mémoire, renvoyant le lecteur que ces détails intéressent aux XVIIIe et XIXe volumes du *Tenth Census* (*US*[3]). Les travaux des Anglais dans l'Inde ont été également considérables, sous l'habile direction de Scott Moncrieff auxquels ils ont confié récemment l'enquête sur les projets d'irrigation de la Haute et de la Basse-Égypte.

Pour terminer, je rappellerai la question qui m'a été posée par un entrepreneur de Panama et dont j'ai parlé ailleurs : savoir lequel des deux procédés, l'inondation ou l'assèchement, convenait le mieux pour assainir un marécage aux abords d'une lagune ou dans le delta d'un fleuve. La réponse n'est pas douteuse et je l'étends à toutes les régions tropicales : l'inondation, qu'elle que soit l'épaisseur de la couche d'eau, n'empêchera pas le palétuvier d'émerger sur les berges; l'assèchement est donc préférable.

§ 5. — *Plantations.* — *Cultures.*

Lorsque j'ai pris le service au Panama, je me suis préoccupé, dès le premier jour, du parti que l'on pourrait tirer des plantations :

1° Pour protéger les campements, sinon les chantiers, contre les vents malariens;

2° Pour établir des abris contre le soleil et permettre des promenades de jour, en un pays où elles ne sont possibles qu'au crépuscule qui dure dix minutes;

3° Pour assainir le sol.

D'une part, les moyens dont nous disposions; d'autre part, l'immense intérêt qu'il y avait pour l'Entreprise à ménager la santé du personnel, justifiait mes recherches dans ce sens, et la solution était d'autant plus difficile que l'eucalyptus, essayé dans l'isthme, y a poussé, comme on dit, en *allumettes* : grêle et sans feuillage.

Je crois être utile en donnant ici le résultat de ces recherches. C'est le but de mon livre; je prie le lecteur de ne pas l'oublier pour qu'il me pardonne le défaut d'unité apparent, sinon réel. Et je remercie dès à présent MM. Poisson, botaniste du Muséum, Sagot, ancien médecin et Égasse, ancien pharmacien de la marine, du concours qu'ils ont bien voulu me prêter, lorsque j'ai réclamé leurs lumières, au sujet des plantes utilisables en pareille contrée, comme l'avait fait Companyo (*CYO*) aux débuts du Canal, auprès de MM. Planchon et Naudin.

I. Dans les régions marécageuses des tropiques, on fera sagement d'ajourner les *défrichements*, toutes les fois que la fertilité naturelle du sol permet d'y faire des semis ou des plantations capables de l'assainir, par le seul travail oxydant de la végétation. Sur les bruyères des sols arides, la culture forestière est seule de mise; dans les landes où l'ajonc se mêle aux bruyères, la fertilité est déjà plus grande, et l'on peut cultiver en céréales, à l'aide d'engrais, les terres où la fougère s'y ajoute, à la condition de défricher profondément à la charrue.

Les défoncements profonds, toujours utiles, sans doute, ne sont jamais indispensables, au début surtout, lorsque le sol présente une fertilité moyenne; dans le vaste territoire des États-Unis du sud, je n'ai pas vu que l'on se préoccupât d'arracher les souches après le déboisement, même pour des cultures délicates; il est clair que la plupart de nos cultures d'assainissement n'exigeront pas de labours profonds.

Le procédé banal du feu, que l'on régularise dans l'*essartage* et l'*écobuage* des pays civilisés, et qui précède toute culture en forêt sauvage, assainit déjà utilement le sol et rendrait moins insalubre un labour superficiel. Dans l'essartage, « après avoir coupé un bois taillis, on étend les menues branches sur le sol de la forêt et on y met le feu par un temps sec ;... l'écobuage consiste à peler une terre inculte et à en brûler les gazons... Il présente l'avantage de purger le sol de beaucoup de germes et d'insectes nuisibles » (*GSS*); en pays tropical, il a pour effet, en brûlant l'humus, de modérer la fertilité tropexubérante.

Que l'on y répugne ou non, force est bien, la plupart du temps, de recourir au défrichement pour que la plantation ou la culture réussisse. « Souvent un terrain vierge présente de grandes irrégularités. Le sous-sol se trouve-t-il imperméable, le drainage est alors particulièrement avantageux, parce qu'il dispense des nivellements et formation d'ados, auxquels il faudrait recourir si on cultivait le champ sans l'assécher. D'autres fois, la pente de l'espace qu'on défriche est tellement raide qu'il est difficile d'y mettre la charrue et que, si on le cultivait du haut en bas, les pluies entraîneraient une grande partie du sol végétal. Dans ce cas, il faut laisser en travers de la colline des bandes engazonnées, sur lesquelles on accumule peu à peu la terre et les pierres, au point d'y former des talus rapides. Le surplus du terrain forme des terrasses plates ou d'inclination modérée. Si les pierres abondent, on construit, en les appliquant contre ces talus, des murs sur lesquels peuvent se palisser des arbres fruitiers et la vigne... Ailleurs, faute de précautions, le défrichement des terrains en pente a causé des maux irréparables » (*GSS*), ainsi que nous l'avons dit au sujet des ravinements torrentiels consécutifs aux déboisements.

II. Pour le *reboisement* des terrains ravinés, qui joue un un si grand rôle dans l'assainissement des deltas et sans lequel il est à peu près impossible de compter sur l'efficacité des endiguements et de régulariser la canalisation en vue de l'irrigation, comme de l'égouttement, il faut d'abord maîtriser le torrent en amont, régulariser son bassin de réception et l'y contenir ; modérer, en aval, la rapidité de sa course par des clayonnages en escaliers qui ménagent des chutes de faible hauteur, puis barrer à la partie inférieure du thalweg dans une gorge appropriée.

Mais le choix des procédés de reboisement, comme le choix des essences, constituent un problème des plus compliqués dont la solution réclame des connaissances très spéciales. Sur le sol tropical, où toutes les plantations réussissent, ce n'est guère qu'une question de latitude ; dans nos pays ce sont les essences résineuses qui sont les plus généralement usitées : « les pins sylvestres, quoiqu'ils restent longtemps chétifs, prennent à la fin (même sur un sol crayeux) une apparence robuste et se reproduisent en semis vigoureux, à moins cependant que le terrain reboisé ne soit livré en pature aux moutons » (*BL*) ; aussi la première mesure à prendre, pour assurer le reboisement, est l'interdiction de tout pâturage. « Les bois devront occuper les versants rapides, couronner les arêtes vives, fixer les berges des torrents, les éboulis, maintenir la terre végétale sur les surfaces rocheuses, tandis que les plateaux et les versants à pente douce seraient abandonnés à la culture pastorale » (*GAZ*).

Contre l envahissement des dunes maritimes, on emploie le peuplier, combiné avec les cultures de céréales et de légumes, quand le sable est calcaire; le pin maritime quand il est plutôt quartzeux. On sait quel parti l'on a tiré du pin maritime dans les landes de Gascogne, où l'envahissement des sables détermine l'insalubrité, comme sur tous les rivages, en favorisant la formation d'étangs et de marécages, par les obstacles qu'opposent à l'écoulement des eaux les ondulations des dunes. La première opération consiste alors à créer des « lignes de défense », clayonnages, palissades, branchages, parallèlement à la direction des vents; on établit des dunes d'avant-garde qui forment un premier obstacle aux effets du vent, et on protège les semis de pin, d'ajonc, de genêt, en les recouvrant de fagots de branchages. Le gourbet (*Arundo arenaria*) réussit sur certains rivages où ne réussissaient pas les pins. M. Alex. Adam « a réussi à créer, il y a quelques années déjà, une véritable forêt dans les dunes de Coudette (Normandie), présentant une surface de 850 hectares de sables mouvants... Il a commencé par des plantations d'oyat, disposées en quinconces..... A l'abri de ces plantations, il sema de la graine de pin maritime... Diverses espèces de saules, des aulnes, des bouleaux et des frênes ne tardèrent pas à prospérer; puis le chêne, le hêtre, l'orme, le châtaignier...» (*POO*).

Dans les steppes de Syrie, où la flore peut être des plus variées, si la culture intervient, le reboisement rentre presque partout dans les conditions du jardinage. Le dattier, au contraire, monopolise la culture dans l'oasis; et loin d'assainir, il aime, comme le riz, l'eau marécageuse. Toutefois l'irrigation méthodique profite encore à l'oasis sans nuire au palmier, tandis que l'eau clarifiée laisse dépérir la rizière. Il n'y a plus alors de ressources contre la malaria que les précautions de l'hygiène banale.

III. C'est le moment de parler de l'*eucalyptus*, que l'on est tenté de considérer comme l'essence spécifique des localités malariennes, et que l'auteur d'une brochure récente (*JY*) compare, pour ses bienfaits, à la pomme de terre. En somme, c'est une excellente essence de reboisement et il représente généralement une culture très rémunératrice. A ce point de vue, on peut voir en lui « l'arbre de la colonisation par excellence » (*JY*). Depuis Müller (*Flora australiensis*), des mémoires sans nombre ont été publiés sur l'eucalyptus. Le travail le plus sérieux que nous ayons en français est celui de M. Naudin (*ND*), qui en décrit un grand nombre d'espèces et de variétés. « Malheureusement pour la France, la zone climatérique où ces arbres précieux peuvent prospérer à l'air libre est fort limitée. Exception faite d'un très petit nombre d'espèces qu'on suppose, jusqu'ici, sans preuve suffisantes, pouvoir se naturaliser sur nos côtes océaniques, c'est, pour la grande majorité, la région où l'oranger est cultivé et fructifie en rase campagne, c'est sur le littoral de la frontière d'Italie, la Corse et une faible partie du Roussillon. L'Algérie, l'Italie, la Suisse, l'Espagne et les autres pays méditerranéens situés au sud du quarantième degré de latitude offrent un plus vaste champ à la culture des eucalyptus, et il est vraisemblable que dans les localités les plus chaudes de ces régions, en Algérie surtout, on pourra propager avec succès, même les espèces les plus tropicales de l'Australie » (*ND*).

J'ai cité longuement ailleurs (*N*[2]) les rapports favorables de Bertherand (*BTH*) sur les plantations d'eucalyptus d'Algérie. La plaine de l'Habra contient des surfaces marécageuses alimentées par l'Habra et le Sig, à la faveur d'une faible pente; et ces marécages se dessèchent en été. « Les travaux entrepris pour l'assèchement de cette plaine comprennent l'établissement de lits artificiels et de digues, avec lits majeurs et lits mineurs pour les cours d'eau. L'essence choisie pour l'exploitation a été celle de l'eucalyptus récemment acclimaté en Algérie, et dont l'action générale est vraiment remarquable. Les racines font l'office de drains énergiques et absorbent ainsi des quantités énormes d'eau qui se trouve rendue par les feuilles. L'eucalyptus est un des arbres à croissance la plus rapide : en cinq ans, il a déjà un diamètre de 30 centimètres; en deux ans, une hauteur de 6 mètres » (*DCL*).

Aujourd'hui les propriétés fébrifuges de ces plantations paraissent plutôt douteuses. Des documents recueillis par mon ami Labrousse, ancien officier de marine, qui s'occupe beaucoup de ces questions, établissent que la culture des eucalyptus n'est même pas toujours rémunératrice; qu'il n'assainit pas l'oasis saharienne; qu'en Océanie, c'est le *maouli*, et non l'eucalyptus, qui assainit les îles, et les classe au point de vue malarien, en ce sens que celles qui sont plantées de maoulis ne seraient pas malariennes, alors même qu'elles sont marécageuses; tandis que la malaria hante partout celles où ne pousse pas le maouli.

Tommasi-Crudeli (Voy. *YG*, mai 1883) nous dit que les plantations d'eucalyptus n'empêchent pas les fièvres dans la Campagne romaine, où la malaria s'est « limitée précisément en 1882, à la seule localité... que tout le monde croyait déjà assainie par les *eucalyptus* et par des cultures intensives savamment pratiquées » (*PS*). Crudeli en conclut que le même système d'assainissement dont l'efficacité a été reconnue dans quelques localités malariennes ne saurait être appliqué à toutes : « Le but d'un assainissement définitif est, dit-il, de modifier les conditions physiques et la composition chimique du sol producteur de la malaria, de manière à le rendre incapable d'en produire. Si, ajoute-t-il, tous les terrains malariques avaient une composition chimique et une assiette topographique uniforme, nous pourrions être sûrs, presque sûrs, de pouvoir les assainir, en leur appliquant uniformément un système de culture avec lequel on a déjà réussi à assainir quelques-uns d'entre eux. Mais malheureusement, la malaria peut se produire dans les terrains les plus divers ; de sorte que des systèmes d'assainissement qui ont réussi parfaitement dans quelques endroits malariques n'ont aucune efficacité dans d'autres. Cela est déjà prouvé pour les plantations d'*eucalyptus*... M. Liversidge, professeur à l'université de Sydney, en Australie, avait depuis longtemps fait remarquer que la production de la malaria était très abondante dans quelques-unes des forêts d'*eucalyptus* de son pays. Dernièrement une enquête faite en Algérie paraît avoir démontré ce fait d'une manière très évidente. On a dû noter aussi que, même en Algérie, où le climat est beaucoup plus favorable qu'en Italie à la vie des *eucalyptus*, ces plantes sont extrêmement capricieuses, comme, du reste, le sont beaucoup d'autres plantes originaires de l'hémisphère austral qui ont été importées dans notre hémisphère. En effet, les *eucalyptus* sont toujours en pleine végétation pendant notre hiver; et assez souvent des bois entiers qui prospèrent depuis plusieurs années, sont tués tout à coup par une forte gélée hivernale, par une gelée tardive au printemps, par un froid humide, ou bien par l'effet d'autres causes que les botanistes n'ont pas encore su déterminer. »

La question n'est pas encore sortie de la phase expérimentale. « On doit dire la même chose à propos des effets des cultures intensives. Nous sommes habitués à juger d'après ce que l'on sait des assainissements obtenus dans l'antiquité, moyennant des cultures intensives séculaires, dans plusieurs régions de la Grèce et de l'Italie qui étaient éminemment malariques lorsqu'elles furent colonisées. Pourtant, même dans l'antiquité, ces cultures n'arrivèrent jamais à assainir certains territoires, comme, par exemple, ceux de Sélinonte, d'Agrigente et de Sibari. La même incertitude dans les résultats obtenus par la culture intensive se retrouve dans quelques assainissements entrepris en Europe et en Amérique dans les temps modernes. Nous ne possédons, en effet, aucune notion positive pour nous guider sûrement dans le choix de la culture la plus propre à modifier les conditions physiques et chimiques d'un terrain malarique donné, de manière à le rendre stérile par rapport à la malaria.

« Jusqu'ici nous procédons à tâtons; de sorte que nous parvenons quelquefois à des résultats utiles; d'autres fois à des résultats nuls; et même on a réussi quelquefois à rendre plus infect le terrain qu'on voulait assainir moyennant la nouvelle culture. Nous serons toujours exposés à des surprises pénibles, comme celles dont la propriété des Trois-Fontaines nous a donné l'exemple en 1882, tant qu'une longue série de recherches scientifiques d'essais pratiques, ne nous aura pas fourni des solutions sûres pour chaque cas spécial, c'est-à-dire pour chaque espèce distincte de terrains à malaria... En attendant,... il faut insister dans la recherche des moyens qui peuvent augmenter la résistance organique de l'homme contre les agressions de ce ferment morbigène » (Tommasi Crudeli (*YG*), 1883).

IV. C'est sur ce terrain que je m'étais placé à Panama pour résoudre la question de prophylaxie. Mais nous eussions désiré utiliser les plantations dans l'Entreprise ; et l'eucalyptus, sauf, dit-on, certaine espèce de Java, sur laquelle je n'ai obtenu que des indications vagues (*E. alba*), ne franchit guère les tropiques. Je cherchai donc ailleurs les plantations qui pourraient réaliser mon programme, dans les conditions que j'ai dites, et, bien que les circonstances aient ajourné l'application des mesures qui n'ont été conseillées je les crois applicables le cas échéant.

Dans cette fameuse zone sus-équatoriale, dont il a été si souvent question dans ce travail, les essences varieront sans doute, comme ce facteur que nous avons rarement vu intervenir : la longitude; et la Cochinchine, comme l'Inde et la Guinée, auront leurs flores d'assainissement distinctes; cependant la plupart des familles auxquelles appartiennent celles dont il s'agit, ont des représentant par toute la zone, et plusieurs, en tant que familles, sont plus ou moins cosmopolites.

Le Dr Sagot, qui a fait des recherches considérables sur la flore de la Guyane (*SAG*), et à qui j'avais soumis mon programme : arbres d'une croissance rapide (il n'était pas question de culture), pouvant assainir, par leur végétation un campement marécageux, l'abriter des vents dominants et aussi du soleil en constituant des promenoirs aérés et ombragés, « ne connaît (*Communication manuscrite*) dans les arbres, si variés et si nombreux, qui constituent les forêts de l'Amérique équatoriale, aucune espèce qui présente une analogie réelle avec les *eucalyptus*, type australien tout particulier, remarquable à tous les points de vue : forme botanique, rapidité de végétation, tolérance de la sécheresse, sécrétion d'un essence d'un genre particulier.

« Les Eucalyptus ne peuvent pousser avec vigueur dans les pays chauds que sur les plateaux élevés (Nilgerry et montagnes de l'Inde), ou dans des localités sèches (Lima, bords de la voie ferrée). Ils ont mal réussi à la Guyane française, aux cultures du pénitencier des Maroni. Ils ont, dit-on, mal ou médiocrement réussi à Rio-Janeiro ; leur tige s'est élevée trop haut sans se fortifier et le vent les a abattus.

« Peut-être pourrait-on croire aussi que les Eucalyptus,

efficaces pour assainir les marais dans des pays secs et chauds, ou assez chauds, où les marais ne forment que des espaces limités, Algérie, Campagne romaine, etc., seraient impuissants dans des contrées chaudes et pluvieuses où la plus grande partie du sol est un marais et où les forêts humides sont elles-mêmes une source de miasmes paludéens.

« Les arbres qui, dans les pays chauds, donnent de l'ombre autour des maisons sont le plus souvent des arbres à fruit : le *Manguier* surtout, qui pousse vite et dont l'ombre est très épaisse. Le *Jacquier*, l'*Arbre à pain*, peuvent donner de l'ombre également.

« Les arbres sauvages qui poussent vite et donnent de l'ombre promptement sont surtout des arbres à bois mou. Les *Figuiers* sauvages à feuilles plus petites ou plus grandes, luisantes, ovales, à bourgeon terminal conique enveloppé d'une stipule caduque à petite, figue sèche grosse comme un pois, à sève laiteuse. Leur feuillage est épais et beaucoup reprennent de bouture. Les espèces asiatiques : figuier des banians, figuier multipliant, etc., sont, je crois, plus vigoureuses. J'ai vu, sur des places publiques de la Havane, des figuiers sauvages américains, qu'on appelait du nom impropre de *Laurel de India.*

« Certaines *Térébinthacées*, comme le Monbin (*Hobo*, en espagnol), poussent vite et donnent de l'ombre.

« Divers *Lauriers* ont un beau et abondant feuillage.

« Diverses *Légumineuses*, notamment les *Inga* ou pois sucrés, appelés à la Nouvelle-Grenade *Guama;* le Tamarin, l'Acacia lebbek, appelé à Maurice Bois-Noir, et employé à ombrager les caféiers (l'arbre est asiatique, mais on le cultive aux Antilles); le Badamier, ou Amandier terminalia catappa, originaire de l'Asie, mais cultivé partout en Amérique; le Courbaril, etc., etc.

« Beaucoup de *Légumineuses* arborescentes, de *Malvacées*, d'*Artocarpées*.

« C'est dans le pays même, en examinant la forêt, qu'on distinguerait les meilleures espèces arborescentes pour donner de l'ombre, et qu'on trouverait du plant en abondance.

« Je ferai remarquer que c'est surtout dans les pays chauds à climat un peu sec, à radiation solaire énergique et presque continuelle, que l'ombrage est utile et agréable. Dans les pays chauds pluvieux, il donne de l'humidité et attire les insectes et les petits animaux.

« Dans l'Amérique équatoriale, l'hygiène réclame plutôt une large éclaircie autour de l'habitation que de l'ombrage. Une habitation enclavée dans la forêt serait malsaine et on y serait très tourmenté par les fourmis et autres insectes. La forêt est d'une grande humidité et exhale des miasmes fébriles.

« En vue d'établir un rideau d'arbres protecteur dans la direction d'où le vent peut apporter des miasmes, les *Bambous* peuvent former des haies très épaisses, d'une rapide croissance, mais il ne faut pas les planter sans réflexion et sans utilité bien manifeste; car, quand on veut ensuite les détruire, leur arrachage est laborieux. On trouve partout, aux Antilles, des Bambous asiatiques plus élevés que les bambous américains.

« Pour établir un bon rideau de végétation, il faudrait des arbres et arbustes bien étagés, les uns élevés, les autres bas et touffus. C'est dans le pays que les habitants peuvent indiquer les espèces.

« Les *Cierges* réussissent surtout dans les contrées sèches.

« Il y a des jardins botaniques à la Martinique, à la

Jamaïque, où l'on pourrait trouver des indications et des plants ou graines d'arbres étrangers remarquables et bien appropriés.

« Si l'on voulait immédiatement de l'ombre, soit pour promenade, soit pour travail en plein air, peut-être pourrait-on nettoyer un peu de forêt naturelle.

« Vous me parlez aussi des plantes pouvant couvrir très rapidement de végétation un sol nu et l'assainir. S'agit-il d'un sol nu naturel ou d'un sol nu formé par des dépôts de déblais ou creusement?

« De tels sols, suivant leur nature, peuvent se prêter plus ou moins facilement à telle ou telle sorte de végétation. En général, les *Graminées* et surtout l'*Herbe de Para*, la *Patate douce*, le *Cotonnier*, etc., peuvent couvrir la terre bien rapidement. L'herbe de Para est un bon fourrage et supporte bien l'incendie sans périr sur pied. Certains *Pois* alimentaires : *Doliques, Cow-Pea*, etc., couvrent un sol nu très vite. Certains sols salés exigeraient peut-être des espèces propres. Des déblais de marais pourraient peut-être être ensemencés en riz. En général, dans les pays chauds et pluvieux, le sol se garnit bien vite de végétation tout seul. »

A ces plantes, il convient d'ajouter comme croissant rapidement : « les *Filaos*, le *Flamboyant*, l'*Albisia*, la *Paulownie impériale*, le *Tournesol*, le *Phytolacca dioica*, qui reprend, sans doute, de bouture... »

Le Dr Sagot parle aussi d'expériences très concluantes faites par le professeur Haeckel de Marseille sur les vertus antifébriles du Boispiquant de la Guyane : *Zanthoxylon Perrottetii*, « vertus que partagent probablement d'autres Zanthoxylon des Antilles et de Panama, dont la diagnose botanique est vague jusqu'à présent. »

A un autre point de vue, il pourrait être utile « de déposer dans la chambre où l'on dort quelques feuilles fraîches ou même sèches d'*Eucalyptus* ou d'autres *Myrtacées*, d'*Anonacée aromatique*, de *Monimiacée* (*Boldo* du Chili, par exemple), de *Verbénacée* aromatique, de Laurinées, etc. Il faudrait éviter de provoquer les répulsions nerveuses individuelles que certaines odeurs suscitent et ne développer ces odeurs qu'à un degré très léger, car on pourrait autrement nuire au lieu de préserver... »

Egasse s'est rencontré sur plusieurs points avec le Dr Sagot. Il indique en passant certaines propriétés des essences. « En principe, dit-il (*Com. manusc.*), un jardinier ayant des connaissances botaniques assez étendues peut et doit trouver sur place la plus grande partie des plantes répondant au programme... Il est cependant possible d'indiquer certaines espèces qui nous paraissent répondre à ces indications et qui s'adapteront fort bien à ce climat.

« 1° Plantes à croissance rapide pouvant donner de l'ombre.

« *Cedrela chinensis* (Malvacées), arbre de grandes dimensions, atteignant rapidement une hauteur de 8 mètres. Feuillage abondant.

« *Azodirachta indica* A. Jussieu (*Melia az.*), arbre à feuilles composées. Écorce amère fébrifuge; huile des graines propre à l'éclairage.

« *Melia azedarach*, L. Lilas des Antilles. Arbre de petite taille, toujours vert. Écorce, racine et fruits vermifuges. Huile d'éclairage.

Bignoniacées. Les Bignonia arborescentes répandues dans le pays. Comme liane, le *B. unguis cati*.

« *Malvacées*. *Hibiscus tiliaceus*. Le liège des Antilles. Arbre de 15-20 pieds. — Feuillage abondant. *Thespesia po-*

pulnea. Arbre de mêmes dimensions. Ces plantes donnent des fibres ligneuses. — *Cacaoyer.* Cet arbre vient de graines que l'on abrite avec les bananiers. Il donne de l'ombre à deux, trois ans et porte des fruits à cinq ans. Arbre de grand rapport.

« *Ulmacées. Artocarpus incisa...* Arbre à pain... Il se multiplie par rejets, marcottes et boutures. Dans un sol riche, il croît rapidement et peut donner des fruits à cinq ans.

« *Ficus* divers. Ne prendre que ceux qui ont des racines adventives dont la croissance est plus rapide et la multiplication très grande.

« *Rutacées. Ailanthus glandulosus...* Croît avec facilité dans les terrains les plus ingrats. Arbre de grande taille. Donne un bon bois d'ébénisterie, de charronnage et de chauffage. Les feuilles déterminent des éruptions vésiculeuses. Peut être planté en haies quand on le taille.

« *Térébinthacées.* Les *Sumacs* ou *Rhus* tropicaux, tels que *R. metopium*, arbre de 20-40 pieds de hauteur *R. vernix*, vernis du Japon. Pousse très rapide. Hauteur 3 à 20 mètres.

« *Magnoliacées. Talacima plumieri* (Cachimant), grand arbre des Antilles. — *Albizzia lebbek* (Bois-Noir).

« *Légumineuses. Rutea frondosa.* Arbre de 14-20 mètres à feuilles composées. Bois d'ébénisterie. Pousse rapide. Cochinchine et Inde tropicale. — *Tamarinier.* Pousse assez lentement, ombre très épaisse.

« *Solanacées. Cestrum nocturnum, vespertinum* et *laurifolium.* Arbustes des Antilles à pousse rapide. — *Daturas* arborescents.

« Les palmiers ne peuvent être employés. Leur croissance est très lente. » Cependant pour un campement permanent, il y aurait, je crois, intérêt à faire des plantations de palmiers, dans l'intervalle desquels on planterait des arbres plus rapides. Car les palmiers formeront dans l'avenir une promenade idéale, comme la place des Palmiers à Cayenne : des parasols de verdure à une grande hauteur avec de l'air frais circulant entre les tiges nues colossales.

« *Lauracées. Persea gratissima.* Avocatier. Arbre de la taille d'un abricotier. Pousse rapidement. Fruit savoureux. Feuillage abondant.

« 2° Plantes de marais.

« Il ne faut pas oublier que les plantes qui absorbent par leurs racines une grande quantité d'eau qu'elles exhalent ensuite par leurs feuilles et cela d'autant plus abondamment que leur feuillage est plus épais, n'ont qu'une exsudation très limitée dans la saison pluvieuse, où l'apport d'humidité dépasse de beaucoup la quantité d'eau perdue. Cependant certaines espèces peuvent rendre des services, au moment surtout où, sous l'influence de la saison sèche, les mares d'eau, devenues peu considérables comme étendue, dégagent des effluves malariens sous l'action des rayons solaires.

« Les *Eucalyptus*, dont la croissance est rapide, peuvent être fort utiles ; mais il faut rejeter les espèces australiennes, qui ne s'accommoderaient ni du climat ni de l'humidité exagérée. Les *E. de la Sonde*, croissant sous des latitudes analogues, à température à peu près aussi élevée, sont les seuls qui puissent être employés sur les travaux.

« Le *Metaleuca leucodendron*. Lamk, *Maouli* des Néo-Calédoniens. Arbre de 15 à 20 mètres, pousse fort bien dans les terrains humides. Son écorce sert à tapisser et à couvrir les cases. Son bois est blanc, dense, et rappelle celui du poirier. Charronnage. Moyeux. Établis...

« *Trapa bicornis*. Châtaigne d'eau ou *T. cochinchinensis*.

Plantes herbacées à tiges grêles, dont le fruit est comestible. Eau douce.

« *Rhizophora* (Manglier), demandant un mélange d'eau salée et d'eau douce.

« 3° Plantes de haies.

« *Erythrina corallodendron* (Légumineuses). Immortelle. Arbre épineux qui rend impénétrables les espaces qu'il circonscrit, se plante en haie serrée.

« *Bambous* épineux et arborescents. Haies impénétrables.

« *Bananiers* divers.

« *Cœsalpina safran* (Légumineuses cœsalpiniées). Haies. Se multiplie par bourgeons.

« *Opuntia* divers : entre autres, *O. vulgaris*. Figues d'Inde. Fruits comestibles. »

§ 6. — *Assainissement préventif.*

J'ai dit plus haut qu'il y avait un assainissement préventif du chantier lui-même, — sans parler de l'antisepsie, pour laquelle j'ai proposé, dans les terrassements limités, les projections de solution de sublimé au millième ou au dix-millième, au moyen de pompes d'arrosage ; et MM. Dujardin-Beaumetz et Ricard diverses mesures (*BZR*) qui se rapportent plus spécialement aux démolitions des villes ; — qu'en pays tropical, surtout il convient de ne pas remblayer des ravins momentanément à sec, qui ne sont que le lit de torrents futurs, où l'eau arrivera pendant la saison pluvieuse dans une proportion tout à fait imprévue. Les terres du remblai sont alors emportées par les eaux en des points d'où il faudra plus tard les reprendre ; mais ceci n'intéresse que l'art de l'ingénieur et ces cas sont prévus. La rupture des barrages les mieux construits est un accident si fréquent qu'il serait par trop téméraire de compter sur la solidité de ces remblais de décharges; et, de même que la rupture des barrages méthodiques, le déplacement de ces déblais récents ne manquerait pas de créer l'insalubrité sur les points où s'étaleraient les terres déplacées.

Mais l'établissement des barrages réclame à un autre point de vue l'assainissement préventif. Ainsi que nous l'avons vu, l'envasement du fond de tous ces réservoirs d'eau fluviale est inévitable et leur nettoyage annuel s'impose absolument. Il est vrai qu'on le néglige assez généralement; mais c'est un tort, car ces vases compromettent la solidité des barrages, la manœuvre des vannes, etc.; et les vases déposées sont d'autant moins fluides, d'autant plus compactes et difficiles à enlever qu'elles sont plus longtemps au repos. L'hygiène n'est pas moins intéressée à leur enlèvement fréquent : récemment déposées, elles sont moins insalubres, car l'humus s'est dépouillé dans le parcours, et elles le sont d'autant moins qu'elles ont été recouvertes d'une plus grande épaisseur d'eau dans le barrage-réservoir.

C'est lors du curage de ces lacs artificiels qu'il sera surtout utile d'appliquer le système des projections, au moyen de pompes d'arrosage, sur les vases ramenées au jour, de la solution désinfectante au sublimé que j'ai indiquée plus haut. Cette pratique peut être combinée avec le curage en disposant pour la projection désinfectante les appareils mécaniques destinés à l'enlèvement des vases.

Mais alors même que le remblai présente une résistance suffisante et comble totalement le ravin, on n'aura pas supprimé pour cela le marécage, dont les traces auraient persisté plus ou moins et sollicité, pour ainsi dire, le remblai. Il faudra bien que l'eau du torrent, auquel on aura ainsi barré le passage dans son lit naturel, se trace une voie quelconque; et le plus souvent le barrage ou le remblai ainsi formé, obligeant les eaux à s'accumuler en amont et à s'épancher en dehors du barrage, seront une cause de formation de marais éventuels, où l'eau persistera en stagnation, pendant la saison pluvieuse et au delà, marais plus dangereux que ne l'était le ravin primitif.

Le cas se présente de même en pays tempéré, alors que les emprunts ou les déblais, pour un chemin de fer, pour un canal, ou toute autre opération de terrassement, ne sont pas faits judicieusement. « Quand on est forcé (*BA*) de faire des emprunts latéraux en contre-bas d'un remblai de chemin de fer, il convient de n'ouvrir la chambre d'emprunt qu'à la distance d'un mètre au moins de la limite du terrain occupé par le chemin de fer, soit 2 ou 3 mètres du pied du talus des remblais. En outre le talus de la chambre d'emprunt, du côté du remblai, doit être incliné au moins à 3 de base pour 2 de hauteur. Il est indispensable d'éviter que ces emprunts deviennent des marais insalubres. Il est arrivé souvent que les précautions n'ayant pas été suffisamment prises dans ce but, les compagnies de chemins de fer ont dû faire de grandes dépenses pour assainir les chambres d'emprunt, et réparer les dommages directs ou indirects auxquels elles avaient donné lieu. C'est ce qui est arrivé pour la partie du chemin de fer de Lyon à Marseille comprise entre Tarascon et la Durance. Les levées du chemin de fer ont été faites au moyen de larges emprunts latéraux, où les eaux sans issue se corrompaient et produisaient des miasmes qui rendaient insalubres les campagnes environnantes et donnaient lieu à de nombreuses réclamations. Des emprunts faits dans la vallée de la Loire pour le chemin de fer de Tours à Nantes, dans la Loire-Inférieure, donnèrent lieu à des plaintes du même genre. Sur beaucoup de points des fouilles d'emprunt ont engendré des fièvres pendant tout le temps qu'elles n'ont pas été convenablement assainies. Il est indispensable que le fond des excavations soit bien réglé, bien assaini et que l'écoulement des eaux y soit bien assuré. On peut aussi transformer les chambres d'emprunt en vrais étangs poissonneux qu'on peut louer pour la pêche, mais il faut conserver la possibilité de les vider. Souvent le fond des emprunts est très propre aux plantations d'*oseraies* ou de *saules*. On creuse alors des fossés longitudinaux dont on emploie les terres à relever au-dessus des eaux des banquettes..... Les eaux se réunissent dans des fossés. On plante les banquettes en saules et osiers sur deux rangées parallèles à $0^m,25$ du bord, lorsque ces banquettes ont 1 mètre de largeur. »

Les ingénieurs, dans l'intérêt même des travaux, ont journellement à pratiquer cet assainissement au jour le jour, réclamé par Bergeron (*BGR*), Léon Colin (*C*[1]), etc. : par exemple, quand ils établissent un chemin de fer en terrain argileux, dans lesquels on n'assure la solidité des talus et de la voie qu'en pratiquant des rigoles (Sésilly) ou un véritable drainage (Ledru); et ces travaux sont de fait, comme de nom, de véritables travaux d'assainissement des tranchées.

Disons, en terminant, que la meilleure méthode d'assainissement préventif est l'aménagement des eaux dans leur ensemble. Ch. Cotard (*CO*) appelait récemment l'attention sur le dessèchement progressif du globe par l'exagération des travaux d'assainissement qui cantonnent de plus en plus les cours d'eau dans leur lit en enlevant l'humidité au sol, humidité sans laquelle il n'y a pas de végétation possible. Le dessèchement de la forêt engendre le torrent; le dessèchement des lacs de montagne supprime tout refuge à l'eau des pluies qui, au lieu de s'emmagasiner, ravine;

l'endiguement du fleuve stérilise ses berges ; le dessèchement des mares stérilise la plaine. Il ne faut pas sous prétexte d'hygiène tarir les sources de la richesse agricole. *Ne quid nimis !*

CHAPITRE III

HABITATIONS.

L'habitation c'est *l'abri:* l'abri contre la chaleur, l'abri contre le froid, l'abri contre la pluie.

1. En pays tropical, il faut des abris contre les pluies de l'hivernage, dans le chantier même (1), afin que les ouvriers n'aient pas ce prétexte pour quitter le travail, mais c'est aussi une question d'hygiène; la pluie, alors, c'est l'intempérie, le refroidissement, sans parler du danger qu'il peut y avoir à garder les vêtements imprégnés de cette eau marécageuse, qui a drainé l'atmosphère au moment où les germes y sont vraisemblablement en pleine effervescence; et les nègres qui la reçoivent sur le corps nu en ont une sorte de peur superstitieuse.

Quant à l'habitation même, j'avais cru, dans l'Isthme, devoir rappeler avec une certaine insistance son rôle hygiénique, en résumant ainsi cette hygiène.

« Le confortable des habitations est d'une grande importance, pour les Noirs, aussi bien que pour les Blancs. Il faut qu'elles représentent réellement un abri où le repos soit garanti et dont la salubrité soit assurée, à la fois, contre la chaleur par une ventilation énergique, contre

(1) Je crois que les meilleurs abris seraient des tentes démontables du système Tollet que l'on peut déplacer avec le chantier et qui conviennent dans tous les pays où l'humidité n'est pas excessive.

les intempéries par une occlusion parfaite et facultative.

« Les intempéries jouent ici un rôle que nous ne sommes pas habitués à leur attribuer dans les autres régions tropicales. Vous entendrez souvent parler des fièvres résultant d'un refroidissement et le malaise de l'hivernage résulte, en partie, de ce que le corps, enveloppé, pour ainsi dire, de sueurs passives, évapore sans réaction.

« Quoi qu'il en soit, il faut se garantir contre les intempéries, ne fût-ce qu'au point de vue du bien-être, et vous ne tarderez pas, je pense, à partager mon opinion que l'utilité des fenêtres n'est pas même discutable... » J'ai dit déjà que les partisans du courant d'air étaient largement et puissamment représentés à Panama ; et je suis resté convaincu de l'avantage des maisons closes pour garantir le ventre, le foie, le rein, la peau même ; et, en attendant que les partisans et les adversaires des vitres se fussent mis d'accord, nous en faisions, dès le début, poser à toutes nos habitations. Nos employés s'en sont loués sans désaccord. Je fais remarquer qu'il s'agit ici de Panama ; peut-être, ailleurs, une simple tarlatane tient-elle avantageusement lieu de vitres, comme à la Guyane, par exemple ; mais je crois que nulle part les vitres ne seront nuisibles, comme on le dit volontiers ; et dans tous les lieux marécageux on ne saurait trop fermer à l'air de la nuit la porte et la fenêtre.

« Quelques maisons de personnel déjà construites dans l'Isthme me paraissent remplir les conditions d'une bonne hygiène. Chacun apprécie ces conditions à sa manière. Tous les modèles seront bons pourvu qu'ils réalisent les indications suivantes :

« 1° Bonne orientation. Le vent du Nord est presque partout le vent dominant dans l'Isthme. L'alignement ne doit pas nuire à l'orientation. *N'alignez pas, orientez :* telle est la formule. Cette orientation doit être la plus favorable à la ventilation, mais à la condition toutefois que l'habitation ne soit pas sous le vent d'un marécage. Il n'y aurait de confortable et de salubrité, dans ces circonstances, qu'à la condition d'assécher le marécage pour rendre la ventilation possible ;

« 2° Surélévation du rez-de-chaussée, en ayant la précaution de barrer les intervalles des piliers ou des poteaux de soubassement, de façon à assurer la propreté du sous-sol, en évitant les dépôts d'immondices, sans nuire au nettoyage ;

« 3° Double plancher et surtout double paroi. C'est le seul moyen d'atténuer la chaleur et l'humidité dans des constructions en bois ;

« 4° Verandah circulaire ou bilatérale, assurant à la fois un abri contre le soleil et contre la pluie et garantissant contre l'humidité dans une certaine mesure. Si la verandah n'est placée qu'aux deux façades opposées, le mieux est que les pignons soient du côté du soleil : est et ouest ; et les chambres à coucher seront ménagées du côté des pignons ou du côté des façades, suivant que les nuits sont trop ou trop peu fraîches dans la localité ;

« 5° Fenêtres très larges, fermées par des croisées vitrées et des persiennes dont la disposition sera telle que le maniement en soit facile. Les fenêtres à guillotine sont mauvaises ;

« 6° La meilleure toiture me paraît être la tuile ;

« 7° La meilleure peinture est celle qui, exempte de principes vénéneux facilement volatilisables ou même de plomb, donne des tons gris dont la nuance est préférable, comme moins fatigante à l'œil, bien qu'elle absorbe plus de chaleur que le blanc ;

« 8° Créer des enclos autour des habitations, avec de petits jardins si c'est possible, pour éviter les inconvénients de la circulation. »

Sous l'impulsion de notre intelligent directeur, nos ingénieurs réaliserent ce programme, pour ainsi dire à la lettre, dans nos habitations dont le modèle architectural est toujours très apprécié dans l'isthme; ils y ajoutèrent même, pour chaque maison un cabinet d'hydrothérapie, commun aux deux logements dont elles se composent, et que je n'eusse pas osé demander, bien que j'insistasse sur l'utilité de premier ordre des ablutions et des douches dans la contrée.

On pourrait se contenter, sans doute, d'un confortable moindre, en d'autres localités tropicales; mais je crois que les indications précédentes sont d'une application très générale sous les tropiques. Toutefois, je crois devoir entrer dans quelques détails, pour généraliser la question.

II. Le confortable de l'abri que représente l'habitation a eu une grande influence sur l'abaissement de la mortalité dans nos *établissements de l'extrême Orient*. Je trouve, à ce sujet, dans un article du *Génie civil* (*CLM*) qui me paraît contenir de bonnes indications pratiques, car si le Delta du Tonking n'était pas malarien, dit-on, avant notre arrivée, il l'est devenu. J'emprunte ce qui suit à l'article de Cl. Manceau.

Haïphong, où devaient s'élever les établissements formés par l'amiral Duperré, se trouve situé en plein delta, au milieu des rizières. On entoura d'une digue le terrain concédé par les Annamites, afin de l'abriter contre le flux. A l'intérieur du quadrilatère ainsi délimité, il fallut remblayer, sur 2 à 3 mètres de haut, un rectangle de 300 mètres de long et 80 mètres de large, qui devait servir à l'assiette des bâtiments. La terre nécessaire à ce remblai fut prise le long des digues et en dedans d'elles, de manière à ménager autour de la concession un fossé minimum de 40 mètres de large. Ce travail fut distribué à la tâche aux Annamites qui, presque nus, coupaient la glaise à la bêche et la portaient sur l'épaule. Les femmes portaient les matériaux dans des paniers suspendus en balance, par des liens de rotin, aux deux extrémités d'une latte de bambou posée sur l'épaule, à la façon des anciens porteurs d'eau.

Les ressources n'étaient pas grandes auprès d'un village aussi peu important. On y construisait généralement en bambous, torchis, nattes et paillottes. Quelques fours à chaux d'un mètre cube environ, quelques briquetteries, suffisaient largement aux besoins de la contrée, à l'édification et à l'entretien des pagodes disséminées dans les environs. Les bois durs descendaient lentement du haut fleuve, et il n'en existait aucun approvisionnement. Quant à la pierre, les montagnes de marbre de la province de Quang-Yen ne sont pas éloignées; mais les Annamites ignoraient absolument l'emploi du moellon et de la pierre de taille dans la maçonnerie; on ne désespère cependant pas de les dresser à ce genre de travail.

Il s'agissait de tout improviser.

Tandis que le capitaine Dupommier installait à Hanoï la fabrication d'une excellente pouzzolane de tuileau, le capitaine Espitalier parcourait les montagnes, cherchant partout des matériaux, et traitait avec les habitants. Bientôt la pierre afflua sur le chantier, tant pour la fabrication de la chaux que pour la maçonnerie; on eut à bon marché des bois de sapin de toutes dimensions; et, à la suite d'une reconnaissance du bassin houiller de Dongtrieû et de Trap-Ké, on put avoir le charbon nécessaire à la consommation de fours continus, aussitôt installés, qui donnèrent de la chaux grasse en grande quantité.

Pour avoir des briques, il suffit de réveiller un peu l'apathie des Annamites, qui, sur quelques indications, servirent à fabriquer de la brique creuse et de la brique profilée pour corniche.

Le terrain de vase sur lequel on s'établissait n'étant pas sûr, on résolut de faire les bâtiments à simple rez-de-chaussée.

Pour les fondations, on renonça aux pilotis, à cause de la pénurie de bois convenable, et de la très grande profondeur du mauvais terrain; on s'arrêta à un système de radiers généraux en sable, de 2 mètres d'épaisseur, débordant les bâtiments de la même quantité, entourés d'une murette de briques, et le sable y était mis par couches de $0^m,20$, mouillées jusqu'à complet tassement. Ce genre de radier, répartissant les pressions d'une manière très uniforme, a donné d'excellents résultats ; le seul bâtiment du consulat s'est infléchi ; mais d'un bloc, entraîné avec le radier lui-même. Ce bâtiment se trouvait précisément au-dessus du thalweg d'écoulement des eaux de la basse mer ; il avait sous lui, non plus de l'argile, ni de la vase, mais un véritable fleuve de boue.

En Cochinchine et au Tonkin, on a coutume, pour se garder contre le soleil et les pluies, de recouvrir l'emplacement de chaque bâtiment d'un véritable édifice en bambous avec toit de paillottes, avec lequel on peut ensuite, quelque temps qu'il fasse, construire à l'abri. Les Annamites et surtout les Chinois manient ces matériaux avec une dextérité remarquable (1); ils plantent une série de bambous verticaux écartés de 3 à 4 mètres, dans le plan des fermes de cette construction provisoire ; des entraits horizontaux les recroisent et y sont fixés par des liens de

(1) Sur les constructions en bambous, voyez (*OP* 1870, p. 46).

rotin, ainsi que les liernes obliques qui s'étendent jusqu'au sol comme les contreforts ajourés des cathédrales gothiques. Les fermes elles-mêmes sont reliées entre elles par des cours de bambous horizontaux et des croix de Saint-André.

Les murs s'élèvent dans les intervalles. Quand on rencontre un entrait, on le noie dans la maçonnerie, à moins qu'il ne gêne ; alors on le coupe. Les potelets sont coupés également d'étage en étage et appuyés sur les planchers successifs, jusqu'au moment où doit s'achever et se couvrir la construction ; on supprime alors tous les points d'appui intermédiaires et la paillotte ne tient plus que par ce qui reste de charpente à l'extérieur.

L'érection préalable de cette charpente provisoire offre, au cours de la construction, les facilités les plus grandes d'échafaudage, en donnant des points d'appui tout prêts sur lesquels s'établissent aussi les rampes d'accès.

Contre l'humidité, un soubassement entre les voûtes duquel l'air circule librement. Contre la chaleur, galeries ou *varandes* en fer et cloisons ajourées. Cette fragile barrière ne suffit pas à émousser les rayons du soleil. Il faut, au contraire, des murs épais, percés de larges baies sans trop de hauteur sous clef ; il faut s'entourer d'une épaisse ceinture d'ombre. Aussi, tandis que les anciennes constructions de Cochinchine laissaient leurs varandes constamment ouvertes, l'habitude se prend-elle, de plus en plus, de les munir de persiennes que l'on ferme aux heures chaudes de la journée, enfermant un matelas d'air relativement frais autour de l'habitation.

Tout n'est point parfait à Haïphong ; l'élégance serait hors de mise dans nos chantiers ; mais il est clair que, dans beaucoup de contrées chaudes, on se trouverait bien d'utiliser ces données.

III. En pays tempéré, on n'a guère l'habitude de se préoccuper des logements de terrassiers. « Où cherchera-t-on, dit Léon Colin (C^1) les abris destinés à protéger les ouvriers pendant la nuit? En certaines régions dépeuplées par la malaria, ces abris ont dû être, pendant l'entière durée des travaux, construits de toutes pièces, d'une manière souvent imparfaite et sommaire; et, dans les entreprises voisines du littoral, d'autant plus insuffisante, qu'on y rencontre, en général, peu d'altitudes assez élevées pour conférer une impunité quelconque à ceux qui viennent s'y réfugier. Et cependant, il faut bien s'en contenter. Mais dans nos pays civilisés, où les chantiers seront rarement éloignés de quelque centre d'habitation, il faudra utiliser le voisinage des villes et des villages pour conférer aux ouvriers une résidence nocturne aussi salubre que celle de la population autochtone » et où elle bénéficierait, selon L. Colin, du bénéfice qu'il attribue aux agglomérations urbaines en pays malarien. « Quand une armée traverse un pays à fièvre, pendant la saison épidémique, elle doit, s'il y existe des centres de population, s'imposer aux habitants, s'établir autant que possible dans des maisons, afin d'éviter de passer la nuit, soit au bivouac, soit sous la tente, qui n'offre qu'un abri insuffisant contre le sol et les brouillards fébrifères ».

Nous nous sommes placés dans les conditions d'un pays sans ressources; qu'y a-t-il donc à faire?

En premier lieu, consulter les usages du pays, pour les particularités de construction des habitations privées et surtout des habitations rurales; on y trouvera souvent certains détails imprévus dont on tirera parti, surtout en ce qui concerne les précautions à prendre contre le froid, le vent, la pluie, la neige, les intempéries. La direction des vents humides est indiquée par l'orientation instinctive des pignons, garnis d'ardoise, de planches, de chaume, ou autre abri préservateur, du côté des vents humides, et dégarnis de l'autre... On trouvera dans la disposition de la toiture une garantie à laquelle on n'aurait pas songé contre la stagnation, forcément humide, de la neige. Plus souvent encore les dispositions de l'habitation rurale mettront sur la voie de ce qu'il ne faut pas faire par l'inconvénient évident de certaines dispositions (*Consultez* (*LE*), p. 40 et suiv.) que la routine a empêché de modifier.

J'ai déjà, à propos de l'établissement du campement, traité plusieurs points qui se rapportent à la maison même. Je laisserai de côté, d'autre part, ce qui concerne le choix des matériaux de construction, qui est subordonné aux ressources du pays et intéresse surtout l'ingénieur : ce que j'ai dit précédemment suffit, je pense, à préciser sur ce point, les *desiderata* de l'hygiène ; et je ne veux qu'y ajouter quelques détails complémentaires.

1° Au point de vue de l'*orientation*, le programme, pour les habitations des pays tempérés, se résume en deux mots : *Abriter les appartements contre les vents humides ; les ouvrir au soleil ;* et ma formule ci-dessus demeure applicable : *Ventilation efficace et facile ; occlusion hermétique et facultative ;* comme cette autre, qui subordonne l'alignement sur la rue à l'orientation selon le vent : *n'alignez pas, orientez !*

Pour réaliser ces prescriptions dans toute leur complexité, il semble qu'une « maison double » est indispensable, même dans les pays froids ; mais nulle part on n'obtiendrait, même dans les pays chauds, que les habitants se transportent d'une pièce à une autre suivant l'état de l'atmosphère aux différentes heures du jour : on a son bureau ici, sa chambre à coucher là et on y reste. J'ai prévu le cas dans l'isthme, où la chose est d'une importance exceptionnelle; mais ne peut-on pas partout exposer les pièces, d'après leur destination : celle-ci au vent du matin, celle-là au vent du soir; celle-ci au vent humide, celle-là au vent sec?... Pour cela, il faut d'abord connaître la climatologie et y subordonner la construction. L'instinct a plus fait sur ce point que l'art de l'ingénieur; et il y a lieu de regretter, du moins au village, que l'alignement au cordeau, qui est le dernier mot du progrès, entrave l'orientation instinctive que le paysan comme le sauvage adoptait traditionnellement. Je ne comprends pas que l'Américain du Nord qui a su, dans toutes ses villes, individualiser, pour ainsi dire, la maison, d'une façon à la fois hygiénique et pittoresque, ait autant *uniformisé* l'alignement, alors qu'il pouvait rectifier la rue sur l'enclos, du moins pour les habitations privées des faubourgs; car toutes les villes des États-Unis font cette distinction de la maison de ville, commerçante ou industrielle et de la maison d'habitation, reléguée aux alentours. Là, le mouvement de l'atelier, de l'usine, de la boutique; le tintement monotone des cloches de locomotives qui traversent les rues à niveau; la tyrannie visuelle des fils télégraphiques, qui vous réticulent le paysage, accumulés sur leurs mornes *candélabres;* la fumée, le tapage, les affaires; ici, le repos de la campagne, l'isolement domestique, l'égoïsme familial, le bonheur, sans doute!... Il y aurait peu d'avantages et beaucoup d'inconvénients à ne pas aligner les maisons de la ville industrielle qui ont cinq, sept, dix étages; mais il n'y aurait pas de difficultés à rendre les maisons de campagnes indépendantes de l'alignement urbain, puisque toutes ont des enclos plantés.

En tous cas, pour nous, qui devons tout sacrifier à l'hygiène dans nos campements de la plaine humide, du steppe embroussaillé, de la montagne onduleuse, la maison doit être indépendante et la rue s'alignera sur l'enclos.

Les maisons seront disposées en échiquier, les unes par rapport aux autres, soit d'un côté à l'autre de la rue, soit dans l'intérieur des îlots.

2° Il faut assurer la sécheresse du *sol* par le drainage de la nappe souterraine, dont le niveau, — il ne faut pas l'oublier, — est variable ; par le *cailloutage* et autres modes de drainage grossier des sols argileux ou autrement hygrométriques.

Dans les terrains inclinés des montagnes, il faut protéger les fondations et le sous-sol par une canalisation méthodique en amont : rigoles, bourrelets, etc.

On préviendra les ravinements du sol au pied des murs par l'établissement de baquets, tonneaux ou réservoirs collecteurs des eaux de la toiture, dirigées par un système de chéneaux ou de gouttières. J'ai dit dans quelles conditions l'eau de pluie est utilisable.

Le drainage souterrain doit être assuré à 2 mètres au minimum au-dessous des fondations.

Le plancher du rez-de-chaussée doit être séparé du sol par une distance de 60 centimètres à 1 mètre en pays tempéré ; de 1 à 2 mètres en pays tropical.

3° Bien que le choix des *matériaux de construction* se subordonne aux ressources du pays, les baraquements en bois sont le plus généralement usités ; et, malgré les inconvénients, plutôt économiques, de leur emploi, ils suffisent, à la condition de doubler les parois, condition qui s'impose aux constructions des briques, en tous pays.

4° L'*enclos* planté est très salubre. Lorsqu'on bâtit en forêt, il est avantageux de ménager des arbres en proportion telle que l'humidité du sol et de l'air n'en soit pas accrue, et que les rayons du soleil puissent s'y frayer un passage : la lumière est destructive des microbes.

5° Le *toit* doit être suffisamment incliné pour empêcher la stagnation des neiges d'hiver, et suffisamment jointuré pour prévenir toute introduction d'eau qui nuit à la salubrité comme à la conservation des édifices.

Les toits doubles sont indispensables en pays chaud. L'explorateur Elton est mort au nord du lac Nyassa, des suites d'un coup de chaleur contracté sous la tente. La tôle ondulée qui se fabrique en grand pour cet usage peut servir dans ces conditions, mais, sans la préservation d'un double toit ou d'un plafond, elle est détestable.

Les toits en terrasse peuvent être utiles pour la promenade du soir, en pays chaud ; mais à la condition d'être doublés ; pour nos maisons de bois, il n'y a pas à y songer ; mais la vérandah en tient lieu.

Les toits les plus frais en pays tropical sont les toits de chaume (*PK*) recouverts de tuiles. Il vaudrait mieux superposer la tuile au chaume, mais on a plus à craindre l'incendie, dans cette disposition. Deux toits de tuiles vaudraient mieux, si l'intervalle entre les deux est assez grand.

Une disposition avantageuse que nous avions adoptée pour une partie de nos bâtiments à Panama, consiste dans l'adjonction d'un ventilateur représenté par un petit toit en lanterne sur l'arête supérieure du toit double. Les bords du petit toit adjonctif débordent un peu l'ouverture (ménagée pour la ventilation), afin d'empêcher la pénétration des pluies. Cette disposition est trop généralement employée pour qu'il soit nécessaire de la décrire autrement.

6° Le *plancher* le meilleur serait celui qui ne serait ni trop chaud ni trop froid, qui n'absorberait rien et se nettoierait activement d'une manière absolue. Toutes ces conditions sont difficiles à réaliser. Combinant l'hygiène et l'économie, je m'arrête au plancher en bois dur, double et bien joint. C'est le pont du navire. Pourquoi ne le nettoierait-on pas aussi bien, sinon chaque jour, du moins chaque semaine? Les briques se rompent et sont toujours mal jointes; si elles sont plus fraîches en pays chaud, elles sont trop froides en pays froid.

Pour les maisons d'agents supérieurs ou de colons, on peut adopter la brique vernie, que l'on répare quand elle se brise, ou les toiles cirées, qui n'ont que le défaut de coûter trop cher. Parkes, après avoir énuméré avec les matériaux si divers employé dans les casernes des Indes (*PK*, p. 548) revient, comme nous, au bois supporté par des briques; la brique nue ne vient, pour lui, qu'en second ordre.

7° *Dimensions.* — Pour la chambre à coucher d'un ménage, on peut compter 16 mètres carrés de surface et un cubage de 30 à 50 mètres cubes.

Pour les casernements, les indications doivent être évidemment très variables.

La disposition du casernement ne sera pas la même si l'on doit y loger des Noirs, des Chinois ou des Européens; si les contre maîtres logent ou non avec les hommes. A cet égard, l'expérience acquise par les armées peut nous servir de guide.

a. Au camp de Châlons, en 1871 (*LY*), chaque baraque était divisée en deux compartiments : la salle des soldats, contenant 50 lits, était calculée à raison de 10 mètres cubes par homme; en mètres, longueur : 27; largeur : 6; hauteur : 3,25; cubage : 526,60. Le pignon, prévu pour 6 sous-officiers, occupé en réalité par 4, présentait : longueur : 3,70; largeur : 6; hauteur : 3,25.

Au camp de Sathonay, chaque baraque de 100 hommes presentait : hauteur : 3; largeur : 6; longueur : 15; cubage : 270; soit, par homme : 3.

D'après l'aide-mémoire des officiers du génie, des baraques de 20 hommes doivent avoir : largeur : 7 pas (de 65 centim.) ; longueur : 10 ; celles de 16 hommes : 7 × 8 ; celles de 8 hommes : 4 × 8.

b. Pour l'armée anglaise de l'intérieur, chaque chambre de 24 hommes présente, en pieds : hauteur : 12 ; largeur : 20 ; longueur : 60 ; cubage : 14,400 ; soit 600 pieds cubes par homme. On ajoute, depuis quelque temps, 2 pieds pour les bagages, soit : longueur : 62. A l'une des extrémités, la chambre du sergent : 10 × 12 ; à l'autre, un cabinet de toilette pour 4 hommes et urinoir.

Les pavillons sont séparés par un intervalle de 25 pieds.

On a trouvé plus économique de doubler et quadrupler les pavillons que l'on fait à un ou deux étages, si l'on ne préfère les étendre en longueur, avec les dépendances (chambre du sergent, cabinet) au milieu des groupements.

Aux Indes, on donne à chaque homme 100 pieds carrés et 1 500 pieds cubes. Sous chaque toit, une demi-compagnie : 40 à 50 hommes ; dans chaque chambre : 16 à 20 ; deux étages en plaine, un ou deux dans la montagne ; double plancher pour le dortoir ; verandahs de 10 à 12 pieds ; deux rangées de lits dans les dortoirs. (On voit partout des baraques où les lits sont adossés tête à tête ; je crois préférable de les placer le long des murs, en les écartant un peu ; deux par trumeau) ; dans la plaine, on alloue à chaque lit un espace vide le long du mur, une coursive, de 7 pieds 1/2 ; dans les montagnes, 7 pieds.

Les chambres d'hommes mariés ont, pour chaque famille, deux pièces (16 × 14 et 14 × 10 pieds).

c. Les baraques des soldats allemands, à Verdun, pendant l'occupation (*PC*), mesuraient, pour 19 hommes, 16 de longueur sur 10 de largeur (entre cloisons) ; une cloison séparait la baraque en deux chambres de 8 × 10. La hauteur au faîte était de 6,80; la hauteur sous le plafond des chambres était de 3,80. Charpente de sapin équarri. Parois doubles garnies de foin ou de regain. Le revêtement fait saillie sur les parois à l'extérieur. Planchers en bois séparés du sol. Couverture en tuiles. Peinture jaune des parois. Revêtements intérieurs et plafonds blanchis à la colle. Les tuyaux de poêle traversent les plafonds et les greniers dans une gaine en poterie.

Désormais, il paraît convenu que les chambrées allemandes ne contiendront pas plus de 10 hommes à 19 mètres cubes par homme.

d. En Amérique (*UH*), le règlement du 14 septembre 1873 alloue à chaque homme 500 pieds cubes. Une baraque représente un bâtiment rectangulaire à deux étages; l'escalier est au centre ; à une extrémité, deux chambres (non-commissionned officer's rooms) chacune de (pieds) : 20 1/6 × 11 1/4; à l'autre extrémité, la cuisine 21 × 16 1/2 et deux chambres : 9 × 8 et 16 1/2 × 8; entre elles et l'escalier, de ce côté, la salle à manger : 23 × 46 5/6. De l'autre côté de l'escalier, entre lui et les chambres du bout, le compartiment est divisé en deux : d'une part, le day-room : 38 × 11 1/4; et trois pièces : salle d'armes : 11 1/4 × 8 ; bibliothèque : 11 1/4 × 10 1/2; salle de bains : 11 1/4 × 16. A l'étage, les lits, au nombre de 58, sont alignés, deux par trumeau, dans un dortoir de 133 × 23.

e. Je fixerais à 20 mètres cubes l'espace à allouer à chaque terrassier. Aucun soldat d'Europe n'en aura autant. En Belgique, le cube ne dépasse pas 12 mètres; en Prusse, 13 mètres; en Autriche, 15; en Russie, 14 (*BSS*). C'est une question de salubrité de la baraque et du campement, et plus l'homme répare de force par l'apport alimentaire et respiratoire, mieux il travaille.

8° Il n'y a pas lieu de *ventiler* nos casernements : Le Blanc a trouvé que les entrées et sorties d'une chambrée occupée pendant dix heures et demie par 25 hommes avaient porté le cube d'air de 13 ^{mc},6 à 37^{mc},8, par cette ventilation accidentelle (*LMY*).

Il y a bien plutôt à craindre le refroidissement par suite de la ventilation excessive. Les toits-lanternes, dont je parlais plus haut, doivent être pourvus, pour la nuit, d'un système de fermeture qui prévienne les refroidissements.

9° Au contraire, il faut prévoir, dans nos pays, un système de *chauffage*, sinon pour le dortoir, du moins pour une pièce du casernement où les hommes séjourneraient pendant le jour, et où ils pourraient, au besoin, faire sécher leurs vêtements pendant la nuit. Ce séchage rendrait certainement des services, au point de vue de l'hygiène et du confortable. Je n'ose insister : des poêles du système Choubersky, si fort en vogue depuis quelques années à Paris, me paraissent représenter le système le plus avantageux de chauffage hygiénique et économique pour le jour et la soirée, à la condition d'y adapter un couvercle à charnières, à occlusion hermétique et à fermeture cadenassée. Il ne serait pas inutile de retenir les hommes loin des cabarets pendant les soirées d'hiver ; et ce mode de chauffage ne les retiendrait pas autour du foyer, rôtis d'un côté, refroidis de l'autre.

10° On s'est préoccupé, dans l'Inde et ailleurs, des moyens de *rafraîchir* l'air chaud des appartements ; la question des « poêle à glace » me fut posée à mon retour de Panama. J'ignorais alors qu'elle fût déjà résolue par les Chinois, qui suspendent des blocs de glace dans les appartements pour les rafraîchir. La question est des plus complexes.

Si l'air est sec et que son état hygrométrique soit peu élevé : au-dessous de 70 pour 100, une ventilation discrète est acceptable, malgré les inconvénients du courant d'air ;

mais le meilleur réfrigérant est alors l'eau vaporisée, car on sait que l'eau, pour passer à l'état de vapeur, absorbe une certaine quantité de chaleur. C'est pour utiliser cette propriété que l'on établit des jets d'eau dans les cours, des pulvérisateurs dans les appartements; et, dans ces conditions, le « poêle à glace » a son application.

Si l'air n'est pas sec, il y a peu d'avantage, en principe, à le refroidir, puisqu'alors son humidité se dépose; c'est le cas à Panama, où l'évaporation de la sueur abondante et passive en serait amoindrie d'autant.

On ne peut employer alors que la ventilation, dont je redoute toujours les effets sur le corps en sueur. Elle sera d'autant plus dangereuse, si l'on puise l'air dans un tunnel, comme on l'a proposé, en admettant même que cet air ne soit pas vicié par les émanations et les suintements du sol souillé du campement, ou marécageux.

Le problème n'est donc pas résolu.

11° Le meilleur *couchage* serait : un lit de fer, à fond élastique, un matelas, une couverture de laine, avec couvre-pieds de laine pour l'hiver, un traversin.

En deçà, s'échelonnent toutes les combinaisons, depuis le lit de camp, jusqu'au hamac.

12° Les *cantines* doivent être isolées des casernements, ainsi que les *écuries*, *buanderies*, *lieux d'aisance*, *urinoirs publics*. Cependant, il y a intérêt, en prévision des indispositions, à placer un cabinet d'aisance et un urinoir à l'une des extrémités du baraquement. Ils seraient interdits le jour aux hommes valides.

Je traiterai ci-après de la vidange.

CHAPITRE IV

AMBULANCES.

Pour le cas où il serait nécessaire d'établir des ambulances en pays tempéré, on trouvera, dans les tentes du système Tollet, des conditions de confortable généralement suffisantes. Elles se composent, comme on sait, d'armatures en fer, sur lesquelles sont disposés des systèmes particuliers de tentes. Je ne les décrirai pas : il y a tout avantage et toute économie à s'adresser à la maison qui les construit, et qui saura mieux les adapter aux exigences particulières de la localité où sont établis les chantiers.

I. — A Panama, le fer ne pouvait être utilisé, pour ce genre de constructions, du moins ; et j'ai dû rédiger tout un programme hygiénique, que nos ingénieurs ont appliqué avec beaucoup de sollicitude et de talent, à la construction de deux ambulances que nous avions établies dans l'Entreprise, pour suppléer à l'éloignement de nos chantiers des deux hôpitaux de tête de ligne établis par la Compagnie du Canal à Panama et à Colon.

1° Ces ambulances étaient *destinées*, comme on le voit, à suppléer les hôpitaux ; elles étaient prévues d'abord pour 100 lits, c'étaient à la fois des ambulances et des hôpitaux ; je les avais dénommées *ambulances hospitalières*, et, bien que les malades n'y dussent pas prolonger leur séjour, elles devaient, néanmoins, être organisées pour le traitement de maladies toujours graves.

Dans notre pensée encore, ces ambulances étaient destinées aux travailleurs noirs ou indigènes; mais il fallait prévoir le cas où les employés européens devraient y être admis, soit dans des conditions d'urgence particulières, soit dans le but de les faire bénéficier de la salubrité relative de nos campements à des altitudes de 80 à 100 mètres.

Des hôpitaux à 100 lits seraient, sans doute, insuffisants, lorsque le chiffre de nos travailleurs atteindrait les proportions que l'on devait prévoir; dans cette prévision, nous devions nous ménager la double ressource d'évacuer le trop-plein sur les hôpitaux plus vastes de Panama ou de Colon, et d'agrandir les nôtres au fur et à mesure des besoins. Il convenait de subordonner les plans à cette dernière éventualité.

Ceux qui m'étaient présentés étaient établis pour des pavillons de dix lits. Cette subdivision, qui satisfaisait l'hygiène en ce qu'elle facilitait l'isolement des maladies infectieuses, avait d'autres avantages, au point de vue de la construction, dans des localités où le sol est très accidenté, comme celle où étaient situés nos campements, éparpillés sur les collines qui mamelonnent la Cordillère. Toutefois, je la jugeai excessive : des pavillons de 20 et même 30 lits rempliraient également toutes les conditions d'une bonne hospitalisation dans l'Isthme. Nos ingénieurs trouveraient avantageux, sans doute, de combiner ces deux types de pavillons de 10 et de 20 lits, en adoptant, pour les détails et pour l'ensemble, les groupements imposés par l'orographie ou favorables à l'isolement.

2° *Superficie*. — Il est bon de rappeler que le service était ici exceptionnellement pénible; on y marche à pas comptés, pour diminuer, autant que possible, la transpiration, que provoque le moindre effort; et le service est d'autant plus compliqué que la subdivision des bâtiments est plus grande. Tout compte fait, je m'arrêtai à la fixation de M. Rochard (RCH^2), mon ancien maître, dont j'ai si longtemps expérimenté la haute compétence en fait d'organisation hospitalière; et je fixai à 100 mètres carrés par malade, soit un hectare par ambulance, la superficie totale des terrains affectés à ces constructions.

3° *Situation.* — Elles devaient êtres placées à 15 ou 20 mètres de distance des campements et *sous le vent.* Les vents présentant dans l'isthme une grande régularité, cette condition était plus importante à remplir ici qu'ailleurs, en vue des émanations marécageuses. A défaut de données météorologiques précises dans chaque localité on trouverait à cet égard, auprès des anciens résidents, des renseignements d'une exactitude suffisante; on les comparerait aux indications générales des observatoires météorologiques établis dans des conditions exellentes par la Compagnie du canal à Colon, Gamboa, et l'île de Naos.

D'autre part, la proximité du chemin de fer étant utile pour la facilité des approvisionnements, il serait nécessaire de combiner ces trois éléments pour décider la situation de l'hôpital. En fait, cette dernière condition n'était pas pour troubler nos ingénieurs, qui avaient de tous côtés à leur disposition des voies ferrées; car dans notre entreprise, plus encore que dans les autres en raison de l'altitude, les chemins de fer des décharges représentent plusieurs fois la longueur du canal.

L'hôpital serait établi de préférence de façon à ce que chacun des pavillons fût situé sur le flanc d'un coteau d'une certaine pente et sur le versant du côté du vent. De cette façon, les pavillons se trouveraient dans de bonnes conditions d'aération et de drainage naturel; et les émanations qui proviendraient des déjections et des eaux ménagères versées sur le sol, arrêtées par le coteau menaceraient moins les établissements qui pourraient se trouver placés sous le vent de l'hôpital.

Ces indications ont été suivies ; on pourrait même placer l'ambulance au delà du canal à la faveur des décharges de la rive gauche, ce que l'on fit. Je rappelle que la rive gauche du canal est à la gauche du voyageur qui va de Panama à Colon. C'est aussi la rive septentrionale. Les campements sont surtout éparpillés ou groupés sur la rive droite. Le chemin de fer de Colon à Panama est à droite des campements. La rivière Obispo serpente à la fois, à travers les campements, sous le chemin de fer et dans le tracé du canal.

J'indiquais les terrains rocheux ou, en général, les terrains imperméables comme le meilleur sol à choisir pour édifier les hôpitaux. Le plus mauvais, disais-je, serait celui où un sol meublé, même sablonneux, serait superposé à un sous-sol imperméable, surtout s'il s'agissait d'un banc d'argile sous-jacent à l'humus ou à des alluvions fertiles. En fait, le sous-sol était argileux sur toute la surface de l'Entreprise ; mais la couche en était médiocrement épaisse ; et partout nous travaillions dès lors à la dynamite.

4° *Orientation.* — Dans le plan qui m'était présenté, les pavillons étaient disposés de telle sorte que leur grand axe est perpendiculaire au grand axe de l'hôpital. C'est la disposition communément adoptée. On la retrouve dans le plan annexé au Rapport de Rochard, que j'ai cité plus haut ; elle est reproduite dans le travail le plus récent sur ces questions : le Rapport de Martin (*MJ*) à la Société de médecine publique sur les hôpitaux d'isolement.

Je conseillai d'adopter comme plus favorable à l'aération et à la ventilation la disposition dans laquelle le grand axe des pavillons serait, non plus perpendiculaire, mais parallèle au grand axe de l'ensemble.

Dans cette disposition, les pavillons à dix lits seraient placés en arrière, sous le vent, en échiquier; les pavillons de vingt lits étant placés au vent. De cette manière, les émanations des maladies contagieuses auxquelles seraient affectés les petits pavillons ne menaceraient pas l'hôpital.

La disposition que je proposais était moins élégante, mais elle avait l'avantage d'exposer aux vents les façades munies de croisées ; les bâtiments n'étaient pas masqués l'un par l'autre, surtout si l'on pouvait adopter la disposition en échiquier. Dans la disposition que je critique, les pavillons se masquent tous, lorsque le vent souffle perpendiculairement aux façades dans la direction de l'axe de l'hôpital ; ils ne peuvent être aérés que par les pignons ou les petites façades lorsqu'il souffle perpendiculairement à l'axe de l'hôpital.

Il peut se faire que l'orientation par rapport au vent laisse exposés au soleil les pignons, moins protégés que les façades, dans ce cas il serait nécessaire de munir les pignons d'auvents d'une avancée suffisante.

Pour la ventilation, nos ingénieurs adoptèrent la disposition des toits-lanternes surmontant de bout en bout le toit principal au-dessus de l'arête inférieure.

5° *Disposition intérieure des pavillons.* — Les lits étant disposés dans l'intervalle des croisées, deux par trumeau, et les dimensions des pavillons étant calculées de manière à attribuer à chaque malade une moyenne de 50 mètres cubes environ, il y aurait lieu de ménager dans l'intérieur même des pavillons soit au milieu, soit à l'une des extrémités, deux cabinets, dont un pour la tisannerie, l'autre pour la surveillance ; et, malgré les inconvénients de ce voisinage immédiat, de rapprocher le plus possible des lits les cabinets d'aisance.

La tisannerie servirait au dépôt du matériel de pansement ou autre des pavillons.

Le cabinet de surveillance servirait de bureau et d'infirmerie, à moins qu'on ne jugeât plus convenable d'affecter deux locaux distincts à ces deux services.

Un cabinet un peu plus spacieux et bien éclairé serait ménagé dans l'un des pavillons de chirurgie pour les opérations d'urgence.

Le rôle que j'attribue au froid dans les maladies des noirs m'excuse de rapprocher des lits les cabinets d'aisance. On pourrait les établir soit au milieu, soit aux extrémités des pavillons.

La disposition la meilleure est peut-être celle dans laquelle les lieux d'aisance seraient établis en appentis du côté des pavillons le plus déclive et reliés aux pavillons par une galerie couverte. On trouverait peut-être avantage à réunir, pour cet objet, deux pavillons voisins qui auraient les mêmes cabinets d'aisance.

Je rappelais que les fenêtres devaient être larges et fermées par des châssis vitrés très mobiles. Les châssis à glissement sont très mauvais sous un climat aussi humide. Il me paraît préférable de ne pas prolonger la croisée jusqu'au plancher.

Les plafonds sont défavorables au point de vue de la ventilation ; mais ils étaient préférables ici en ce qu'ils servent d'écran contre la chaleur solaire.

6° *Urinoirs*, *égout*, *vidange*. — En outre des cabinets annexes aux pavillons et qui ne devaient servir qu'aux malades alités, pouvant se mouvoir sans inconvénients, il serait bon d'établir dans chaque ambulance un local aéré dans une large mesure où seraient établis des urinoirs et des cabinets d'aisance banals, mais réservés toutefois au personnel de l'ambulance.

Les décharges des urinoirs seraient embranchées sur l'égout de l'ambulance.

Au contraire, il me paraissait préférable d'adopter pour les matières fécales le système des fosses mobiles, en faisant, autant que possible, dès l'origine, le départ des matières solides et des matières liquides.

En plaçant les urinoirs en aval des décharges d'eaux ménagères, ces dernières assureraient un lavage automatique de l'égout souillé par les urines.

Quant à la vidange des fosses, elle se rattachait à notre système général de vidange dont je parlerai plus loin. L'égout serait réservé aux eaux ménagères charriant les urines. Dans ces conditions, il n'y aurait aucun inconvénient à ce qu'il débouchât dans un cours d'eau en aval des campements.

Pour les Noirs et même pour les Blancs, les lieux à la turque, à peu près condamnés par tout le monde, m'ont toujours paru préférables, en ce sens qu'il est difficile d'empêcher les hommes de grimper sur les sièges, surtout quand ces hommes sont des sauvages, qui ne sont pas désaccoutumés de l'attitude accroupie, où la fonction s'opère, il faut le reconnaître, dans les conditions de plus facile exonération. Il vaut mieux ne pas se faire d'illusion et s'en tenir au système où le nettoyage est plus facile et mieux garanti.

7° *Enduits.* — La question des enduits hygiéniques est toujours à l'étude. Je proposais le classique badigeonnage à la chaux des parois ; ce badigeonnage serait renouvelé périodiquement, et au besoin, on ferait préalablement des lavages à la solution de sublimé au millième que j'avais adoptée et qui est aujourd'hui le désinfectant le plus économique (le sublimé coûte 3 francs le kilog.) et le meilleur, alors même qu'on étend la solution jusqu'au dix-millième.

Quant aux planchers, c'est toujours une question insoluble. Je demandais qu'il fussent doubles, malgré l'inconvénient de la stagnation des poussières dans leur intervalle. Dans nos hôpitaux d'Europe, les planchers en bois dur (chêne) à joints bitumés paraissent les meilleurs. Em. Trélat, dans la discussion du rapport de Rochard (voyez *RCH*[2]) donne la préférence aux « carreaux rouges, polis, glissants, non poreux, faciles à nettoyer, qui joignent parfaitement et n'ont pas l'inconvénient des briques poreuses d'autrefois. »

8° *Désinfection.* — Il serait bon de comprendre une étuve Geneste et Herscher dans les devis de matériel ; je n'en connais pas d'autre qui offre des garanties suffisantes ; or, en fait de désinfection à l'étuve, il ne faut pas d'à-peu-près. Mais on reculera toujours devant une dépense véritablement disproportionnée dans les conditions où l'on opère d'habitude. Je décrirai ci-après les procédés de désinfection auxquels je m'étais arrêté.

9° *Annexes.* — Parmi les annexes, il en est que l'on devait grouper au milieu des bâtiments, en vue de faciliter le service et en prévision des agrandissements futurs.

C'étaient :

A. Les cuisines et leurs dépendances :

a, panneterie ; *b*, office ; *c*, laverie ; *d*, garde-manger ; *e*, glacière ;

B. La pharmacie, qui comprenait : *a*, laboratoire avec fourneau ; *b*, depôt de médicaments ; *c*, cabinet du pharmacien pourvu d'un bureau pour la comptabilité ;

C. Les salles de bains, comprenant : *a*, cabinets de bains ; *b*, salle de douches ; *c*, vestiaire.

Il y aurait avantage à rapprocher les salles de bains de la cuisine, dont les appareils de chauffage pourraient être utilisés pour les bains chauds.

D'autres annexes devaient, au contraire, être éloignées des bâtiments. Telles étaient :

A. L'étuve à désinfection ;

B. Les salles mortuaires, où l'on devrait ménager un emplacement pour les autopsies et une salle de dépôt pour les cercueils.

D'autres, enfin, pouvaient être disposées d'une manière indifférente au point de vue visé. Tels étaient :

A. Les logements: *a*, des infirmiers ; *b*, des sœurs (1) ; *c*, des médecins ;

B. La buanderie ;

C. La lingerie, comprenant : *a*, le dépôt du linge sale ; *b*, le dépôt de matériel de literie plus ou moins neuf ; *c*, le dépôt du matériel ayant déjà servi ;

D. Le local des bureaux de l'administration, qui sera mieux placé à l'entrée de l'ambulance que partout ailleurs :

E. Le vestiaire des malades.

10° *Disposition d'ensemble.* — Le groupement des bâtiments sur ces données demeurait l'affaire des ingénieurs. Je rappelais l'utilité des vérandas et des galeries, que l'on prolongerait de manière à relier les pavillons entre eux et les annexes de la première catégorie ci-dessus aux pavillons, en vue de diminuer les fatigues du service.

La répartition des malades dans les divers pavillons serait l'affaire des médecins.

On me donna, sur tous ces points, large satisfaction, dans les ambulances aujourd'hui construites, et je

(1) D'aucuns s'étonneront que j'aie *proposé* ici d'attacher des sœurs à nos ambulances. C'est, d'abord, que M. de Lesseps les avait tout d'abord installées et les maintenait résolument à Panama et à Colon, malgré certains inconvénients de l'organisation adoptée ; et nos ambulances devaient être subordonnées à la direction de la Compagnie du Canal. C'est surtout que je considère la sœur de charité comme une personnification supérieure de l'Assistance, à la condition de la maintenir dans la sphère de ses aptitudes.

ne saurais trop répéter que jamais l'hygiène n'aura été mieux écoutée. Je n'ignore pas que l'on me saurait gré de donner encore les plans et surtout les nomenclatures de matériel de literie, de pharmacie, etc. (nous distinguons les pharmacies d'ambulance et de campements) et les devis de cette installation; mais ces détails sont en dehors de mon cadre.

II. — En outre de ces ambulances, nos installations sanitaires comprenaient encore :

1° Des postes de secours dans les chantiers;

2° Des infirmeries près des baraquements d'ouvriers.

3° Des ambulances d'attente près des gares.

A. *Postes de secours dans les chantiers.* — Ces postes étaient établis à des distances de 2 kilomètres environ l'un de l'autre.

Partout ailleurs, les tentes Tollet d'un petit modèle, facilement démontables et transportables, répondraient admirablement au but proposé. Ici, nous étions de nouveau réduits aux maisons en bois. On adopta le type Florenville (triple) bien connu dans l'Isthme. Nous l'avions unanimement rejeté pour nos maisons d'employés, comme trop peu confortable; mais ici l'inconvénient n'était pas le même, et, dans beaucoup de circonstances, ce modèle est est avantageux.

Dans l'un des compartiments du poste étaient disposés : 1° un lit de camp permanent, où l'on pourrait coucher deux personnes à la fois; 2° une table ; 3° deux chaises; 4° un sac chirurgical établi sur le modèle des sacs de débarquement de la marine ou des gibernes Colin.

Dans un second compartiment seraient placés les bâts, les litières et les cacolets, à raison de trois bâts, cinq litières et cinq cacolets par poste, en prévision du nombreux personnel d'ouvriers que devait alors comporter l'entreprise, de la fréquence des insolations, des indispositions graves sous ce climat; enfin des accidents non moins fréquents dans des chantiers où l'on ne travaillait qu'à la dynamite, où la descente et la montée fréquentes sur les trains en charge ou en décharge, où le travail des grues monumentales et la manœuvre de blocs de roches énormes augmentait dans une forte proportion le traumatisme habituel des chantiers de terrassement.

On peindrait en noir, pour les distinguer, les litières destinées au transport des cadavres, et elles seraient recouvertes d'une toile goudronnée, enveloppant le cadavre pendant le transport. De telles prescriptions ne sauraient être trop minutieuses, elles visent les morts subites ; elles seraient utiles en toute épidémie et en tout pays.

Chaque poste était muni d'un brancard pour le transport des blessés.

Des mulets ou des chevaux, à raison de deux par poste, devaient être tenus en réserve dans l'écurie de la circonscription médicale, ou, s'il était possible, au poste même, en vue de ce transport.

Chaque poste serait mis en relation avec le campement où résidait le médecin dont dépendait le poste, par un système de signaux qui permît d'avertir le médecin aussitôt l'accident, et d'accélérer l'envoi des mulets ou chevaux (*avec* ou *sans* cacolet ou litière) dont on aurait besoin pour le transport.

Ces signaux se feraient de la manière la plus simple, au moyen d'un, deux ou trois objets quelconques, disposés en séries diversement combinées, sur la drisse d'un mât de pavillon visible des campements (1).

(1) Ce système, on le sait, est d'une extrême simplicité. Si les trois objets sont pareils, on n'obtient que trois combinaisons. S'ils sont dissemblables, les combinaisons s'augmentent des changements de position des

Les postes étaient destinés à recevoir les ouvriers pris subitement d'une indisposition assez grave pour réclamer des soins, et aux blessés de toutes catégories qui se trouveraient dans le même cas et qui attendraient, à l'abri du poste, l'arrivé du médecin et les moyens de transport à l'hôpital ou à l'ambulance.

Les hommes qui mourraient subitement sur les chantiers devaient être également portés aux postes de secours, où ils recevraient aussi des soins, si l'on supposait que ces soins puissent encore leur être de quelque utilité, et *l'on doit toujours le supposer en cas de mort subite.*

La mort dûment constatée, il en serait donné avis à qui de droit; le cadavre attendrait, en dehors du poste de secours, l'arrivée des moyens de transport du poste au dépôt mortuaire, où le cadavre serait porté directement.

Une pancarte en trois langues (français, anglais, espagnol) devait être affichée à l'intérieur des postes indiquant les soins d'urgence à donner en attendant le médecin. Cet affichage peut paraître effrayant, je le recommande néanmoins (Voyez *appendice :* note C).

B. Les *infirmeries* près des baraquements sont disposées en vue d'indispositions nocturnes, en temps d'épidémie, pour restreindre au moins la contamination qui résulterait des exhalaisons ou des déjections des malades, séjournant tout une nuit au milieu des ouvriers valides, dans le cas où les ambulances sont trop éloignées des casernements.

C. Les *ambulances d'attente* près des gares étaient indi-

objets dissemblables. Par la coloration uniforme ou plus ou moins variée de chaque objet, les combinaisons des signes sont, pour ainsi dire, infinies. Si l'on donne à chaque objet colorié une valeur numérique, on peut composer des dictionnaires où chaque nombre représente soit un mot, soit une phrase. C'est à quoi servent, dans toutes les marines, les pavillons que l'on combine encore numériquement ou en séries en en changeant la forme : guidons, triangles, flammes, trapèzes, etc.

quées en prévision de maladies à évolution particulièrement rapide, comme la fièvre jaune, comme le choléra, afin que le malade pût recevoir des soins et ne fût pas exposé aux intempéries en attendant le passage des trains.

Pour garantir contre le soleil, la chaleur, la pluie, le froid, etc., elles étaient construites sur le type ordinaire de nos habitations au point de vue des parois, du plancher, de l'auvent qui tiendrait lieu de galeries, etc.

Elles étaient divisées en quatre compartiments : 1° à l'une des extrémités, un cabinet pour l'infirmier ; 2° à l'autre un cabinet pour le médecin ; 3° et 4° au centre deux salles : l'une pour les ouvriers, l'autre pour les agents.

Le mobilier de ces salles comprenait : tables, fourneau rudimentaire, armoires, dont l'une fermée, chaises, lits de repos en bois, sans matelas ; appareils de pansement provisoire, analogues à ceux des postes de secours.

Après le passage des malades, les lits de camp devaient être lavés avec une solution de sublimé au millième, quelle que fût la nature reconnue ou supposée de la maladie.

III. — Je n'aurai que quelques détails à ajouter, pour généraliser les indications qui précèdent, applicables, du moins, à tous les pays tropicaux, quoique avec moins de rigueur.

1° L'*orientation* en pays tempéré doit être établie en vue d'abriter des vents, et d'ouvrir les salles au soleil. L'emploi des tentes Tollet permet de changer à volonté cette orientation suivant la saison.

Une disposition des pavillons, s'il y en a plusieurs, différente de celle que j'ai proposée et non moins avantageuse est la disposition en triangle (*PK*), l'ouverture des tentes abritée du vent, le sommet du triangle tourné du côté du vent dominant, les annexes rangées à sa base.

2° Le *chauffage* au poêle n'est pas le meilleur, mais il

est le plus simple. Dans des salles d'hôpitaux, on préférerait les cheminées. Dans le nord, on pourra aisément combiner les deux systèmes au moyen de cheminées anglaises ou belges à feu ouvert; et si le tuyau est libre dans la salle même, il en réchauffe l'air d'une manière uniforme.

3° Pour la *ventilation*, le meilleur système consisterait, selon moi, en des ouvertures ménagées au toit — s'il n'y a pas de plafond, et ce sera le cas dans la généralité de ces ambulances en pays froid, — ouvertures fermées en tabatières et mues d'en bas.

4° L'*isolement* des maladies contagieuses est plus délicat et plus difficile à réaliser. Il nécessite des pavillons séparés où l'on ferait entrer les malades aussitôt la maladie déterminée. Il arrivera telle circonstance où ces pavillons seront insuffisants et où les maladies épidémiques prédomineront d'une manière absolue Les tentes obvient mieux qu'aucun autre système à ces difficultés.

Pour beaucoup d'entreprises, une ambulance de moindre dimension serait suffisante. On pourrait se contenter d'un seul bâtiment. Soit pour 30 hommes malades, divisés en deux séries de 15, une barraque de 24×10 mètres environ, divisés en trois tiers : les deux premiers subdivisés en chambre de 10×8; le troisième subdivisé en 4 chambres de 4×5; l'une pour le magasin, les autres pour la pharmacie, la cuisine, la chambre de garde. Ce sont les dimensions de l'ambulance de campement des Allemands à Étain en 1870 (*PC*).

En terminant, je ferai remarquer que l'ambulance, quel que soit système adopté, sera toujours extrêmement coûteuse; et, si on le peut, il sera toujours plus économique, quelles que soient les conditions du marché qu'ils imposent, de recourir aux hôpitaux que l'on aurait à portée.

CHAPITRE V

VIDANGE.

On peut dire que le problème de la vidange hygiénique est actuellement insoluble dans des villes telles que Paris, si l'on veut tout concilier :

1° Débarrasser la maison à la fois des excréments, de l'odeur qu'ils exhalent, de l'infection qu'ils propagent ;

2° Ne pas encombrer l'égout, partout insuffisant, ne fût-ce qu'en raison de son diamètre, inférieur à la somme des égouts secondaires embranchés ;

3° Ne pas souiller ni infecter la rue ;

4° Ne pas polluer les cours d'eau ;

5° Supprimer les dépotoirs nécessaires à l'épuration chimique, mais infects et infectieux ;

6° Utiliser sans danger l'engrais humain, source de richesse véritablement féconde ;

7° Économiser sur le milliard que coûterait une épuration chimique, hygiénique et profitable ; — sur les quelques millions que coûterait le perfectionnement du système d'égouts : l'agrandissement des égouts actuels, la double canalisation séparant les boues des matières excrémentielles, la canalisation pneumatique aspirant (Berlier) ou refoulant (Shone) les matières ; — sur la dépense non moins considérable qu'exigerait un canal à la mer, infectant d'ailleurs le rivage où il aboutirait.

Pour nous, ce problème se pose d'une manière plus

simple : débarrasser la maison sans infecter la rue, demeure toujours le point capital ; s'il y a un système d'égouts dans la localité, nous y conduisons nos vidanges ; s'il n'y en a pas, nous n'en sommes pas responsables, et, en pays inhabité, comme ce sera généralement le cas, nous pouvons utiliser les cours d'eau, quitte à les polluer en aval, ou essayer l'épandage sur le sol, à une distance suffisante de nos campements, sans prétention d'utilisation agricole.

Disons tout de suite que ce dernier système, qui est aujourd'hui le dernier mot du progrès, et, à mes yeux, la seule solution pratique, à Paris, pose, malgré tout, un point d'interrogation qui ne laisse pas que d'être alarmant. Car, si l'oxydation par le sol, la combustion des éléments organiques par le travail de la végétation éminemment épurateur, représente le mode de destruction le plus radical (après la crémation), et, du moins, le plus économique et le plus rémunérateur de ces substances délétères, il n'est pas dit qu'un certain nombre de germes infectieux, échappant à cette destruction, ne poursuivront pas leur évolution sur les organes aériens de la plante ou même sur ses racines.

Quoi qu'il en soit, voici comme était résolu le problème dans nos campements :

1° Tous les locaux habités auront, à la portée des habitants, des lieux d'aisances convenablement aménagés pour les besoins prévus de l'habitation.

2° Pour les habitations d'ouvriers, des urinoirs banaux seront réservés et distincts des lieux d'aisances ;

3° D'une manière générale, la fosse mobile est le système adopté pour tous les locaux.

4° Les fosses mobiles, garnies, avant la mise en place, de matières absorbantes mélangées de sulfate de fer, sont recouvertes chaque jour du même mélange, lorsqu'elles demeurent plusieurs jours en service.

5° Le nombre des fosses mobiles dans chaque cabinet sera proportionné au nombre des habitants du local qu'il dessert.

6° Les urinoirs des casernements seront pourvus de canaux de décharge d'une certaine longueur, aboutissant à une fosse perdue, creusée loin du casernement.

7° Chaque matin, ces urinoirs seront lavés à grande eau; au besoin, on les désinfecterait avec la solution de chlorure de zinc, à la dose de 1 à 5 p. 100.

8° Des fosses fixes seront ménagées également pour la vidange des fosses mobiles; elles seront creusées à bonne distance des habitations, loin des cours d'eau, et de préférence dans des dépressions de terrain, formant cuvette.

9° Ainsi qu'il a été dit précédemment, ces fosses fixes seront, avant d'être mises en service, garnies d'un mélange de matières absorbantes et de sulfate de fer, chaque jour recouvertes d'une dose moindre du même mélange. Elles seront recouvertes, en dehors du service, par une double couche de planches, la couche supérieure couvrant les joints de l'inférieure.

10° On pourra utiliser comme matières absorbantes les balayures du campement, qui seront charriées chaque matin du campement aux fosses fixes.

11° Lorsqu'une fosse est ainsi comblée, on en creuse une nouvelle à proximité.

12° Le transport des matières de vidange se fait de la manière la plus rapide; il constitue un service spécial auquel il convient d'attribuer un personnel déterminé suivant les besoins;

13° Les ambulances sont pourvues, comme les casernes, de cabinets d'aisances et d'urinoirs distincts. Leur installation est prévue dans les plans et instructions relatifs aux ambulances. Les dispositions sont les suivantes:

Dans chaque ambulance est établi un local aéré dans

une large mesure, où sont installés les urinoirs banaux, mais réservés au personnel de l'ambulance.

Les décharges de ces urinoirs sont embranchées sur l'égout de l'ambulance, en aval des décharges d'eaux ménagères, dont le passage assurerait un lavage automatique de l'égout souillé par les urines.

Ainsi réservé aux eaux ménagères charriant les urines, l'égout de l'ambulance peut déboucher à bonne distance de l'ambulance, dans une fosse plus large que profonde, où la végétation puisse exercer son rôle d'épurateur naturel.

Les fosses mobiles des lieux d'aisances seront vidées dans des fosses fixes établies comme il a été dit.

14° Sauf pour les habitations privées des agents, les lieux dits à la turque, c'est-à-dire sans siège, sont adoptés comme règle générale.

Ce système de vidange paraîtra sans doute trop primitif; cependant, dans des conditions pareilles, il est difficile de trouver mieux, sauf peut-être à substituer aux fosses fixes l'épandage sur le sol, par un système d'irrigation à ciel ouvert, qui répande les matières au loin, au sortir d'un égout clos ayant lui-même une bonne longueur. Lors de mon voyage à Panama, j'étais plus radical encore : « nos campements, situés entre 40 et 50 mètres d'altitude (en réalité, cette altitude est 80 mètres en moyenne), ne doivent avoir qu'une durée provisoire; il serait donc superflu d'y ménager un système d'égouts. D'autre part, les lieux d'aisances n'ont pas de chance de conserver une clientèle au voisinage de la forêt ou des taillis : le nègre, surtout, y répugne. Faisant la part du feu, j'ai proposé, pour résoudre la question, cette autre formule un peu risquée, peut-être : exonération facultative, vidange méthodique et réglementée » (*N*[4]). On voit que, si nous avons restreint l'exonération facultative, nous avons peu innové en réglementant la vidange.

CHAPITRE VI

DÉSINFECTION.

La désinfection, qui complète les mesures précédentes, était organisée comme il suit; je pense que ces procédés sont applicables dans la généralité des cas.

Les procédés de désinfection s'appliqueront, sur nos chantiers :

1° Aux matières de vidange;

2° Aux locaux habités;

3° Aux ambulances;

4° Aux vêtements;

5° Aux wharfs, magasins, etc.;

6° Aux navires de toutes catégories au service de l'Entreprise ou nolisés pour son compte.

Quant aux substances désinfectantes, celles dont l'emploi nous paraît le plus pratique et le plus efficace, sont les suivantes :

1° Parmi les *substances solides :*

A. Les *poussières absorbantes.* — *a.* Le *charbon* (de bois, de tourbe, de coke), qui absorbe énergiquement les gaz, tels que l'hydrogène sulfuré, le sulfhydrate d'ammoniaque, l'acide sulfureux, l'oxyde de carbone..., et désinfecte en même temps qu'il purifie dans une large mesure, l'eau et les liquides corrompus.

Les escarbilles seraient un excellent désinfectant des marigots qu'on ne pourrait pas dessécher et qui seraient à portée des machines.

b. Les *poussières sèches :* la *terre argileuse séchée* au four ou au soleil, et pulvérisée grossièrement au rouleau, les *cendres*, les *résidus carbonisés*, les *balayures*, etc.

B. Le *sulfate de fer* en cristaux; mais dans la grande généralité des cas, il vaudra mieux employer ce sel en solution. On le dissout dans son poids d'eau.

Pour les fosses fixes, on formerait un mélange de :

Terre argileuse sèche	75 parties.
Sulfate de fer	25 —

2° Parmi les *substances liquides :*

a. La solution de *sublimé corrosif* (deutochlorure de mercure) dans les proportions de :

Deutochlorure de mercure	1 gramme.
Eau	900 —
Alcool	100 —

Dissoudre.

b. La solution de *chlorure de zinc* dans les proportions de :

Chlorure de zinc	10 grammes.
Eau	100 —

c. La solution d'*acide phénique :*

Acide phénique	1 gramme.
Eau	100 —
Alcool	quantité suffisante pour dissoudre.

3° Enfin, les dégagements d'acide sulfureux, obtenus par la combustion du soufre, à la dose de 30 grammes de soufre par mètre cube d'air à désinfecter.

Suivant les circonstances, la production de vapeurs sulfureuses s'obtiendra tantôt par la simple projection du soufre sur les charbons incandescents d'un réchaud, dont les pieds seront isolés du plancher par des briques ou des pierres plates, pour prévenir toute chance d'incendie ; tantôt par l'emploi d'un appareil spécial.

Cet appareil consisterait en un ou plusieurs fourneaux destinés à brûler le soufre, un réservoir où s'emmagasinerait la vapeur sulfureuse, un ventilateur qui chassera cette vapeur au dehors du réservoir ; enfin, un manchon qui la conduira dans le local à désinfecter.

L'application de ces procédés de désinfection se fera suivant les règles suivantes :

A. *Matières de vidange.* — 1° La désinfection des fosses fixes s'opère en garnissant, au préalable, le fond de la fosse d'un mélange de matières absorbantes et de sulfate de fer en quantité proportionnée aux dimensions de la fosse, soit 5 kilogrammes de sulfate de fer par mètre cube.

2° Tous les jours, on renouvellera l'application du sulfate de fer, à raison de un kilogramme de sel par hectolitre de matières fécales, avec ou sans addition de matières absorbantes.

B. *Habitations.* — Toute habitation dans laquelle aura lieu un décès de maladie contagieuse sera désinfectée de la manière suivante :

1° Les planchers seront lavés avec la solution de sublimé au millième ;

2° Les murs et les plafonds seront lavés ou aspergés de la même solution, au moyen d'une pompe à main de jardinier ;

3° Cela fait, on fermera les ouvertures de l'habitation et on y fera dégager des vapeurs sulfureuses.

C. *Ambulances.* — Dans les ambulances, les procédés de désinfection s'appliquent :

1° Aux déjections des malades;

2° Aux locaux composant l'ambulance;

3° Au matériel de literie;

4° Aux vêtements du malade.

Les règles applicables au matériel de literie et aux vêtements sont indiquées ci-après. Nous ne nous occuperons ici que des déjections et des locaux.

1° L'infirmier en chef de chaque salle de l'ambulance doit avoir à sa disposition une quantité suffisante de la solution de sublimé, qui sera contenue dans un flacon spécial et spécialement désigné, et enfermé dans une armoire pour éviter toute méprise;

2° Toutes les déjections des malades alités doivent être désinfectées, dans le bassin même, par un arrosage avec la solution de sublimé;

3° Les fosses mobiles des cabinets seront désinfectées comme il est dit ci-après;

4° Les urinoirs doivent être désinfectés, comme les bassins, après la vidange. Les uns et les autres doivent être vidés le plus tôt possible. Quand on voudra conserver les matières pour l'examen médical, on devra déposer les vases hors des salles;

5° Les locaux seront désinfectés suivant les règles établies pour les habitations.

D. *Vêtements.* — 1° Après un décès de maladie contagieuse, le matériel de literie et les vêtements que portait le malade à son entrée à l'ambulance seront détruits par le feu;

2° Il en serait de même du matériel de literie et des vêtements des malades morts en dehors de l'ambulance;

3° La combustion de ce matériel aura lieu dans un four spécial, construit pour cet usage à la portée des ambulances;

4° Dans le cas où les médecins jugeraient la crémation

inutile et la désinfection possible et suffisante, cette désinfection aura lieu dans l'étuve de l'ambulance ;

5° Provisoirement, ces étuves seront établies pour la désinfection sulfureuse, dans le local ménagé pour l'étuve dans chaque ambulance, les pièces de vêtements seront étalées sur des claies suffisamment élevées ; sous les claies seront disposés les réchauds à combustion sulfureuse. S'il est possible, on recouvrira le tout d'une enveloppe en toile ou en bois, procurant une occlusion aussi hermétique que possible de l'espace où sont ainsi fumigées les pièces du vêtement.

E. *Wharfs, magasins.* — Les magasins et locaux analogues seront désinfectés d'après les règles établies pour les locaux habités.

Les mesures à prendre pour les wharfs sont les suivantes :

1° Tous les quinze jours, c'est-à-dire le 1er et le 15 de chaque mois, il sera procédé, dans les premières heures du jour, à la désinfection du wharf de Colon.

En cas d'épidémie, cette désinfection aurait lieu une fois par semaine.

2° Pour pratiquer cette désinfection, on se servira de la solution de sublimé pour le lavage et l'arrosage des planchers, plafonds et parois du wharf, d'après les règles établies pour les habitations, et des dégagements d'acide sulfureux, le wharf étant clos, s'il est possible, par des toiles tendues au niveau des ouvertures.

F. *Navires.* — 1° Quand un navire opère son déchargement au wharf, un employé de l'Entreprise, et autant que possible un noir, s'oppose, au nom de l'Entreprise, à ce que l'équipage travaille autrement qu'à l'abri d'une tente et à de certaines heures du jour ;

2° Mieux vaudrait encore que le déchargement fût opéré par les noirs ;

3° Si un navire est infecté, son équipage doit être isolé à terre, dans des baraquements spéciaux, où il sera visité et surveillé par les médecins de l'Entreprise ;

4° Aussitôt le déchargement opéré, le navire s'éloigne du wharf et va mouiller en rade ;

5° Si ces mesures paraissent insuffisantes et que le navire en déchargement menace les navires voisins, on l'éloigne immédiatement du wharf et on le fait décharger en rade par des noirs, après avoir débarqué et isolé son équipage, comme il a été dit ci-dessus ;

6° Quand le navire déchargé ne peut partir, par suite de la perte d'une partie notable de son équipage, l'Entreprise doit intervenir pour aider le capitaine à remplacer ses hommes et à compléter son équipage, de manière à gagner au plus tôt la haute mer, le séjour en rade de Colon ne pouvant qu'aggraver sa situation, dans le cas où, faute d'équipage ou d'argent, il ne pourrait partir ;

7° Si le capitaine juge à propos de désinfecter son navire, on lui conseillerait le badigeonnage au sublimé pour les parois de locaux du navire, et les dégagements de vapeur sulfureuse dans ces locaux, écoutilles et portes fermées. L'équipage ne reprendrait, bien entendu, possession des logements, qu'une fois ces logements débarrassés de vapeur sulfureuse.

On trouvera, sans doute, ces prescriptions bien sommaires ; cependant elles me paraissent, encore aujourd'hui, suffisantes. On peut consulter, pour plus de détails sur la désinfection des navires, les règlements quarantenaires de New-Orléans, les plus intelligents que je connaisse ; et dont Vallin donnait récemment (*Rev. d'hyg.*, mars 1888) un aperçu. Le Congrès du Havre a formulé également des prescriptions au sujet des « Précautions à prendre pour empêcher l'invasion à bord d'une maladie pestilentielle pendant le séjour dans un port contaminé » (*Le Bulletin médical*, 7 août 1887); mais ces prescriptions, très judicieuses, par ailleurs, sont trop compliquées en ce qui concerne la désinfection, quand il s'agit de navires marchands dans les ports de la zone torride.

CHAPITRE VII

SÉPULTURES.

A Panama, j'étais disposé, et je le serais encore, à accepter un mode d'inhumation des plus sommaires : « j'étais disposé, pour prévenir l'encombrement rapide des cimetières sur toute la ligne, à encourager une pratique qui a été largement suivie, me disait-on, lors de la construction du « Panama-Rail-Road »; je veux parler de l'enfouissement des morts dans les talus des décharges. On sauvegarderait comme on pourrait les exigences de la morale et de la religion; et le cadavre, couché dans un lit de chaux ou toute autre substance capable de produire la *crémation chimique*, contre laquelle personne ne proteste, recouvert de plusieurs mètres cubes de terre, ne menacerait en rien les vivants. Ancien marin, j'ai appris de bonne heure à faire bon marché du sentiment quand il s'agit de sépultures; après tout, le remblai, c'est le champ de bataille du terrassier, et ces tombes lointaines, quels que soient le culte et la race, sont destinées à demeurer à jamais sans prières » (*N*[4]).

Mon opinion ne prévalut pas. Je proposais encore « un mode d'inhumation rappelant le *columbarium* des anciens, conservé par les Italiens, les Espagnols, et en usage dans l'Isthme même : sur une fondation de béton d'une épaisseur proportionnée à la taille humaine, d'une longueur proportionnée à la population du campement, on placerait, sur un lit de chaux le cercueil, où le cadavre serait déjà enseveli dans la chaux. On maçonnerait à l'entour. Les autres cercueils viendraient se juxtaposer, puis se superposer à celui-là. On aurait de la sorte un monument hygiénique qui ne serait pas sans grandeur, et qui conserverait les noms des morts, pour le moment où il plaira de venir les rechercher pour l'histoire, quelque jour glorieuse, du canal de Panama » (N^1).

Je crois encore aujourd'hui que l'hygiène des sépultures, si l'on se refuse toujours à généraliser la crémation, reviendra aux sépulcres de pierre, sous cette forme ou sous une autre. En tous cas, cette proposition — et je ne m'en plains aucunement — eut le même sort que la première, et il fallut chercher autre chose. Je repris la question sous toutes ses faces et j'élargis aujourd'hui la question en vue du cas le plus général, d'une épidémie, telle que le choléra, par exemple, dans un grand chantier de terrassements en pays inhabité.

Le mode de sépulture adopté devait, pour nous, remplir les conditions suivantes :

1° Assurer le rassemblement dans un lieu surveillé, des cadavres, qui dans les premiers chantiers de Panama, étaient très souvent enfouis au hasard, sans que l'on réussît à l'empêcher.

2° N'exiger que des manœuvres faciles, promptes, et autant que possible inoffensives pour les personnes chargées des inhumations.

3° Prévenir l'infection morbide émanant du cadavre.

Dans ma pensée, les autres conditions qui, ailleurs, s'imposent aux hygiénistes, sont ici subordonnées à celles qui précèdent, à ce point qu'elles deviennent négligeables.

D'autre part, nos campements étaient à cet égard favorisés, pouvant mettre entre eux et le mort soit le canal, qui s'approfondirait de plus en plus, soit la rivière Obispo, qui lui est presque parallèle, soit le Panama-Rail-Road, qui l'est également.

Or, de tous les modes de sépulture employés ou connus, trois seulement peuvent nous occuper :

1° L'*incinération méthodique* ou *crémation ;*

2° Les *sépulcres de pierre ;*

3° L'*inhumation.*

I. La *crémation* n'est pas à proprement parler un mode de sépulture, et, dans sa simplicité apparente, elle n'en exige pas moins des dispositions particulières pour le dépôt des « cendres. » Elle répond parfaitement à la troisième des conditions prévues, mais ne répond pas aux deux premières.

Elle a contre elles le préjugé des ouvriers et même des agents : les nègres ne l'accepteraient pas volontiers; bien qu'on la retrouve encore en usage chez certaines peuplades colombiennes, il était probable que les Colombiens employés dans l'Isthme y répugneraient également; notre recrutement de Chinois ne devait guère s'étendre au delà du littoral où l'incinération est tombée en désuétude de temps immémorial, outre qu'elle a été, presque partout, un procédé plutôt aristocratique, hors de la portée des petites gens qui devaient nous fournir nos recrues. Je pourrais en dire autant de la plupart des autres races. Je n'insistai pas, car il fallait avant tout éviter d'effaroucher nos ouvriers que nous voulions, au contraire, retenir à tout prix dans nos campements.

Il n'en faut pas moins convenir que la crémation donne seule la solution hygiénique du problème des sépultures salubres; et, dans le cas d'une épidémie grave, il ne faudrait pas hésiter à l'employer..... si l'on peut se procurer les appareils convenables. Toute la question est là.

C'est à tort que beaucoup de gens s'imaginent que l'incinération d'un cadavre est la chose du monde la plus simple : brûler des vêtements n'est pas déjà si facile. Les appareils qui me paraissent répondre le mieux aux nécessités de la pratique, sont : dans les villes, l'appareil Siemens; sur les champs de bataille, l'appareil Kuborn; dans les chantiers, les appareils français : Cadet, Müller et Fichet, Lagénardière. On trouvera les détails nécessaires sur ces appareils dans les ouvrages indiqués (*Q*), et en particuliers dans les articles du *Génie civil* dus à M. Max de Nansouty et au Dr de Pietra Santa, qui a plus qu'aucun autre vulgarisé la crémation, dès 1873.

Il y aurait peut-être mieux à faire au chantier, et puisque la crémation ne dispense jamais d'une inhumation des résidus, le but hygiénique serait atteint, peut-être, au moyen d'un four où le corps serait exposé pendant un certain temps à une température suffisamment élevée, et où seraient brûlés, dans un espace hermétiquement clos, les gaz qui s'en dégagent, sans que l'on soit obligé de pousser le chauffage jusqu'à l'incinération.

Les combustibles employés ont été successivement : le bois, le charbon, le gaz de l'éclairage, etc.

Dans l'appareil de Siemens que l'on peut prendre pour modèle, le cadavre en bière est poussé sur des rouleaux dans une chambre, où il est placé sur une grille qui laisse tomber les cendres dans un compartiment inférieur. La combustion du corps est opérée par l'accès des gaz enflammés dans la chambre où il est exposé et où sa combustion même produit une certaine quantité de chaleur. La chaleur première est engendrée dans un troisième compartiment contigu aux deux autres, où deux canaux amènent du gaz d'éclairage et de l'air qui passent à travers plusieurs étages de briques réfractaires (*régénérateur*), portées ainsi jusqu'à l'incandescence. La flamme qui sort des briques arrive à la chambre de combustion par un conduit latéral ; les produits gazeux de la combustion sont expulsés par une cheminée abouchée sur le cendrier. L'accès du gaz sur les briques est arrêté quand elles sont échauffées au rouge brillant, ce qui arrive au bout de quatre heures.

Au lieu du gaz combustible, on peut placer une grille ordinaire sous le régénérateur et brûler du charbon de bois ou tout autre combustible. Il faut 9 quintaux de charbon dans le fourneau à gaz pour échauffer suffisamment le régénérateur, et obtenir l'incinération complète.

L'appareil Müller-Fichet se compose d'une cornue réfractaire en forme de D renversé, la courbe en haut, dans laquelle on place le corps à incinérer; le corps peut sans inconvénient être enfermé dans une bière non métallique. Toute la partie inférieure du four est formée d'un empilage de briques réfractaires qui constituent un récupérateur de chaleur. Ce récupérateur, chauffé à blanc par les produits de la combustion du foyer, qui se rendent à la cheminée, sert en même temps à porter à une très haute température de l'air, qui, poussé dans l'atmosphère, va traverser la cornue et effectuer la crémation du corps (*Gén. civil*).

Le four Lagénardière se compose d'une cornue en fonte ou en terre réfractaire, longue de 2^{m},20, large de 0^{m},80, haute de 0^{m},60. Le four est à deux foyers latéraux et à récupération des gaz chauds; il permet de maintenir la cornue à une température constante de 1 200 à 1 500 degrés avec une consommation prouvée par les expériences de 16 kilog. de houille par heure. Le courant de flamme et de gaz en ignition s'exerce de haut en bas, chauffe d'abord le dessus de la cornue; puis, repoussé par des voûtes en briques transversales, il passe d'un bout à l'autre en échauffant les côtés. Il passe enfin au-dessous de l'appareil; et, pénétrant à l'intérieur de la cornue par des orifices ménagés à cet effet, active et termine la carbonisation des corps (*Gén. civil*).

II. Je n'ai rien à ajouter à ce que j'ai dit plus haut des sépulcres de pierre.

III. Acculés à l'*inhumation*, nous devons du moins la rendre, autant que possible, inoffensive.

L'inhumation a cela contre elle que la civilisation, en ce qui la concerne, violente et entrave les lois de la nature. En alimentant la « faune des tombeaux » (*MGN*) elle fait de la tombe un laboratoire où les agents de la putréfaction et de l'infection accomplissent en toute sécurité leur œuvre de désorganisation pestilentielle, protégés qu'ils sont par la bière et ses accessoires contre l'atteinte des éléments purificateurs du sol et de la végétation. Sous l'action oxydante du sol, particulièrement énergique dans les pays tropicaux, la nature aurait bientôt raison du cadavre, qu'elle utilise partout à sa manière et où elle restreint plus ou moins rapidement les germinations parasitaires infectieuses qui pulluleront sous l'abri du cercueil.

Ce n'est toujours qu'un abri précaire, qui retarde la putréfaction, mais ne fait qu'ajourner ses conséquences; et, pendant qu'elle s'accomplit, le cercueil ne donne à l'hygiène que des garanties illusoires.

Au reste, ces données chimiques importent peu : les cadavres inhumés sont notoirement nuisibles en ce que les produits de leur putréfaction tardive ou précoce, accélérée ou ralentie, infectant l'air, le sol, les eaux, d'une manière encore mal définie, discutable, mais non douteuse en principe; et, pour atténuer les effets quelconques de l'inhumation, il faut établir des règles en ce qui concerne :

1° Le lieu d'inhumation, le *cimetière;*

2° Le *cadavre* inhumé.

A. — *Les cimetières de campement.*

a. Situation. — Dans nos chantiers de Panama, nous avions prévu quatre cimetières répartis sur les 10 kilomètres de l'Entreprise; en pays ordinaire, où la fatigue est moindre, on pourrait se borner pour cette étendue à un seul cimetière placé au milieu de l'entreprise.

En tout cas, ils doivent être placés à une certaine distance des campements et des chantiers et à une certaine proximité des ambulances de campement. Les nôtres devaient être établis à 200 mètres au moins de toute habitation, placés au sud et par conséquent, dans notre pensée, *sous le vent* des campements, au delà de la rivière Obispo et du P.-R.-Road, et, si possible, sur un versant du coteau exposé au sud. La fatigue à éviter nous faisait prévoir dans les projets une voie ferrée Decauville, contournant la base des mamelons pour relier les cimetières aux campements et aux ambulances. En pays ordinaire personne ne songerait à s'imposer une pareille dépense; mais cette éventualité seule donne une idée de ce que peut être la fatigue dans l'Isthme.

La situation la plus avantageuse d'un cimetière est ainsi celle où il occupe l'un des angles d'un triangle, dont le campement et l'ambulance limitent la base, et *sous le vent* par rapport à eux.

Et les cours d'eau constituant, en général, une barrière infranchissable pour les infiltrations souterraines dans la direction perpendiculaire au courant, tandis qu'ils entraînent ces infiltrations en aval, une fois qu'ils les ont absorbées, il y a tout intérêt à laisser la rivière entre soi et le cimetière, en ayant soin toutefois de ne pas compromettre ainsi les chantiers en aval. En pays ordinaire, où la distance n'a pas les inconvénients qu'elle avait pour nous, il est facile de concilier tout cela.

b. Sol et sous-sol. — Une première condition à remplir dans le choix du sol, au point où l'on se propose d'établir le cimetière, c'est que la terre meuble y ait une *épaisseur* d'au moins 3 mètres. Dans les pays chauds, la *profondeur des fosses* doit être fixée à 2 mètres environ, sur une largeur de $0^{m},80$. Un sol rocheux est donc éminemment impropre, à tous les points de vue, puisqu'il est sans action sur le cadavre ; un sous-sol rocheux, rencontré à une faible profondeur, est également défavorable, sous ce dernier rapport ; car il limite la sphère d'action des éléments comburants du sol, et les terrains qu'il faut choisir sont ceux qui hâtent la décomposition, à moins qu'on n'en ait à portée qui la retardent indéfiniment, comme le font les sols sablonneux d'Égypte ou d'autres réputés momificateurs ; mais s'il était possible de prévoir ces qualités du sol, je n'hésiterais pas, ayant à choisir entre un sol qui conserve et un sol qui consume rapidement les cadavres, comme le fait, dit-on, le *Campo-Santo* de Pise, à choisir ce dernier.

De tous les sols, le terreau est celui qui active le plus la décomposition ; elle s'arrête toutefois à une limite : celle à laquelle le corps est transformé en « gras de cadavre », c'est-à-dire saponifié. C'est dans les terrains sablonneux que la décomposition est le plus ralentie ; dans les terrains calcaires et dans les terrains argileux, surtout dans ces derniers, elle marche également avec lenteur ; mais les uns et les autres sont plus actifs que les sables et moins actifs que le terreau.

L'*humidité* persistante du sol et du sous-sol est une condition défavorable. La décomposition est plus active, il est vrai, dans le sol humide ; mais elle y est excessive, en ce sens que l'humidité fertilise tous les milieux parasitaires, et les produits ainsi engendrés sont forcément entraînés au loin par les eaux, qui ne peuvent, en aucun cas, demeurer absolument stagnantes.

On a même assaini certains cimetières par le *drainage*, qui consiste à enfoncer les tuyaux collecteurs à des profondeurs de 3 à 4 mètres, ou même dans le sous-sol des tombes, en agençant ces conduites de manière à diriger les eaux sur un point où elles seront inoffensives.

En résumé, si l'on a la faculté de choisir, c'est le terreau relativement sec qu'il faudra préférer, à la condition *sine qua non* qu'il ait une épaisseur de 3 mètres au-dessus de la roche et qu'il n'y ait pas d'eau retenue dans le sous-sol par une couche d'argile sous-jacente.

c. Superficie. — Nous n'avions aucun intérêt à limiter *l'étendue* de nos cimetières, et dans les chantiers des pays plus ou moins inhabités qui les nécessitent, la concession doit être aussi large que possible. Toutefois le terrain qui leur est consacré doit être enclos, au moins en partie, du côté de l'entrée, par exemple, au moyen d'une barrière qui le distingue des terrains environnants et qui légitime la défense d'enterrer les morts autre part.

Dans nos campements, la longueur des fosses devait être de 2 mètres, la largeur de 80 centimètres, la profondeur de $1^m,50$. On ne devait pas superposer les cadavres; mais on pouvait les juxtaposer, dans des fosses doubles de $1^m,70$ de large.

Je trouvais qu'il y avait avantage, au point de vue de l'aisance et de la salubrité du travail des fossoyeurs, à réunir deux fosses en une seule, dans les campements où il y a plus de deux morts par jour, en moyenne. L'hygiène ne condamne cette pratique à aucun point de vue. La *tranchée* ou *fosse commune* aurait eu là-bas l'inconvénient de laisser les cercueils sous une mince couche de terre pendant un temps trop long, tandis que nos fosses multiples, à deux ou même trois cadavres, pourraient être comblées dans la journée. On diminuait ainsi la fatigue des fossoyeurs, qui sont des ouvriers au même titre que les autres et non moins dignes d'intérêt.

La distance entre les fosses devait être de 3 mètres dans le sens de la longueur et de $1^{m},50$, dans le sens de la largeur.

L'emplacement de chaque tombe devait être indiqué par une stèle en bois, portant, outre les emblèmes de la religion du défunt, le millésime et le numéro d'inscription sur le registre mortuaire. Les croix avaient l'inconvénient de durer peu et d'empêcher d'uniformiser les tombes ; la stèle en bois, facile à faire et suffisamment durable, donnait satisfaction à toutes les exigences.

Des fossés d'écoulement d'eau devaient être creusées au dehors et sur les côtés du cimetière, de facon à protéger les tombes contre les ravinements et à donner écoulement aux eaux des pluies.

Nous n'avions pas prévu de plantations ; la flore tropicale, d'ailleurs facile à maîtriser malgré son exubérance, dans un cimetière fréquemment visité et forcément entretenu, se chargerait seule d'égayer le champ des morts. Mais je suis loin d'être indifférent à cette ornementation naturelle des cimetières. J'ai gardé un souvenir charmant des cimetières des États-Unis. Les Anglais soignent aussi les leurs ; mais quelle différence entre leurs allées de cyprès lugubres qui assombrissent les tombes, et la floraison riante des cimetières américains ! Mon ami A. Tissandier en a été émerveillé comme moi : « Les cimetières des États-Unis sont en quelque sorte des bois sacrés. Les oiseaux, certains d'y être respectés, sont heureux d'y vivre; ils chantent dans les fleurs et les grands arbres. A Pittsburg, à Philadelphie, ce sont des parcs splendides avec d'admirables points de vue; mais à Cincinnati le cimetière est encore plus remarquable. Le *Spring grove Cemetery* possède un lac, une rivière artificielle et des arbres séculaires. Il est hors la ville, sur des collines boisées d'où l'on peut admirer les belles villas et propriétés construites sur les hauteurs voisines. Au bord du lac et au milieu des petites îles de verdure plantées dans les eaux, des tombeaux, formés de granit rose ou des marbres précieux du pays, sont parmi les roseaux et les plantes aquatiques; partout des gazons sont soigneusement entretenus. Dans ce parc de grande surface on rencontre même souvent des lièvres qui se sauvent à peine en allant se cacher doucement à l'abri des tombes..... A San Francisco enfin, le cimetière est tout à fait merveilleux, il domine la ville presque tout entière avec la baie et son cadre de montagnes bleuâtres. Les tombes sont littéralement noyées dans les belles fleurs qui se plaisent auprès de l'océan Pacifique » (*T*). *Greenwood*, de Brooklyn, est une succession de collines gazonnées, fleuries, plantées de beaux arbres, qui paraissent y avoir poussé naturellement; les tombes s'y côtoient, à la base, au sommet ou dans l'intervalle de ces collines, séparées l'une de l'autre par des sentiers qui portent des noms de fleurs : le sentier de la violette, de l'anémone, de l'œillet, de la marguerite, embranchés sur l'avenue des aulnes, des chênes, des bouleaux, des hêtres; et c'est chose la plus étrange du monde que cette grosse architecture massive de New-York, s'ornementant de cyprès ou de saules funéraires, émergeant d'un semis de fleurs sur des tapis de verdure touffue pour égayer le dernier repos du citoyen si prosaïque et si remuant des États-Unis de l'Amérique du nord.

Il n'en serait pas de même, paraît-il, des cimetières qui attendent au pays natal nos terrassements chinois. Car il arrivera souvent que leurs contrats d'engagement porteront la clause de rapatriement en cas de mort. C'est à ces rapatriés que sont destinées les « immenses plaines incultes servant de nécropoles où les navires nolisés à cet effet viennent déposer leurs chargements de cercueils » (Beaudoin : *La quest. ouvrière chez les Chinois. Rev. française*, avril 1886).

Cette question des plantations dans les cimetières vient d'être reprise par T. Ferrand (*Bull. de pharm. de Lyon*, 1888), dont le *Journal d'hygiène* (16 fév. 1888) résume ainsi les conclusions :

« Choix de terrain mixte, sec, meuble, élevé, non dominé, spacieux, sans pente voisine bien accusée, à sous-sol ni imperméable, ni trop voisin de la nappe souterraine, ni exposé aux inondations.

« — Pas de gazonnement, pas de ronces, pas d'arbres touffus au-dessus des tombes (afin de ne pas entraver l'action destructive de la radiation solaire sur les microbes de la putréfaction), surface binée pour arracher les mauvaises herbes, ou mieux : revêtement de sable, ou encore de menus graviers, mais arbrisseaux isolés à feuilles non caduques, sveltes, donnant peu d'ombrage, au point de laisser arriver à leur pied les radiations solaires (choix de Conifères).

« — Allées d'arbres quelconques, ouvertes pour la circulation, surtout dans la direction des vents le plus habituellement régnants.

« — Rideau ou écran de plantations serrées d'arbres rameux, à feuilles persistantes, toujours vertes, spécialement du côté de la ville.

« — Réserver, à titre de périmètre de protection,

autour des grands cimetières, une ceinture ou certaine quantité de terrains à affermer pour la culture, comme mesure sanitaire, en prévision d'agrandissement un jour nécessaire. »

B. — *Soins à donner au malade.*

a. Le cercueil. — Le choix de la matière dont est fait le cercueil est subordonné au but que l'on se propose : conservation ou destruction. D'après ce qui précède, j'optais, à Panama, pour la destruction rapide, c'est-à-dire pour un cercueil en bois léger, mince, quoique bien clos. Il fallait qu'il laissât échapper le moins possible des produits de la décomposition pendant le transport et l'inhumation, en un mot, pendant qu'il demeurait à l'air libre; mais qu'il n'offrît jamais qu'une barrière très provisoire à l'action décomposante et assainissante des éléments du sol.

On obtiendrait une crémation chimique lente mais sûre, en recouvrant le corps d'une enveloppe de chaux. A défaut de chaux, une couche épaisse de sciure de bois phéniquée retient suffisamment les gaz et les liquides; et, à défaut d'acide phénique, la sciure de bois seule est encore un preservatif.

Les proportions de sciure de bois et d'acide phénique seraient; sciure: 17 kilog.; acide phénique impur : 4 kilog.

On pourrait également envelopper le corps d'un drap imbibé d'une solution de chlorure de zinc à 10 p. 100 ou 200 grammes pour 2 litres; mais comme ces substances peuvent faire défaut dans les campements, à un moment donné, il est bon de savoir que la sciure de bois phéniquée offre toutes les garanties désirables, avant et pendant l'inhumation.

Car le défaut de tous les désinfectants chimiques, c'est

d'exiger un approvisionnement considérable, dans les cas où la mortalité est peu un élevée, dans les grands chantiers. Supposez une mortalité de 6 p. 100 par an. Pour 10,000 hommes, c'est 600 morts par an, près de deux morts par jour. A 17 kilog. de sciure et 4 kilog. d'acide phénique par cadavre, c'est un approvisionnement renouvelé de 3,000 kilog. de sciure et 720 grammes d'acide phénique tous les trimestres, au minimum. Ce n'est pas trop cher, mais un peu encombrant!

Au point de vue de la rapidité de la décomposition, les modes d'inhumation se classent dans l'ordre suivant: 1° cadavre en contact immédiat avec le sol; 2° cadavre recouvert d'une toile ordinaire ; 3° cercueils de sapin ; 4° cercueils de chêne ; 5° cercueils de plomb. Les gaz, dans ces derniers, s'échappent encore à travers les soudures, quand le plomb se boursoufle ; mais la décomposition y est néanmoins très lente.

Il est telle contrée tropicale où, pour économiser le temps, l'ouvrier et la main-d'œuvre que nécessite la confection de deux cercueils par jour, on sera tenté de les expédier tout fabriqués de la métropole. Mais on sera toujours arrêté par les inconvénients d'une pareille expédition et le discrédit qu'elle pourrait jeter sur l'entreprise.

b. Le cadavre. — Dans ces conditions, l'on ne s'étonnera pas que j'aie été favorable à une injection grossière dans l'abdomen d'une solution de sublimé au millième, qui pourrait se pratiquer simplement au moyen d'une seringue à embaumement, ou plus simplement encore au moyen d'une canule perforatrice à laquelle serait adapté un tube en caoutchouc relié à un vase contenant la solution préservatrice et placé à un niveau un peu élevé : 50 centimètres à 1 mètre. Le liquide pénétrerait dans la cavité péritonéale sous l'influence de la pression qui suffit à la pénétration des liquide dans le système artériel, dans les procédés ordinaires d'embaumement (*HT*). Il serait inutile de chauffer la solution. Ce n'est pas là un moyen d'embaumement ni de conservation des corps ; mais l'action du sublimé sur les micro-organismes se ferait sentir pendant tout la durée de la décomposition, et la cavité abdominale est l'un des milieux les plus favorables à leur évolution.

Dans le cas où une autopsie serait jugée nécessaire, il serait bon d'injecter préalablement le système arteriel au moyen de la solution de sublimé au millième ou de la solution de chlorure de zinc. On la prépare en faisant dissoudre du chlorure de zinc dans de l'eau froide jusqu'à saturation, et on y ajoute un dixième environ d'alcool, soit un demi-litre pour 2 litres et demi de solution, qui est la quantité nécessaire pour un cadavre de poids moyen. L'injection se fait comme précédemment par simple pression. Le vase contenant la solution étant placé à un niveau un peu élevé, la canule est introduite dans l'artère brachiale, et, les robinets ouverts, on laisse couler l'injection six à douze heures avant l'autopsie.

c. Transport. — Notre service d'inhumations se complétait comme il suit:

Un *dépôt mortuaire* serait établi à proximité de chaque cimetière. Les corps, auxquels on aurait conservé leurs vêtements (ce qui dispenserait de les détruire) y seraient transportés dès que la mort avait été constatée, en attendant l'inhumation.

Les salles mortuaires devaient être assez peu élevées au-dessus du sol pour que l'entrée du corps y fût très facile.

A chaque dépôt mortuaire serait annexé un *dépôt de cercueils* dont l'approvisionnement serait réglé en proportion de la quantité des décès quotidiens de la circonscription.

A l'arrivée au dépôt mortuaire, le corps, avec ses vêtements, serait placé dans un cercueil et inhumé sans autre précaution hygiénique, dans le délai fixé par le médecin.

La litière prévue ci-dessus suffirait à ces transports. On pourrait aussi confectionner *ad hoc* un *cercueil-brancard* à parois mobiles, pour en faciliter le nettoyage.

CHAPITRE VIII

POLICE ET ADMINISTRATION SANITAIRES.

Une police sanitaire des campements est aussi nécessaire qu'une administration régulière et méthodique du service médical.

Le médecin devrait être le chef naturel de la police sanitaire, mais il n'a généralement pas les aptitudes nécessaires pour cet emploi ; il n'a aucune ressource à sa disposition ; il n'a pas l'autorité que possède le moindre des contre-maîtres de l'entreprise ; enfin, le médecin doit être plutôt aimé que redouté pour le bon exercice de la mission qui lui incombe. Le chef légitime de la police sanitaire est donc le sous-directeur du campement, comme l'est le second sur les navires. C'est demander de lui qu'il ait les connaissances requises en hygiène ; mais le but de ce livre est, avant tout, sinon de les garantir à tous les ingénieurs, au moins de leur suggérer le sentiment de leur utilité. Intelligents, comme ils le sont pour la plupart, ils les auront bientôt acquises.

I. La base de l'hygiène, c'est le *nettoyage ;* et ce n'est pas trop d'un personnel spécial pour l'assurer. Il faut donc, dès le début, établir un service de voirie pour entretenir la propreté du campement.

Le service de la voirie comprendrait, outre le transport des immondices et des vidanges, le transport des morts, des blessés, des malades, qui sont amenés des postes de secours ou des habitations aux ambulances et aux dépôts mortuaires des cimetières.

Le service de la voirie entretient également les postes de secours et assure leur approvisionnement de médicaments, de glace, etc.

II. La *désinfection* telle qu'elle a été prévue précédemment doit ressortir également à cette police.

III. De même, le *service des eaux:* la surveillance des conduites, des réservoirs, en temps de crue, et surtout le nettoyage et la mise en état des filtres.

IV. Les agents de la police sanitaire sont chargés de surveiller le transport au *cimetière*, la mise en bière, la préparation des fosses, l'inhumation, le remblayage des fosses, ainsi que leur entretien et celui des fossés et clôtures; la conservation des cimetières rentre également dans leurs attributions.

Et c'est à eux qu'il appartient de faire ou de faire faire toutes les constatations et démarches qui se rapportent à l'état civil du malade et du mort.

V. Dans le cas où l'on jugerait utile d'*allumer des feux* au voisinage des chantiers, dans un but prophylactique, le soin de cet allumage incomberait également à la police sanitaire. « Aux heures les plus dangereuses du travail, dit Léon Colin, c'est-à-dire le matin et le soir, il sera bon d'allumer de grands feux au voisinage des chantiers; il en résulte, et par le fait de la chaleur, et par les courants aériens que développe cette chaleur, une activité plus grande des oxydations atmosphériques, et, par conséquent, de la combustion des matières organiques renfermées dans l'air des marais.

« En outre, ces foyers favorisent la résistance de l'organisme à l'imprégnation palustre; rien n'est plus dangereux que le refroidissement, en un lieu entaché d'impaludisme; il met, pour ainsi dire, dans la voie de l'accès fébrile et provoque le frisson initial.

« Pour accomplir avec le moins de danger possible l'assainissement de localités notoirement insalubres, on a même entretenu des feux nuit et jour.

« Ramel raconte que grâce à l'établissement de foyers allumés qu'on déplaçait à mesure de la marche des travaux, on a pu arriver sans grand péril à l'assainissement d'une vaste surface marécageuse en Tunisie.

« Nous-même, à Rome, avons pu constater la persistance actuelle de l'immunité signalée par Lancisi, au siècle dernier, parmi les ouvriers briquetiers résidant en une des localités les moins salubres de la ville, mais obligés par leur profession d'entretenir un feu continuel » (C^1).

VI. La rédaction des *documents administratifs* incombe à la fois aux comptables et aux médecins et les documents de ces deux sources se complètent, mais ne sauraient se suppléer. Il faut une entente absolue entre ces deux services pour qu'ils concordent; et exiger des comptables qu'ils établissent exactement la situation médicale, ou des médecins qu'ils établissent exactement la situation administrative, c'est imposer aux uns et aux autres une tâche qu'ils sont incapables d'accomplir isolément et que bien des circonstances à prévoir dans le conflit des professions les empêcheront d'accomplir en commun. C'est sur ces considérations que je me suis basé pour établir les modèles de rapports ou autres documents que je reproduis ci-après (note D de l'*Appendice*).

VII. C'est à la police sanitaire qu'il appartiendra également de maintenir les *cordons sanitaires* que le chef du campement jugerait utile d'établir en vue de se garantir d'épidémies sévissant parmi les habitants des localités voisines.

Il sera urgent surtout de visiter au moment de leur arrivée au campement les ouvriers qui proviennent des localités infectées et de séparer, dès le premier jour, les malades et les suspects.

VIII. Il est inutile d'insister sur l'utilité de ces quarantaines ; mais il en est une d'un ordre bien plus délicat et non moins utile cependant : je veux parler de la prévention de la *syphilis* et de la réglementation de la *prostitution*. C'est, sans doute, une éventualité qui ne se sera jamais présentée à la pensée de beaucoup d'ingénieurs ; cependant c'était l'une de celles qu'avait sagement prévues le Dr Companyo (*CYO*), éclairé par son expérience du Canal de Suez. Il ne faut pas oublier que je vise surtout ici les grands travaux qui occupent un nombreux personnel autour duquel les prostituées afflueront, pour peu que le climat ne leur soit pas trop inclément. « J'établis, en principe, disait Companyo, dans l'unique intérêt de nos employés, de nos ouvriers et même de cette population flottante qui viendra à leur aide, que des visites régulières, à dates fixes, devront être instituées et que les femmes, quelles que soient leur nationalité, leur provenance, leur origine, faisant métier de prostitution sur les campements de l'isthme et tolérées à ces conditions devront, sans exception aucune, fatalement y être soumises, sous peine d'être expulsées de nos campements. Sur nos chantiers de Suez, ces visites régulières produisirent les résultats les meilleurs ; elles contribuèrent puissamment à maintenir la santé de nos employés, celle de nos ouvriers, de toute nationalité. »

Companyo se promettait de faire un règlement spécial à ce sujet. Malheureusement, en pays sauvage, il est difficile de définir où commence la prostitution et où elle finit. Il y a cependant, dans ces contrées mêmes, des femmes qui font « métier de leur corps » ; et, si des mesures générales ne peuvent être imposées dans cette vie de bohême du campement, on peut du moins en chasser les femmes que l'on croira contaminées par l'aveu de leurs victimes, sans toutefois leur refuser l'appel... devant le spéculum.

IX. Elle devra se concerter avec le médecin pour la surveillance des *cantines* et le contrôle des *denrées alimentaires*. Je crois qu'il sera toujours facile à l'Entreprise de se réserver le contrôle; et, dans tous les cas, elle demeure toujours maîtresse de dénoncer par l'affichage dans les limites de ses campements les *fraudes* qu'elle juge nuisibles. Quand il s'agit de médicaments ces dénonciations n'auront jamais pour effet que de donner une vogue plus grande à ceux qui seront dénoncés; je ne sais pourquoi la nature humaine est ainsi faite que plus on attaque un charlatan, plus on le recherche; il croit volontiers que c'est la jalousie des confrères qui le grandit et non la bêtise humaine. Ainsi de ses drogues.

Mais en fait d'aliments, le public est plus vigilant et plus judicieux; il veut en avoir pour son argent, et quand il sait qu'une denrée est mauvaise, il est rare qu'il lui reste fidèle; car il n'en est pas de la faim comme de la maladie où il y a toujours quelque chose de mystérieux.

Je crois que cette manière d'envisager les fraudes alimentaires est très générale, bien qu'il y ait beaucoup d'exceptions, surtout dans les produits qui participent à la fois de l'aliment et du remède. Il faut donc reconnaître et dénoncer les fraudes. Un traité d'analyse chimique et quelque ouvrage traitant des falsifications — il y en a beaucoup — doivent donc faire partie de la bibliothèque du médecin du campement. Je citerai à cet égard le *Petit dictionnaire des falsifications* de Dufour à la *Bibliothèque utile* de la librairie Alcan, ou bien sous un format plus imposant les *Leçons sur les matières premières* de G. Pennetier, à la librairie Masson ; le *Manuel d'hygiène* de Dupuy, etc.

Il faudra se défier surtout des denrées américaines. Les États-Unis sont, plus que nous encore, affligés du fléau des falsifications, qui dans diverses localités ont occasionné des accidents mortels. En 1872, le « U.-S. Board of Trade » avait institué un prix de 1 000 livres sterling pour le meilleur travail sur les sophistications. Quatre mémoires volumineux répondirent au programme. Ils étaient de MM. Wigness, Davis, Newel, Wight. Les fraudes consistent surtout dans l'addition de composés de *plomb* qui augmentent les poids des denrées ; mais on emploie beaucoup également les composés *arsénicaux*, les sels de *cuivre*, y compris l'arséniate, etc. ; les sels de *mercure :* bisulfate, bichlorure (dans le fromage). Les viandes, notamment les jambons, sont surtout alourdies par le plomb ; on met de la *chaux* dans le lard ; de l'*étain* dans le sucre ; des couleurs d'*aniline* dans les fruits, les confitures, les conserves, le vin ; le *cocculus indicus* dans les bières, le tabac ; l'*acide sulfurique* dans le vinaigre, sans parler des sels de *cuivre* dans les pickles, les légumes conservés, etc. ; et des harengs que l'on vend pour des sardines...

On trouvera des détails intéressants à ce sujet dans le *Rapport* du Dr Casey Young, de Chicago, au Comité des maladies épidémiques du Congrès de Washington (1880-1881) (*Voy.* (*YG*), mai 1881, p. 342.)

ÉPILOGUE

Arrivé au terme de mon programme, j'éprouve un sentiment qui n'est pas inconnu, je pense, des auteurs ayant abordé un sujet neuf aussi vaste que l'est celui-ci : le regret de n'avoir pas à commencer mon livre au moment où je le termine. Il a dépassé de beaucoup les proportions que je voulais lui donner ; et tandis que, d'une part, le sujet n'est qu'ébauché, je sens, d'autre part, qu'il tiendrait à l'aise sous un volume beaucoup moins considérable. Je l'ai dit en commençant : c'est le résumé de recherches qui m'ont obligé à compulser bien des livres ; car j'avais pris très au sérieux la direction du service médical d'une entreprise aussi colossale que l'était la nôtre ; mon seul désir est qu'il soit utile à quelqu'un.

Il en ressort, ce me semble :

1° Au sujet de la genèse de la malaria, que l'humidité lui est indispensable pour éclore dans un terrain, et que le brouillard suffit à lui constituer un milieu de *culture*, loin du sol même où elle a pris naissance ;

2° Que les formes malariennes ne diffèrent pas essentiellement ; qu'elles s'aggravent en raison de l'élévation de la température dans les localités marécageuses ; qu'elles acquièrent sur certains rivages un caractère d'épidémicité que la salure de l'eau ne leur donne pas seule dans les oasis et les bas niveaux des déserts torrides ; que l'énervement progressif dû au climat entre pour une part importante dans la détermination des formes typiques de certaines localités; que toutes réclament la quinine en pays marécageux; que la quinine préventive est toujours utile, jamais nuisible;

3° Que les Européens seraient les meilleurs terrassiers du monde, si le nègre ne résistait mieux aux formes graves de la malarie tropicale; que la résistance d'une race ou d'un individu se perd ou s'atténue quand ils émigrent dans un pays qui n'est pas le leur; et l'on voit même, en pays tropical, des individus ayant résisté trois, quatre, cinq ans dans un premier séjour, succomber aux fièvres lorsqu'ils reviennent dans la même contrée, après un retour en Europe;

4° La prophylaxie malarienne se résume dans le dessèchement, l'irrigation régulière, le drainage et la culture des sols marécageux. Les modifications du territoire d'une localité malarienne l'assainiront toujours dans une mesure appréciable. Il est évident que cet assainissement d'un campement ne peut être complet que si l'on réussit à l'étendre à ses alentours; mais, dans une mesure restreinte, il est encore possible de le garantir, si on l'établit dans les conditions météoriques les plus favorables, et si l'on y applique méthodiquement les mesures d'hygiène, dont le nettoyage est la base.

APPENDICE

NOTE A

Visite médicale des ouvriers.

Cette visite médicale comprend :

1° L'examen d'ensemble ;

2° L'examen de détail.

1. *Examen d'ensemble.*

A moins de répugnances qu'il faut prévoir, même chez les nègres, mais qu'il sera presque toujours, sinon toujours, facile de vaincre, l'homme devra se présenter à cet examen entièrement nu et debout, les pieds rapprochés, les bras pendants.

On reconnaît ainsi au premier coup d'œil certains cas rédhibitoires :

1° La *faiblesse de constitution*, qu'elle soit originelle ou accidentelle et due à la convalescence (de quelles maladies?), à la misère, etc....

2° L'*anémie* profonde.

3° Les *cachexies :* paludéenne, saturnine, mercurielle, etc.

4° Certaines *hydropisies* du tissu cellulaire ou de l'abdomen, qui peuvent être un symptôme jusqu'alors méconnu du *béribéri*.

5° Les *diathèses* : tuberculeuse, cancéreuse, mercurielle, etc.

6° Les lésions *syphilitiques* locales ou même générales.

7° Les *maladies de la peau* réclamant des soins médicaux

ou transmissibles (*eczéma* généralisé, *pellagre*, *ulcères*, *cicatrices* déformantes gênant les mouvements des muscles nécessaires au travail; *teignes; lèpre* tuberculeuse ou maculeuse, *éléphantiasis*, etc.).

8° La *maigreur* excessive, qui dénote un état constitutionnel maladif.

9° Les *difformités* congénitales, traumatiques, chirurgicales ou autres, incompatibles avec le travail.

10° L'atrophie musculaire.

11° Les *tumeurs :*

a, *diathésiques : ganglions* scrofuleux; *exostoses*, gênant le travail, ou en voie d'évolution; *adénites* aiguës et *adénites* chroniques pouvant s'ulcérer, suppurer ou gênantes pour le travail.

b, *abcès* divers.

c, *épithéliomes*, *tumeurs malignes*, en général; et même *tumeurs bénignes* réclamant des soins médicaux ou gênant le travail.

d, *varices* assez prononcées pour gêner le travail debout ou dénotant la compression d'un tronc veineux central ou une lésion des organes centraux de la circulation ou de la respiration.

e, *hernies* abdominales récentes ou volumineuses.

f, *varicocèle* ou toute autre affection des bourses ou des testicules pouvant gêner le travail ou réclamer des soins.

En général, *toute maladie ou infirmité gênant le travail ou réclamant des soins médicaux est un cas de refus.*

II. *Examen de détail.*

Beaucoup d'affections ou d'infirmités auront échappé à cet examen d'ensemble; le médecin devra donc explorer en détail les organes, en particulier : le *poumon*, le *cœur*, les *organes du mouvement.*

Sont des motifs de refus :

1° L'*imbécillité*, l'*idiotie*, toutes les formes d'aliénation mentale.

2° Les *névroses convulsives* et en particulier l'*épilepsie*. On soupçonnera cette dernière maladie, si l'on constate certaines plaies récentes ou des cicatrices : à la face en particulier; des ecchymoses, des morsures de la langue, une certaine hébétude du regard, certains tics caractéristiques...

DANS LE DOUTE, IL FAUT TOUJOURS OPINER POUR LE REFUS.

3° Les *paralysies*, les *tremblements* convulsifs.

4° La *cécité* amaurotique, à tous ses degrés, facilement dissimulée, mais facile aussi à reconnaître, si on la soupçonne.

5° Les lésions *oculaires* ou *auriculaires* nuisant au travail ou réclamant des soins médicaux assidus. La surdité compromet un terrassier dans l'explosion des mines, le passage des locomotives et des wagons, parce qu'il n'entend pas les signaux d'alarme. L'Entreprise peut être responsable dans ces cas, si elle accepte le sourd ou l'aveugle. Chez les mécaniciens de chemins de fer, il faudrait constater l'absence de *daltonisme*.

6° La *gingivite ulcéreuse*, qui est souvent symptomatique du *scorbut;* et qui dans les agglomérations des casernements peut être contagieuse.

Il ne faut jamais négliger l'examen de la bouche; mais on pourrait accepter des hommes atteints de lésions telles que celles du bec de lièvre, pourvu qu'elles ne gênent ni l'alimentation, ni le travail.

7° La *chute du rectum*. La simple procidence qui n'altère en rien l'état général ne serait pas un motif de refus.

8° Les affections des *voies respiratoires :* un simple *catarrhe* serait, dans certains cas, un motif d'ajournement.

9° Les *lésions du cœur* même congénitales et compatibles

avec le travail. Les troubles circulatoires affaiblissent la résistance.

Ces motifs de refus n'échapperont pas si l'on opère méthodiquement d'une région à une autre, dans l'examen d'ensemble; d'une fonction à une autre dans l'examen de détail.

Ce qui précède se résume dans cette formule :

1° *Écarter toute infirmité* ou *maladie réclamant des soins médicaux*, *affaiblissant la résistance* dans un climat pernicieux, *gênant le travail* dans les conditions de fatigue particulières à ce climat.

2° *Dans le doute, opiner pour le refus.*

NOTE B

Examen de l'eau dans les campements.

Il ne faut pas s'exagérer la valeur des témoignages fournis par la chimie pour juger la salubrité d'une eau, quelle que soit sa provenance.

D'une part, la chimie a démontré, en maintes circonstances, que telles ou telles maladies apparues dans une localité et attribuées à la présence de telle ou telle substance minérale contenue dans cette eau, soit à l'état de suspension, soit à l'état de dissolution, étaient dues à d'autres causes ; tantôt la substance incriminée se trouvait dans l'eau en quantité trop minime pour produire les effets qui lui étaient attribués ; tantôt elle était absente ; et, en général, il faudrait pour produire des effets analogues à ceux dont il s'agit que l'eau possédât une minéralisation qui la rendrait répugnante.

Les intoxications produites par l'eau sont plutôt des intoxications lentes, dues à la présence de quantités infinitésimales de la substance toxique dans l'eau d'alimentation. Telle est l'intoxication si longtemps désignée dans la marine sous le nom de colique sèche ou colique végétale, et qui n'est qu'une colique de plomb.

D'autre part, la chimie est impuissante à apprécier certaines matières organiques sûrement nocives contenues dans l'eau d'alimentation. Les résultats de l'analyse chimique ne sont pas en rapport avec la nocivité établie de l'eau. Le microscope lui-même peut être insuffisant quand il s'agit d'organismes vivants ou de spores morbigènes; et pour le moment, nous n'avons d'autres moyens d'appréciation rationnelle de ces organismes que les cultures pastoriennes.

L'analyse chimique de l'eau est donc une opération des plus difficiles et qu'il faut compléter par l'examen microscopique après culture. Et ce dernier examen permet seul de juger de la salubrité de l'eau; car, si les substances minérales peuvent être mises hors de question, il n'en est pas de même des substances organiques.

Dans nos campements en pays neuf, l'eau prise en amont des habitations sera toujours vierge de pollutions humaines; c'est là une simplification du problème; mais dans quelle mesure contient-elle des germes végétaux capables d'engendrer la dysenterie ou les affections malariennes, y compris la fièvre jaune?

Pour les plus sceptiques en fait de théories microbiennes, il est difficile de ne pas admettre que l'eau des marécages entretient et charrie les germes malariens; et, bien que ces germes aient certainement l'air pour principal véhicule, il ne peut être indifférent d'ingérer l'eau qui, selon toutes probabilités, leur a donné naissance.

Nous avons, il est vrai, dans le filtre *Chamberland*, un appareil qui, de l'aveu des expérimentateurs les plus désintéressés, dépouille l'eau de tout organisme vivant : celle qui sort de ce filtre est demeurée stérile dans toutes les cultures qui ont été faites.

Il ne s'ensuit pas que l'eau ainsi filtrée soit inoffensive : elle peut contenir des matières minérales ou organiques dissoutes; mais combien le problème est déjà simplifié, si l'on se reporte à ce que nous avons dit plus haut : d'abord que l'eau naturelle sapide ne peut être qu'exceptionnellement malfaisante; en second lieu, que les agents infectieux sont vraisemblablement des produits vivants ou des produits d'êtres vivants !

Ces derniers éléments, les produits excrétés ou sécrétés par les microbes, quels qu'ils soient : végétaux ou animaux, germes, animaux parfaits, ferments en général, sont peut-être les véritables agents des maladies infectieuses, les virus morbigènes; mais la chimie n'a encore fait qu'en soupçonner l'existence ; on ne les isole pas dans l'analyse; rien ne prouve que la chaleur même les détruit; la distillation n'en garantit pas; aucune eau naturelle n'en est donc exempte, quelques soins qu'on ait apportés à sa purification : c'est le *quid ignotum* de l'infection et de l'hygiène préventive. Jusqu'à nouvel ordre, il faut se résigner à les subir dans l'air et dans l'eau ; l'analyse la plus délicate est grossière en ce qui les concerne.

Nos médecins pourront donc s'en tenir à l'épreuve de la potabilité banale de l'eau.

On tiendra compte :

I. *Des qualités physiques de l'eau.*

a. Les meilleures eaux sont *limpides* et *translucides*. Toutefois, une eau qui est trouble au moment où on la puise peut encore être parfaitement potable ; et une eau qui se trouble au repos peut être meilleure après qu'avant la perte de sa translucidité.

Le trouble, dans ce dernier cas, résulte de la précipitation de carbonates par le fait des dégagements au repos de l'acide carbonique qui les tenait en dissolution.

La perte accidentelle de la translucidité s'observe dans tous les pays après des pluies abondantes ; et tout le monde boit sans hésitation de ces eaux ainsi troublées. Dans les régions montagneuses de nos contrées tempérées, cette pratique est sans inconvénient : les boues qui sont mélangées à l'eau ne contiennent pas d'éléments malsains. Dans les villes ou leur voisinage, il n'en serait pas de même : des eaux ainsi troublées ne peuvent être exemptes des détritus animaux ou industriels que la pluie a balayés sur le sol des villes.

Dans l'Isthme, l'eau prise en amont des campements et des villages ne contiendrait pas, il est vrai, de principes malsains de cette provenance ; mais les balayures de l'humus tropical sont toujours suspectes, et l'eau ainsi troublée ne doit pas être utilisée dans l'Isthme sans purification.

Il en serait de même d'une eau habituellement trouble.

Le meilleur procédé pour apprécier le degré de transparence ou de translucidité de l'eau est celui recommandé par Marchand : Faire traverser par un rayon de soleil très vif l'eau renfermée dans un flacon de cristal entouré d'un papier noir troué de deux ouvertures opposées, dont l'une est destinée au passage du rayon lumineux, tandis que l'autre est appliquée à l'œil. Lorsque le liquide est optiquement pur, la lumière le traverse sans obstacle ; mais, pour peu qu'il contienne des matières en suspension, chacune des particules de matière, en s'éclairant, devient appréciable à la vue, lorsque, sans cet artifice, elle demeurerait invisible.

Proust conseil de verser de 50 à 60 centimètres du liquide dans une grande éprouvette en verre blanc, placée sur du papier blanc ; on met à côté une éprouvette remplie d'eau distillée à la même hauteur, pour servir de terme de comparaison. En regardant de haut en bas, on voit distinctement le fond du vase, si l'eau est pure ; la couleur du liquide est bleuâtre. Quand l'eau est trouble, il devient plus difficile de voir le fond de l'éprouvette.

b. La *coloration* de l'eau appréciée par ce procédé peut

donner d'utiles indications. L'eau pure est bleue, sous une certaine épaisseur; le sable et l'argile maintenus en suspension donnent au liquide une couleur jaune ou d'un blanc jaunâtre; les matières végétales, la tourbe, etc., donnent des colorations qui varient du vert au noir; les plus troublées de ces eaux *miroitent* à la surface, par suite de la présence d'algues ou de moississures. Je ne parle pas de la teinte brune due aux matières fécales, ni des teintes bleues, blanc laitue, etc., dues aux détritus industriels. On pourrait rencontrer ces teintes en aval des campements; mais nous n'admettons pas que l'on puise l'eau ailleurs qu'à une certaine distance en amont.

c. On rejettera toute eau *odorante*. La bonne eau ne doit pas avoir d'odeur. Pour apprécier les odeurs de l'eau, il faut agiter le liquide. On l'appréciera mieux encore en la chauffant à 40 degrés après y avoir ajouté un peu de lessive de potasse (Flügge). On lave à plusieurs reprises avec cette eau l'intérieur d'un tube de verre long d'un mètre, et on respire à l'un des orifices. Si on perçoit l'odeur d'hydrogène sulfuré, on ajoute à l'eau d'échantillon un peu de solution de sulfate de cuivre, qui fixe le gaz sulfhydrique et permet de reconnaître les autres odeurs. Un bon odorat dispense de ces examens minutieux.

d. On peut dire que la sapidité de l'eau décide de sa valeur hygiénique. Une eau savoureuse est une eau salubre. Un palais bien organisé apprécie, en effet, d'une manière très suffisante, la minéralisation de l'eau; et si l'eau chimiquement pure n'est pas hygiénique, c'est qu'elle n'est pas savoureuse. Tel est le cas de l'eau distillée.

Toutefois, le palais n'apprécie pas la nature, ni la quantité des matières organiques, en deçà d'une certaine dose, et ces matières ont ceci de spécial qu'elles peuvent être dangereuses à des doses infinitésimales, surtout lorsqu'elles représentent des organismes vivants.

J'admets toujours que nous n'utiliserons, dans nos campements, que des eaux absolument dépouillées de matières organiques; mais je pense que, dans l'Isthme, plus encore qu'ailleurs, l'utilisation de l'eau en boisson est subordonnée à sa sapidité; et, lorsque l'on aura déterminé sa minéralition, il faudra, dans le cas où les sels dissous seraient en proportions insuffisantes, y suppléer par l'addition de doses de sels réglées sur cette insuffisance. J'estime que l'eau potable artificielle ainsi obtenue serait toujours supérieure aux eaux minérales, en ce qu'elle coûterait moins cher et ne nécessiterait pas d'autre approvisionnement que celui des substances additionnelles, d'un transport et d'un emmagasinement plus faciles. Je sais bien que cette pratique aura contre elle la routine et la négligence paresseuse qui partout entravent l'hygiène; cependant il n'est pas plus difficile de préparer une eau de ce genre que de fabriquer de l'eau de seltz artificielle, d'un usage banal dans certains ménages.

J'aurai à revenir ci-après sur ce point.

c. La *fraîcheur* de l'eau est ici plus que partout désirable. Les boissons fraîches ont sur l'organisme énervé pendant les journées chaudes une action tonique incontestée; et, si la glace est d'un usage très général dans l'isthme, les ouvriers, comme les employés subalternes, hésitent à en faire les frais. Mais c'est à un autre point de vue qu'il faut se placer pour apprécier la température de l'eau potable. Au delà d'une certaine thermalité, l'eau de source sera sûrement minéralisée dans les régions dont il s'agit, et par conséquent inapplicable aux usages domestiques.

Quelle est cette thermalité?

On peut admettre qu'à 30 mètres, un puits dans l'isthme

fournira de l'eau à 25 degrés. Des puits plus profonds donneront une eau encore plus chaude. S'il n'en était pas ainsi, c'est que le puits, au lieu d'être alimenté, comme d'habitude, par l'eau de la nappe souterraine, échauffée par les infiltrations superficielles qui l'entretiennent, serait alimentée par un cours d'eau voisin. Dans ce cas, il y a tout bénéfice à puiser dans le cours d'eau lui-même, dont l'eau, si la pente est un peu prononcée, provient d'une altitude supérieure et conserve une température plus basse que celle des eaux stagnantes superficielles de la localité.

La constance d'une température supérieure indique, à elle seule, une origine thermale. Ici, le degré thermique, en raison de la température du sol, devrait être forcément supérieure à 30 degrés.

Je dois dire, incidemment, que les boissons ne sont pas toujours *rafraîchissantes* en raison de leur fraîcheur. Sans doute, boire froid rafraîchit quand on a chaud; mais, au point de vue du résultat final désirable, qui est de maintenir le corps dans un état de repos thermique relatif, de diminuer l'activité de la sudation, à la fois spoliative et incommode, il peut être utile de boire chaud. J'ai signalé, depuis bien longtemps déjà, les avantages des boissons très chaudes pour rafraîchir le corps dans les ascensions des montagnes. Il s'établit, sous leur influence, une compensation thermique, qui échauffe les viscères et en particulier l'estomac, au détriment de la peau; et, bien qu'il puisse être nuisible d'intervertir les fonctions d'où résulte l'équilibre thermique du corps humain, rien ne fait croire qu'il en soit ainsi, lorsqu'on aura pris deux ou trois fois par jour une tasse de thé brûlant. Sans parler de l'action tonique du thé, cette pratique aurait pour avantage de purifier l'eau au point de vue des matières organiques et des microbes; et la sudation qu'elle provoquera, sans doute, ne sera que passagère.

En résumé, une eau courante, dans les campements, sera suffisamment fraîche pour la boisson: une eau de source ou de puits sera vraisemblablement bonne, si elle fraîche; mais il faudra, au contraire, ne l'utiliser qu'après analyse, si sa température dépasse 25 ou 30 degrés.

1° L'*analyse* de l'eau doit avoir pour objet de déterminer la nature et la quantité des substances minérales ou organiques contenues dans l'eau.

En ce qui concerne les premières, le cas le plus complexe semblerait être celui de l'eau de rivière, qui, provenant originairement de la pluie et lui ayant emprunté assez d'acide carbonique et d'azote pour attaquer les roches superficielles qui s'associent à ces éléments, s'alimente encore des infiltrations latérales de la nappe souterraine drainée par le cours d'eau, comme aussi des eaux superficielles drainées à fleur de sol et des eaux de sources froides ou chaudes du voisinage. Toutefois, l'eau de rivière s'aère par le battage et se dilue par l'apport d'eaux pluviales après un long parcours, d'où résulte sa faible minéralisation relative, qui la maintient dans des limites de potabilité très satisfaisantes, à ce point de vue, pour tous les cours d'eau du globe, même pour ceux dont l'eau est notoirement trouble; car les matières en suspension sont toujours moins abondantes que les matières dissoutes. Le Mississipi ne contient par litre que 588 milligrammes de matière en suspension; la Seine en contient 118 milligrammes au maximum.

Les substances minérales dissoutes représenteraient elles-mêmes des quantités négligeables si l'on songe que la Seine, par exemple, n'en contient jamais plus de 300 milligrammes par litre, la Tamise 396, le Rhône 180, la Garonne 300, la Marne 511, et tous ces cours d'eau sont certainement plus suspects, *à priori*, au point de vue minéral, que le Chagres et l'Obispo. Le Nil contient 1 600 milligrammes de matières fixes par litre. Ce sont là des quantités maximum; mais étant donné que ces matières dissoutes sont, en général, des carbonates terreux, qu'est-ce que 1^{gr},60 de sel par litre, au point de vue de l'alimentation? On ne saurait toutefois considérer comme eau potable une eau présentant ces proportions : on n'admet comme eau potable que celle qui contient 1 à 5 dix millièmes de son poids de matières minérales dissoutes, soit 1 à 5 centigrammes par litre.

Des analyses ont été faites dans l'Isthme par M. Aillaud, pharmacien de la Compagnie du Canal sur l'eau du Rio-Grande entre les chantiers de Culebra et Paraiso, vers les sommets de la Cordillière, au puits *Jacquemin* près du campement d'Emperador, à l'altitude de 60 à 80 mètres et au puits *Blanchet*, qui n'est que le sondage du cinquante et unième kilomètre. Elles sont rapportées dans l'ouvrage du Dr Girerd sur l'*Hygiène de l'Isthme.*

L'eau du puits *Jacquemin* dégageait une odeur d'hydrogène sulfuré, et de matières organiques en décomposition. Elle donnait 0,349 p. 1 000 de substances suspendues ou dissoutes, dont 0,012 de matières organiques.

L'eau du puits *Blanchet*, qui paraissait à M. Aillaud dans d'excellentes conditions, présentait 0,280 de substances dissoutes, dont 0,008 de matières organiques.

Enfin l'eau du Rio-Grande présentait ceci d'intéressant que sa température ne dépassait pas 23 degrés, celle de l'air étant de 27; et sa minéralisation était de 0,183, les matières organiques n'étant représentées que par 0,003.

Or le Rhône, à Genève, ne contient pas plus de 0,182; à Bâle, 0,169; le Danube, à Vienne : 0,141; la Sprée, à

Berlin : 0,141 ; la Loire, près d'Orléans : 0,134 ; la Garonne : 0,136 ; et la matière organique ne dépasse pas : dans le Rhin, 0,003 ; dans la Seine, à Saint-Ouen : 0,004. Dans la Tamise, à Londres, elle varie de 0,005 à 0,100.

Reste la question de nature. Elle est aisément résolue par ce qui précède, si l'on considère que les éléments pernicieux provenant de sources thermales qui se trouveraient mélangés à l'eau du Chagres ou de ses affluents seront *noyés* dans la masse totale des matières fixes, à ce point qu'il n'est pas de sources thermales en Auvergne, contrée géologiquement analogue à l'Isthme, où des éléments de ce genre atteignent la dose d'un centigramme par litre.

Ainsi donc, l'examen chimique de l'eau potable, si l'on se borne aux cours d'eau, est très simplifié dans la pratique, tout en présentant toutes les garanties désirables.

A. La *prise d'échantillons* doit d'abord être faite avec certaines précautions qui ont leur importance :

1° Le meilleur *récipient* est le flacon de verre blanc bouché à l'émeri.

« On prélève des échantillons d'eau dans des flacons de verre blanc de 1 à 2 litres de capacité, et autant que possible bouchés à l'émeri. Le verre blanc doit être préféré au verre coloré et surtout au grès, parce que sa transparence permet de mieux juger de la propreté rigoureuse des vases ; le bouchon de verre usé à l'émeri ne cède d'ailleurs rien à l'eau intérieure.

« Les flacons nettoyés à l'avance sont rincés avec soin sur place avec l'eau à analyser ; ils sont ensuite exactement remplis, puis le bouchon de verre est déposé sur l'orifice.

« La température du flacon s'élève en général et l'eau se dilatant soulève le bouchon pour s'épancher au dehors ; lorsque la température de l'eau baisse, au contraire, la fermeture devient hermétique, sans que l'on soit jamais dans l'impossibilité de l'enlever pour l'analyse.

« En l'absence des bouchons à l'émeri, on peut employer des bouchons de liège neufs, de bonne qualité et bien lavés dans l'eau à analyser.

« Il suffit de 2 ou 3 litres en général pour toute la série des opérations » (*DV*).

2° Il faut aussi prendre en note, pour chaque prise d'échantillons, les *conditions* danslesquelles elle a été faite.

« S'il s'agit d'une source, préciser autant que possible la nature du terrain formant la couche d'où jaillit cette source : déterminer la température de l'eau au sortir du sol, et observer s'il y a déperdition de gaz par l'abandon de l'eau au libre contact de l'air.

« S'il s'agit d'une rivière, préciser la nature du terrain traversé par cette rivière, indiquer (là chose sera difficile dans l'Isthme) la distance de la source de cette rivière au point où l'eau serait prise et déterminer également la température de l'eau.

« Dans tous les cas, évaluer le débit par vingt-quatre heures au point où se ferait la prise d'eau, et noter avec le plus grand soin s'il existe à une certaine distance soit de l'endroit auquel se ferait la prise d'eau pour l'alimentation, soit de l'emplacement choisi pour l'installation des réservoirs, une cause quelconque d'insalubrité pouvant déterminer à la longue la contamination de l'eau » (*PH*).

3° Dans le cas où les échantillons seraient destinés à la direction de Paris, il faut assurer la fermeture et cacheter à la cire l'enveloppe du bouchon, chaque échantillon portant un numéro d'ordre qui sera répété dans la note annexée.

On noterait dans ce cas toutes les observations faites au moment de la prise d'échantillons et relatives à la couleur, la limpidité, l'odeur, la saveur de l'eau, sans oublier *sa réaction au papier de tournesol* sensible.

4° On devra noter également s'il ne se forme pas de dépôt après un repos prolongé, puis laisser une bouteille pleine bouchée pendant quelques jours et constater si l'eau n'a pas acquis d'odeur (*PH*).

Cela fait, on procède à l'analyse.

L'analyse minérale aura pour base la méthode hydrotimétrique de MM. Boutron et Boudet, dont tout l'outillage, avec l'instruction annexée, tient dans une boîte portative qui est disposée pour les excursions et qui est indispensable aux campements.

B. Le *résidu fixe* s'apprécie en évaporant à siccité, dans une capsule de porcelaine ou de platine tarée, 200 à 500 centimètres cubes d'eau limpide ou filtrée; le résidu représente les matières tenues en dissolution.

Cette opération est déjà délicate, dans sa simplicité apparente. Voici quelles sont, au sujet de la détermination du résidu fixe, les recommandations de l'*Instruction* précitée de M. Pouchet, adoptée par le comité consultatif d'hygiène de France.

« 1° Évaporer au moins un litre d'eau, dans une capsule, au bain-marie chauffé de façon à entretenir une ébullition légère; continuer à chauffer durant quatre heures après dessiccation complète et peser le résidu au milligramme près.

« Sur ce résidu, il sera utile de rechercher la présence des nitrates au moyen de l'acide sulfurique, en présence du sulfate ferreux.

« 2° Évaporer, dans les mêmes conditions, une nouvelle quantité d'eau d'un litre au moins ; le poids du résidu sec servira de contrôle du chiffre obtenu précédemment. Ce résidu salin sera chauffé peu à peu jusqu'au rouge sombre, puis pesé en milligrammes après refroidissement.

« La différence entre la première et la seconde pesée fera connaître le poids des matières organiques et des produits volatils.

« Ce résidu peut être utilisé pour rechercher quantitativement si la proportion des sulfates est considérable. Le résidu salin sera redissous dans l'acide chlorhydrique dilué et traité par une solution de chlorure de baryum qui fournira un précipité de sulfate de baryte, dont le poids fera connaître la quantité d'acide sulfurique.

« Le chiffre trouvé pour l'acide sulfurique sera transformé par le calcul en sulfate de chaux : une eau contenant par litre plus de $0^{gr},158$ à $0^{gr},200$ de sulfate de chaux anhydre doit être rejetée pour les usages domestiques, à moins qu'il n'y ait impossibilité, comme cela arrive dans certaines contrées, de s'en procurer de moins séléniteuse. »

Une eau qui contiendrait plus de 500 milligrammes par litre de résidu fixe serait une eau médiocre en tant qu'eau potable; mais elle n'en serait pas moins excellente pour tout autre usage hygiénique, et ne pourrait pas être considérée *a priori* comme malfaisante, même dans les usages domestiques.

C. Les matières que contiennent, en général, les eaux *douces*, outre les substances organiques et les gaz : *oxygène*, *azote*, *acide carbonique*, sont :

Le *carbonate de chaux;*

Le *sulfate de chaux;*

Les *chlorures de potassium*, *de sodium*, *de magnésium;*

Les *azotates alcalins et terreux;*

Les *sels ammoniacaux;*

La *silice.*

La *méthode hydrotimétrique* a pour objet d'apprécier l'abondance des sels de chaux qui rendent les eaux « dures » et impropres au savonnage, à la cuisson des légumes, à l'alimentation des chaudières à vapeur, etc.

Elle est basée sur ce fait, que la mousse formée dans l'eau agitée avec un peu de savon est abondante et se maintient assez longtemps à la surface, si l'eau est pure, tandis que, si l'eau est calcaire, il faut, pour qu'elle se maintienne, que le savon ait été ajouté en quantité assez grande pour former les savons terreux insolubles.

Si donc on a une liqueur savonneuse titrée, il suffira de noter la quantité qu'on aura versée au moment où la mousse persiste, pour connaître la valeur de l'eau d'expérience.

Pour pratiquer méthodiquement l'essai, on mesure dans un flacon 40 centimètres cubes de l'eau d'échantillon, en marquant d'un trait ou de tout autre indice le point d'affleurement des 40 centimètres cubes d'eau. On prend ensuite une burette graduée où l'on verse la dissolution de savon et on agite le flacon fermé avec le doigt ou un bouchon à l'émeri. Tant que la mousse disparaît rapidement, en raison du savon calcaire qui se forme, on continue l'opération. Dès que la mousse se maintient, on s'arrête. Le nombre de divisions de la burette qu'on a consommées représente le degré hydrotimétrique de l'eau d'expérience.

Si l'on a dépassé ce point dans un premier essai, on recommence en notant le nombre de divisions et on en fait un second, en ne versant plus que goutte à goutte les dernières portions de la liqueur savonneuse.

Le procédé est réglé de telle sorte que chaque degré hydrotimétrique correspond sensiblement à 1 centigramme de sel calcaire contenu dans 1 litre d'eau. Ainsi une eau qui marque 20 degrés hydrotimétriques contient 20 centigrammes de carbonate de chaux par litre; chaque degré correspond à 5,6 milligrammes ($0^{gr},0056$) de chaux et $0^{gr},100$ de savon par litre.

On trouve ainsi les degrés hydrotimétriques suivants (Boutron et Boudet) :

Eau distillée	0°,0
— de neige	2 ,5
— de pluie à Paris	3 ,5
— de la Seine (Ivry)	15 ,0
— — (Ivry)	17 ,0
— — (Chaillot)	23 ,0
— de la Marne (Charenton)	19 ,0
— — (Charenton)	23 ,0
— de la Loire	5 ,5
— du puits de Grenelle	9 ,0
— du canal de l'Ourcq	30 ,0
— d'Arcueil	28 ,0
— des Prés-Saint-Gervais	72 ,0
Eau de Belleville	128 ,0
— de source émergeant d'une formation granitique (Thuringe).	22 ,7
— — du basalte (Silésie)..	108 ,84
— — du schiste argileux (Steben)	108 ,81
— — du muschelkalk (Iéna)	303 ,4
— — de la dolomie moy..	413 ,9
— — du gypse (Rudolstadt)	1659 ,5

Les degrés hydrotimétriques sont exprimés ici en degrés français. Il faut savoir, quand on consulte des tableaux de ce genre, que 10 degrés français valent 7 degrés anglais et 5,6 allemands.

On voit par ce qui précède que la partie délicate de l'opération doit être le titrage de la solution savonneuse. On la rencontre toute préparée dans le commerce; mais nos médecins ne pourront compter sur celle qui leur serait envoyée de France; car les changements de température influent sur le titre de la liqueur. L'abaissement de température y produit des dépôts, l'évaporation doit avoir le même effet. Il faut donc vérifier à chaque opération le titre de la liqueur ou mieux la préparer au moment de s'en servir. Je transcris l'*Instruction du ministère du commerce (PH) :*

« On prépare d'abord une liqueur d'épreuve ou solution savonneuse, en dissolvant 100 grammes de savon de Marseille dans 1 600 grammes d'alcool à 90°, à l'aide de la chaleur portée jusqu'à l'ébullition (au contact des sels de chaux et de magnésie solubles, une solution de savon à base de soude produit une double décomposition par la formation de savons calcaire et magnésien qui, par conséquent, se précipitent).

« A cette liqueur filtrée on ajoute 1 000 grammes d'eau distillée : on obtient ainsi 2 700 grammes de liquide.

« Pour en déterminer exactement le titre, on fait usage d'une dissolution de $0^{gr},25$ de chlorure de calcium fondu et pur dans 1 litre d'eau distillée (on remplace avantageusement les $0^{gr},25$ de ce chlorure par une quantité équivalente d'azotate de baryte, égale à $0^{gr},59$ de ce sel).

« On introduit 40 centimètres cubes de cette solution saline, dite normale, dans le flacon jaugé faisant partie du nécessaire hydrotimétrique. Quant à la teinture de savon, on en remplit jusqu'au trait supérieur la burette portant une graduation particulière. En effet, son zéro est au-dessous du trait circulaire d'où part la graduation. Ce degré, placé au-dessus du zéro, renferme la quantité de teinture de savon nécessaire pour donner à 40 centimètres cubes d'eau, si elle était pure, la propriété de développer par agitation une mousse de plus d'un centimètre d'épaisseur et persistant au moins dix minutes sans s'affaisser. Les autres divisions se suivent régulièrement; seulement, le vingt-deuxième degré, à partir de zéro, est marqué spécialement, parce que ces 22 degrés de teinture titrée de savon sont rigoureusement nécessaires pour produire une mousse persistante avec 40 centimètres cubes de la dissolution de chlorure de calcium à $\frac{1}{4000}$ (si la solution de savon ne produit pas également ce phénomène, il faudrait l'étendre ou la concentrer pour l'amener exactement à ce titre). Ces 22 degrés correspondent à 1 centigramme de chlorure de calcium; donc, en versant goutte à goutte la liqueur d'épreuve de la burette dans le flacon, et agitant de temps en temps celui-ci, on doit obtenir la mousse persistante lorsqu'on a dépensé 22 degrés de teinture d'épreuve à partir du zéro. Il faut donc savoir que chaque degré de la burette représente un décigramme de savon précipité par litre d'eau. Donc une dépense de 25 degrés représente la précipitation de 25 décigrammes, soit $2^{gr},5$ de savon par litre d'eau, soit 250 grammes par hectolitre. »

Voici comment l'*Instruction* expose la conduite de l'opération d'essai, une fois la liqueur savonneuse titrée :

« On remplit la burette hydrotimétrique jusqu'au trait supérieur avec la liqueur savonneuse titrée. Ensuite on verse dans le flacon jaugé 40 centimètres cubes de l'eau à essayer, c'est-à-dire un volume d'eau dont le niveau atteindra la ligne circulaire marquant 40 centimètres cubes. On y ajoute goutte à goutte la liqueur hydrotimétrique, en ayant soin d'agiter le flacon, jusqu'à ce qu'on ait obtenu la mousse persistante de un demi-centimètre de hauteur restant dix minutes sans s'affaisser sensiblement. L'eau qui produit des grumeaux et non un trouble opalin est trop concentrée, c'est-à-dire trop chargée de sel terreux pour permettre un bon essai.

« On doit alors l'étendre de deux, trois ou quatre fois son volume d'eau distillée, puis on opère sur cette solution étendue comme sur l'eau elle-même.

« On observera seulement que le degré obtenu devra alors être multiplié par 2, 3 ou 4, suivant la proportion d'eau distillée ajoutée : la dépense représente le degré hydrotimétrique de l'eau analysée.

« La méthode hydrotimétrique de Boutron et Boudet, ajoute l'Instruction, ne se borne pas à indiquer si une eau est plus ou moins pure ; elle permet encore de déterminer avec une exactitude suffisante les proportions de carbonate de chaux, de sulfate de chaux ou autres sels calcaires, de sels de magnésie et d'acide carbonique contenus dans l'eau que l'on examine. Il suffit pour cela de quatre opérations successives pratiquées sur un demi-litre d'eau environ :

« On procède de la manière suivante :

« 1° On prend directement le degré hydrotimétrique de l'eau à l'état naturel ; supposons qu'on obtienne 25 degrés.

« 2° On mesure 50 centimètres cubes de cette eau qu'on met dans un verre; on y ajoute 2 centimètres cubes de solution d'oxalate d'ammoniaque au 60e : ce sel précipite toute la chaux que contenait l'eau; après agitation suffisante, on laisse reposer la liqueur pendant une demi-heure, on la filtre, on en mesure 40 centimètres cubes dans le flacon jaugé et on en prend le degré : soit 11°;

« 3° On remplit de l'eau à analyser, jusqu'à son trait de jauge, environ 100 centimètres cubes, le ballon faisant partie du nécessaire; on le fixe à l'aide des supports de celui-ci au-dessus d'une lampe à alcool et on y maintient le liquide à une douce ébullition pendant une demi-heure. On laisse refroidir complètement et on rétablit le volume primitif du liquide en lui ajoutant de l'eau distillée jusqu'au trait de jauge. On agite ensuite vigoureusement et l'on filtre. L'eau a été dépouillée, par l'ébullition, de son acide carbonique libre et de ses carbonates de chaux et de magnésie. On en mesure alors 40 centimètres cubes dont on prend le degré : soit 15°.

« 4° A 50 centimètres cubes de cette même eau bouillie et filtrée, on ajoute 2 centimètres cubes d'ammoniaque au 60°. On agite, on laisse reposer une demi-heure; on filtre et on en met 40 centimètres cubes dont on détermine le degré : soit 8°.

« Ces diverses opérations une fois faites, on commence par retrancher 3 degrés du troisième résultat, ce qui donne 15°—3°=12°. Cette correction nécessaire représente la proportion de carbonate de chaux non précipité, en raison de sa solubilité dans l'eau. Cette correction faite, voici, d'après Boutron et Boudet, comment on doit interpréter les quatre données fournies par l'expérience :

« La première, 25°, représente la somme des actions exercées sur le savon par l'acide carbonique, le carbonate de chaux, les sels de chaux divers et les sels de magnésie contenus dans l'eau essayée.

« La deuxième, 11°, représente les sels de magnésie et l'acide carbonique qui restent dans l'eau après l'élimination de la chaux, et par conséquent 25° — 11°, soit 14°, représentent les sels de chaux.

« La troisième, 15°, réduite à 12° après correction, représente les sels de magnésie et les sels de chaux, autres que le carbonate : 25° — 12°, soit 13°, représentent par conséquent le carbonate de chaux et l'acide carbonique.

« 4° La quatrième, 8°, représente les sels de magnésie contenus dans l'eau et qui n'ont pu être précipités ni par l'ébullition ni par l'oxalate d'ammoniaque.

« Les sels de chaux et de magnésie étant représentés, les premiers, par 14°, les seconds par 8° et ensemble par 22°, il est évident que sur les 25° de l'eau à l'état naturel, il en reste 3° pour l'acide carbonique. »

« Il en résulte que les sels de chaux équivalent à 14°, les sels de magnésie à 8°, l'acide carbonique à 3°, le carbonate de chaux et l'acide carbonique réunis équivalent à 13°, le carbonate de chaux seul équivaut à 13° — 3°, soit 10°. Mais on a trouvé 14° pour la totalité des sels de chaux ; donc 14° — 10° de carbonate laissent 4° pour le sulfate de chaux ou le chlorure de calcium. Donc l'eau renferme :

1° Acide carbonique	3 degrés.
2° Carbonate de chaux	10 —
3° Sulfate de chaux ou sels calcaires autres que le carbonate	4 —
4° Sels de magnésie	8 —
Total	25 degrés.

« Au moyen du petit tableau ci-après, qui indique l'équivalent de 1 degré hydrotimétrique pour 1 litre d'eau d'un certain nombre de composés, il est facile de traduire ces degrés en poids pour les sels et en volume pour l'acide carbonique. Il suffit, pour cela, de multiplier les chiffres des degrés observés pour chaque corps en particulier par le nombre correspondant à 1 degré hydrotimétrique de ce corps.

« On aurait pour l'exemple précédent :

Acide carbonique libre	3° = 3 × 0lit,005	= 0lit,015
Carbonate de chaux	10° = 10 × 0gr,0103	= 0gr,103
Sulfate de chaux	4° = 4 × 0 ,0140	= 0 ,056
Sels solubles de magnésie (sulfate)	8° = 8 × 0 ,0125	= 0 ,100
		0gr,259

Équivalence de 1 degré hydrotimétrique de divers composés :

Chaux	1° = 0gr,0057
Chlorure de calcium	0 ,0114
Carbonate de chaux	0 ,0103
Sulfate de chaux	0 ,0140
Magnésie	0 ,0042
Chlorure de magnésie	0 ,0090
Carbonate de magnésie	0 ,0088

Sulfate de magnésie	1°	0gr,0125
Chlorure de sodium		0 ,0120
Sulfate de soude		0 ,0146
Acide sulfurique		0 ,0073
Chlore		0 ,0082
Savon à 30 p. 100 d'eau		0 ,1061
Acide carbonique		0lit,0050

D. Pour doser le chlore, on évapore 1 litre d'eau jusqu'à réduction de 50 centimètres cubes environ, on y ajoute deux gouttes d'une solution de chromate neutre de potasse et on verse une dissolution de nitrate d'argent titrée d'avance, de telle sorte que 1 centimètre cube précipite exactement 5 milligrammes (0,005) de chlorure de sodium dissous dans l'eau distillée.

E. Pour doser la matière organique, le procédé ancien par la calcination du résidu de l'eau évaporée est infidèle.

On sait qu'il consiste à peser le résidu avant et après calcination. La perte de poids doit exprimer la perte des matières organiques. Mais, outre que le même échantillon d'eau peut donner des résultats divers, suivant que la température s'élève, cette élévation de la température, nécessaire pour détruire la matière organique, dégage en même temps de l'acide carbonique combiné aux substances minérales et donne une fausse appréciation du poids des cendres après calcination.

Voici le procédé adopté par le Comité d'hygiène de France, tel qu'il est exposé par M. Marié-Davy, dans l'article cité (*DV*) :

« 100 centimètres cubes de l'eau à analyser sont versés dans un ballon de 200 centimètres cubes ; on y ajoute 2 centimètres cubes de carbonate de soude $\frac{N}{10}$ (1), puis 5 centimètres cubes

(1) « N représente en grammes l'équivalent d'un corps dissous dans un litre d'eau distillée ou le poids de ce corps qui peut donner 8 grammes d'oxygène.

de caméléon (permanganate de potasse), $\frac{2N}{100}$ et on place sur un feu doux. On laisse bouillir 10 minutes, puis on retire du feu et on laisse refroidir. Après l'ébullition, le liquide doit rester franchement rouge. S'il prenait un ton jaunâtre ou se décolorait, on en conclurait que le caméléon ne serait pas versé en quantité suffisante; on recommencerait en doublant ou triplant la dose de caméléon, ou en employant la dissolution $\frac{N}{10}$ au lieu de $\frac{2N}{100}$. Après le refroidissement, il s'est formé un dépôt plus ou moins abondant. On verse alors dans la liqueur 2 centimètres cubes d'acide sulfurique pur, étendu de son volume d'eau pour le rendre maniable. Une partie du précipité se redissout. On y ajoute une dissolution de sulfate amoniacal de $\frac{N}{10}$ par pipettes de 2 centimètres cubes, jusqu'à décoloration de la liqueur. Le précipité achève de se dissoudre, quoique avec une certaine lenteur. Quand la liqueur est blanche, sans trace de petits grains de précipité, on porte sous une burette graduée contenant du caméléon $\frac{2N}{100}$, et on verse goutte à goutte jusqu'à l'apparition de la teinte rose sensible; soit n le volume nécessaire. La différence entre le volume de ca-

« Ainsi pour le permanganate de potasse ou caméléon

$$N = 31^{gr},62,$$

d'où

$$\frac{N}{10} = 3^{gr},162,$$

et

$$\frac{2N}{100} = 0^{gr},6324,$$

correspondant à $0^{gr},16$ d'oxygène par litre ou $0^{mgr},16$ par centimètre cube.

« En réalité, notre caméléon est tel que 1 c. c. correspond non à 0,16 d'oxygène disponible, mais à 0,155.

$$\frac{0,155}{0,16} = 0,97,$$

facteur de correction par lequel nous multiplions tous nos résultats obtenus avec le caméléon. (Marié-Davy, *note manuscrite.*)

méléon total versé et celui qu'exige le sel de fer seul indique la quantité d'oxygène prise par la matière organique pendant l'ébullition et la période de refroidissement spontané (2 heures). Il faut donc connaître exactement la valeur du sel de fer et du caméléon.

« Pour cela, il faut avoir une troisième liqueur préparée avec beaucoup de soin : une dissolution d'acide oxalique pur $\frac{N}{10}$ qui ne doit pas vieillir. Cette dissolution sert d'abord à titrer le caméléon $\frac{2N}{100}$; puis, une opération faite à blanc sur la même eau sert à faire connaître le titre du sel de fer $\frac{N}{10}$, du caméléon $\frac{N}{10}$ si son emploi est nécessaire, enfin les impuretés de l'acide et de la soude versés. Pour cela, on prend 100 centimètres cubes de carbonate de soude $\frac{N}{10}$, 2 centimètres cubes d'acide sulfurique au demi, le nombre de pipettes de caméléon employées, et enfin le nombre de pipettes de sel de fer ajouté. Toutes ces opérations sont faites dans un temps très court. La décoloration est instantanée. On porte alors sous la burette de caméléon $\frac{2N}{100}$ et on mesure le volume n' qu'il faut pour arriver à la teinte rose sensible. La différence n-n' est transformée en oxygène exprimant la matière organique brûlée pour 1 litre; ce poids correspond à celui de 10 (n-n'). »

Une eau analysée de cette façon et consommant par litre plus de 2 à 3 milligrammes d'oxygène doit être absolument rejetée pour les usages alimentaires.

F. Bien que cette méthode ne fournisse pas relativement à la matière organique un chiffre absolument exact, elle « permet de juger très suffisamment de la valeur d'une eau, en donnant des indications qualitatives sur la présence des *nitrates* et en fournissant des indications précises sur :

« 1° La quantité de résidu solide laissé par l'eau ;

« 2° La quantité des produits volatils au rouge;

« 3° Le degré hydrotimétrique;

« 4° La quantité des chlorures;

« 5° La quantité des sulfates;

« 6° La quantité d'oxygène enlève au permanganate de potasse qui, ainsi que l'ont montré de nombreuses recherches est proportionnelle à la quantité de matière organique dosée par pesée directe après la combustion.

« Nous donnons ci-dessous un tableau indiquant les limites dans lesquelles ces divers éléments doivent être contenus (quantités par litre) (*PH*).

	Eau très pure. — milligr.	Eau potable. — milligr.	Eau suspecte. — milligr.	Eau mauvaise. — milligr.
Chlore............	moins de 15	moins de 40 (excepté au bord de la mer).	50 à 100	Plus de 100
Acide sulfurique...	de 2 à 5	5 à 30	Plus de 30	Plus de 50
Oxygène (emprunté au permanganate en solution alcaline)...........	moins de 1 (soit : moins de 10 c. c. de liqueur.)	moins de 2 ou de 20 c. c. de liqueur.	De 3 à 4	Plus de 4
Perte de poids du dépôt par la chaleur rouge......	Moins de 15	Moins de 40	De 40 70	Plus de 100
Degré hydrotimétrique total......	5 à 15 gr.	15 à 30 gr.	M. de 30 gr.	P. de 100 gr.
Degré hydrotimétrique persistant après l'ébullition.	2 à 5 gr.	5 à 12 gr.	12 à 18 gr.	P. de 20 gr.

G. Il est un autre élément organique, dont l'appréciation serait bien autrement utile. Je veux parler des germes morbides ou autres que révèlent seuls le microscope et les cultures appropriées. Ce n'est cependant pas à eux qu'il faut attribuer l'incertitude des résultats du dosage de la matière organique par la plupart des méthodes. Cette matière est, en effet, très complexe. « Dans les eaux de source, elle est due, sans doute, à des matières humiques provenant du sol » (Marié-Davy), mais ce qui prouve que les germes organisés n'y entrent que pour une faible part, c'est que « le filtre Chamberland, qui arrête cependant tous ces germes figurés, donne les mêmes résultats, tantôt plus, tantôt moins que la même eau filtrée (Marié-Davy). Toutefois les mêmes liqueurs permettent d'atteindre ces germes de la manière suivante :

« On prend une pipette à deux robinets, un supérieur, surmonté d'un petit tube-entonnoir, l'autre inférieur, terminé par un tube effilé et d'une contenance d'une centaine de centimètres cubes. Le volume de la pipette est connu d'avance et inscrit. On prend, d'autre part, le flacon contenant l'eau à essayer; on l'agite pour le mélanger et l'aérer au besoin. On y introduit un bouchon traversé par deux tubes, l'un descendant jusqu'au fond de l'eau, l'autre s'arrêtant au-dessus de sa surface, et terminés tous les deux extérieurement par des bouts de caoutchouc rouge et noir. Au tube court on ajoute, avec un petit tube de verre, le tuyau d'une poire en caoutchouc formant pompe. On presse la poire, l'eau sort par le long tube qu'elle lave. Après ce lavage, on ajuste sur le caoutchouc de ce dernier tube la pointe inférieure de la pipette à deux robinets et on presse la pompe. L'eau remplit la burette dont les deux robinets sont ouverts. On la laisse déborder quelques minutes, puis on ferme les robinets et on la suspend à une pince. On prend alors un second flacon plus petit que le premier, mais muni d'un bouchon à deux tubes semblables et on le remplit de la même eau par le même procédé. Ce flacon, exactement rempli et fermé par un caoutchouc qui relie les parties extérieures des deux tubes, est placé à l'abri de l'air et de la lumière dans une étuve chauffée vers 35 degrés, où on le laissera pendant quarante-huit heures. Nous revenons alors à notre première burette. Sa pointe inférieure plonge dans un petit verre à liqueur dans lequel on verse 2 centimètres cubes d'acide sulfurique au demi. On enlève l'excédent d'eau qui reste au-dessus du volume supérieur et on la remplace par 2 centimètres cubes de soude $\frac{1}{10}$. On ouvre doucement les deux robinets et on introduit l'alcali dans la burette d'où s'écoulent 2 centimètres cubes d'eau. Les deux robinets étant refermés, on remplit le tube-entonnoir d'eau distillée, qu'on en retire ensuite avec la pipette. On y verse 3 centimètres cubes de sel de fer $\frac{N}{10}$ qu'on introduit de la même manière. Il se forme alors un précipité de protoxyde de fer qui s'empare très rapidement de tout l'oxygène dissous dans l'eau et prend une teinte jaune brun ou vert brun, suivant la richesse de l'eau. Les deux robinets étant fermés, on verse dans l'entonnoir supérieur 2 centimètres cubes 500 d'acide sulfurique, et on ouvre seulement le robinet supérieur. Une circulation double s'établit entre la burette et son entonnoir; le dépôt d'oxyde de fer disparaît peu à peu, et quand le tout est devenu incolore, on transvase le contenu dans un ballon, on lave la burette avec le contenu du verre inférieur, on y ajoute l'eau acidulée ayant servi à ce lavage à celle du ballon et on porte le tout au-dessous de la burette de caméléon $\frac{2\,N}{100}$. Soit n le nombre de centimètres cubes de caméléon versés pour arriver à la teinte rose sensible. Une opération faite à blanc, en renversant l'ordre des versements, donne le volume n' alors nécessaire pour obtenir la même teinte. V étant d'ailleurs le volume de la burette $\frac{100}{V5}$ $(n'n)$ donne en caméléon $\frac{2\,N}{100}$ et, par suite, en oxygène, le poids d'oxygène dissous dans un litre d'eau.

« Ce poids n'est pas, en lui-même, un indice certain du degré de pureté de l'eau qu'il donne. Il dépend, en effet, de deux facteurs absolument étrangers l'un à l'autre : l'apport et la dépense. La dépense est due à l'oxydabilité des matières organiques et à la vie de certains organismes microscopiques. L'apport dépend du contact de l'air extérieur et du dégagement d'oxygène produit sous l'influence de la lumière par tout végétal vivant contenant de la chlorophylle. Il est donc impossible de comparer entre elles des eaux souterraines et des eaux superficielles dont le lit est nu et celles dont le lit est couvert de végétation. Toutefois, si on place ces eaux dans des conditions identiques de température et d'obscurité, il est possible de juger, d'après la rapidité avec laquelle l'oxygène y est consommé, la quantité et l'état d'activité des populations qu'elles contiennent. Cette pensée me préoccupant depuis trois ou quatre ans, dit M. Marié-Davy, après des études de laboratoire, je crois avoir trouvé un moyen pratique d'exécution... Il est actuellement régulièrement employé à Montsouris...

« Ce procédé n'exige en plus des précédents qu'un flacon ordinaire fermé par un bouchon de liège à deux trous traversé par deux tubes de verre et qu'un lieu où l'eau puisse être mise dans l'obscurité absolue à une température de 35°. Généralement ce milieu est formé par un grand vase métallique garni d'eau ordinaire et chauffé par-dessous avec une ou plusieurs veilleuses. Un thermomètre placé à l'intérieur permet de suivre la température de l'eau, qui est en même temps celle du ou des flacons.

« Au bout de quarante-huit heures, on transvase l'eau du flacon dans la burette à deux robinets, comme il a été dit plus haut. On mesure le poids d'oxygène qu'elle contient; on retrouve le poids de celui que l'on a obtenu dans la première opératisn et on divise par ce dernier. On obtient ainsi ce que nous désignons sous le nom de coefficient d'altération de l'eau.

Par exemple, on trouve dans :

	Oxygène dissous avant l'étuve.	Oxygène dissous après l'étuve.	Coefficient.
La Vanne à Montsouris..........	8,6	7,6	0,12
La Dhuis à Ménilmontant........	10,1	8,0	0,20
La Seine au rob. de Montmartre.	9,7	7,6	0,21
— à Saint-Denis.........	5,5	0,0	1,00
— à Épinay..............	3,7	0,0	1,00

Toutes ces opérations peuvent être exécutées à peu près en tout lieu; elles n'exigent que du soin; et les appoints nécessaires sont réduits au minimum. Le seul instrument de précision requis est une balance pesant 50 grammes au milligramme, et on en construit de bonnes au prix d'environ 80 francs » (*MV*).

H. Si l'on jugeait utile de déterminer les *matières azotées*, voici encore les procédés recommandés par MM. F. et H. Marié-Davy dans l'article précité :

« L'analyse organique peut, toutefois, être poussée encore plus loin par des procédés analogues, qui font connaître l'azote contenu dans les eaux à l'état d'ammoniaque et d'acide azotique, ou à l'état combiné plus complexe dans les matières organiques dissoutes :

« 1° Pour déterminer l'*azote nitrique*, je prends 10 centimètres cubes de l'eau à analyser, j'y verse 20 centimètres cubes d'acide sulfurique pur et concentré. Le petit ballon dans lequel j'opère s'échauffe fortement par suite du mélange; je le porte immédiatement sous une burette graduée remplie d'une dissolution bleue de sulfate d'indigo dans l'eau distillée, je verse le liquide bleu dans le mélange goutte à goutte en agitant. Lorsque la proportion d'azote nitrique est un peu forte, la décoloration est instantanée; elle est plus lente quand la proportion est faible; on s'arrête quand le mélange prend une teinte bleuâtre ou verdâtre sensible. Une opération semblable faite sur de l'eau distillée pure indique le nombre de gouttes nécessaires pour obtenir cette teinte sensible; et ce volume est retranché de la précédente lecture. Reste à vérifier le titre exact de la dissolution bleue : j'y arrive au moyen d'une dissolution très faible d'un poids exactement connu de nitrate de potasse dans de l'eau distillée;

« 2° Pour déterminer l'*azote ammoniacal* d'une eau, je prends 200 centimètres cubes de cette eau, que j'introduis dans un ballon à long col droit et vertical. J'y ajoute 2 centimètres cubes de dissolution de soude $\frac{N}{10}$, la même que précédemment. Je ferme par un tube de verre passant dans un réfrigérant et je distille. Presque toujours l'ammoniaque est faible et l'eau qui distille prend au verre un peu de soude qui fausserait inévitablement le résultat obtenu si on voulait opérer par les procédés alcalimétriques ordinaires. Les Anglais emploient la liqueur de Nessler (1), qui indique exclusivement l'ammoniaque et nous suivons leur exemple.

« Dans le procédé de distillation employé, une partie de la vapeur formée dans le ballon se condense dans le col et

(1) Le *Réactif de Nessler* est un iodure mercuro-potassique. On le prépare en dissolvant 50 grammes d'iodure de potassium dans 50 c. c. d'eau distillée. On ajoute du sublimé corrosif (bichlorure de mercure) en solution concentrée chaude. Il se forme tout d'abord un précipité d'iodure de mercure qui colore en rouge la liqueur; l'excès d'iodure de potassium redissout le précipité à mesure qu'il se produit, en formant un sel double; mais à un moment donné, le précipité persiste; on a versé alors 20 ou 25 grammes de sublimé. On filtre. On ajoute une solution de 150 grammes d'hydrate de potasse dans 300 grammes d'eau; on étend à 1 litre, avec de l'eau distillée, puis on reverse quelques gouttes de sublimé. On laisse déposer, on décante et on conserve à l'abri de l'air.

La liqueur renferme une combinaison d'iodure de mercure et d'iodure de potassium, qui, en présence de la plus faible trace d'ammoniaque, donne un précipité rouge plus ou moins clair ou brun, selon l'abondance de l'alcali; il est jaune s'il y a peu d'ammoniaque. Ce précipité est de l'iodure de tétramercurammonium.

retombe dans ce ballon. L'opération est donc assez lente et dure environ une demi-heure, mais l'ammoniaque, plus volatile, arrive jusqu'au condenseur. Nous recueillons ainsi de 45 à 50 centilitres d'eau distillée, qui se complète exactement à 50. Après agitation, j'en versé 25 centimètres cubes dans un tube d'essai et j'y ajoute 1 centimètre cube de la liqueur de Nessler. J'obtiens une coloration jaune plus ou moins sensible suivant que l'ammoniaque obtenue est en quantité plus ou moins grande. La liqueur du tube doit rester claire et transparente malgré sa coloration. S'il s'y forme un dépôt, on étend d'eau distillée les 25 centimètres cubes restant et on recommence l'essai.

« La quantité d'ammoniaque est déduite par comparaison. A cet effet, on prend deux autres tubes semblables au premier, et on verse dans chacun d'eux 25 centimètres cubes d'eau distillée. Dans l'un, on ajoute immédiatement 1 centimètre cube de la liqueur de Nessler pour essayer l'eau distillée employée; le tube ne doit pas être coloré sensiblement. Dans l'autre, on verse goutte à goutte, au moyen d'une burette graduée, un liquide formé par la dissolution d'un poids également connu de sulfate d'ammoniaque pur dans de l'eau distillée. Après addition du sel ammoniacal et agitation, on ajoute la liqueur de Nessler. Le tube doit être moins coloré que le premier. On ajoute alors de nouvelles gouttes de sulfate d'ammoniaque jusqu'à ce que les deux teintes soient aussi également semblables que possible. Du volume d'ammoniaque versé, on conclut au poids d'azote ammoniacal existant dans 100 centimètres cubes d'eau et, par suite, à celui qui se trouve dans un litre de cette eau.

« 3° L'eau qui reste dans le ballon après cette première distillation est acidulée par 1 centimètre cube d'acide sulfurique au demi, puis on y verse 10, 20 ou 30 centimètres cubes de caméléon $\frac{N}{10}$ suivant les besoins, et on porte à l'ébullition pendant cinq minutes. La liqueur doit rester franchement rouge brun, sans tourner au jaunâtre, ce qui indiquerait l'insuffisance du caméléon ajouté. On laisse refroidir puis on alcalinise par 10 centimètres cubes d'une dissolution de potasse, et on recommence la distillation comme précédemment. Le caméléon acide et bouillant détruit la matière organique de l'eau et fait passer, en très grande partie, son azote à l'état d'ammoniaque qui reste fixée par l'acide en excès. La seconde distillation sur la potasse donne donc une nouvelle proportion d'ammoniaque que l'on dose comme la première et qui est dénommée azo-albuminoïde, pour la distinguer seulement de l'azote organique impossible à déterminer autrement que dans un laboratoire complet pour cet usage. »

Détails d'une analyse d'eau.

Je crois devoir compléter ce long exposé par un exemple d'analyse d'une eau d'excellente qualité, exemple annexé à l'*Instruction* du Comité d'hygiène.

1. — *Résidu fixe à 100°.*

Capsule et résidu de l'évaporation de 1 litre d'eau.	33gr,876
Tare de la capsule vide........................	33 ,611
Différence : Résidu................	0gr,265

Pas de coloration par addition au résidu salin d'un cristal de sulfate de fer et de 1 centimètre cube d'acide sulfurique pur : donc absence de nitrates.

II. — *Produits volatils au rouge.*

Capsule et résidu de l'évaporation de 1 litre d'eau.	33gr,878
Tare de la capsule vide	33 ,611
	0gr,267
Capsule et résidu de la calcination	33gr,867
Tare de la capsule vide	33 ,611
	0gr,256

Résidu séché à 100°	0gr,267
— après calcination	0 ,256
Différence : Perte au rouge...	0gr,011

Le résidu (0gr,256), redissous dans l'eau acidulée d'acide chlorhydrique et précipité par le chlorure de baryum, a donné en sulfate de baryum, après filtration, lavage, dessiccation et calcination :

Capsule et sulfate de baryte	12gr,682
Tare de la capsule vide	12 ,618
Différence SO^4Ba	0gr,064

$0,064 \times 0,3433 = 0,02197$ de SO^3.

III. — *Essais hydrotimétriques.*

1° Degré hydrotimétrique total	27°,0
2° Degré hydrotimétrique après ébullition et précipitation de carbonate calcaire	6 ,5
3° Degré hydrotimétrique après précipitation de la chaux par l'oxalate d'ammoniaque	7 ,5
4° Degré hydrotimétrique correspondant aux sels de magnésie et aux sels alcalins	4 ,0
5° Degré hydrotimétrique correspondant à l'acide carbonique libre	3 ,5

Ces degrés correspondent aux quantités suivantes, calculées d'après le tableau de Boutron et Boudet :

Acide carbonique libre	17cc,5
Carbonate de chaux	0gr,175
Sels de chaux autres que le carbonate	0 ,0325
Sels de magnésie	0 ,024

IV. — *Dosage du chlore.*

1 litre d'eau, réduit par évaporation au volume de 50 centimètres cubes, a exigé, pour précipiter tout le chlore, 5 c. c. 4 dixièmes de la liqueur d'argent correspondant à 5 milligrammes de NaCl par centimètre cube.

Chlore par litre d'eau........................	0gr,0163
Chlorure de sodium correspondant.............	0 ,027

V. — *Quantité d'oxygène emprunté au permanganate alcalin et bouillant.*

(1) 100 c. c. d'eau;
3 c. c. de solution de bicarbonate de soude;
10 c. c. de la liqueur de permanganate à 0gr,50 de sel pur par litre d'eau.

Porté à l'ébullition pendant dix minutes.

Ajouté, après refroidissement, 2 centimètres cubes d'acide sulfurique pur, puis 5 centimètres cubes de la liqueur de sulfate ferreux acidulée

Employé, pour produire la teinte rose persistante, 14 c. c., 8 de la liqueur de permanganate de potasse.

(2) 200 c. c. de l'eau à analyser;
3 c. c. de solution de bicarbonate;
10 c. c. de liqueur de permanganate.

Ebullition pendant dix minutes.

Ajouté, après refroidissement, 2 centimètres cubes d'acide sulfurique pur, puis 5 centimètres cubes de liqueur de sulfate ferreux.

Employé, pour produire la teinte rose persistante, 16 c. c., 2 de la liqueur de permanganate.

Deuxième opération..............................	16cc,2
Première opération (repère).....................	14 ,8
Différence....................	1cc,4

La matière organique contenue dans 100 centimètres

cubes d'eau a donc absorbé l'oxygène disponible dans 1 c. c., 4 de la liqueur de permanganate, soit, par litre d'eau, 14 centimètres cubes, ce qui correspond à

$$0,125 \times 14 = 1^{mgr},75 \text{ d'oxygène.}$$

Résumé.

Résidu fixe à 100 degrés	$0^{gr},265$
Produits volatils au rouge	0 ,011
Acide sulfurique (SO^3)	0 ,022
— carbonique libre	$17^{cc},5$
Carbonate de chaux	$0^{gr},175$
Sels de chaux	0 ,032
Sels de magnésie	0 ,024
Chlore	0 ,616
Oxygène pris au permanganate	$1^{mgr}75$

Pas de nitrates.

Tels sont les procédés d'analyse qui me paraissent à la portée du personnel du campement. J'ajoute que toute eau suspecte doit être rejetée *à priori;* que si, cependant, la source d'où elle provient semble placée dans des conditions d'exploitation particulièrement avantageuses, on devrait en expédier à un laboratoire bien organisé, une dizaine de litres, puisés avec les précautions prévues ci-dessus, après avoir relevé exactement la position topographique et le gisement.

NOTE C

Soins d'urgence en cas d'accidents sur les chantiers.

Lorsqu'un homme est blessé ou indisposé, sur les chantiers, il est porté immédiatement au poste de secours le plus voisin.

Il y reçoit de ses camarades, sous la direction du Chef de service, les soins de première urgence que réclame son état, en attendant l'arrivée du médecin.

Le médecin est appelé aussitôt, si l'on juge la maladie assez grave pour nécessiter sa présence.

L'appel du médecin se fait en hissant le premier objet venu au mât de pavillon du poste de secours.

Si le malade ou le blessé a besoin d'être transporté au campement ou à l'ambulance, le poste demande un mulet ou un cheval au campement ou à la circonscription médicale dont il dépend.

L'appel du mulet ou cheval avec cacolets se fait en hissant DEUX *objets l'un au-dessus de l'autre au mât de pavillon du poste de secours.*

L'appel du mulet avec litière se fait en hissant TROIS *objets l'un au-dessus de l'autre au mât de pavillon du poste de secours.*

En attendant l'arrivée du médecin, le malade ou le blessé ne doit jamais rester sans soins. Alors même qu'on le croit mort, il faut encore le soigner, car la mort n'est souvent qu'apparente : le malade ou le blessé reviendront à la vie, si on les soigne ; au contraire, si on les abandonne, il sera trop tard de les soigner à l'arrivée du médecin.

Les accidents qui peuvent nécessiter des soins, en pareil cas, sont :

La faiblesse.

La perte de connaissance.

L'écoulement du sang.

Les blessures.

Les fractures des os.

FAIBLESSE

Quand l'ouvrier ne présente qu'un état de faiblesse plus ou moins prononcé, on se contente de le coucher horizontalement dans l'endroit le plus frais du poste, en ôtant les pièces de son costume qui peuvent le gêner au cou et à la ceinture.

On lui fait boire de l'eau mélangée d'eau-de-vie, ou bien un verre à bordeaux de vin de quinquina, ou de l'eau mélangée de dix à vingt gouttes d'éther.

On lui lave le visage avec de l'eau fraîche, on lui jette de l'eau fraîche sur le corps.

On le frictionne d'abord aux jambes avec de l'eau fraîche mélangée d'eau-de-vie (moitié eau-de-vie, moitié eau).

Enfin, on frictionne avec le même mélange le milieu du dos, le long de l'épine.

PERTE DE CONNAISSANCE

Quand l'ouvrier a perdu connaissance, il faut *rétablir sa respiration*.

Pour cela, on le couche dans un endroit frais du poste, et un homme, placé du côté de sa tête, lui fait mouvoir les bras, en les écartant et en les rapprochant alternativement du corps par des mouvements lents successifs, que l'on continue jusqu'à ce que la respiration se rétablisse.

De temps à autre, on le secoue, afin, par ces mouvements de succussion, qui doivent porter sur la poitrine, de ranimer les mouvements du cœur.

Pendant ce temps, un autre des hommes fait des lavages du visage à l'eau fraîche.

Un troisième fait des frictions sur les membres, comme il a été dit plus haut.

Aussitôt qu'on le peut, on fait boire au malade de l'eau mélangée de dix à vingt gouttes d'éther ou d'un peu d'eau-de-vie.

Enfin on administre un verre à bordeaux de vin de quinquina.

ÉCOULEMENT DU SANG

On arrête le sang qui coule, en appliquant sur la plaie un linge plié en plusieurs doubles et trempé dans l'eau très fraîche ou glacée, et l'on maintient le linge appliqué sur la plaie, au moyen d'un mouchoir plié en cravate, noué autour du membre.

Si le sang continue à couler malgré ce pansement, on applique un ou deux doigts ou même toute la main sur la plaie, par-dessus le pansement. Il suffit d'appuyer légèrement pour empêcher le sang de couler.

Si le médecin tarde à venir, la main qui appuie sur la plaie est bientôt fatiguée; il faut alors que les personnes présentes se relayent pour remplacer celle qui est fatiguée.

En cherchant *au-dessus* de la plaie, on pourrait arriver à trouver en quelque point, sur le pourtour du membre, un battement régulier analogue au pouls. On appliquerait alors le doigt sur ce point, et souvent il arrive que l'écoulement du sang cesse par cette compression, qui est alors plus facile à maintenir que la compression sur la plaie.

Si l'on avait à sa disposition un morceau d'amadou, il faudrait l'appliquer tout d'abord directement sur la plaie, avant de poser le premier bandage, qui serait alors appliqué par-dessus l'amadou. C'est la face spongieuse de l'amadou qu'il faut appliquer sur la plaie, et non la face lisse.

Mais la compression est toujours le plus sûr moyen d'arrêter un écoulement de sang abondant, en attendant le médecin.

Cependant, le bandage qui serre et étrangle le membre ne doit pas rester trop longtemps en place. Si le membre s'engourdit, il faut desserrer le mouchoir, en appliquant toujours la main sur la plaie, pendant qu'on le desserre.

BLESSURES

Quelle que soit la gravité d'une blessure, avec ou sans plaie, le meilleur mode de pansement, sur le chantier, c'est une pièce de linge ou d'étoffe trempée dans l'eau fraîche ou glacée, que l'on applique sur la blessure, sans autre bandage, lorsqu'il n'y a pas d'écoulement de sang abondant. On maintient la fraîcheur du bandage en exprimant sur le linge une éponge trempée dans l'eau fraîche.

FRACTURE DES OS

Quand les os ont été cassés, les mouvements du membre blessé sont promptement douloureux ou exaspèrent le mal. Il est bon alors d'immobiliser le membre, en attendant le médecin.

On assure cette immobilisation en plaçant sous le membre ou le long du membre une planche de largeur proportionnée à l'épaisseur du membre. Le sac des postes de secours contient un certain nombre de ces planches ou planchettes, que les chirurgiens nomment des *attelles*. On en choisira une proportionnée au volume et à la longueur du membre, on y fixera ensuite le membre, au moyen de deux ou trois mouchoirs noués autour en cravate, et l'on placera des pièces de linge trempées dans l'eau froide sur les points qui ont reçu le choc ou qui sont particulièrement douloureux, quand on les touche ou quand on les remue.

Quand les blessures ont causé la perte de connaissance, on se conduit comme il a été dit plus haut.

MORSURES ET PIQURES VENIMEUSES

Lorsqu'on suppose envenimée une plaie produite par morsure ou piqûre d'un animal suspect, la première chose à faire est de placer une ligature au-dessus de la plaie, c'est-à-dire entre la plaie et le cœur. On prend donc le premier mouchoir venu, et on le noue en cravate autour du membre.

Cela doit se faire très promptement.

Aussitôt, ou en même temps, on suce la plaie.

Il ne faut pas que la personne qui pratique cette succion ait elle-même quelque plaie ou écorchure aux lèvres. S'il existait une plaie aux lèvres, le venin pénétrerait par cette plaie, et la succion serait dangereuse.

Dans le cas contraire, il n'y a aucun danger à sucer une plaie envenimée.

Après avoir ligaturé le membre, après avoir bien sucé la plaie, on la brûle avec une mèche de briquet allumée, ou avec une allumette enflammée, ou avec quelques grains de poudre auxquels on met le feu après les avoir étalés sur la plaie, ou avec un fer (couteau, lime à ongles, etc.) rouge.

Si la plaie est petite et qu'on ait à sa disposition une clef forée, on peut établir une succion permanente, en plaçant la clef forée sur la plaie, après y avoir fait le vide par succion.

Si l'on a un verre à bordeaux sous la main, on peut en faire une ventouse. Pour cela, on allume dans le verre des brins de papier ou de paille, en tenant dirigée en haut l'ouverture du verre. Dès que le papier brûle bien, on retourne le verre sur la plaie. Le vide s'y fait comme dans une ventouse. On laisse le verre appliqué jusqu'à l'arrivée du médecin.

Une ou deux gouttes d'ammoniaque (alcali volatil) appliquées sur la plaie produisent également une bonne cautérisation ; mais il faut avoir de l'ammoniaque sous la main ; si l'on n'en a pas, le feu est encore ce qu'il y a de plus efficace.

Après la cautérisation, il faut traiter la morsure venimeuse comme les autres plaies, c'est-à-dire la recouvrir d'un pansement à l'eau froide.

Si le blessé se sentait étourdi, on lui donnerait à boire un peu de vin chaud, de punch, ou même un grog froid un peu fort en eau-de-vie.

NOTE D

Documents administratifs.

Modèle A. Le *Carnet de visite* ou d'inscriptions journalières, qui doit servir à la fois de memorandun au médecin et de guide à l'infirmier pour l'exécution de ses prescriptions, est un registre du format écolier divisé en plusieurs volumes, et contenant :

1° Noms et prénoms ; 2° Age et sexe ; 3° Emploi ; — au besoin : noms des tâcherons dont l'ouvrier dépend ; 4° Résidence ; 5° Genre de maladie ; 6° Traitement : *a.* Régime ; *b.* Médicaments ; *c.* Pansements ; 5° Destination à la sortie.

Modèle B. *Situation journalière des malades et des convalescents du campement de le* (date) à fournir au chef du campement après la visite de chaque jour, ce qui assure les relations quotidiennes du médecin et du chef du campement ; et c'est pendant cette visite que le médecin expose ses remarques au sujet de l'hygiène du campement et des chantiers.

1° Noms et prénoms ; 2° Age et sexe ; 3° Emploi ; 4° Résidence ; 5° Genre de maladie (fiévreux, blessé, vénérien, etc.) ; 6° Nombre de jours d'exemption : *a.* Écoulés ; *b.* Prévus ; 7° Mutations : *a.* Hôpitaux ; *b.* Reprise du travail ; *c.* Rapatriement ; 8° Observations concernant l'hygiène.

Modèle C. *Mouvement mensuel des malades du campement de pendant le mois de*

a. État des maladies.

1° Genre de maladie ; 2° Campement ; 3° Race ; 4° Age ou sexe ; 5° Emploi ; 6° Existant au 1er du mois ; 7° Entrés ; 8° Guéris ; 9° Morts ; 10° Rapatriés ; 11° Restant au 31 du mois ; 12° Observations ;

b. État des malades.

1° Emploi ; A. Agents classés : *a*, blancs ; *b*, noirs ; *c*, métis, etc. ; B. Agents non classés : *a*, blancs ; *b*, noirs, etc.

2° Effectif présent au campement ; *a*. Le 1er du mois ; *b*. Le 31.

3° Restaient en traitement le 1er ;

4° Entrés ;

6° Morts ;

7° Rapatriés ;

8° Restant le 31.

Modèle D. *Rapports* mensuels ou trimestriels du médecin.

La rédaction de ces rapports variera évidemment selon la localité. Voici comment j'avais compris la rédaction des rapports médicaux dans notre Entreprise de Panama, tout en spécifiant que chaque rapport mensuel ou trimestriel n'embrasserait pas nécessairement tous les points visés, et que le médecin ne devrait pas se préoccuper pour les rédiger de la science théorique des livres classiques, ni des travaux antérieurs, mais suivre son inspiration personnelle. Ils ne paraîtront pas minutieux à ceux qui se sont trouvés désarmés en pareille circonstance.

PREMIÈRE PARTIE.

Climatologie.

Les rapports trimestriels se borneront à des considérations générales et personnelles sur la climatologie. Le médecin devra donner ses impressions personnelles sur :

I. *La température*, II. *L'humidité*, III. *Les pluies*, IV. *Les vents*, V. *Les orages*, VI. *L'électricité atmosphérique*, VII. *Les saisons*.

Il trouverait tout avantage à grouper ces observations par périodes. Par exemple :

a. Première quinzaine du 1er mois du trimestre ;

b. Deuxième quinzaine du 1er mois ;

c et *d*. Les deux quinzaines du 2ème mois;

e et *f*. Les deux quinzaines du 3ème mois.

On préparerait d'une manière très simple et très utile ces rapports en consignant, à mesure qu'elles se présentent à l'esprit, les remarques que l'on pourra faire, au jour le jour, sur ces points et les suivants. Le moindre carnet de poche peut faire à cet égard un excellent journal.

A ces considérations de climatologie pure on joindrait celles qui se rapportent aux points suivants:

VIII. *Les marécages :*

a. Apparus au voisinage du campement ;

b. Disparus. Par quels procédés ?

IX. *L'état du sol et du sous-sol*, qui devront présenter des conditions particulières au fur et à mesure de l'avancement des travaux.

X. *Le régime des eaux courantes et stagnantes ;*

XI. *Les habitations*, qui fourniront des remarques de divers ordres au sujet de :

a. Les matériaux de construction, *b*. Les enduits, *c*. La distribution des locaux, *d*. Les approvisionnements des magasins, en ce que ces approvisionnements intéresseront l'hygiène, *e*. Le couchage, *f*. L'aération, *g*. Le casernement, *h*. Le nettoyage, 1° des maisons, 2° des campements.

XII. *Les vêtements.*

DEUXIÈME PARTIE

Bromatologie.

XIII. *Valeur hygiénique des aliments d'origine européenne : a*. Féculents, *b*. Viandes fraîches, *c*. Conserves.

XIV. *Aliments d'origine tropicale : a*. Nature, *b*. Conditions de leur culture dans le campement.

XV. *Régime : a*. Ordonnancement des repas, *b*. Composition de la ration journalière pour les ouvriers noirs.

XVI. *Boissons :*

a. *Aqueuses.* — Eau.

1° Quelle est la provenance de l'eau potable dans le campement?

2° Quelle est sa salubrité, révélée par l'examen clinique ou organoleptique?

3° Quels sont les procédés d'emmagasinement ou d'approvisionnement?

4° Quels sont les procédés d'assainissement?

5° Quels sont les modes de distribution et d'utilisation?

6° Comment est faite la police des eaux?

b. *Boissons fermentées.* — Plusieurs boissons fermentées de provenance indigène jouissent dans l'Isthme d'une réputation plus ou moins justifiée. En est-il parmi elles dont on puisse conseiller l'usage?

c. *Boissons aromatiques.*

Quelle est l'influence hygiénique, dans l'Isthme, du thé, du café, des boissons alcooliques diversement aromatisées de provenance américaine?

d. *Boissons glacées.*

1° Quelle est l'influence de la glace?

2° Quels sont les moyens d'approvisionnement?

3° Quels avantages et quels inconvénients y aurait-il à la fournir aux ouvriers sur les chantiers?

TROISIÈME PARTIE

Hygiène professionnelle.

XVII. *Travail.*

a. Quelle est l'influence hygiénique de la nature du travail?

Terrassements. — Transports. — Ateliers. — Bureaux.

b. Quelle est l'influence de la durée du travail?

Répartition du travail et du repos.

XVIII. *Recrutement.*

1° Quelles sont les meilleures conditions de résistance, suivant :

a. L'âge ; *b.* Le sexe ; *c.* Le tempérament ; *d.* La constitution ; *e.* La race ; *f.* La nationalité ; *g.* Les habitudes ; *h.* Les professions ; *i.* Les mœurs (mariage et célibat).

2° Quelle est l'opinion du médecin sur l'abstinence génésique dans l'Isthme :

a. Chez les noirs ;

b. Chez les blancs.

3° Comment pourrait-on y réglementer la prostitution?

4° Quelle est l'influence de la profession sur la morbidité?

5° Quelle est l'influence de la profession sur la mortalité?

6° Considérations de statistique médicale.

XIX. *Acclimatement.*

1° Quelles sont les conditions de l'acclimatement?

2° Quels sont les moyens de combattre l'insomnie?

3° Quels sont les meilleurs toniques à mettre en usage?

4° Quelles distractions pourrait-on introduire dans le campement?

5° Quelles sont les localités les plus propices à la convalescence dans l'Isthme ou dans son voisinage?

QUATRIÈME PARTIE

Voirie, Vidange, etc.

XX. *Voirie.*

Quelles sont les mesures prises pour le transport :

a. Des malades, *b.* Des blessés, *c.* Des morts.

XXI. *Sépultures.*

Considérations relatives :

a. Aux cimetières du campement :

Situation. — Sol. — Sous-sol. — Superficie. — Drainage. — Fosses. — Salles de dépôts mortuaires.

b. Aux cadavres :

Cercueil. — Procédés de préservation contre les produits cadavériques pendant le transport.

XXII. *Désinfection.*

Nos instructions prévoient et réglementent :

a. La désinfection liquide par la solution de sublimé, le chlorure de zinc, etc...;

b. La désinfection gazeuse par les vapeurs sulfureuses.

Le médecin devra donner son appréciation sur l'efficacité de ces procédés et sur leur application :

1° Aux locaux habités;

3° Aux wharfs, magasins, etc...;

3° Aux navires de toute catégorie au service de l'Entreprise ou nolisés pour son compte;

4° Aux vêtements.

XXIII. *Vidange.*

a. Comment s'opère la vidange dans les habitations privées?

b. Quelles sont les dispositions prises pour les campements?

XXIV. *Pratiques balnéaires.*

a. Quelles sont les mesures prises pour faciliter les pratiques balnéaires?

b. Quelle est l'influence de ces pratiques?

XXV. *Jardinage.*

Quel parti a-t-on tiré du jardinage :

a. Pour les cultures de produits alimentaires ;

b. Pour les plantations d'agrément?

CINQUIÈME PARTIE

Pathologie.

XXVI. *Traumatisme.*

XXVII. *Épidémicité.*

a. Origine et causes des épidémies observées pendant le trimestre.

b. Évolution des épidémies.

c. Mesures prises :

1° Pour atténuer l'épidémie, 2° Pour en prévenir le retour.

XXVIII. *Insolation.*

a. Quel est son rôle dans la morbidité et la mortalité :

1° Du blanc, 2° Du noir, 3° Des autres races?

b. Quelle est la fréquence des morts subites sur les chantiers?

c. A quelle cause peut-on les attribuer?

d. Quels sont les moyens d'en restreindre le nombre?

XXIX. *Malaria.*

a. Quels sont les types observés de fièvres malariennes?

b. Y a-t-il dans le campement d'autres affections malariennes?

c. Quelles sont les causes occasionnelles des affections malariennes observées dans le campement?

d. Quelles mesures propose-t-on pour atténuer ou prévenir les effets de la malaria?

e. Quel est le meilleur traitement opposé dans le campement aux différents types malariens?

XXX. *Affections diverses.*

SIXIÈME PARTIE

1° Observations personnelles du médecin sur d'autres sujets que sur ceux prévus dans ces instructions.

2° Résumé de la statistique médicale.

AUTEURS CITÉS

(*A*). *Annuaire du bureau des longitudes.*

(*AB*). **L. Coni**. *Annuaire statist. de la prov. de Buenos-Ayres*, 1885.

(*AC*). *Anuario estadistico de la Rep. de Chile*, 1875-1876. Santiago, 1877.

(*AD*). **Arnould**. *Dict. encycl. des sc. méd.* Art. EAU (1885). FRANCE (1879).

(*AG*). **Aranjo Goes**. *Gazeta de noticias de Rio*, 6 mai 1884.

(*AH*). **D'Archiac**. *Descr. géolog. du dép. de l'Aisne.*

(*AI*). *Annuario statistico italiano* pour 1886. Rome, 1887.

(*AL*). **Allen**, *The health of Seoul* (*Corea*) dans (*YC*), 1885-1886.

(*AR*). *Journal of Royal Geog. Society*, 1886. *Notes on the Purûs.*

(*AY*). **A. Aubry**. *Une mission au Choa et dans les pays Gallas*, dans *Bull. Soc. géog.*, 1887, p. 439.

(*AZ*). **L. Agassiz**. *La vallée des tropiques dans l'Amérique du Sud*, dans *Rev. scient.*, avril 1874, p. 939. — V. aussi même recueil : *Formation de la vallée de l'Amazone*, 1874, p. 892. — *Les glaciers de l'Amazone*, 1874, p. 872.

(B^1). **A. Bordier**. *La colonisation scientifique et les colonies françaises*, 1884. — (B^2). *Géographie médicale*, 1884.

(*BA*). **Bazaine**. *Cours de chemins de fer*, à l'École des ponts et chaussées, 1868-1869.

(*BB*). **Barthélemy-Benoît**. *De la fièvre bilieuse hématurique observée au Sénégal*, dans *Arch. méd. nav.*, 1865, 2e sem.

(*BD*). **Bérenger-Féraud**. *De la fièvre bilieuse mélanurique des pays chauds*, 1874. — (BD^2). *Mal. du Sénégal.* — *Traité théor. et clin. de la dyssenterie*, 1883.

(*BE*). **Breton**, dans *Méd. des ferments*, de **Déclat**, 1878.

(*BF*). **Sir Bartle Frere**. *On temperate South-Africa*, dans *Proceed. of the R. Geog. Soc.*, 1881.

(*BG*). **G. Bagge**. *Tables statist. des divers pays de l'univers pour* 1878.

(*BH*). **Bouchardat**. *Traité d'hygiène*, 3e édit., 1887.

(*BJ*). **Jacques Bertillon**. *Dict. encycl. des sc. méd.* Art. FINLANDE (1878). SUÈDE et NORVÈGE (1883).

(*BL*). **H. Blerzy**. *Torrents, fleuves et canaux de la France*, 1878.

(*BN*). **Bonnafont**. *Géog. méd. d'Alger et de ses environs*, 1839.

(*BO*). **Borius**. *Dict. encycl. des sc. méd.* Art. SIERRA LEONE (1881). GUINÉE (1886). SÉNÉGAMBIE (1880).

(*BQ*). **Becquerel**. *Traité élém. d'hygiène*, 6e édit., avec addit. et bibliog. par **L. Beaugrand** et **F.-L. Hahn**. 1877.

(*BR*). **Bourel-Roncière**. *Dict. encycl. des sc. méd.* Art. GROENLAND (1884).

Danemark (1880). *Hématurie endémique des pays chauds*, 1887. — (*BR*²). *La station du Brésil et de la Plata*, dans *Arch. de méd. nav.*, 1872.

(*BS*). **Bourse**. *Campagne de l'*Atalante, dans *Arch. de méd. nav.*, XXV, 1876.

(*BT*). **Bertillon**. *Dict. encycl. des sc. méd.* Art. France (1879).

(*BU*). **Bourru**. *Dict. encycl. des sc. méd.* Art. Tahiti (1885).

(*BY*). **Bayol**. *Un chemin de fer dans le Haut-Sénégal*, dans *Revue scient.*, 1883, février.

(*BZ*). **Dujardin-Beaumetz**. *Bull. de thérap.*, 1887.

(*BCA*). **Costa de Bastelica**. *Les torrents*, 1877.

(*BDL*). **Brouardel**. Voir en particulier la *Conférence* au Congrès de Vienne de 1887.

(*BDN*). **Boudin**. *Traité de géographie et de statistique médicales*, 1859.

(*BEN*). **Bénardeau**. *La restauration des montagnes*, dans *Revue scient.*, avril 1887.

(*BGD*). **Beaugrand**. *Dict. encycl. des sc. méd.* Art. Rizières (1877).

(*BJS*). **Calvert**. *Compt. rend. Acad. des sc.*, 1869, janvier (Expér. des Drs Barraut et Jessier).

(*BNN*). **Bechmann**. *Les eaux de Paris et la fièvre typhoïde*, dans *Bull. Soc. de méd. publ.*, 1887, et *Rev. d'hyg.*, 1887 et 1888.

(*BNS*). **Baudens**. *Bull. Soc. géog.*, mai 1886.

(*BOI*). **Bois**. *Travaux publics et chemins de fer au Sénégal et Soudan*, 1886.

(*BRG*). **J. Bergeron**. *Recueil des travaux du Comité cons. d'hyg. publ.*, t. III, p. 257.

(*BRT*). **Ph. Breton**. *Mémoire sur les barrages de retenue des graviers dans les gorges des torrents*, 1875.

(*BSS*). **Boisseau**. *Dict. encycl. des sc. méd.* Art. Casernes.

(*BTH*). **E.-L. Bertherand**. *L'eucalyptus... en Algérie*, 1876.

(*BZR*). **Dujardin-Beaumetz** et **Ricard**. Voy. *Rev. d'hyg.*, 1886, p. 890.

(*C*¹). **Léon Colin**. *Instructions sur les mesures et précautions à prendre et sur les soins à donner aux ouvriers, lorsque des travaux s'exécutent dans des terrains marécageux ou dans des alluvions maritimes de formation récente*. Rapport à l'Acad. de méd. de Paris. *Bulletin*, 1881. — *C*². *Rap. sur les mes. hyg. à conseiller au sujet de l'exécut. du canal de Tancarville*. *Bull. de Soc. de méd. publ.*, 1881, mars. — (*C*³). *Traité des fièvres interm.*, 1870. *Traité des mal. épidém.*, 1879. — (*C*⁴). *Dict. encycl. des sc. méd.* Art. Rome (1877). Saisons (1878). Morbidité militaire (1875). Dysenterie (1885). Miasmes (1873). — (*C*⁵). *De l'ingest. des eaux marécageuses comme cause de la dysenterie et des fièvres intermittentes*, dans *Ann. d'hyg.*, 1872.

(*CB*). **Challan de Belval**. *Au Tonkin*, 1886.

(*CD*). **Coindet**. *Le Mexique au point de vue médico-chirurgical*. Paris, 1867.

(*CE*). **Cotteau**. *Comptes rend. Soc. géogr.*, 4 nov. 1887.

(*CH*). **G. Earl Church**. *The route to Bolivia via the river Amazon*, 1877, *Carte*, et *The River Purus*, dans *Geog. magaz.*, 1877, p. 169. *Carte*.

(*CI*). **Brito Capello** et **Ivens**. *Voyage au Cuango*, dans *Bull. Soc. géog. Paris*, 1881. *De Benguella as terras de Jacca*, 1881.

(*CJ*). **Chaffaujon**. *Voyage aux sources de l'Orénoque*, dans *Comptes rendus Soc. géog.*, 1887, p. 47.

(*CL*). **A. de Candolle**. *Les types brun et blond au point de vue de la santé*, dans *Revue anthrop.*, 1887, p. 271.

(*CN*). **De Caisne**. *De l'acide phénique dans le traitement des fièvres intermittentes*, dans *Arch. méd. belge*, 1869.

(*CO*). **Ch. Cotard**. *L'aménagement des eaux*, dans *Nouvelle Revue*, juin 1881.

— (*CO*^{2}). *Le Nil et l'Égypte*, dans *Mém. Soc. ingén. civils*, 1884.

(*CP*). **G. Capus**. *Médecins et médecine en Asie centrale*, dans *Revue scient.*, 9 fév. 1884.

(*CR*). **A. Corre**. *Traité des fièvres bilieuses et typhiques des pays chauds*, 1883.

(*CS*). **Clôn Stephanos**. *Dict. encycl. des sc. méd.* Art. GRÈCE (1884), p. 479, 493, 495, etc.

(*CT*). **Catteloup**. *Mém. de méd. milit.*, 11e série, t. VII (*LA*).

(*CU*). **Cunisset**. *Étude chimique de la fièvre jaune*, dans *Arch. de méd. nav.*, 1878, 1er sem.

(*CV*). **Crevaux**. *Histol. de la fièvre jaune*, dans *Arch. de méd. navale*, t. XXVIII, 1877.

(*CY*). **Champigny**. *Du sulfate de quinine et de sa pureté*. Communic. à la Soc. de méd. prat., 1887, dans *Journ. de méd. de Paris*, et *Bulletin de la Soc.*, 1887.

(*CZ*). **Du Cazal**. *Dict. encycl. des sc. méd.* Art. SUEUR, 1884.

(*CBB*). **Cornil** et **Babes**. *Les bactéries*, 1885.

(*CBR*). **Chambrelent**. *Les landes de Gascogne*, 1887.

(*CER*). **Cermoise**. *Deux ans à Panama*, 1886.

(*CHM*). **De Chaumont**. *Dr Richardson's Hygeia*, dans *Nature*, nov. 1875.

(*CHP*). **Champion**. *Les industries de l'empire chinois*, 1869.

(*CHV*). **De Chavaignac**. *De Fez à Oudja*, dans *Bull. Soc. géog.*, 1887.

(*CLM*). **Cl. Manceau**. *Les constructions militaires au Tonkin et en Cochinchine*, dans *Gén. civil*, 1886.

(*CSS*). **J. Charpentier de Cossigny**. *Notions élém. théor. et prat. sur les irrigations appliquées aux terres en culture, aux jardins et aux prairies*, 1874.

(*CRY*). **Carey**. *Voyage au Thibet.* Voir *Proceed. Roy. Geog. Soc.* pour 1887, nov.

(*CRW*). **R. Crawford**. *Across the Pampas and the Andes*, 1881.

(*CYO*). **L. Companyo**. *Projet d'organisation du service de santé de la Compagnie du canal interocéanique de Panama*. Paris, 1880.

(*D*). **G. Drouineau**. *Les condit. sanit. des ouv. des grands chantiers*. Bull. Soc. méd. publ., 1881, mai.

(*DA*). **Déclat**. *Note relative à ses produits à l'acide phénique et ses composés*, 1887.

(*DC*). **Le Dantec**. *Rech. sur la fièvre jaune*, Thèse de Paris, 1886.

(*DD*). **Didier**. *La fièvre jaune à Panama*. Rapp. manus. à la Soc. des trav. publics et constructions de Paris, 1886.

(*DE*). **Van Delden Laerne**. *Le Brésil et Java*, 1882.

(*DL*). **H. Desplats**. *Trait. de la fièvre typhoïde par l'acide phénique*, dans *Journ. des sc. méd. de Lille*, 1882, et *Thèse* de **Macquart**. Lille, 1882.

(*DM*). **G. Dumont**. *Études sur l'exposition de 1878*. **Lacroix**, Art. HYDRAULIQUE, I, 74.

(*DN*). **M. Dalton**. *Commission verbale* et *Rapports manuscrits*.

(*DO*). **Doumerc**. *Les barrages-réservoirs de l'Algérie*, dans *Revue scient.*, août 1887.

(*DP*). **Dupont**. *Notes et observ. sur la côte orientale d'Amérique*. Montpellier, 1868.

(*DR*). **Derrien**. *La région algérienne traversée par le méridien de Paris*, dans *Bull. Soc. géog.*, 1885, p. 302.

(*DT*). **Dutroulau**. *Tr. des mal. des Europ. dans les pays chauds*, 1868.

(*DU*). **Dutrieux**. *Com. à la Soc. de méd. prat. de Paris*, 1880.

(*DV*). **F.** et **H. Marié-Davy**. *Analyse pratique des eaux*, dans *Génie civil*, VIII, p. 211.

(*DY*). **Dieulafoy**. *Bull. de la Soc. méd. des hôpitaux*, 1884, et *Gaz. hebd.*, 1884, octobre.
(*DX*). **Duclaux**. *Dict. encycl. des sc. méd.* Art. Fermentations (1877). Ferments et maladies, in-8°, Masson, 1882.
(*DCL*). **Alf. Durand-Claye**. *Cours d'hydraulique agricole et de génie rural à l'École des ponts et chaussées*, 1884-1885.
(*DPL*). **Duponchel**. *Théorie des alluvions artificielles. Fertilisation des landes*, 1882.
(*E*). **Etzel**. *Groenland Geogr. und stat. beschrieben aus dänischen Quellenschrifter.* Stuttgart, 1860 (*BR*).
(*EL*). **Fréd. Elton**. *The lakes and mountains of eastern and central Africa*, 1879.
(*ES*). **D'Estrey**. *Les mines d'or de Sumatra*, dans *Revue scient.*, 1887, avril, p. 435.
(*F*[1]). **Fonssagrives**. *Traité d'hygiène navale*, 2e édit., 1877, p. 894. — (*F*[2]). *Hygiène et assainissement des villes*, 1874.
(*FA*). **Faurot**. *Obock*, dans *Revue scient.*, 1887, avril, p. 465.
(*FB*). **Forgue et Boinet**. *Dict. encycl. des sc. méd.* Art. Hématurie (1887).
(*FD*). **Domingos Freire**. *Le vaccin de la fièvre jaune*. Rio, 1886. Voir aussi : *La vaccine de la fièvre jaune*, de **Issartier**. Bordeaux, 1886. — (*FD*[2]). *Memoria sobre as ptomaïnas da febre amarilla*. Rio, 1885.
(*FE*). **A.-E. Foley**. *Quatre années en Océanie*, 1876.
(*FH*). **Frochot**. *Sylviculture*, dans *Rapports sur l'Exposition de 1878*, de **Lacroix**.
(*FI*). **Finsen**. *Jagttagelser anganende Sygdoms forgaldenc i Island.* Copenh. 1871 (*LB*).
(*FK*). **Frankland**. Les quantités portées dans le tableau sont celles indiquées par **Gavarret** dans l'art. Chaleur animale du *Dict. encycl.* (1874), elles sont différentes de celles publiées dans *Phil. mag.*, sept. 1866, qui ont été reproduites dans l'*Hygiène* de Parkes.
(*FL*). **Flatters**. *Lettres à Duverryer*, dans *Bull. Soc. de géog. de Paris*, 1881.
(*FR*). **B. Féris**. *Dict. encycl. des sc. méd.* Art. Papouasie (1884).
(*FT*). **Fontanier**. *Narrative of a mission to India and the countries bounde-ring on the Persian gulf*, 1844.
(*FY*). **C. Finlay**. *Yellow fever, its transmission by the culex mosquito*, dans *Amer. Journ. of med. Soc.* La Havane, 1886. — *El mosquito hipoteticamente considerado como agente de transmision de la febre amarilla.* Havana, 1881. — *Pathogonia de la febre amarilla*, 1882.
(*FER*). **Ferreira de la Veiga Sobrinho**. *Gaz. hebd.*. 1887, p. 561.
(*FNR*). **Frankel**. *Deutsche med. Wochensch.*, 1887.
(*GA*). **Gautier**. *Chimie appliquée à la physiologie.*
(*GB*). **Griffon du Bellay**. *L'hôpital flottant, la* Caravane *au Gabon* (1861-1863), dans *Arch. de méd. nav.*, t. Ier, 1864.
(*GC*). **Guido Cora**. *Carta originale del Viaggio di* **E. Giles** (fine 1872) *nella Australia centrale*, dans *Cosmos di Guido Cora*, 1873.
(*GD*). **Alf. Grandidier**. *Bull. de la Soc. de géog. de Paris*, 2e trim. 1883. *Carte.*
(*GM*). **Grimaud**. *Comptes rendus de l'Acad. des sciences*, 1851, XXXII.
(*GO*). **C.-A. Gordon**. *The Soldier's manuel of sanitation*, 1873.
(*GR*). **Griesinger**. *Traité des maladies infectieuses.*
(*GS*). **Sc. Gras**. *Études sur les torrents des Alpes*, 1874.
(*GU*). **Guéguen**. *De la marche de la tempér. dans les différ. fièvres à la Guadeloupe*, dans *Arch. de méd. nav.*, XXIX, 1878.
(*GX*). **H. Gorceix**. *Observ. sur le climat et le régime des pluies du plateau de la province de Minas Geraes*, dans *Bull. Soc. géog.*, 1882.

(*GAZ*). **A. Gazin**. *Le déboisem. des montagnes*, dans *Rev. sc.*, 1886, mars.
(*GSS*). **L. Gossin**. *Principes d'agriculture*, 1874.
(*H*). **Hann**. *Zeitschr. der Œest. Gesellsch. für Meteor.*, 1882-1880. — (*H²*). *Handbuch der Klimatologie*. Stuttgart, 1883.
(*HB*). **C. Huber**. *Voyage dans l'Arabie centrale*, dans *Bull. Soc. géog.*, 1884, p. 304, 469; 1885, p. 93.
(*HF*). **O. Heyfelder**. *Le camp russe de Krasnoe Selo*, 1868, cité par (*PK*).
(*HG*). **H.-E. Hamberg**. *Om Skogarnes inflytande pä sveriges Klimat*, dans *Quat. Journ. Roy. meteor. Soc.* April, 1886.
(*HK*). **Hann** et **Köppen**. *Meteor. Zeitschrift*, 1887.
(*HL*). **Jos. Holt**. *Biennal Report of the Board of Health of the state of Louisiana*... 1884-1885.
(*HM*). **Hofmann**. *Morbiditäts-Statistik der Oberpfalz*, dans *Beiträge zur morb.-stat. Bayerns*, 1883. Munich.
(*HN*). **A. Horton**. *Physical and med. Climat, and Meteorology of the West Coast of Africa*, 1867.
(*HQ*). **Hénocque**. *Comptes rendus de l'Acad. des sciences*, 1886. — *Comptes rendus de la Soc. de biologie*, 1883-1884. *Gaz. hebd.*, 1886. *Congrès de Toulouse*, 1887. — *Dict. encycl. des sc. méd.* Art. HÉMATOSCOPIE, HÉMOGLOBINE, HÉMOGLOBINURIE, 1887.
(*HR*). **Harmand**. *Voyage à l'isthme de Kra*, dans *Comptes rendus Soc. géog.*, nov. 1882, p. 453.
(*HT*). **Hahn** et **Thomas**. *Dict. encycl. des sc. méd.* Art. EMBAUMEMENT (1886).
(*HV*). **Hervé-Mangon**. *Dict. des arts et manuf.* Art. AGRICULTURE (1873).
(*HY*). **Henry**. *The health of Ichang for*... 1883, dans (*YC*) 1884.
(*IZ*). **Gen. Meyer**. *Izvestia*, 1885.
(*J*). **Jousset**. *Traité de l'acclimatement et de l'acclimatation*, 1884.
(*JC*). **Jaccoud**. *Traité de pathologie interne*.
(*JH*). **Johansen**. *The health of Tamsui and Kelung*, dans (*YC*), 1884, sept.
(*JM*). **Jamieson**. *Description of the country bordering the lower Yangtze*. dans (*YC*), March 1885, p. 23.
(*JN*). **H. Johnston**. *On the races of the Congo and the Portuguese colonies in Western Africa*, dans *Journ. of the anthr. Institute*, mai 1884.
(*JY*). **Ch. Joly**. *Note sur les eucalyptus géants de l'Australie*, 1885.
(*K*). **Kirk**. *The portuguese colonies in Afrika*, 1874. V. *Geogr. magaz.*, 1874, p. 35.
(*KJ*). **Keith Johnston**. *Le bassin des grands lacs de l'Afrique*, trad. dans *Rev. scient.*. 1872 (avril). *Géogr. magaz.*, sept. 1875. *Carte*.
(*KL*). **Keller**. *Vom Amazonas und Madeira*. Stuttgart, 1874.
(*RK*). **Krishna**. *Voyage au Thibet*, d'après **Maunoir**, dans *Bull. Soc. géogr.*, 1886, p. 68 et suiv.
(*LA*). **Laveran**. *Dict. encycl. des sc. méd.* Art. ALGÉRIE (1865). FROID (1880).
(*LB*). **Lombard**. *Traité de climatologie médicale*, 1877-1880.
(*LC*). **Lecorché**. *Dict. encycl. des sc. méd.* Art. RELAPSING FEVER, 1875.
(*LD*). **G. Lietard**. *Dict. encycl. des sc. méd.* Art. SYRIE (1884).
(*LE*). **A. Layet**. *Hygiène et maladies des paysans*, 1882.
(*LL*). **De Lacaille**. *Guérison de la fièvre jaune par la méthode antiseptique du Dr Déclat*, dans *Méd. des ferments* de **Déclat**, nov. 1883, et *Comptes rendus Acad. des sc.*, 1881, juillet.
(*LM*). **J. Lemaire**. *De l'acide phénique*, 1865.
(*LN*). **Lantoin**. *Notes concernant la top. méd. de differ. loc. du litt. de l'océan Pacifique* (*Campagne de l'*Astrée, 1868-1871), dans *Arch. de méd. nav.*, 1872, t. XVII.

(*LP*). **Lapeyrère.** *Les ptomaïnes dans la fièvre jaune*, dans *Arch. de méd. nav.*, 1882, t. XXXVII.

(*LR*). **L. Lereboullet.** *Dict. encycl. des sc. méd.* Art. FIÈVRE, 1878.

(*LS*). **De Lanessan.** *L'Indo-Chine française*, dans *Rev. scient.*, 7 janv. 1888.

(*LT*). **L. Lartet.** *Comptes rendus de l'Acad. des sc.*, 1866, t. LXIII, p. 1330. *Essai sur la géol. de la Palestine* (1869-1872). Extr. des *Ann. des sciences géol.*, 3e année.

(*LV*). **Livingstone.** *Explor. dans l'intér. de l'Afrique australe*, trad. **Loreau**, 1881. *Dernier journal.* 1876. — (*LV²*). *Le Zambèse et ses affluents.*

(*LY*). **Michel Lévy et Boisseau.** *Dict. encycl. des sc. méd.* Art. CAMPS, 1871.

(*LBB*). **Ernest Labbée.** *Dict. encycl. des sc. méd.* Art. STRYCHNINE, 1883.

(*LES*). **F. de Lesseps.** *Comm. à la Soc. de géog.* — *Compt. rend.*, 16 avril 1886.

(*LMY*). **Michel Lévy.** *Traité d'hygiène*, 5e édit., II, 481.

(*M*). **Mahé.** *Dict. encycl. des sc. méd.* Art. GÉOGRAPHIE MÉDICALE (1882). DIARRHÉE ENDÉMIQUE DES PAYS CHAUDS (1884). DÉBOISEMENT. DÉFRICHEMENT (1882).

(*MA*). **A. Marc.** *Le climat réel du Brésil*, dans *journal* Le Brésil. Paris, 1885-1887. *Le Brésil agricole. Ibid.*, 1886-1887.

(*MC*). **Mac-Auliffe.** *Mém. sur la fièvre à rechutes. Épidém. de la Réunion* 1865-1866), dans *Arch. de méd. nav.*, 1868.

(*ME*). **A. Le Roy de Méricourt.** *Dict. encycl. des sc. méd.* Art. MADAGASCAR (1870), BRÉSIL (1869), ALTITUDES (1865). — (*ME²*). *Arch. de méd. navale.* t. II, 1864.

(*MH*). **H. de Meyrignac.** *Mémoire sur l'inoculation de la fièvre jaune au moyen de la méthode* **Carmona**. Panama, 1885.

(*MI*). **Maunoir.** *Bull. soc. géogr.* 1er trim., 1886, p. 87.

(*MJ*). **A.-J. Martin.** *Rapport sur un projet de construction de services d'isolement à l'hôpital Trousseau. Bull. Soc. de méd.* et *Revue d'hyg.*, 1887.

(*ML*). **A. Le Roy de Méricourt et Layet.** *Dict. encycl. des sc. méd.* Art. RÉUNION et ILE MAURICE (1876). SEYCHELLES (1881). COCHINCHINE (1875).

(*MM*). **Marin la Meslée.** *Excurs. aux provinces orientales de l'Australie*, dans *Bull. soc. géogr.*, 1884, p. 404.

(*MN*). **Monneret.** *Descript. et val. séméiotique de quelques sympt. des mal. du foie*, dans *Bull. de l'acad. de méd.*, 1850, p. 71.

(*MO*). **Mohn.** *Les phén. de l'atmosphère*, avec *Introduction* de **H. de Parville**, 1884. Voir *les deux cartes*, p. 176 et 178.

(*MR*). **J. Moursou.** *Rech. clin. sur la compl. palud. dans quelques intoxications*, dans *Arch. de méd. nav.*, 1887, juin et suiv.

(*MS*). **Masse.** *De la fièvre rémittente du nord de l'Afrique*, dans *Mém. de méd. et de chir. milit.*, XXXI (3e série).

(*MT*). **Mathieu.** *Rapports annuels de météorologie forestière*, cité par **Mahé** (*M*).

(*MU*). **Maurel.** *Dict. encycl. des sc. méd.* Art. GUYANES (1886). — (*MU²*). *Contrib. à l'étiol. du paludisme* dans *Arch. de méd. nav.*, 1887, t. XLVII et XLVIII.

(*MY*). **Martin de Moussy.** *Descrip. géog. et stat. de la Rép. argentine*, 1860.

(*MZ*). **Mantegazza** dans *Annali univ. di medicina*, Milan, 1860.

(*MAN*). **E.-H. Man.** *On the aboriginal Inhabitants of the Andaman Islands*, 1885.

(*MAY*). **Maury.** *The physical geography of the sea.*

(*MGN*). **Megnin.** *La faune des tombeaux*, dans *Comptes-rendus acad. des sc.*, nov. 1887, et *Sem. méd.*, 1886 et 1887.

(*MLL*). **Ém. Muller.** *Des filtres*, dans *Génie civil*, VI, p. 21, 1884.

(*MLN*). **G. de Molinari.** *A Panama*, 1887.

(*MOR*). **Morache**. *Dict. encycl. des sc. méd.*, Art. CHINE (1875), HYGIÈNE MILITAIRE (1873).

(*MRT*). **André Martin**. *Sur le trait. des f. interm. Comm. à la Soc. de médecine pratique*, 22 mars 1888.

(*MSN*). **Mosny**. *L'eau potable à Vienne. Bulletin de Soc. de méd. publ.*, 28 déc. 1887. — *Rev. d'hyg.*, janv. 1888.

(*MTT*). **J. Moleschott**. *Giornale della R. acad. med. di Torino*, 1866.

(*N*[1]). **Ad. Nicolas**. *L'épid. de Maurice* (1866-1868), dans *Arch. de méd. nav.*, 1870. — (*N*[2]). (avec **Lacaze** et **Signol**). *Guide hyg. et méd. du voyag. dans l'Afrique centrale*. Rapp. à la Soc. de méd. prat. de Paris, mai 1884, 2e édit., Challamel, 1885. — (*N*[3]). *Une page de climatologie intertropicale : Les clim. entre* 8 *et* 12 *degrés de lat. N.* Rapp. à la Soc. de méd. prat. de Paris, 1887, dans *Journal de méd. de Paris*, 1887. — (*N*[4]). *L'hygiène dans l'isthme de Panama*, dans *Bull. de l'ac. de méd.*, 25 mai 1887. — (*N*[5]). *Instr. concern. l'hygiène individuelle dans l'isthme de Panama*. Arch. de la Soc. des travaux publics et constructions, 1887. — (*N*[6]). *L'eau potable dans les chantiers de Panama*, 1887. Voir *France méd.*, 1887.

(*NB*). **Boghos Nubar**. *Les irrigations en Égypte*, dans (*YG*), (1886-1887).

(*ND*). **Ch. Naudin**. *Mémoire sur les eucalyptus introduits dans la région méditerranéenne*, 1883.

(*NG*). **Nogier**. *Union méd.*, 19 fév. 1888, p. 284.

(*NH*). **Nachtigal**. *Sâra und Sûdan*, 1869-1873.

(*NL*). **M. Nielly**. *Éléments de pathologie exotique*, 1881. — (*NL*[2]). *Hygiène des Européens dans les pays intertropicaux*, 1884.

(*NY*). **Santa Anna Néry**. *Le pays des Amazones*, 1885.

(*O*). **J. Orgeas**. *La Pathol. des races hum. et le problème de la colonisation*, 1886. Paris.

(*OB*). **Obédenare**. *Dict. encycl. des sc. méd.* Art. DANUBIENNE (région), 1880.

(*OL*). **Baron d'Ornellas**. *Dict. encycl.*, PÉROU, 1887.

(*OM*). **D'Ormay** et **Aubert**. *Stat. méd. de la Cochinchine franç. pour la pér 1863-1870*, Saïgon, 1885.

(*OP*). **Oppermann**. *Nouvelles annales de construction.*

(*P*). **G. Parola**. *Sagio di climatologia e di geogr. nosol. dell' Italia*, 1881.

(*PA*). **A. Petermann**. *Süd-Ost-Australien*, dans *Mitth.*, 1873, 19 B. Tafel 22.

(*PB*). **Pécholier** et **Brousse**. *Dict. encycl. des sc. méd.* Art. PHÉNIQUE (1887).

(*PC*). **A. Picard**. *Barraquements des troupes allemandes à Verdun pendant l'occupation*, 1872.

(*PD*). **J. Pargade**. *C. rend. Soc. géog. de Paris*, 20 janv. 1888.

(*PE*). **G. Pennetier**. *Leçons sur les matières premières organiques*, 1885.

(*PG*). **W.-G. Palgrave**. *Une année dans l'Arabie centrale* (1862-1863), trad. de **Jonveaux**, 1872.

(*PH*). **G. Pouchet**. *Instruction relative aux conditions d'analyse des eaux destinées à l'alimentation publique*. Public. du ministère du commerce (Comité consult. d'hyg. de France).

(*PJ*). **Prjevalski**. *Lob-Nor. et Cherchen* dans *Rouski mir*, traduit dans *Gaz. géog. de Paris*, 17 déc. 1885.

(*PK*). **Parkes**. *Practical Hygiene*, 5e édit., **de Chaumont**. 1878.

(*PL*). **Pellarin**. *Fièvre bilieuse hématurique*, dans *Arch. de méd. nav.*, 1865, 1er et 2e sem., 1876, 1er sem.

(*PM*). **Panum**. *Die Nosographischen Verhältnisse Danemarks, Islands und der Farier Inseln*, dans *Verhandlungen der phys.-med. Gesell. v. Würzburg* 1851.

(*PN*). **Potanin**. *East Tibet and East Gobi*, dans *Nature*, déc. 1887.

(*PO*). **Port**. *Arch. für Hygiene*, Munich et Leipzig, 1883.
(*PP*). **G. Perrot** et **Ch. Chipiez**. *Hist. de l'art dans l'antiq.*, t. III, Chaldée et Assyrie, 1884.
(*PQ*). **Pinto Roquete**, trad. par **Leroy de Méricourt**. *Arch. méd. nav.*, 1868 (mars).
(*PR*). **Proust**. *Traité d'hygiène*. 1881.
(*PS*). **De Pietra Santa**. *Climat d'Alger*, dans *Ann. d'hyg.*, 2e série, XIV et XV, 1860. — *Assainissement de la Camp. romaine*, dans *Journal d'hyg.*, 1881-1883 et (*YG*), 1881-1883.
(*PT*). **Petit**. *Camp. de l'Érigone dans la Plata*, de 1845 à 1849. Thèses, Montpellier, 1850.
(*PY*). **Pauly**. *Esquisses de statist. méd.*, 1874.
(*PHS*). **R.-C. Phillips**. *British association*. Congrès de 1887. *Geography*.
(*PMM*). **H. Pommay**. *De l'innocuité des marais des hauts plateaux du Sud-Oranais*, dans *Rev. d'hyg.*, 1884.
(*POO*). **Proost**. *L'année scientif. et agricole*, 1886.
(*PTG*). **Potagos**. *Le Pamir*. *Bull. Soc. géog.*, 1886.
(*Q*). *Crémation*. Voir entre autres : **Lacassagne** et **Dubuisson**. *Dict. encycl. des sc. méd.*, 1re série, XXIII, 1re partie (1879). — *La Nature*, 1876-1875. — **De Pietra Santa** et **Max de Nansouty**. *Génie civil*, 1881.
(*R*). **Élisée Reclus**. *Nouv. Géog. univ.*
(*RA*). **Ch. Rabot**. *La vallée de l'Obi et ses habitants*, dans *Revue sc.*, juillet 1887.
(*RB*). **Robb**. *Quarterly Journ. of meteor. Soc.*. 1880 (janvier).
(*RC*). **Rochefort**. *Dict. encycl. des sc. méd.* Art. ÉGYPTE (1886). — (*RC*2). *Étude de méd. sur l'expéd. angl. contre les Aschantis*, dans *Arch. de méd. nav.*, 1874, t. XXI, p. 321.
(*RF*). **G. Rohlfs**. *Drei Monate in der libyschen Wüste*, 1875. V. aussi **W. Jordan**. *Geograph. und Meteor. der libyschen Wüste*, 1873. Cassel.
(*RG*). **Rengger**. *Reise nach Paraguay*, 1818 à 1826. Aarau, 1835.
(*RH*). **V. de Rochas**. *Dict. encycl. des sc. méd.*, Art. CHILI.
(*RI*). **G. Richard**. *Madagascar*, dans *Rev. sc.*, 1886, 4 avril, p. 425.
(*RJ*). **Roberjot**. *L'archipel des Nouvelles-Hébrides*, dans *Bull. Soc. géogr.*, 1883.
(*RK*). **H. Russel-Killough**. *Seize mille lieues à travers l'Asie et l'Océanie* (1858-1861). Paris, 1876.
(*RL*). **G. Rolland**. *Les grandes dunes de sable du Sahara*, dans *Rev. sc.*, 1881 (mai), p. 611.
(*RN*). **J. Renaut**. *Dict. encycl. des sc. méd.* Art. SANG (1878), NERFS et NERVEUX (1878), HÉMATIES (1887).
(*RO*). **Romanowski** et **Frankenhäuser**. *Fünfjährige medic. Beobacht. in den Russ.-Amer. Kolonien* (*LB*).
(*RT*). **S.-G. Reiter**. *Morb.-Statist. von Niederbayern f.* 1884, dans *Beiträge zur Morb.-Stat. Bayerns*, Munich.
(*RW*). **G. Rawlinson**. *The five great monarchies of the ancient world*, Murray, 1879.
(*RX*). **J.-Ch. Roux**. *Le canal de Panama en* 1886.
(*RY*). **Rey**. *Dict. encycl. des sc. méd.* Art. TONKIN (1887). — (*RY*2). *Journal d'hygiène*, déc. 1887.
(*RCH*). **J. Rochard**. *Nouv. dict. de méd. et chir. prat.* Art. ACCLIMATEMENT, CLIMAT. — (*RCH*2). *Rapport* (à la Soc. de méd. publ.) *sur la constr. des hôpitaux*, dans *Rev. d'hyg.* et *Bull. de la Soc.*, 1883.
(*RDS*). **B.-W. Richardson**. *A City of Health*. Adresse au *Meeting* de *Social science Association*, 1875. Voy. *Nature*, oct. 1875.

(*RTT*). **Rattray**. *Le régime des matelots*, analysé et traduit du *Statisc. Report of the health of the Navy* pour 1867, par **Ad. Nicolas** dans *Arch. de méd. nav.* 1870, XIV.

(*S*). **Stieler**. *Hand Atlas*,

(*SA*). **Sabucedo**. *Revista de med. y cirurgia pratica*. La Havane, juillet 1885.

(*SC*). **J. Scott**. *A report of med and surg. diseases treated at the colonial Hosp. of Hobart-Town*, dans *Trans. of the Prov. med. and surg. Assoc.*, t. III, 1835.

(*SD*). **Sicard**. *De la navigation du cours infér. de l'Euphrate en Basse-Mésopotamie*, dans *Rev. marit. et colon.*, avril 1880.

(*SE*). **Germain Sée**. *Du régime alimentaire*, 1887. — (*SE²*). *Des dyspepsies gastro-intest.*, 1881.

(*SF*). **Schlœfli**. *Versuch einer Climatologie des Thales von Janina* (Epirus). Zurich, 1865, cité dans (*LB*).

(*SI*). **G.-E. Simon**. *La cité chinoise*, 2e édit., 1886.

(*SJ*). **James Stewart**. *Climate of the Nyassa* dans *Proceed. of the R. G. Soc.*, 1881.

(*SL*). **Saurel**. *Essai d'une clim. méd. de Montevideo et de la Républ. orient. de l'Uruguay*, 1851.

(*SM*). **Salvagnoli Marchetti**. *Statist. med. delle Maremme Toscane*, 1845, cité dans (*LB*).

(*SN*). **Sonnet**. *Top. méd. de Montevideo*. Soc. de méd. de Genève (*LB*).

(*SP*). **De Saporta**. *Le monde des plantes avant l'apparition de l'homme*, 1879.

(*SS*). **P. Selsis**. *Ét. pour servir à l'hist. de la fièvre jaune dans l'île de Cuba*, Paris, 1880.

(*ST*). **Stanley**. *A travers le continent noir*.

(*SV*). **Saint-Vel**. *De quelques anal. entre la fièvre jaune et le choléra*, dans *Gaz. hebd. de méd. et de chir.*, 1873. Voy. aussi : *Des ictères dans la fièvre jaune; ibid.*, 1858. — *Hygiène des Européens dans les pays chauds*.

(*SW*). **Schweinfurth**. *Au cœur de l'Afrique*. — (*SW²*). (avec **Gussfeldt**). *A journey into the arabian desert of Egypt*, dans *Geog. magazine*, 1876. — *Au cœur de l'Afrique*, 1880.

(*SY*). **Stanley**. *A travers le continent noir*, 1879.

(*SAG*). **P. Sagot**. *Agriculture de la Guyane* (Voir la Bibl. du minist. de la marine à Paris).

(*SAL*). **Salles**. *Formose*, dans *Gaz. géogr.*, juillet 1886.

(*SLL*). **Surell**. *Études sur les torrents des Hautes-Alpes*, 2e édition continuée par **Cézanne**. 1872.

(*SVY*). **J. Salaverry**. *Navigation of the upper Amazon and its peruvian tributaries*, dans *Ocean Highways*, 1873, p. 265.

(*T*). **Albert Tissandier**. *Six mois aux États-Unis*, 1887 (Bibliothèque de *La Nature*).

(*TA*). **Thouar**. *L'exploration du Pilcomayo*, dans *C. rendus de la Soc. géog.*, 1886. — (*TA²*). *Ibid.*, 1883.

(*TC*). **Tommasi-Crudeli**. *La malaria de Rome et l'ancien drainage des collines romaines*, Lecrosnier, 1881. — Voy. **de Pietra Santa**. *Journ. d'hyg.*, 1881, 1883. — (*TC²*). *Du bacille de la malaria. Congrès de Washington*, 1887.

(*TH*). **Thorel**. *Notes médicales d'un voyage d'exploration du Mékong et de la Cochinchine*, 1870. — Thèse de Paris, 1887.

(*TK*). **H. Ten Kate**. *Obs. anthrop. recueillies dans la Guyane et le Vénézuéla*, dans *Rev. anthr.*, 1887, p. 44. — Cf. *Comptes rendus de Soc. géog. de Paris*, 1886. — *Rev. géogr. internat.*, 1886.

(*TM*). **Torres-Homens**. *Étude... de la dothiénenterie et de la f. rém. palud. typh. à Rio-Janeiro*, dans *Arch. méd. nav.*, 1879, XXXI.

(*TR*). **Treille**. *L'acclimatation dans les pays chauds*. (Comm. au Congrès de Vienne, 1887.)

(*TY*). **Torcy** et **Renault**. *Voy. en Syrie* (1881) dans *C. rend. Soc. géog. de Paris*, 3 fév. 1882.

(*UG*). *Report upon U. S. geogr. Survey West of the 100th meridian*, Wash., 1877.

(*UH*). *Report on the Hygiene of the U. S. Army with description of military posts*, Wash. 1875.

(*US*). **De Ujfalvy**. *L'influence du milieu sur les peuples de l'Asie centrale*, dans *Bull. Soc. anthr.*, 1887, 3e fasc.

(*UM*). **Urbain** et **St. Meunier**. *Encycl. chimique* de **Frémy**. *Combustibles minéraux (métalloïdes)*, 1885.

(*UN*). **Underwood**. *The Health of Kiukiang for...* 1883, dans (*YC*), 1884.

(*US*). *Ninth Census. The statistics of the population of the United-States*, 1872. — *Annual report of the City inspector of the City of New-York for*, 1865.

Samuel Forry. *The climate of the United-States*. 1832.

Dan. Drake. *A system treatise on the principal diseases of the interior valley of North America*, 1850, cités par **Lombard**.

(*US*[2]). **J.-S. Billing**. *Report on the mortality and vital statistics of the United-States. Tenth Census*, 1880, t. XI et XII.

(*US*[3]). **G.-E. Waring**. *Report on the Social statistics of cities. Tenth Census*, XVIII, XIX, 1886.

(*UW*). *Report of the Surgeon gen. of the Army* (1886). Wash. 1886.

(*VA*). **Vallin**. *Dict. encycl. des sc. méd.* Art. Marais (1871). — (*VA*[2]). *Traité des désinfectants et de la désinfection*, 1883.

(*VE*). **J.-F. Velarde**. *Le Madera et les rivières qui le forment*, dans *Bull. Soc. géog.*, 1887, p. 241.

(*VI*). **Ed. Viard**. *Au Bas-Niger*, 1886, p. 52.

(*VL*). **Van Leent**. *Les possessions néerlandaises des Indes Orientales*, dans *Arch. de méd. nav.*, t. VIII, et suiv.

(*VS*). **Le Vasseur**. *Les progrès de la race européenne au XIXe siècle par la colonisation*, dans *Génie civil*, VII, 237, 1885.

(*WB*). **F. de Willebrand**, professeur à l'Université d'Helsingfors, cité par Lombard.

(*WI*). **Ch. Wiener**. *Les intérêts français sur l'Amazone. Rev. sc.*, 1882, nov., p. 660. — (*WI*[2]). *Les forêts vierges. Rev. scient.*, 1883, juillet, p. 21. — (*WI*[3]). *Pérou et Bolivie*, 1884. Hachette. — (*WI*[4]). *Explorations dans l'Amérique équatoriale*, dans *C. rendus Soc. géog.*, 1882, p. 398.

(*WY*). **Wyse**. *Le canal de Panama*.

(*X*). Les observations pour le Brésil sont empruntées aux publications suivantes, outre celles indiquées *passim* (*MA*).

Wappœus. *O Brasil geograph. e historico*.

Beringer. *Rech. sur le clim. et la mort. de la ville de Recife*.

Pompeu. *Memoria sobre as seccas do Ceara*.

Mémoires de l'ingénieur **Morsing**.

La Province de Sam Paulo, dans « Le Brésil » 5 avril 1883.

Coni. *Annuaire statist. de la prov. de Buenos-Ayres*, 1883.

Geographical magazine : The Madeira and Amazone, 1874, p. 155. *Map of the Madeira and Purus*, 1874.

(*XJ*). Citations de **Jousset** (**J.**) 1. *Arch. méd. nav.*, 1881, p. 349. — 2. **Quatre-**

fages. *Espèce humaine*, p. 312. — 3. *Arch. méd. nav.*, 1881, p. 349. — 4. **Winterbottom. Livingstone, de Rochas,** dans Art. Nègres du *Dict. encycl.*, p. 75. — 5. *Arch. méd. nav.*, août 1882, p. 134 et juin 1882, p. 459. — 6. *Rev. sc.*, 1881, nº 6, p. 183. — 7. *Arch. méd. nav.*, sept. 1882, p. 165. — 8. *Ibid.*, avril 1882, p. 235. — 9. **De Quatrefages.** *Loc. cit.*, p. 313. — 10. *Arch. méd. nav.*, fév. 1882, p. 95. — 11. *Ibid.*, mai 1882, p. 388-389. — 12. *Ibid.*, fév. 1882, p. 97. — 13. *Ibid.* — 14. *Ibid.* — 15. *Ibid.*

(*XG*). *Gazette géographique. Madagascar*, 8 et 15 avril 1886. — *Nouvelle-Guinée*, 8 avril 1886.

(*XN*). *Nature* de Londres, 27 oct. 1887. — *Beiträge* de *Cohn*, vol. V, 2ᵉ partie. — *Rendiconti de l'Ac. dei Lincei*, 4 avril 1886. — (*XN²*). *Forestry in the Cape colony*, 19 avril 1888.

(*XR*). *Revue scientifique*, 16 juill. 1886.

(*XK*). Citations de **Jousset** (J.). 1. **De Fontpertuis**. *Rev. scient.*, 1881, nº 3. *L'immigrat. chin. et le travail chinois en Californie.* — 2. **Le Roy Beaulieu.** *La colonisation chez les peuples modernes. Colonies françaises.* — 3, 4, 5. *Ibid. Col. espagnoles.* — 6. *Rev. sc.* Art. cité. — 7. **Le Roy Beaulieu.** *L. c. Col. holland.* — 8. (*RCH*). — 9. *Arch. de méd. nav.* 1883, août, p. 133. — 10. **Le Roy Beaulieu.** *L. cit.*, p. 237. — 11. *Rev. sc.*, 1883. — 12. **Saint-Vel.** *Hygiène*, p. 6. — **Pruner-Bey.** *Mém. sur les nègres*, p. 326. — 13. (*RC²*), (p. 330). — 14. *Topog. méd. de Nossi-Bé. Arch. méd. nav.*, 1882, p. 330. — 15. *Arch. m. nav.*, 1866, p. 153. — 16. *Ibid.*, 1872, p. 9. — 17. *Ibid.*, *Mém.* de **Richaud** et **Huillet**. — 18. **Morache.** *Pékin*, dans *Ann. d'hyg. et m. mil.*, 1869, p. 39. — 19. *Id.* Chine dans *Dict. encycl.* — 20. **Arnould.** *Hygiène*, p. 351. — 21. **Dorvau.** Thèse de Montpellier, 1876. — 22. **Proust.** *Les climats torrides*, p. 660.

(*Y*). **Dujardin-Beaumetz** et **Yvon.** *Formulaire*, 1887.

(*YC*). *China. Imperial maritime Customs.* Recueil publié sous la direction de **Hart.**

(*YD*). *Rapport méd. sur l'armée (russe) du Danube*, 1877-1878. Anal. dans *Rev. sc. méd.*, XXXI, 1888.

(*YG*). *Génie civil*, t. III, p. 439 (1883); IX, p. 357 et 373 (1886); IV, p. 298 (1884); X, p. 26 et suiv. (1886) et XI, p. 92 et suiv. (1887); III, p. 312 (1883).

(*YM*). Sur les *moussons*, voir : *Weather charts of the Bay of Bengal and adjacent sea north of the Equator.* Publiées par le service météor. de Calcutta, 1887; et *On the Winds of the Arabian sea and Northern Indian Ocean*, par **Dallas**, publié par le serv. météor. de Calcutta, 1887.

(*Z*). *L'inoculation malarienne par les moustiques.* Consultez : London, *Med. Times and Gaz.*, Janv. 12, 1878, p. 69; sept. 7, 1878, p. 275; déc. 28, 1878, p. 731; june 4, 1881, p. 615. — **Finlay** (*FY*); **Corre.** *Arch. méd. nav.*, XXXIX, p. 67-70, 1883. — *Lancet*, 1878, p. 69. — **King.** *Mosquitoes and malaria*, dans *The popular Science montly*, New-York, sept. 1883. — **Josian Nott.** *New-Orleans med. and Surg. Journ.*, 1848, IV, p. 563-601. — **John Crawford.** *Mosquitoes origin of malaria disease*, dans *Baltimore Observer*, 1867.

(*ZD*). **W Roth.** *Jahrbericht üb. die Zeithungen und Forschritte auf dem Gebiete des Militar-Sanitatwesens*, Berlin, 1886. V. *Rev. d'hyg.*, 1887.

ABRÉVIATIONS

(*AA*). Les grandes capitales italiques entre parenthèses renvoient à la Bibliographie (AUTEURS CITÉS) à la fin du volume.

(*alt*) : altitude en mètres.

(*lt*) : latitude en degrés et minutes.

(*lg*) : longitude de Greenwich.

(*hk*) : densité de la population. Par kilomètre carré, combien d'habitants (1).

(*tm*) : température moyenne, en degrés centigrades.

(*ta*) : — moyenne annuelle.

(*tga*) : — *maximum* annuelle.

(*tpa*) : — *minimum* annuelle.

(*tg*) : — maximum absolue.

(*tp*) : — minimum absolue.

(*e*) : écart nycthéméral.

(*jh*) : nombre de jours de pluie.

(*hh*) : état hygrométrique.

(*mh*) : hauteur des pluies en millimètres.

(*mbg*) : morbidité générale. Pour 1000 *habitants*, combien de malades par an.

(*mbp*) : morbidité paludéenne. Pour 1000 *malades*, combien de fièvres paludéennes?

(*mbd*) : morbidité dysentérique. Pour 1000 *malades*, combien de dyssenteries?

(*mbhp*) : morbidité paludéenne. Pour 1000 *habitants*, combien de fièvres paludéennes?

(*mbip*) Rapport des fièvres intermittentes vraies. Pour 1000 *fièvres*, combien de fièvres intermittentes?

(*mbrp*) : Id... rémittentes.

(*mbpp*) : Id... pernicieuses.

(*mbxp*) : Id... cachexies.

(1) En France : $hk = 71$ (*A*).

(*mbsg*) : morbidité militaire générale. Pour 1000 hommes d'*effectif*, combien de malades par an?

(*mbse*) : morbidité militaire endémique. Pour 1000 hommes d'*effectif*, combien de maladies endémiques annuelles?

(*mbsp*) : morbidité militaire paludéenne. Pour 1000 *entrées* militaires aux hôpitaux, combien de fièvres?

(*mbssp*) : morbidité militaire paludéenne. Pour 1000 hommes d'*effectif*; combien de cas paludéens annuels?

(*mbssd*) : morbidité dysentérique. Pour 1000 hommes d'*effectif*, combien de malades dysentériques?

(*mg*) : mortalité générale. Pour 1000 *habitants*, combien de décès par an? (1).

(*mp*) : mortalité paludéenne. Pour 1000 *habitants*, combien de décès paludéens par an?

(*msg*) : mortalité militaire générale. Pour 1000 hommes d'*effectif*, combien de décès annuels? Pour l'armée française, on a donné *msg* en France 10,26; en Algérie : 16,89; en Italie : 17,86.

(*msp*) : mortalité paludéenne militaire. Pour 1000 hommes d'*effectif*, combien de décès paludéens annuels?

(*mtg*) : mortalité des terrassiers. Pour 1000 *ouvriers ou agents* d'un campement de terrassiers, combien de décès annuels?

(*mtp*) : mortalité paludéenne des terrassiers. Pour 1000 *ouvriers ou agents* d'un chantier de terrassement, combien de décès paludéens annuels?

(*lg*) : léthalité générale. Pour 1000 *malades*, combien de morts?

(*lp*) : léthalité paludéenne. Pour 1000 *fièvres*, combien de décès?

(*ld*) : léthalité dysentérique. Pour 1000 *dyssenteries*, combien de décès?

(*lgp*) : léthalité paludéenne. Pour 1000 *décès*, combien de décès paludéens?

(*lgd*) : léthalité dyssentérique. Pour 1000 *décès*, combien de décès dyssentériques?

(*lsg*) : léthalité militaire générale. Pour 1000 *malades militaires*, combien de morts?

(*lgsp*) : léthalité paludéenne dans l'armée. Pour 1000 *décès militaires* annuels, combien de décès paludéens?

(1) Valeurs de *mg*. Angleterre (1880) : 20,5; Angleterre (districts ruraux) (1880) : 18,5 Autriche (1880) : 29,6; Belgique (1880) : 22,4; Danemark (1880) : 20,4; Empire allemand (1880) : 26,1; Espagne (moyenne de 1861-70) : 29,7; États-Unis (1879-80) : 18,0; France (moyenne de 1860-77) : 23,6; Italie (1880) : 30,5; Suisse (1880) : 18,1. — Nous trouverons dans le cours de l'ouvrage d'autres valeurs de *mg* que nous avons conservées pour ne pas altérer les citations empruntées aux différents auteurs des statistiques. (V. en particulier la note, p. 100.)

TABLE ALPHABÉTIQUE

DES MATIÈRES.

O

P

Q

R

S

FIN DE LA TABLE ALPHABÉTIQUE DES MATIÈRES.

TABLE ANALYTIQUE DES MATIÈRES

LIVRE PREMIER

LE PAYS PALUDÉEN.

LIVRE II

LA MALARIA.

LIVRE III

LE TERRASSIER.

LIVRE IV

LE CAMPEMENT.

APPENDICE

FIN DE LA TABLE ANALYTIQUE DES MATIÈRES.

496-88. — CORBEIL. Imprimerie CRÉTÉ.

A LA MÊME LIBRAIRIE

Manuel d'hygiène industrielle, comprenant la législation [illegible] étrangère et les prescriptions les plus habituelles des [illegible] hygiène et de salubrité relatives aux établissements insalubres [illegible] et dangereux, par le Dr Henri Napias, secrétaire général [illegible] Société de médecine publique et d'hygiène professionnelle. [illegible] in-8 [illegible]

Traité d'hygiène, par A. Proust, professeur agrégé à la Faculté de médecine. 2e édition entièrement refondue. 1 fort vol. gr. in-8 avec nombreux tableaux et 3 cartes coloriées [illegible]

Précis d'hygiène privée et sociale, par M. le Dr A. Lacassagne, professeur à la Faculté de médecine de Lyon. 2e édition. 1 vol. [illegible] diamant cartonné [illegible]

Traité d'hygiène industrielle à l'usage des médecins et des [illegible] des Conseils d'hygiène, par Léon Poincaré, professeur d'hygiène [illegible] Faculté de médecine de Nancy. 1 fort volume orné de [illegible] le texte [illegible]

Traité des désinfectants et de la désinfection, par [illegible] médecin principal de 1re classe de l'armée, professeur [illegible] l'École de médecine militaire du Val-de-Grâce. 1 vol. [illegible] dans le texte [illegible]

Le choléra. Étiologie et prophylaxie, par A. Proust, [illegible] la Faculté de médecine de Paris, membre de l'Académie de médecine. Ouvrage accompagné d'une carte représentant la marche des [illegible] et suivi d'une instruction populaire sur les précautions d'hygiène [illegible] en cas d'épidémie. 1 vol. in-8 [illegible]

Traitement du choléra, par G. Hayem, professeur de [illegible] la Faculté de médecine, médecin des hôpitaux. 1 vol. in-16 [illegible]

Dictionnaire des arts et des manufactures et de [illegible] formant un [illegible] de technologie, par M. Laboulaye, [illegible] et complétée. 4 forts volumes in-8, imprimés sur 2 colonnes, [illegible] figures dans le texte [illegible]

[illegible]

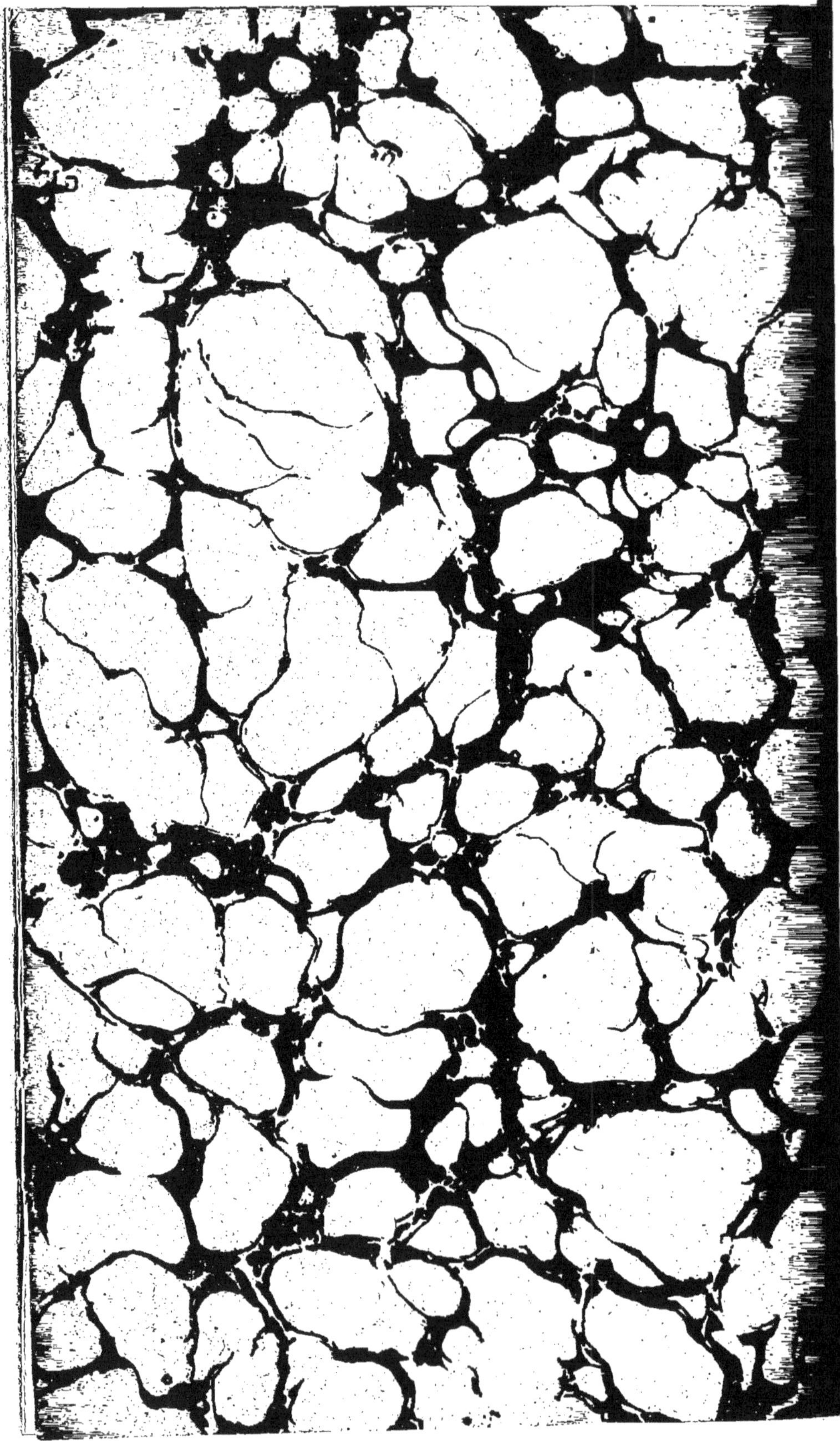

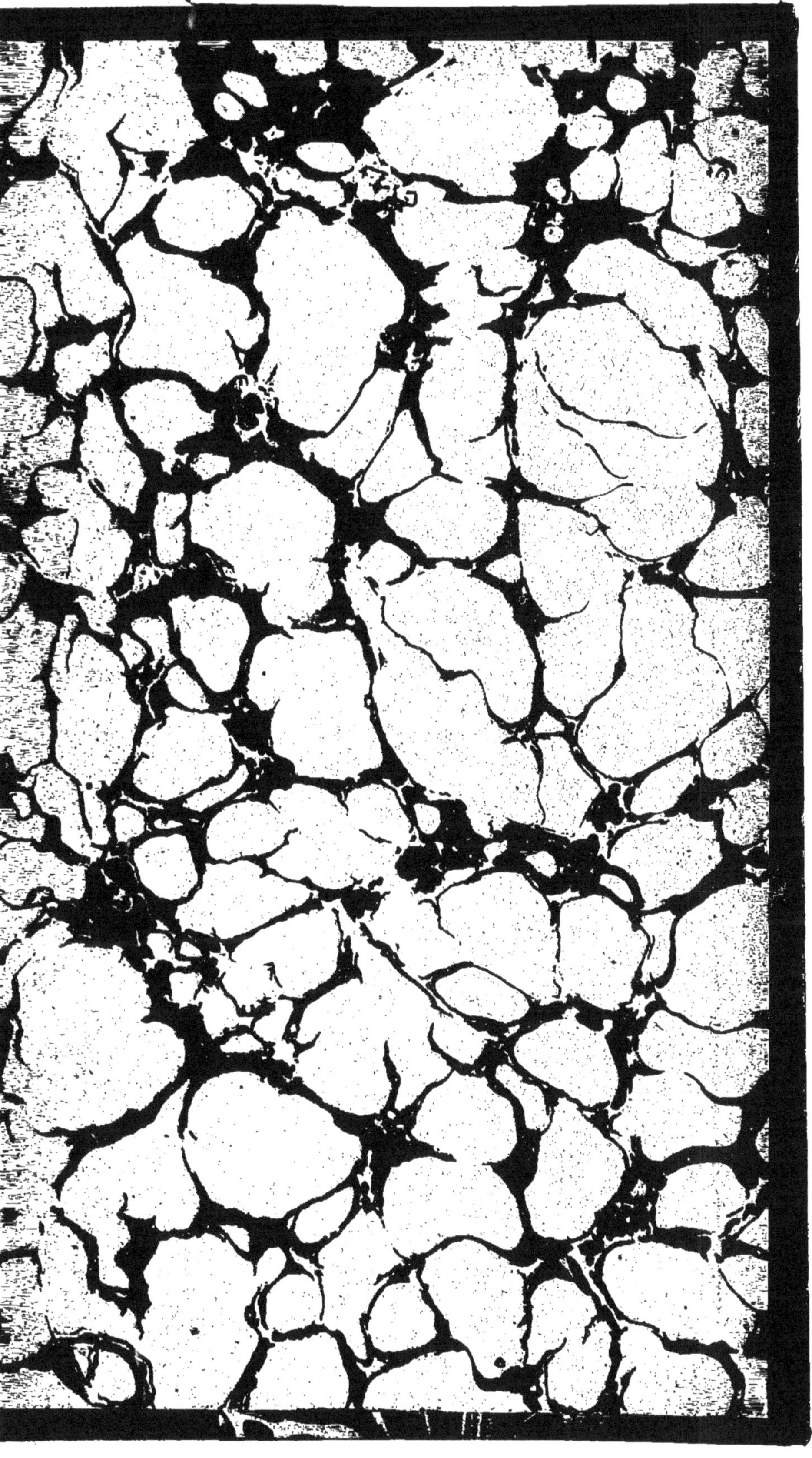

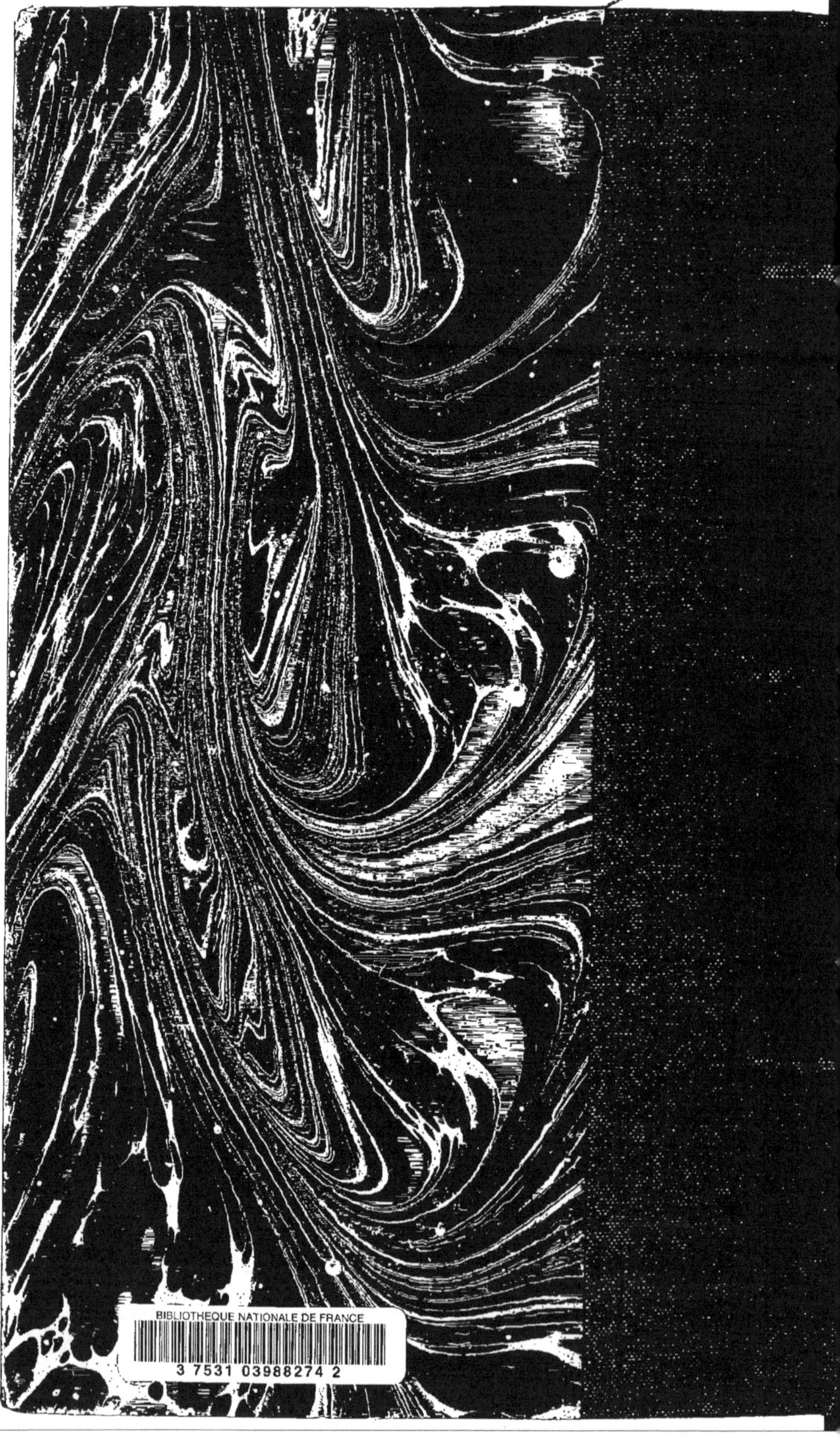
BIBLIOTHEQUE NATIONALE DE FRANCE
3 7531 03988274 2

www.ingramcontent.com/pod-product-compliance
Ingram Content Group UK Ltd.
Pitfield, Milton Keynes, MK11 3LW, UK
UKHW021900260726
13966UKWH00006B/65